Heidelberger Taschenbücher Band 145

Basistext Medizin

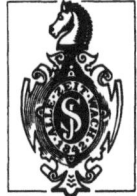

C. Burri
H. Beck   H. Ecke   K.H. Jungbluth
E.H. Kuner   A. Pannike
K.P. Schmit-Neuerburg   L. Schweiberer
C.H. Schweikert   W. Spier   H. Tscherne

Unfallchirurgie

Unter Mitarbeit von E. Diezemann   J. Kilian
L. Kinzl   H.H. Pässler   A. Rüter   D. Wolter

Dritte, überarbeitete und erweiterte Auflage

Mit 228 Abbildungen und 11 Tabellen

Springer-Verlag Berlin
Heidelberg GmbH 1982

ISBN 978-3-540-11027-9   ISBN 978-3-642-88559-4 (eBook)
DOI 10.1007/978-3-642-88559-4

CIP-Kurztitelaufnahme der Deutschen Bibliothek
Unfallchirurgie/C. Burri... Unter Mitarb. von E. Diezemann... 3., überarb. u.
erw. Aufl.- Berlin; Heidelberg: New York: Springer, 1982.
(Heidelberger Taschenbücher; Bd. 145: Basistext Medizin)

NE: Burri, Caius [Mitverf.]; Gt

Das Werk ist urheberrechtlich geschützt. Die dadurch begründeten Rechte,
insbesondere die der Übersetzung, des Nachdruckes, der Entnahme von Abbildungen, der Funksendung, der Wiedergabe auf photomechanischem oder ähnlichem
Wege und der Speicherung in Datenverarbeitungsanlagen bleiben, auch bei nur
auszugsweiser Verwertung, vorbehalten. Die Vergütungsansprüche des § 54, Abs. 2
UrhG werden durch die ‚Verwertungsgesellschaft Wort', München, wahrgenommen.
© by Springer-Verlag Berlin Heidelberg 1974, 1976, 1982

Softcover reprint of the hardcover 3rd edition 1982

Die Wiedergabe von Gebrauchsnamen, Handelsnamen, Warenbezeichnungen usw.
in diesem Werk berechtigt auch ohne besondere Kennzeichnung nicht zu der
Annahme, daß solche Namen im Sinne der Warenzeichen- und Markenschutz-
Gesetzgebung als frei zu betrachten wären und daher von jedermann benutzt werden
dürfen.

Herstellung: Oscar Brandstetter Druckerei GmbH & Co. KG, 6200 Wiesbaden
2124/3140-5432

Den Wegbereitern
der heutigen Knochenbruchbehandlung

M. Allgöwer M.E. Müller H. Willenegger

Geleitwort

Nach dem 2. Weltkrieg haben Unfallverletzungen in Fabriken und Gewerbebetrieben, beim Hoch- und Tiefbau, im Verkehr, beim Sport und im Haushalt trotz aller Schutzvorkehrungen (Verhütungsmaßnahmen) von Jahr zu Jahr in ungeahntem Ausmaß an Zahl und Schwere zugenommen. Etwa ein Drittel der Betten in Chirurgischen Kliniken und Krankenhausabteilungen sind mit Unfallverletzten belegt. Die absolute Zahl der Unfälle wird – wenn auch nicht so erheblich wie in den letzten Jahren – auch in der Zukunft noch steigen.
Nicht allein diese Tatsachen, sondern auch die Wandlung in der Behandlung von Unfallverletzten von den früher weitgehend konservativen Maßnahmen zu einem jetzt häufiger operativen Vorgehen haben zu einer intensiveren Beschäftigung zahlreicher Chirurgen mit der Unfallchirurgie und damit zu einer Spezialisierung geführt. Bei aller Spezialisierung muß aber die Unfallchirurgie schon im Hinblick auf ihre eigene Entwicklung ein integrierter Bestandteil im Rahmen der Gesamtchirurgie und jeder chirurgischen Ausbildung von Studenten und Assistenten bleiben.
Die Leiter von unfallchirurgischen Abteilungen in deutschen Universitätskliniken haben sich – wie ich glaube erfolgreich – bemüht, für den Unterricht und für das praktische Arbeiten von Studenten und Assistenten in der Traumatologie ein einheitliches Skriptum zu schaffen, in dem die Grundzüge unfallchirurgischen Denkens, Entscheidens und Handels in gedrängter Form dargestellt sind. Der Verpflichtung, akute unfallchirurgische Situationen zu erkennen und geeignete Sofortmaßnamen zu ergreifen, kann sich kein Arzt entziehen.

Dieses, von verschiedenen Vertretern spezieller Fachrichtungen verfaßte, aber doch in sich geschlossene Buch soll dazu beitragen, Wissen und Können des Arztes in der Unfallchirurgie zu mehren und zu vertiefen. Es wird darüber hinaus Verständnis für die Probleme in der Unfallchirurgie wecken.

So ist dem Werk eine weite Verbreitung zu wünschen.

Oktober 1973 R. Zenker

Vorwort zur dritten Auflage

Eine weitere Auflage der „Unfallchirurgie" hatte sich bereits vor drei Jahren aufgedrängt, da auch in der zweiten schwache Stellen verblieben waren, Ergänzungen erforderlich schienen und sich der Stand des Wissens signifikant erweitert hatte. Die Überarbeitung nahm jedoch sehr viel Zeit in Anspruch, die mit einigen Nachdrucken überbrückt werden mußte.
Die Autoren hoffen, daß sich der Aufwand ihrer Arbeit gelohnt hat, indem nunmehr eine aktuelle Grundlage für Studenten, Assistenten und unfallchirurgisch interessierte niedergelassene Ärzte vorgelegt werden kann.

Ulm, November 1981					C. Burri

Vorwort zur ersten Auflage

Das Trauma stellt die direkte oder indirekte Einwirkung einer äußeren Gewalt auf den Organsimus dar. Die Auswirkungen (Verletzungen) sind abhängig von der Ursache (Stoß, Schlag, Geschoß, Anprall, Temperatur, Strahlen, usw.), von der Beschaffenheit des einwirkenden Gegenstandes (Größe, Oberflächenbeschaffenheit), der vorhandenen kinetischen Energie, der Lokalisation am Körper und schließlich der Widerstandsfähigkeit der betroffenen Gewebe.
Das Fach Unfallchirurgie soll die Kenntnis über Ursachen und Folgen des Traumas sowie das entsprechende therapeutische Vorgehen lehren. Durch die stetig stark ansteigende Zahl von Verletzten, bedingt durch die Zunahme von Verkehrs- und Sportunfällen, stellt die Traumatologie ein wichtiges chirurgisches Teilgebiet mit der Forderung nach einem profunden Spezialwissen dar. In den Vereinigten Staaten von Amerika mit ihrem gut ausgebauten Straßennetz und seit Jahren bestehender Geschwindigkeitsbegrenzung sterben jährlich weit über 100 000 Menschen an Unfallfolgen, fast eine halbe Million bleiben dauernd invalid. Unfallpatienten belegen in diesem Lande mehr als 22 000 000 Krankenhausbetten pro Jahr, eine Zahl, die den Bettenbedarf für Geburten und Herzpatienten weit übersteigt und viermal so hoch liegt wie diejenige für Karzinompatienten. Noch eindrücklicher erscheint die Tatsache, daß die amerikanische Armee im 2. Weltkrieg 292 000 Angehörige durch Kampfhandlungen, 450 000 dagegen durch Unfälle verlor; in Vietnam zählte man von 1962 bis 1965 lediglich 1 557 Kriegsopfer, dagegen aber über 10 000 Unfalltote. In der BRD wie in anderen Industriestaaten stellt der Unfalltod heute bereits die häufigste Todesursache der jungen Menschen dar. Wenn man bedenkt, daß 30 bis 50% der Betten einer Chirurgischen Klinik durch Unfallpatienten belegt sind, versteht man auch die Entwicklung, die dieses Fach in den letzten Jahren durchgemacht hat: Bis vor wenigen Jahren waren es in Deutschland praktisch nur die Berufsgenossenschaften, die ihre Patienten an eigenen Häu-

sern von Spezialisten behandeln ließen; die Unfallchirurgie zählte an den Universitätskliniken und an zahlreichen kommunalen Häusern zu den vernachlässigten Gebieten. Die zunehmende Zahl von Unfallverletzten auf der einen, die technische und instrumentelle Weiterentwicklung für deren Versorgung auf der anderen Seite, die immer höhere Anforderungen an die Chirurgen und das medizinische Personal stellten, sind der Grund dafür, daß heute bereits an mehreren deutschen Universitäten selbständige Abteilungen für Unfallchirurgie eingerichtet wurden. Die Entwicklung schreitet in dieser Richtung fort und wird sich mit großer Wahrscheinlichkeit auch auf städtische und kommunale Häuser ausdehnen.

Aus den genannten Gründen und auf der Forderung basierend, daß jeder Arzt, gleich welcher Fachrichtung er angehört, einem Unfallopfer sinnvolle Hilfe bringen können muß, erachten wir es als unsere Pflicht, bereits dem Medizinstudenten das heutige Grundwissen der Unfallchirurgie zu vermitteln.

Um im Sinne der neuen Approbationsordnung eine einheitliche Lehre zu vermitteln, haben die selbständigen Leiter unfallchirurgischer Abteilungen an den Deutschen Universitäten gemeinsam den vorliegenden Basistext erarbeitet in der Hoffnung, dadurch den Studenten und jungen Assistenten die Einführung in ihr Fachgebiet zu erleichtern und dadurch gleichzeitig etwas Positives zur Verbesserung der Versorgung von Unfallpatienten zu leisten.

Ulm, Oktober 1973   C. Burri

Inhaltsverzeichnis

1 Die Wirkung des Traumas auf den Organismus . . 1

Der traumatische Schock 2
   Pathophysiologie 2
   Klinische Symptomatik und Diagnose 9
   Therapie 20

2 Erste Hilfe am Unfallort und auf dem Transport . . 25

3 Thermische Gewebeschäden 35

Verbrennungen 35
   Definition 35
   Allgemeines 35
   Schock 36
   Beurteilung einer Verbrennung 38
   Prognose 40
   Therapie 41
Erfrierungen 46
   Allgemeines 46

4 Fettembolie 51

Allgemeines 51
   Pathologisch-anatomische Befunde 52
   Pathogenese 52
   Therapie 55

5 Die Wunde 57

Wundheilung 57
   Definition 57
   Störungen der Wundheilung 61
Wundarten 63
   Definition 63

Wundbehandlung 65
   Infizierte Wunden 68

6 Frakturenlehre 69

Allgemeine Frakturenlehre 69
   Definition 69
   Einteilung der Frakturen 76
   Frakturheilung 80
      Störungen der Knochenbruchheilung 82
   Diagnose des Knochenbruches 84
   Prinzipien der Frakturbehandlung 85
      Die konservative Frakturbehandlung 86
      Die operative Frakturbehandlung 89
   Systematik der Frakturen 95
      Schultergürtel 95
      Humerusfrakturen 98
      Unterarmfrakturen 103
      Frakturen der Hand 111
      Beckenfrakturen 111
      Oberschenkelfrakturen 116
      Patellafrakturen 126
      Unterschenkelfrakturen 129
      Malleolarfrakturen 139
      Frakturen des Tarsus 144
      Frakturen im Mittelfußbereich 146
      Zehenfrakturen 146
      Frakturen des Gesichtsschädels 146
      Verletzungen der Wirbelsäule 148
      Frakturen des knöchernen Thorax 154
   Lokale Komplikationen bei Frakturen 155
      Pseudarthrosen 156
      Der ossäre Infekt – die postraumatische Osteitis 158

7 Traumatologie der Gelenke 166

Allgemeines 166
   Offene Gelenkverletzungen 167
   Geschlossene Gelenkverletzungen 167
   Spezielle Traumatologie der Gelenke 174
      Schultergürtel 174
      Schultergelenk 178
      Ellenbogengelenk 181

Distales Radioulnargelenk 183
Gelenke der Hand. 184
Hüftgelenk 185
Kniegelenk 189
Proximales Tibiofibulargelenk. 205
Sprunggelenke 206

8 Chirurgie der Hand 211

Allgemeines 211
Grundprinzipien der chirurgischen Behandlung
an der Hand 213
Behandlung offener Handverletzungen 215
   Amputationen 218
   Sehnenverletzungen 219
   Nervenverletzungen 222
   Frakturen und Luxationen 223
   Infektionen. 227
Thermische, chemische und elektrische Verletzungen 230

9 Replantation von Extremitätenteilen 232

10 Chirurgie der Sehnen. 234

Allgemeines 234
   Ruptur der Achillessehne. 234
   Ruptur der Quadrizepssehne und Patellarsehne . 236
   Ruptur der Bizepssehne 238
   Erkrankungen der Supraspinatussehne 238
   Ruptur der Daumenstrecksehne. 239
   Erkrankungen des Sehnengleitgewebes 240
   Erkrankungen der Sehnenursprünge und -ansätze 241

11 Traumatologie der peripheren Nerven 242

Allgemeines 242
   Häufigkeit peripherer Nervenläsionen 242
   Therapie der Nervenläsionen 245

12 Untersuchung bei Verletzungen des Bewegungsapparates 249

Aufgaben der Untersuchung 249
Allgemeines 249

Beurteilung von Allgemeinstörungen 250
Anamnese 250
Inspektion 251
Palpation 251
Funktionsprüfungen 252
Längen- und Umfangsmessung 255
Röntgendiagnostik 256
Spezielle Untersuchungen 256
Spezielle Untersuchungstechniken am
Bewegungsapparat 256
Obere Extremitäten 256
Untere Extremitäten 258
Wirbelsäule 260

13 Verletzungen der Gefäße und des Herzens 262

Allgemeines 262
Diagnostik 265
Therapie 266
Definitive operative Versorgung der
Arterienverletzungen 268
Verletzungen des Herzens und der thorakalen
Aorta 271

14 Thoraxverletzungen 278

Allgemeines 278
Einteilung 278
Geschlossene Thoraxverletzungen 279
Perforierende Thoraxverletzungen 287
Verletzungen der Thoraxorgane 289

15 Bauchverletzungen 292

Allgemeines 292
Das stumpfe Bauchtrauma 292
Spezielle Organverletzungen 296
Milzverletzungen 296
Leberverletzungen 297
Pankreasverletzungen 300
Magen- und Darmverletzungen 301
Zwerchfellverletzungen 303
Die perforierte Bauchverletzung 304

16 Verletzungen der Urogenitalorgane 305

    Allgemeines 305
    Systematik 307
        Verletzungen von Niere und Ureter 307
        Harnblasenverletzungen 308
        Verletzungen der Harnröhre 309
        Verletzungen der äußeren Genitalien 310

17 Schädelhirnverletzungen 312

    Allgemeines 312
        Hautverletzungen im Bereich des Kopfes 312
        Schädelfrakturen 314
        Das Schädelhirntrauma 316
        Hämatome 317

18 Mehrfachverletzungen 323

    Allgemeines 323
    Therapeutische Richtlinien 323

19 Unfallchirurgie im Kindesalter 327

    Allgemeines 327
        Schädel- und Hirnverletzungen 328
        Thoraxverletzungen 328
        Abdominaltraumen 330
        Verletzungen der Urogenitalorgane 330
        Verbrennungen 331
        Frakturen 332

20 Unfallchirurgische Infektionen 354

    Allgemeines 354
    Typische chirurgische Infektionen 356
        Pyogene (purulente, eitrige) Infektionen . . . 356
        Putride Infektionen 357
        Spezifische Infektionen 358
        Virusbedingte Wundkrankheiten 365

21 Traumatologie in der ärztlichen Praxis 367

    Allgemeines 367

Versorgung des Unfallverletzten in der Praxis . . . 369
   Anaesthesie 369
   Wundbehandlung 371
   Knochenbrüche 373
   Gelenkverletzungen 373
   Nachbehandlung 374
   Lokale Wundinfektion 374

22 Verbandstechnik 376

Allgemeines 376
   Verbandsstoffe 376
   Applikationsformen von Verbänden 377
   Zugverbände 383

23 Versicherungswesen 385

Gesetzliche Unfallversicherung 385
   Unfallverhütung und Erste Hilfe 385
   Unfallheilverfahren 385
   Berufshilfe 387
   Geldleistungen 387
Gesetzliche Unfallversicherung in Österreich . . . 388
Obligatorische Unfallversicherung in der Schweiz . 389
Private Unfallversicherung 389
Haftpflichtversicherung 389
Rentenversicherung 390

24 Literatur 391

25 Sachverzeichnis 393

Verzeichnis der Autoren und Mitarbeiter

Prof. Dr. med. H. Beck
Leiter der Abteilung für Unfallchirurgie, Friedrich Alexander Universität Erlangen, Maximiliansplatz, 8520 Erlangen

Prof. Dr. med. C. Burri
Direktor der Klinik für Unfallchirurgie, Universität Ulm, Steinhövelstraße 9, 7900 Ulm

Dr. med. E. Diezemann
Abteilung für Unfallchirurgie, Zentrum Chirurgie der Albert-Ludwigs-Universität, Hugstetterstraße 55, 7800 Freiburg i. Br.

Prof. Dr. med. H. Ecke
Leiter der Abteilung für Unfallchirurgie, Justus Liebig Universität Gießen, Klinikstraße 9, 6300 Gießen

Prof. Dr. med. K. H. Jungbluth
Direktor der Abteilung für Unfallchirurgie, Universitätskliniken Hamburg, Martinistraße 52, 2000 Hamburg 20

Prof. Dr. med. J. Kilian
Zentrum für Anästhesiologie, Sektion Klinische Reanimation und Intensivmedizin, Universität Ulm, Steinhövelstraße 9, 7900 Ulm

Prof. Dr. L. Kinzl
Klinik für Unfallchirurgie, Universität Ulm, Steinhövelstraße 9, 7900 Ulm

Prof. Dr. med. E. H. Kuner
Leiter der Abteilung für Unfallchirurgie, Zentrum Chirurgie der Albert-Ludwigs-Universität, Hugstetterstraße 55, 7800 Freiburg i. Br.

Dr. med. H. H. Pässler
Chefarzt der Chirurgischen Abteilung, Krankenhaus Bopfingen, 7085 Bopfingen

Prof. Dr. med. A. Pannike
Leiter der Abteilung für Traumatologie, Zentrum für Chirurgie der Johann Wolfgang Goethe Universtität, Theodor-Stern-Kai 7, 6000 Frankfurt

Prof. Dr. med. A. Rüter
Klinik für Unfallchirurgie, Universität Ulm, Steinhövelstraße 9, 7900 Ulm

Prof. Dr. med. K. P. Schmit-Neuerburg
Direktor der Abteilung für Unfallchirurgie in der Chirurgischen Klinik, Universität Essen, Thiemannstraße 8, 4300 Essen

Prof. Dr. med. L. Schweiberer
Direktor der chirurgischen Universitätsklinik Innenstadt, Nußbaumstraße 20, 8000 München 2

Prof. Dr. med. C. H. Schweikert (†)
ehemals Chirurgische Klinik der Johannes-Gutenberg-Universität, Mainz

Prof. Dr. med. W. Spier
Leiter der Chirurgischen Poliklinik, Universität Ulm, Steinhövelstraße 9, 7900 Ulm

Prof. Dr. med. H. Tscherne
Direktor der Unfallchirurgischen Klinik, Medizinische Hochschule, Postfach 180, 3000 Hannover-Kleefeld

PD Dr. med. D. Wolter
Chefarzt der Unfallchirurgischen Klinik am Krankenhaus St. Georg, Lohmühlenstraße 5, 2000 Hamburg

1 Die Wirkung des Traumas auf den Organismus

Die Wirkung eines Traumas auf den Organismus ist von verschiedenen Faktoren abhängig, sie kann isolierte, lokale oder aber lokale und allgemeine Folgen nach sich ziehen: Bei den allgemeinen Faktoren steht der Volumenverlust, durch Blut- und/oder Flüssigkeitsverlust aus oder in die Gewebe im Vordergrund. Ist der Verlust klein, kommt ihm keinerlei Bedeutung zu, ist er von größerem Ausmaß, führt er unbehandelt zum traumatischen Schock, übergehend in die Schockkrankheit und oft mit tödlichem Ausgang endend.

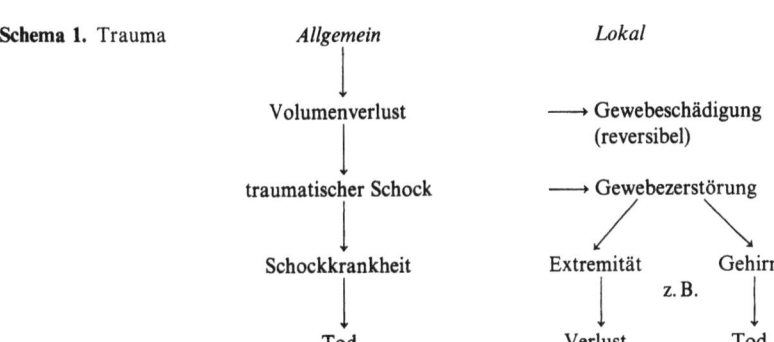

Schema 1. Trauma

Die lokalen Auswirkungen eines Traumas sind die reversible Gewebeschädigung oder aber die Gewebezerstörung mit Zelluntergang. Während die reversible Gewebeschädigung definitionsgemäß nur eine vorübergehende Beeinträchtigung darstellt, die zur völligen Wiederherstellung führen kann, hängt das Ausmaß des zurückbleibenden Schadens bei Gewebezerstörung von seiner Ausdehnung und der Lokalisation ab: Beschränkt sich das Trauma beispielsweise auf eine Extremität, kann es behandelt oder unbehandelt zum Verlust derselben führen, erstreckt es sich dagegen auf lebenswichtige Organe oder Organsysteme, wie beispielsweise das Gehirn, so kann als unmittelbare Folge der Tod eintreten.

Die lokalen Auswirkungen eines Unfallgeschehens werden einzeln in den folgenden Kapiteln dargestellt, die allgemeinen sollen hier kurz aufgeführt werden.

Der traumatische Schock

Das Wort „Schock" hat vor rund 200 Jahren Einzug in die medizinische Terminologie gehalten. Die Ärzte bezeichneten einen Zustand mit blasser Haut, kalten Akren und beschleunigtem, kaum meßbarem Puls als „Wundschock". 1870 stellte Fischer in der Berliner Ärzteschaft einen im Schock befindlichen Patienten vor, wobei er bereits die 4 wichtigsten Aspekte dieses Zustandsbildes klar herausstellte:

1. kühle, blasse und feuchte Akren,
2. Übelkeit und Durst,
3. kaum meßbarer Blutdruck, fliegender Puls,
4. spärliche bis versiegende Urinausscheidung.

Ursprünglich wurde als pathogenetisches Moment eine Vaguswirkung angenommen, später histaminähnliche Substanzen und erst im Ersten Weltkrieg der Blutverlust (Keith, Robertson, Bock). Grat und Reeve sowie Beecher bestätigten schließlich im Zweiten Weltkrieg die Volumenverlusttheorie des Schocks endgültig. Gleichzeitig wurde der zusätzliche Einfluß von nervalen und humoralen Mechanismen erkannt.

Heute wird der Schock als Syndrom einer akuten Minderdurchblutung der vitalen Organe definiert, wodurch ein Mißverhältnis zwischen Sauerstoffbedarf und -angebot entsteht und die aus dem Zellstoffwechsel anfallenden Metabolite nurmehr unzureichend abtransportiert werden können.

Schock: Gewebshypoxie infolge verminderter Perfusion.

Pathophysiologie

Bei jedem schweren Trauma kommt es neben der lokalen Beeinträchtigung oder Zerstörung des Gewebes zu einem akuten Verlust von Blut und/oder Plasma. So können bereits geschlossene Frakturen durchaus zu einer Verminderung der zirkulierenden Blutmenge von wenigen Millilitern bis über 3 Liter führen (Abb. 1). Ein Volumendefizit von über 20–30% verursacht immer eine periphere Vasokonstriktion und andere Kreislaufveränderungen, die bei längerem Andauern des Zustandes ohne Substitution sekundäre Störungen der Homöostase, Metabolik und Oxygenation der Gewebe – die Schockkrankheit – hervorrufen.

Volumenverluste von mehr als 25% werden kreislaufwirksam.

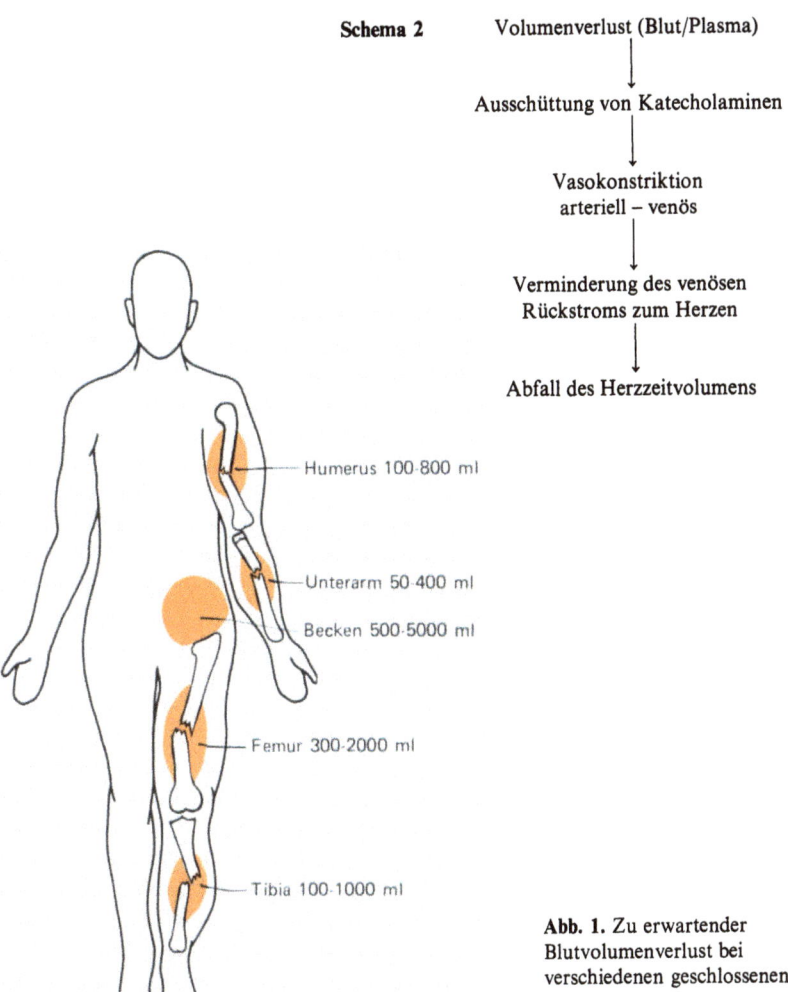

Abb. 1. Zu erwartender Blutvolumenverlust bei verschiedenen geschlossenen Frakturen

Entscheidend für die primäre Schädigung des Organismus ist demnach das Ausmaß des Gewebetraumas und die dadurch verursachte Größe des Volumenverlustes, für den weiteren Verlauf erlangt der Zeitfaktor überragende Bedeutung, d. h. die Dauer der vorhandenen Dysregulation. Daneben stellen die Ausgangslage des Organismus (Vorschädigungen), die zur Verfügung stehenden individuellen Kompensationsmöglichkeiten, die Leistungsfähigkeit des Herzens und der bestehende Füllungszustand des extrazellulären Raumes, dann aber auch die Qualität und der zeitliche Ablauf unseres therapeutischen Handelns wichtige Faktoren dar.

Hämodynamik und Mikrozirkulation: Jeder akute Verlust eines wesentlichen Anteils der zirkulierenden Blutmenge bewirkt als Notfallreaktion die Stimulierung des Nebennierenmarks mit vermehrter Ausschüttung von Katecholaminen. Mit dieser Reaktion und der daraus resultierenden, in den einzelnen Versorgungsgebieten unterschiedlich ausgeprägten Vasokonstriktion wird zunächst das Überleben in der akuten Phase sichergestellt, sie führt aber auch regelmäßig zur Verminderung des venösen Rückstromes zum Herzen und damit zum Abfall des Herzzeitvolumens (HZV).

Der Abfall des HZV löst über die Barorezeptoren des Karotissinus und des Aortenbogens reflektorisch die sympathiko-adrenerge Reaktion aus, die ihrerseits aus 3 Wirkungsmechanismen besteht:
- Steigerung des Sympathikotonus,
- postganglionäre Katecholaminfreisetzung,
- Anstieg der Sekretion aus Nebennierenrinde und Nebennierenmark.

Das Ausmaß und die Geschwindigkeit des Volumenverlustes bestimmen die Intensität und die Dauer der sympathiko-adrenergen Reaktion.
Dies führt zu:
- Tachykardie,
- Tachypnoe und Hyperventilation
  (→ respiratorische Alkalose, Hypokapnie),
- reflektorische Vasokonstriktion.

Die Vasokonstriktion bringt eine Zentralisation des Kreislaufes und damit eine Störung der Relation zwischen gefördertem Herzzeitvolumen und peripherem Bedarf. Die periphere Minderdurchblutung ist die Ursache der auftretenden metabolischen Entgleisungen, die ihrerseits im Sinne eines Rückkoppelungsmechanismus nicht ohne Einfluß auf die Verhältnisse im Kapillargebiet bleiben. Im Normalzustand sind die arteriovenösen Shunts geschlossen, die Kapillaren werden – pH und histamininduziert – in regelmäßigen Intervallen perfundiert. Im Schockzustand öffnen sich neben allen Kapillaren auch die AV-Shunts, die Perfusion ist aber durch den erhöhten arteriellen Sphinktertonus und den nun bestehenden Shunt-flow massiv herabgesetzt, wodurch das pH im endkapillären Stromgebiet auf Werte um 6,9 sinkt (Abb. 2). Bei anhaltender Hypoxie können im Kapillargebiet elektronenmikroskopisch Mikroembolien, Leukozytenschwellung, Brüchigkeit des Endothels, Schwellung der perivaskulären Zellen mit Kompression des Kapillarlumens, Blasenbildung, Permeabilitätsstörungen, Plättchenthrombi und intravaskuläre Gerinnungsphänomene nachgewiesen werden.

Gerinnung und Blutviskosität: Trauma und Blutverlust steigern die Plättchenadhäsivität und -aggreabilität und schließlich auch ihre Aggregation. Der Fibrinkatabolismus ist stark gesteigert, nach anfänglicher

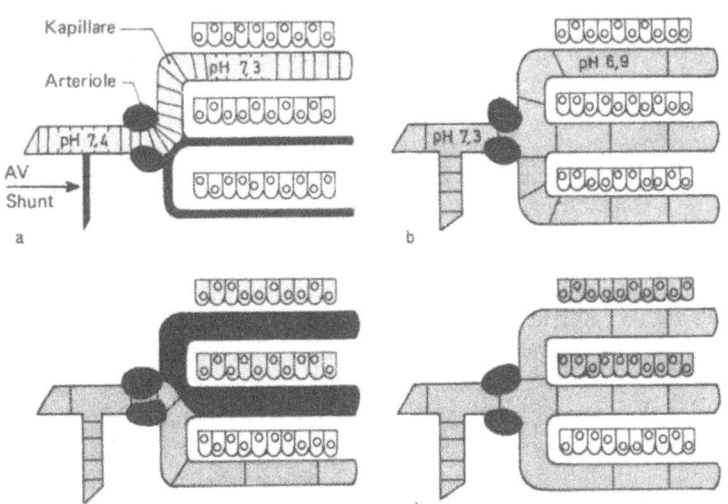

Abb. 2 a–d. Die Veränderungen im Kapillargebiet beim traumatischen Schock. **a** *Normalzustand:* Shunt geschlossen, Kapillaren werden abwechslungsweise durchströmt. **b** *Frühphase des Schocks:* Arteriole enger gestellt, präkapillarer Sphinkter kontrahiert, Shunt offen. pH im Kapillarbett abgesunken, alle Kapillaren offen. Blutfluß verlangsamt. **c** *Spätphase des Schocks:* Arteriole konstringiert. Sphinkter kontraktiert, Shunt offen. Plättchen und Ery-Thromben. In 2 Kapillaren sistiert der Flow. **d** *Irreversibler Schock:* Sphinkter offen. Aggregate und Thromben durch endogenes Fibrinolysin aufgelöst, der Blutfluß setzt wieder ein, trotzdem kommt es in den wieder durchgängigen Kapillargebieten zum Zelltod. (Nach Hardaway)

Hyperkoagulabilität tritt eine Hypokoagulabilität auf, da der Verbrauch von Gerinnungsfaktoren deren Neubildung übersteigt (Verbrauchskoagulopathie). Die Veränderungen des Gerinnungsmechanismus und der Kapillarzirkulation führen auch zu einer massiven Viskositätssteigerung im postkapillären Segment. Diese verursacht ihrerseits eine Erhöhung des peripheren Widerstandes, transkapillären Flüssigkeitsverlust und damit eine weitere Verminderung des Plasmavolumens mit Hämatokritanstieg, der seinerseits im Sinne eines Circulus vitiosus einen weiteren Viskositätsanstieg des Blutes bringt.

Veränderungen im Organbereich

a) Niere: Durch die Drosselung der Kapillardurchblutung (Kreislaufzentralisation) erfährt die Niere eine ausgeprägte Minderdurchblutung, die bei geringfügigem morphologischen Substrat starke Auswirkungen im funktionellen Bereich mit Abfall des Glomerulumfiltrates und schließlich tubulärer Insuffizienz zeitigt.

b) Leber: Bereits unter einem arteriellen Blutdruck im unteren Bereiche der Norm kann nach einem Trauma in der Leber eine Gewebshypoxie von 25% nachgewiesen werden. Schon in der Frühphase des Schockgeschehens lassen sich fleckförmige anoxische Herde erkennen, Lactat und Pyruvat steigen an. Zur progredienten Organschädigung mit Erschöpfung der Fermentsysteme NAD, FAD und ATP und weitreichenden Auswirkung auf den Stoffwechsel gesellt sich schließlich auch die folgenschwere Funktionseinbuße des retikuloendothelialen Systems (RES).

c) Darm: Die Umverteilung der Zirkulation im traumatischen Schock betrifft das Splanchnikus-Gebiet extrem. Die verschiedenen Theorien, wonach in diesem Organbereich infolge Minderdurchblutung toxische Substanzen entstehen sollen, die bei der herabgesetzten Entgiftungsfunktion durch das RES ihre verhängnisvolle Wirkung auf den Organismus ausüben, sind beim Menschen nicht bewiesen. Neuere Erkenntnisse weisen darauf hin, daß der Toxintheorie in der Pathogenese des traumatischen Schocks kaum entscheidende Bedeutung zukommt.

Lunge und Sauerstofftransport: Im traumatischen Schock stellen die Veränderungen in der Lunge auch außerhalb direkter traumatischer Schädigungen ein zentrales Problem dar, das sich morphologisch als Atelektasen, Stauung, hyaline Membranen und intraalveoläre Blutungen nachweisen läßt. Die Ischämie und ihre sekundären Folgen begünstigen die intravasale Gerinnung, was in der Lunge zu multiplen Mikroembolien und damit zur Schädigung der Endothelzellen und Alveolen führen kann. In zunehmendem Umfange entstehen, insbesondere beim Polytraumatisierten, auch nach einer erfolgreichen Schockbekämpfung respiratorische Probleme, die aus einer Vielzahl von pathogenetisch noch nicht restlos geklärten Mechanismen hervorgehen.

Im traumatisch-hämorrhagischen Schock ist demnach die adäquate Sauerstoffversorgung der Gewebe aus verschiedenen Gründen in Frage gestellt:
1. Verminderung der zirkulierenden Hb-Menge durch Verlust von Erythrozyten entsprechend dem Ausmaß des Volumenverlustes.
2. Herabsetzung des Herzzeitvolumens und des Herzindexes.
3. Allgemeine Störung der Mikrozirkulation und Erhöhung der Blutviskosität.
4. Aggregation und Blutgerinnungsänderungen.
5. Mikroembolien in der Lunge.
6. Verminderung der alveolären Ventilation durch Vergrößerung des Totraumes.

7. Organspezifische Auswirkungen der Mikrozirkulationsstörung bei ungenügender Ventilation von durchbluteten Alveolen und erhöhtem lokalen Shunt-flow.

Metabolische Veränderungen und Stoffwechsel: In den ersten Stunden nach Trauma und Blutverlust können die meisten Patienten durch respiratorische Kompensation ein normales pH aufrechterhalten. Im un- oder ungenügend behandelten Spätstadium jedoch tritt eine schwere metabolische Azidose auf. Diese ist das Ergebnis der exzessiven Stimulation der α-Rezeptoren (Schema 3).

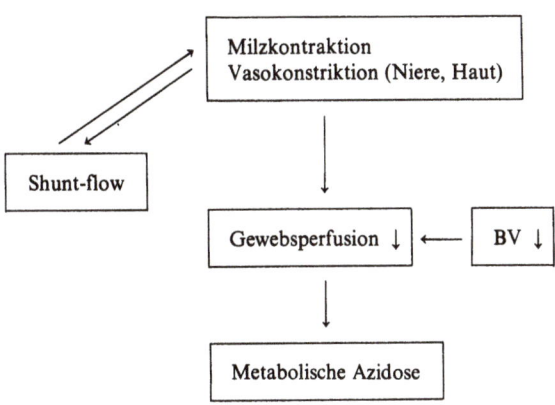

Schema 3. α-Rezeptoren-Stimulation

Neben den α- werden im Schock auch die β-Rezeptoren massiv stimuliert, was eine Eröffnung der AV-Anastomosen, Steigerung der Herzfrequenz und eine Erhöhung der Myokardkontraktilität bewirkt. Außer den beschriebenen ätiologischen Momenten zur Entstehung der metabolischen Azidose behält die als Folge der anaeroben Glykolyse auftretende Anhäufung von Milchsäure und anderer saurer Metabolite ihre Bedeutung. Transmineralisationsvorgänge, wie Freisetzung von Kalium aus den und der Eintritt von Natrium und H-Ionen in die Zellen, führen nicht nur zu Störungen der Zellfunktionen selbst, sondern auch zu erheblichen Volumenverschiebungen innerhalb der Flüssigkeitsräume mit einer dadurch bedingten Vergrößerung des intravasalen Volumendefizits. Unter den anaeroben Bedingungen nimmt der Vorrat an energiereichen Phosphaten schnell ab, während die Neubildung dem Bedarf nicht mehr entspricht. Die Verhältnisse im Kapillargebiet sind unter Berücksichtigung von Zirkulation und metabolischer Veränderungen in Anlehnung an Hardaway in Abb. 2, S. 5 dargestellt.

Im Interstitium fällt im Schockgeschehen der Druck ab, wobei die effektive Abnahme etwa dem normalen Tagesbedarf an Wasser und Natrium entspricht. Im Bereiche der Zelle gesellt sich zum Kaliumverlust ein solcher von Magnesium und Pyridin-Nukleotiden, lysosomale Enzyme gelangen via Lymphe ins Blut, mangelnde Energieproduktion und gestörter Ionentransport führen zu einer Schwellung der Mitochondrien und schließlich zum Zelltod.

Die im schweren Schockzustand beobachtete Hyperglykämie ist wahrscheinlich durch eine verminderte Sekretion von immunreaktivem Seruminsulin bedingt, wobei möglicherweise den Katecholaminen eine Inhibitorrolle zukommt. Neben der Plasma-Aminosäurenkonzentration ist auch diejenige an freien Fettsäuren gesteigert.

Zusammengefaßt sind folgende pathophysiologischen Vorgänge im traumatischen Schock zu erwarten:

1. Eine zunehmende, zunächst die arterielle, später auch die venöse Seite des Kreislaufs betreffende Vasokonstriktion, bedingt durch den vermehrten Anfall von Katecholaminen mit Verkleinerung des Versorgungsgebietes und Verteilungsstörung.
2. Herabsetzung des Herzzeitvolumens mit inadäquater Perfusion nutritiver Gefäße.
3. Sauerstoffmangel verschiedener Genese (Lunge, Transport, Volumen, Hb, Viskosität, Aggregate).
4. Anaerober Stoffwechsel mit Störungen im Kohlenhydratabbau. α-Rezeptorenstimulation und lokale Veränderungen im Endstromgebiet verursachen eine metabolische Azidose, die Ausbeute an energiereichen Phosphaten ist vermindert.
5. Die metabolische Azidose löst weitere Dysregulationen aus.
6. Kapilläre Stase und Azidose bewirken eine Hyperkoagulabilität. Durch die Bildung von Mikrothromben kommt es sekundär zur disseminierten intravasalen Koagulation (Verbrauchskoagulopathie).
7. Neben den Störungen der Metabolik treten Elektrolytverschiebungen im Bereiche der Zelle auf, die über Funktionsstörungen bis zum Zelltod führen können.
8. Lokale und allgemeine Veränderungen im Bereiche der Lunge bewirken eine Beeinträchtigung der O_2-Aufnahme.
9. Die Druckabnahme im Interstitium reiht sich in den Circulus vitiosus des Schockgeschehens ein.

Klinische Symptomatik und Diagnose

Bereits ein Verlust um 20% des zirkulierenden Volumens bewirkt eine Einschränkung des Herzzeitvolumens zwischen 21 und 44%. Es soll deshalb der Sinn unseres diagnostischen und therapeutischen Handelns sein, nach Möglichkeit eine kritische Situation zu erkennen und zu behandeln, bevor der Schock sein Vollbild erreicht hat. Dazu ist die Berücksichtigung eines möglichst breiten diagnostischen Spektrums und vor allem jede Änderung des Zustandes in Abhängigkeit von der Zeit angezeigt.

Anamnese und klinische Untersuchung: Die Kenntnis des Unfallherganges selbst gibt wertvolle Aufschlüsse über Art und Ausmaß der Verletzungen und einen zu erwartenden Blutverlust. Die Inspektion, Palpation und Auskultation unter Berücksichtigung möglicher vaskulärer und neuraler Ausfälle bringt uns entscheidend weiter. Erstrebenswert erscheint die orientierende Ganzkörperdurchleuchtung mit einem Röntgenbildwandler zur Feststellung von Frakturen, deren Lokalisation und Formen Bedeutung für das weitere Vorgehen erlangen können. Zur Klärung der Kreislaufsituation dient die Beurteilung von Farbe, Temperatur und Feuchtigkeit der Haut im Bereiche der Akren sowie die Füllungszeit der Kapillaren. Dabei ist zu berücksichtigen, daß auch bei schweren Hämorrhagien über 40% nur etwa $^2/_3$ der Patienten eine blasse, kalte und feuchte Haut an den Akren aufweisen.

Hämodynamik und Mikrozirkulation

Arterieller Blutdruck: Der arterielle Druck kann direkt, d. h. blutig, oder indirekt gemessen werden. Die indirekte Messung geschieht nach der Manschettentechnik von Riva-Rocci, die direkte durch Einlegen eines Kunstoffkatheters in eine periphere Arterie (A. radialis). Die letztere ergibt zuverlässigere Werte, ist aber nicht komplikationsfrei (Verschluß des Gefäßes).
Im Tierversuch kommt es beim Kaninchen anläßlich einer raschen und ausgedehnten Hämorrhagie zu einem fast linearen Blutdruckabfall. Die Ergebnisse der Bludruckbestimmungen in Abhängigkeit vom Ausmaße des Volumenverlustes von 7 Autoren an 431 Patienten sind in Abb. 3 dargestellt. Man erkennt eine weite Streuung der Einzelwerte. Die statistische Auswertung dieser Untersuchungen ergibt eine lineare Korrelation zwischen systolischem Blutdruck und Ausmaß des Volumenverlustes.

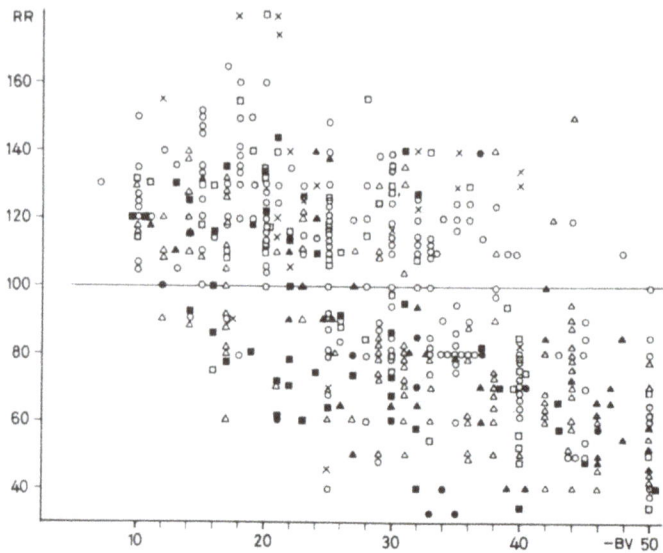

Abb. 3. Relation zwischen systolischem Druck (RR) und Volumenverlust in % des Sollwertes (− BV). ■ Chute, ▲ Emerson, △ Evans, × Fisher, □ Grant, ● Hopkins, ○ Burri

Erhöhte arterielle Drucke können posttraumatisch bis zu Hämorrhagien von 20% des Sollvolumens vorhanden sein, sie entsprechen der hypertonen Traumareaktion.

Die Ergebnisse aus der Literatur sowie unsere eigenen Beobachtungen lassen folgende Schlußfolgerungen zum Verhalten des arteriellen Blutdruckes bei Blutverlust zu.

1. Die meisten Fälle mit einem systolischen Druck unter 100 mm Hg weisen einen Verlust von $^1/_3$ der zirkulierenden Blutmenge oder mehr auf. Bei Verlusten über 40% des individuellen Sollwertes bilden Blutdruckwerte über 100 mm Hg eine Ausnahme.

2. Die meisten Patienten mit einem Blutdruck über 100 mm Hg haben weniger als $^1/_4$ ihres Blutvolumens verloren, ein normaler systolischer Druck schließt jedoch größere Verluste nicht aus.

3. Blutverluste zwischen $^1/_4$ und $^1/_3$ des Sollvolumens bewirken in ungefähr der Hälfte der Fälle systolische Werte um oder unter 100 mm Hg.

4. Ein systolischer Druck über 140 mm Hg schließt einen Verlust von mehr als 25% praktisch immer aus.

5. Das Ausmaß des Blutdruckabfalles ist von der Blutungsquelle abhängig. Intestinale Blutungen zeigen einen signifikant geringeren, Blutverluste nach Thoraxtrauma einen signifikant stärkeren Abfall des systolischen Druckes als Blutungen nach Extremitäten- oder Abdominalverletzungen.

Herzfrequenz: Die Herzfrequenz kann peripher digital, sphygmographisch, plethysmographisch und photoelektrisch, zentral akustisch oder elektrokardiographisch erhoben werden. Die zentrale Messung ist der peripheren wegen möglicher Störung des Herzreizleitungssystems vorzuziehen (Abb. 4).

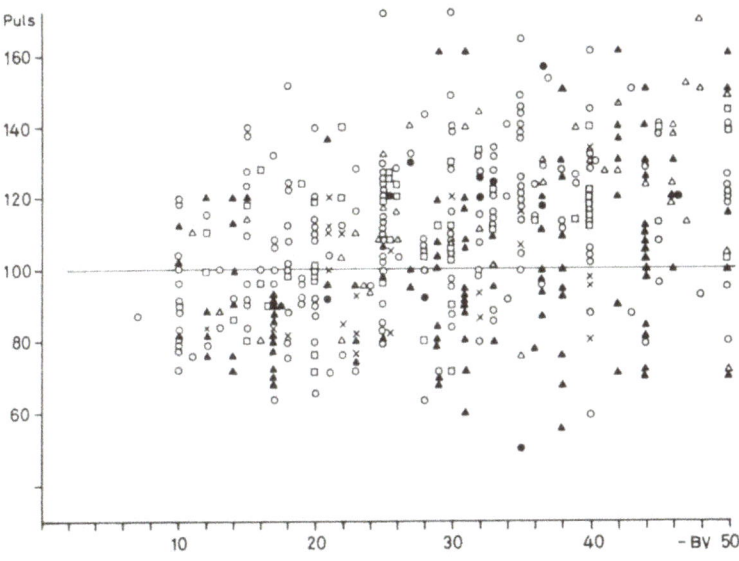

Abb. 4. Relation zwischen Herzfrequenz (Puls) und Volumenverlust in % des Sollwertes (− BV). ○ Burri, △ Emerson, × Fisher, □ Grant, ● Hopkins, ▲ Evans

Bei der Beurteilung der Herzfrequenz in Abhängigkeit des Volumenverlustes finden wir eine ausgeprägte Streuung der Einzelwerte, wobei Verlusten von über $1/3$ der zirkulierenden Blutmenge Pulswerte um 80 solchen von 160 gegenüberstehen. Die statistische Auswertung ergibt eine lineare Korrelation zwischen Volumendefizit und Pulsreaktion in Abhängigkeit von der Blutungsursache.

1. Die Mehrzahl der Fälle mit einer Pulsfrequenz von 100 oder mehr weisen einen Blutverlust von mehr als $^1/_4$ des Sollvolumens auf.
2. Zahlreiche Patienten zeigen trotz eines Volumenverlustes von über $^1/_3$ der zirkulierenden Blutmenge eine Herzfrequenz von < 100/min. Pulszahlen unter 80/min sind jedoch bei Verlusten über 33% selten.
3. Beim akuten Blutverlust um 20% des Sollwertes zeigen ungefähr die Hälfte der Patienten eine Herzfrequenz über 100/min.
4. Auch bei geringgradigen Verlusten unter 20% weisen bereits zahlreiche Patienten eine Tachykardie von über 100 Schlägen pro min auf.
5. Akute intraperitoneale Blutungen bewirken einen signifikant geringeren Anstieg der Herzfrequenz als Blutverluste anderer Genese. Bei dieser Blutungslokalisation sind Verluste über 50% notwendig, um die Herzfrequenz über 100/min zu steigern.

Schockindex nach Allgöwer-Burri

$$\text{Definition:} \frac{\text{Puls}}{\text{syst. RR}}.$$

Theoretisch läßt das diskordante Verhalten von systolischem Druck und Puls eine verbesserte Aussagekraft des Schockindexes gegenüber den einzelnen Parametern erwarten:

Tabelle 1. Schockindex

Norm	Drohender Schock	Manifester Schock
$\frac{60}{120} = 0,5$	$\frac{100}{100} = 1$	$\frac{120}{80} = 1,5$

Bei der Betrachtung der Einzelwerte in Abb. 5 fällt bereits eine wesentlich geringere Streuung auf. Die statistische Auswertung bei hypovolämischen Patienten ergibt eine lineare Korrelation zwischen dem Logarithmus des Schockindexes und dem Ausmaß der Hämorrhagie, die statistisch gesichert ist. Unsere Beobachtungen lassen folgende Schlußfolgerungen zu:
1. Bei Volumenverlust unter 25% des Sollvolumens zeigen die meisten Patienten einen Schockindex unter 1,0.
2. Nach einem Verlust zwischen $^1/_4$ und $^1/_3$ der zirkulierenden Blutmenge verteilen sich die Schockindexwerte unter und über die 1,0-Linie. Die Werte über 1,0 haben aber bereits das Übergewicht.

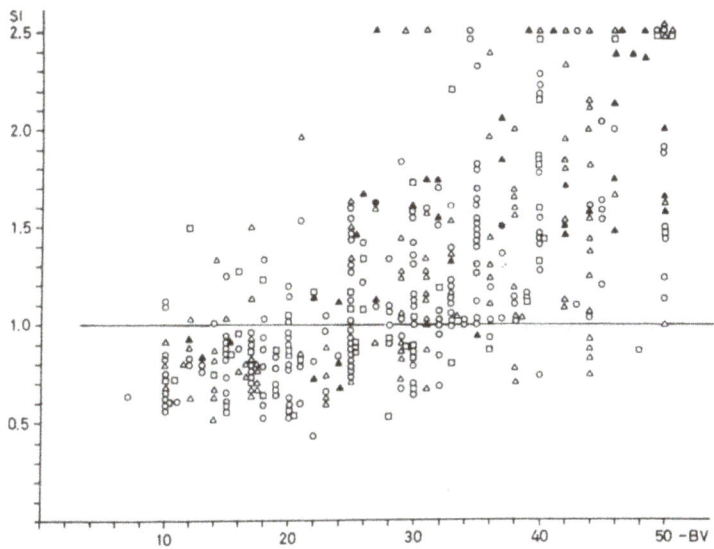

Abb. 5. Relation zwischen Schockindex (SI) und Blutverlust in % des Sollwertes (− BV).
△ Evans, ▲ Emerson, □ Grant, ● Hopkins, ○ Burri

3. Bei ausgedehnten Verlusten über $1/3$ des Sollwertes zeigt die überragende Mehrzahl der Patienten einen Schockindex von über 1,0.
4. Statistisch besteht eine lineare Regression zwischen Ausmaß der Blutung und dem natürlichen Logarithmus des Schockindexes. Bei ausgedehnten Verlusten steigt demnach der Quotient aus Puls und systolischem Blutdruck nicht linear, sondern exponentiell an.
5. Die Ursache eines Blutverlustes beeinflußt den Schockindex signifikant: Akute Hämorrhagien infolge Thoraxverletzungen bringen gegenüber inneren und Extremitätenblutungen signifikant höhere, intraperitoneale Volumenverluste dagegen signifikant schwächere Veränderungen des Schockindexes.

Zentraler Venendruck

Der zentrale Venendruck ist eine funktionelle Größe, die vom venösen Angebot (Blutvolumen), der Leistungsfähigkeit des rechten Herzens und den Druckverhältnissen in der Umgebung (Thorax) abhängig ist.

Seine Messung erfolgt durch Manometrie in der Cava superior, wobei von einer peripheren Vene aus ein Kunststoffkatheter ins zentrale Hohlvenensystem vorgeschoben wird. Dieser Katheter wird mit einem zweischenkligen Infusionsbesteck verbunden, wobei der eine Schenkel die Verbindung zur Infusionsflasche herstellt, der andere als Meßschenkel dient (Abb. 6). Zu jeder Flüssigkeitsmanometrie ist ein entsprechender äußerer Nullpunkt für die Meßskala notwendig. Dieser Nullpunkt liegt bei $^3/_5$ des Thoraxdurchmessers über der Unterlage des Patienten. Mit einer Thoraxschublehre wird der Thorax des Patienten umgriffen, der Zeiger weist automatisch auf den äußeren Nullpunkt, der an der lateralen Thoraxwand des Patienten markiert wird (Abb. 6). Mit Hilfe eines ausschlagbaren Armes der Meßskala wird der Nullpunkt auf diese übertragen. Der Meßschenkel wird nun in die Skala eingehängt und die Messung erfolgt durch Abklemmen des Infusionsschenkels. Dabei sinkt die Flüssigkeitssäule zunächst rasch, dann langsam unter atemsynchronen Schwankungen auf den entsprechenden Druckwert ab.

Die Normalwerte des zentralen Venendruckes liegen bei 4,5 cm Wassersäule, die Streubreite bei Gesunden beträgt 2 bis 10 cm Wassersäule.

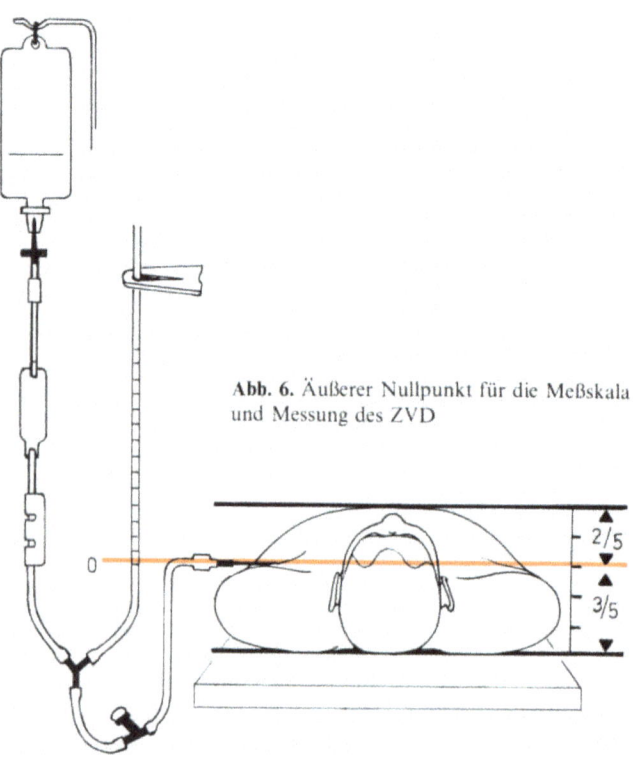

Abb. 6. Äußerer Nullpunkt für die Meßskala und Messung des ZVD

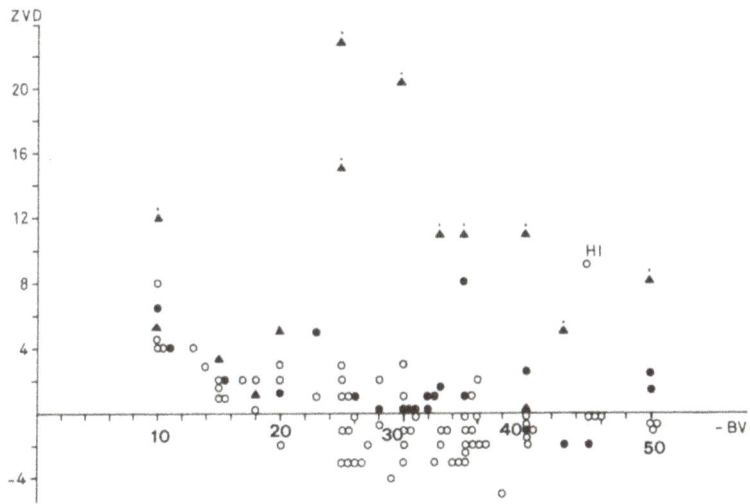

Abb. 7. Relation zwischen ZVD und Blutverlust in % des Sollvolumens (− BV). ▲ Thoraxverletzung, ▲ Thoraxverletzung mit Pneu, ● abdominale Blutung, ○ Extremitäten- und innere Blutung, HI = Herzinsuffizienz

Bei einer akuten Verminderung der zirkulierenden Blutmenge nimmt das venöse Angebot ab. Reichen die physiologischen Kompensationsmechanismen nicht aus, sinkt der zentrale Venendruck. Das Absinken dieser Meßgröße erfolgt im Tierversuch früher und ausgiebiger als dasjenige des arteriellen Blutdruckes, was auf den weniger ausgeprägten Kompensationsmechanismus im Niederdrucksystem zurückzuführen ist.

Die Abhängigkeit des zentralen Venendruckes vom Ausmaß des Volumenverlustes und von dessen Ursachen ist in Abb. 7 dargestellt. Die statistische Auswertung unseres Krankengutes ergibt eine lineare Korrelation zwischen Blutverlust und zentralem Venendruck für die Gruppen mit intestinaler, Extremitäten- und intraabdominaler Blutungsquelle, wobei die Werte für die intraperitoneale Hämorrhagie signifikant höher liegen.

Ein Zusammenhang Blutverlust/Venendruck bei intrathorakaler Blutung läßt sich nicht nachweisen (intrathorakale Druckverhältnisse!).

Direkte Messung des zirkulierenden Blutvolumens

Seit längerer Zeit haben die Physiologen brauchbare Methoden zur direkten Bestimmung der zirkulierenden Blutmenge ausgearbeitet. Die sichersten Werte für das gesamte Blutvolumen (BV) ergeben sich aus der getrennten Messung von Plasma- (PV) und Erythrozytenvolumen (EV):

$$BV = PV + EV.$$

Dieses Vorgehen ist für den klinischen Gebrauch aufwendig und zeitraubend, so daß man sich in den meisten Fällen am Krankenbett auf die Messung der einen Größe beschränkt. Die gebräuchlichsten Methoden zur Bestimmung des Plasmavolumens beruhen auf dem Verdünnungsprinzip. Die Testsubstanzen sind dabei Farbstoffe oder Isotope. Als Farbstoff der Wahl wird das Evansblue = T 1824 angesehen, die meist verwendeten Isotope sind ^{131}J (RIHSA = radioactive iodinated human serum albumine) und ^{125}J (Bengalrot ^{125}J). Diese Stoffe mischen sich mit dem Gesamtplasma innerhalb weniger Minuten. Aus der Konzentration der nach einer bestimmten Zeit entnommenen Testsubstanz wird unter Einbezug des Hämatokrits (Hkt) das zirkulierende Blutvolumen errechnet.

Mit halbautomatischen Geräten (z. B. Volemetron) kann die Bestimmung innerhalb 15 min durchgeführt werden. Sie geschieht nach folgendem Prinzip:

Die Testsubstanz von bekanntem Volumen (V_1) und Konzentration (C_1) wird i. v. gespritzt. In der 10 min später entnommenen Blutprobe wird ihre jetzige Konzentration bestimmt und daraus nach der in Schema 4 aufgeführten Formel das BV errechnet.

Schema 4
Bekannt: V_1 und C_1
gemessen: C_2
errechnet: V_2 = zirkulierende Blutmenge
nach den Formeln:

$$V_1 \times C_1 = V_2 \times C_2$$

$$V_2 = \frac{V_1 \times C_1}{C_2}$$

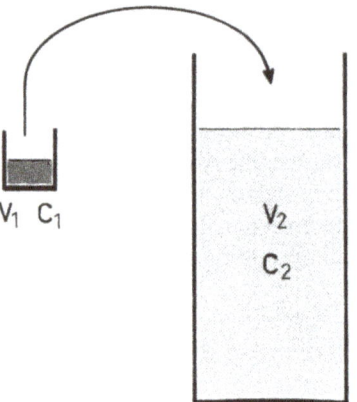

Die Fehlerbreite der Methode ist kleiner als $\pm\,5\%$. Die Schwierigkeiten liegen somit nicht in der Messung, sondern in der Berechnung des normalen Sollvolumens bei einem Patienten, der einen Blutverlust erlitten hat. Unterschiedliche Verfahren zur Errechnung des individuellen Sollvo-

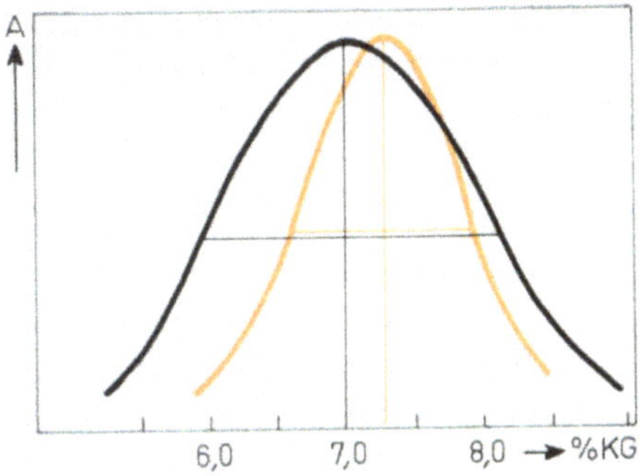

Abb. 8. Gausssche Verteilungskurve der Blutvolumina unseres Patientengutes ( ) verglichen mit den Resultaten von Moore (—). % KG = Prozent des Körpergewichtes, A = Anzahl Patienten

Tabelle 2

Geschlecht	BV in % des Körpergewichtes			
	Adipös	Asthenisch	Mittel	Athletisch
Männlich	6,5	7,0	7,5	8,0
Weiblich	6,0	6,5	7,0	7,5

lumens sind von verschiedenen Arbeitsgruppen angegeben worden. Wir haben unsere eigenen Ergebnisse an gesunden Versuchspersonen, die wir mit dem Volemetron erhalten hatten, zusammengestellt und kommen zu folgender Aussage:
Es besteht eine Beziehung zwischen der zirkulierenden Blutmenge, dem Körpergewicht, dem Geschlecht und dem Habitus (Abb. 8, Tabelle 2). Die Erfahrung hat gezeigt, daß diese Werte genügend genau sind, um einen Blutverlust mit dem Volemetron zu erfassen. Die Fehlergrenze liegt bei ca. $\pm 10\%$ (Tabelle 2).

> Es besteht eine Beziehung zwischen dem zirkulierenden Blutvolumen sowie Körpergewicht, Geschlecht, Habitus.

Urinausscheidung: Die Messung der stündlichen Urinausscheidung gilt primär als Kriterium zur Beurteilung der peripheren Zirkulation und erst sekundär als Maßstab für eine Organschädigung der Niere. In der Frühphase des Geschehens nach Trauma und Blutverlust (erste 2–3 Stunden) besitzt die Urinausscheidung eine sehr eingeschränkte Aussagekraft, wiesen doch 40% unserer Patienten mit Volumenverlusten um 50% eine noch ausreichende Urinproduktion auf. Die klinische Bedeutung verlagert sich somit in die Sekundärphase des Geschehens, wo aber der Herabsetzung der stündlichen Harnmenge unter 30 ml/Std eine entscheidende Bedeutung zukommt.

Temperaturmessung: Die eingangs erwähnten Hautzeichen können durch die Vergleichsmessung Körperkern-Körperschalentemperatur (Rektum-Daumen) in wertvoller Weise ergänzt werden, wobei das ΔT (normal 3–4 °C) bei Anstieg auf 8–15 °C eindeutig auf die Beeinträchtigung der peripheren Zirkulation hinweist.

Hämatokritwert: Der Hämatokritwert ist ein einfacher Indikator für Änderungen des extrazellulären Flüssigkeitsvolumens. Bei einem akuten Volumenverlust tritt ein kompensatorischer Einstrom von zell- und proteinfreier Flüssigkeit auf. Dieses Geschehen läuft speziesverschieden, beim Kaninchen sehr rasch, beim Menschen innerhalb mehrerer Stunden ab, sein diagnostischer Wert erweist sich demnach ebenso zeitgebunden.

Lunge und Sauerstofftransport: Entsprechend der Bedeutung, die dem Sauerstofftransport und der Oxygenation der Gewebe im traumatischen

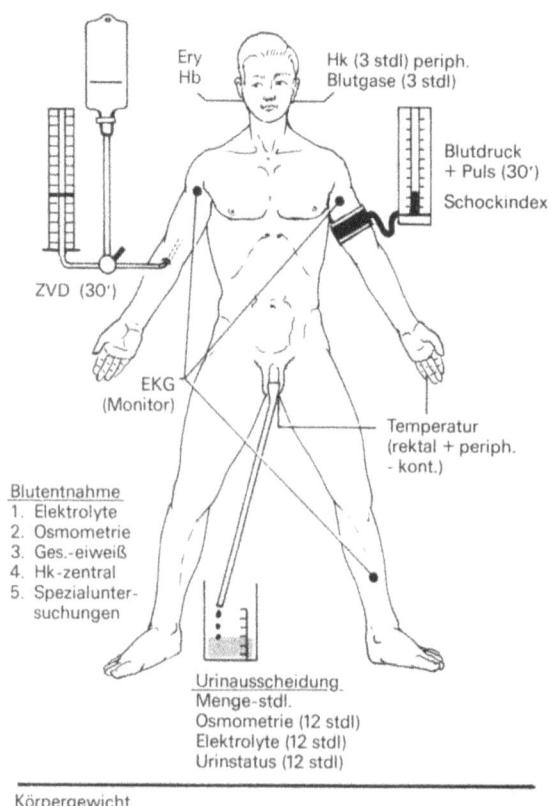

Abb. 9. Definitive Diagnostik und Verlaufskontrolle

Schock zukommt, sind wiederholte Blutgasanalysen, die gleichzeitig Aussagen über die metabolische Situation zulassen, angezeigt, ergänzt durch physikalische Messungen der Lungenfunktion.

Organfunktionen: Die Prüfung der Organfunktion, insbesondere von Niere und Leber, ist im Verlaufe des Geschehens angezeigt, sie erstreckt sich auf die übliche Labordiagnostik (Abb. 9).

Gerinnungsverhältnisse und Viskosität: Im Stadium der Hyperkoagulabilität sind Silikongerinnungszeit, R-Zeit im Thrombelastogramm und die partielle Thromboplastinzeit verkürzt, die Aktivität der Faktoren V und VI gesteigert, Faktor VIII vermindert, und mit dem Äthanol- und Protaminsulfattest lassen sich Fibrinmonomerkomplexe nachweisen. Der Aufbrauch des Hämostasepotentials in der Sekundärphase schließlich ist gekennzeichnet durch eine Thrombozytopenie, funktionelle Plättchendefekte, Verlängerung der Blutungs-, Gerinnungs-, Thromboplastin-, partiellen Thromboplastin- und der Thrombinzeit. Das Thrombelastogramm gibt wertvolle Hinweise auf den Grad der Hypokoagulabilität, und von den plasmatischen Gerinnungsfaktoren erlangen der Faktor V und VIII überragende Bedeutung.

Direkte Beobachtungen der Mikrozirkulationsstörungen: Sie haben im Experiment das Verständnis für das traumatische Schockgeschehen wesentlich beeinflußt und erweitert, in der Klinik jedoch durch Mikroskopie der Konjunktivalgefäße kein entsprechendes aussagekräftiges Feld erobern können.

Metabolische Veränderungen, Stoffwechsel und Elektrolyte

> Zu den wichtigsten diagnostischen, therapeutischen und prognostischen Kriterien im traumatischen Schock gehört die wiederholte Überprüfung der Säure-Basenverhältnisse, wie sie mit der Blutgasanalyse erhalten werden kann.

Entscheidend erscheint die Bedeutung der Serumlactatwerte, die Bestimmung von Pyruvat, Lactat/Pyruvat-Quotient und Exzeß-Lactat bringt kaum zusätzliche Information über das Ausmaß des Gewebshypoxie. Ernährungs- und Stoffwechselzustand sind von Beginn an und im Verlaufe des Geschehens wie der Flüssigkeits- und der Elektrolythaushalt von Wichtigkeit. Neben der Labordiagnostik, Bestimmung von Osmolarität und der Elektrolyte in Serum und Urin empfiehlt sich die tägliche Bestimmung des Körpergewichtes.

Zusammenfassung der Schockdiagnostik

I. Orientierende Diagnostik
1. Anamnese
2. Klinische Untersuchung (Frakturen, Schwellungen, Bewußtsein, Atmung)
3. Beurteilung der peripheren Zirkulation (Haut, ΔT., Kapillardurchblutung)
4. Arterieller Blutdruck (Amplitude)
5. Herzfrequenz, Pulsqualität
6. Schockindex $\frac{Puls}{syst. RR}$
7. Zentraler Venendruck
8. Urinausscheidung, Urinstatus
9. Einfache Labordiagnostik (Hb, Hkt, etc.)
10. Zeitfaktor

II. Differenzierte Diagnostik
1. Veränderung des klinischen Bildes
2. Verlaufskontrollen der Kreislaufgrößen (RR, Puls, Schockindex, ZVD, Urinausscheidung)
3. Blutvolumen
4. Blutgasanalyse
5. Lungenfunktion
6. Osmometrie Serum/Urin
7. Elektrolyte Serum/Urin – erweiterte Labordiagnostik
8. Gerinnungsfaktoren
9. Spezialuntersuchungen, z. B. EKG, Endokrinologie
10. Zeitfaktor

In jedem Falle ist bei der Zusammenfassung der Symptomatik und Diagnostik des traumatischen Schockes die Berücksichtigung des Zeitfaktors entscheidend: Besteht der Schock nur kurze Zeit, reichen relativ wenige und einfache diagnostische und therapeutische Maßnahmen zur völligen Wiederherstellung aus. Ist dagegen die Kreislaufzentralisation über einen längeren Zeitraum wirksam gewesen, so müssen im Diagnostik- und Therapieplan alle möglichen zusätzlichen Dysregulationen berücksichtigt werden.

Therapie

Volumensubstitution: Das Volumendefizit ist im traumatischen Schock durch den Verlust von Blut oder Blut und Plasma bedingt. Je nach

Tabelle 3. Volumenersatzmittel

Substanz	Konzentration	$\overline{M}_w$	Intravasale Verweildauer
Dextran 60	6%	60 000	6–8 h
Hydroxyäthylstärke	6%	45 000	6 h
Gelatine (vernetzt/Oxypoly)	3,5%	30–35 000	2–3 h

Ausgangslage können Verluste bis zu 20% des errechneten Sollvolumens durch kolloidale Volumenersatzmittel (Dextran, Gelatine oder Albuminlösungen) zumindest temporär ausgeglichen werden (Tabelle 3).

Die zellfreie Substitution ist bis zum erwähnten Ausmaß (Hämatokrit um 30%) nicht nur nicht schädlich, sondern wegen der Herabsetzung der Viskosität des Blutes und damit der Möglichkeit der Verbesserung der Mikrozirkulation in den meisten Fällen von Nutzen.

Zudem entfällt das Hepatitisrisiko bei Anwendung dieser Präparate vollständig. Die Reihenfolge Albumin 5% oder PPL, Dextran 70, Hydroxyäthylstärke, Gelatineprodukte, stellt die unseres Erachtens heute gültige Qualitätsskala der zellfreien Volumenersatzlösungen dar. Bei ausgedehnteren Verlusten oder bei Absinken des Hämatokritwertes unter 30% drängt sich die Zufuhr von Sauerstoffträgern (Erythrozyten, Vollblut-Hepatitisrisiko) auf. Gleichzeitig mit der intravasalen Substitutionstherapie hat die Erhaltung, resp. Wiederherstellung der Zusammensetzung des interstitiellen Raumes mit Elektrolytlösungen zu erfolgen. Als Faustregel ist davon auszugehen, daß mindestens die gleiche, meistens aber die doppelte Menge der zugeführten Kolloide an Elektrolytlösungen zur endgültigen Stabilisierung erforderlich ist.

Die Substitutionsmenge an Blut oder Volumenersatz richtet sich nach dem klinischen Bild, den Kreislaufkriterien, insbesondere dem zentralen Venendruck. Bei länger vorbestehender Schocksituation liegt das Bedarfsvolumen bis zu 30% über dem individuellen Sollvolumen. Die Zufuhr soll immer unter Kontrolle des ZVD über einen Cava-Katheter erfolgen.

Therapie der Mikrozirkulationsstörung, Zentralisation und Gerinnungsstörungen: Veränderungen der Mikrozirkulation können auch bei wiederhergestellter Makrozirkulation weiterbestehen. In solchen Fällen ist die

Anwendung von Dextran 40 als spezifisches Therapeutikum zu diskutieren. Bei nach entsprechender Volumenzufuhr fixierter Zentralisation wird die Verwendung von Hydergin empfohlen. Reicht die mit Hydergin induzierte Sympathikolyse nicht aus, so sollen zusätzlich 3–5 mg Dehydrobenzperidol i.v. gegeben werden. In dieser Kombination ist bei gleichzeitiger adäquater Volumensubstitution auch eine fixierte Zentralisation zu durchbrechen. Das sicherste Zeichen für einen therapeutischen Erfolg stellt in derartigen Situationen die Erwärmung der Peripherie mit einem Abfall des ΔT dar.

> Die Gerinnungsstörungen sind entsprechend dem Verlauf des Geschehens therapeutisch zu beeinflussen. Als wirksamste Prinzipien sind auch hier die adäquate Volumentherapie und die Beeinflussung der metabolischen Azidose zu nennen.

Therapie der metabolischen Veränderungen und der Elektrolytstörungen:
Die metabolische Azidose stellt im traumatischen Schock ein Symptom und nicht ein ätiologisches Moment dar. In vielen Fällen erholt sich der Organismus unter reiner Substitution von seinen metabolischen Entgleisungen. In protrahiert verlaufenden Fällen kann jedoch die Beseitigung der Azidose zur Voraussetzung für die Wirksamkeit weiterer therapeutischer Maßnahmen werden: Unter häufigen Kontrollen der Situation mit Blutgasanalysen wird 8,4%ige Natrium-Bikarbonat-Lösung zugeführt, ohne dabei „metabolische Kosmetik" zu betreiben.

Weitere Therapiemaßnahmen

Kortikosteroide: Die im Tierexperiment vor allem im Endotoxinschock wirksame Anwendung von Kortikoiden in Gramm-Dosierung hat sich im traumatischen Schock nicht durchgesetzt. Bei anamnestisch eruierbarer Vorbehandlung ist die Anwendung von Steroiden selbstverständlich angezeigt.

Kardiaka: Herzglykoside sind in den meisten Fällen, insbesondere bei älteren Menschen, indiziert, da bei schweren Schockzuständen eine direkte Schädigung des Herzens auftreten kann. Eine absolute Indikation für Herzmittel sehen wir bei über die Norm hinaus ansteigendem ZVD unter rascher Volumensubstitution.

Kreislaufmittel

> Alle vasokonstriktorischen Medikamente sind zur Behandlung des traumatischen Schockes kontraindiziert.

Im Gegensatz dazu gewinnen die β-Rezeptorenstimulatoren, Dopamin oder Dobutamin an Bedeutung, die durch ihren positiv inotropen Effekt eine Verbesserung der Herzleistungsfähigkeit bringen. Ihre positive chronotrope Wirkung dagegen kann sich bei bestehender Tachykardie negativ auswirken, was aber bei vorsichtiger Dosierung, z. B. Alupent 0,1 bis 0,2 mg kaum gefährlich werden kann.

Osmodiuretika: Die Verwendung von Mannit oder Sorbit (Testdosis 100–150 ml, 20%) empfiehlt sich nur bei gesichert ausreichender Substitution der extrazellulären Flüssigkeit, dabei muß eine genaue Bilanzierung des Wasser- und Elektrolythaushaltes gefordert werden.

Atemfunktion

Die Normalisierung einer gestörten Atemfunktion gehört im traumatischen Schock zu den lebensrettenden Sofortmaßnahmen.

Die Indikation zu O_2-Insufflation, Intubation mit assistierter oder kontrollierter Beatmung ergibt sich aus den Resultaten der häufig wiederholten Blutgasanalysen. Ein protrahiert verlaufender Schockzustand mit seiner praktisch immer vorhandenen gestörten pulmonalen Funktion stellt eine Indikation zur Intubation und kontrollierten Beatmung dar.

Spricht der Patient im Schockzustand auf die primäre Therapie nicht oder nur ungenügend an, können folgende Ursachen vorliegen:

– unerkannte oder andauernde Volumenverluste,
– ungenügender Volumenersatz,
– respiratorische Insuffizienz,
– persistierende metabolische Azidose,
– Herzinsuffizienz,
– Niereninsuffizienz,
– Hyponatriämie,
– Hyperkaliämie und Hypokalzämie.

Diese Störungen können aufgrund der erwähnten Kontrolluntersuchungen erkannt und behandelt werden.

Zum Abschluß dieses Kapitels sei nochmals auf die Tatsache hingewiesen, daß die Therapie eines drohenden oder frühzeitig erkannten Schockzustandes keine großen Probleme aufwirft und bei entsprechendem therapeutischen Handeln zur Restitution des Patienten führt. Gerade beim Polytraumatisierten mit meist ausgedehnter Gewebeschädigung und äußerlich schwer erkennbarem Volumenverlust kann die sofortige Volumentherapie unter strengen Kontrollen der aufgezählten Kriterien nicht nur das Auftreten eines Schockzustandes verhindern, sondern auch die Gefahren anderer lebensbedrohender Komplikationen, wie Fettembolie, entscheidend herabsetzen.

> Im manifesten traumatischen Schockzustand und insbesondere seiner protrahiert verlaufenden Form ist der Einsatz eines geschulten Teams mit allen Möglichkeiten der Diagnostik und Therapie (über 24 Std) zu fordern, da nur ausreichende Kenntnisse und Möglichkeiten der Intensivtherapie Aussicht auf eine erfolgreiche Behandlung dieses Zustandsbildes bringen.

2 Erste Hilfe am Unfallort und auf dem Transport

Die Tätigkeit der Unfallchirurgie beginnt am Unfallort und hat die möglichst weitgehende Wiederherstellung des Verunfallten zum Ziel. Dieses Ziel kann – unter Beteiligung eines großen Personenkreises – nur erreicht werden, wenn die notwendigen technischen und personellen Voraussetzungen vorhanden sind. Der Ablauf des Geschehens vom Unfall mit einem oder mehreren Schwerverletzten bis zur Wiederherstellung verdeutlicht am besten die Rettungskette:

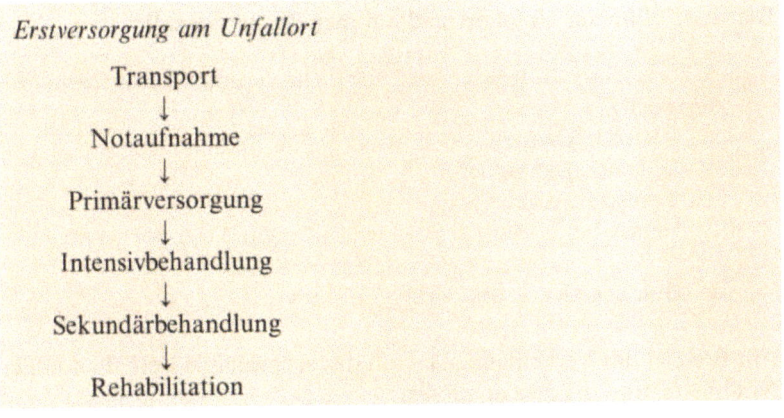

Erstversorgung am Unfallort
    ↓
  Transport
    ↓
  Notaufnahme
    ↓
Primärversorgung
    ↓
Intensivbehandlung
    ↓
Sekundärbehandlung
    ↓
Rehabilitation

Das Leben eines Schwerverletzten hängt ab von:

1. Ausmaß und Schwere der Verletzung,
2. zeitlichem Ablauf der Rettungskette, insbesondere zwischen Unfall und Primärversorgung,
3. Richtigkeit und Qualität der durchgeführten Maßnahmen,
4. den zur Verfügung stehenden technischen Möglichkeiten.

Dabei ist zu berücksichtigen, daß schwere Verletzungen vitaler Organe auch unter günstigen zeitlichen, personellen und technischen Möglichkeiten unmittelbar innerhalb von Minuten, aber auch Stunden, unbeeinflußbar zum Tode führen müssen, auf der anderen Seite aber auch weniger gravierende wegen zeitlicher Verzögerung, falschen oder ungenügenden therapeutischen Maßnahmen oder fehlenden oder ungenügenden technischen Möglichkeiten das Überleben des Verunfallten in Frage stellen. Ein Einzelgänger in den Bergen hat nach einem Absturz wie ein Motorradfahrer nach einem Unfall nachts auf einer kaum befahrenen Straße mit gleichen Verletzungen wie ein angefahrener Fußgänger in der Stadt bedeutend weniger Aussicht auf Überleben wie der letztere. Neben Schwere und Ausmaß von Verletzungen erlangt demnach auch der Unfallort entscheidende Bedeutung. Die überwiegende Mehrzahl der Unfälle ereignen sich heute unter Bedingungen, die einen optimalen Ablauf der Rettungskette ermöglichen oder ermöglichen würden. Voraussetzung für diesen optimalen Einsatz sind:

- Schaffung der technischen Voraussetzungen,
- quantitativ und qualitativ genügendes medizinisches Personal (Notärzte, Rettungssanitäter),
- Ausbildung von Laien (Verkehrsteilnehmer) in Erster Hilfe.

Die Erste Hilfe am Unfallort und auf dem Transport soll

- akute lebensbedrohende Zustände (Zirkulation, Respiration) beherrschen,
- den Verletzten bergen,
- den Schmerz bekämpfen,
- den Transport vorbereiten,
- die lebenserhaltenden Maßnahmen auf dem Transport weiterführen,
- weiteren Schaden verhindern.

Am Beispiel des Verkehrsunfalles soll das sachgemäße Verhalten in der Notfallsituation dargestellt werden:

1. Absicherung der Gefahrenstelle:
   - Abstellen des eigenen Fahrzeuges hinter den am Unfall beteiligten Fahrzeugen;
   - Warndreieck aufstellen (Autobahn 200 m vor Unfallstelle, Landstraße 100 m in beiden Richtungen), wenn vorhanden Blinkfeuer.

NB: Keine noch so dringliche Notsituation rechtfertigt das Unterlassen der Absicherung wegen der Gefährdung der Helfer und zusätzlicher Gefährdung von Verletzten.

2. Beurteilung der Notfallsituation:
   - Erkennung der Ursache,
   - Ausmaß des Notzustandes,
   - Anzahl der Verletzten,

- Ausmaß der Verletzungen,
- Triage bei mehreren Verletzten.

Die Versorgung Verletzter mit reellen Überlebenschancen steht vor derjenigen solcher mit kaum wahrnehmbaren Lebenszeichen.

Das Wichtigste zuerst tun!

3. Rettungssystem und Polizei alarmieren.
4. Versorgung der Verletzten in der Reihenfolge der Dringlichkeit; Abwendung der akuten Lebensgefahr durch Elementarhilfe.
5. Bergung.
6. Zeugen zurückhalten.

In der Regel werden Laien zuerst an der Unfallstelle erscheinen, die in jedem Fall die Absicherung der Gefahrenzone und die Benachrichtigung von Rettungsdienst und Polizei übernehmen sollen. Inwieweit ein *Laienhelfer* einem Verunfallten Erste Hilfe bringen kann, hängt von seinem „Ausbildungsstand" und von seiner psychischen und physischen Verfassung in der ungewohnten und belastenden Situation ab. Wirkungsvolle Maßnahmen sind in jedem Falle von erfahrenen *Rettungseinheiten* (Notarzt, Rettungssanitäter) mit den notwendigen technischen Mitteln (Notarztwagen, Rettungshubschrauber mit entsprechenden Einrichtungen) zu erwarten.

Bei der Beurteilung eines Unfallverletzten muß sich der Helfende stets zu einer einfachen, standardisierten Überprüfung der vitalen Funktionen zwingen, um emotionslos gezielte Maßnahmen ergreifen zu können.
Die vitalen Funktionen betreffen:

ZNS,
Atmung,
Zirkulation.

Die lebenserhaltenden Sofortmaßnahmen richten sich nach der ABCD-Regel:

A = Atemwege freimachen,
B = Beatmen,
C = Circulation wiederherstellen (Herzmassage),
D = Drogen (medikamentöse Maßnahmen).

Die Überprüfung der vitalen Funktionen läßt sich am besten anhand von drei Fragen abwickeln und in therapeutische Maßnahmen umsetzen.

Frage 1: Ist der Verletzte ansprechbar oder besteht eine Bewußtlosigkeit?

Reagiert der Verletzte nicht auf bloßes Anrufen, so sollte ein Schmerzreiz gesetzt und die Reaktion der Pupillen überprüft werden.

Maßnahmen:
- Bewußtlose in stabile Seitenlage bringen (Abb. 10),
- Atemwege freihalten,
- Kreislauf überwachen.

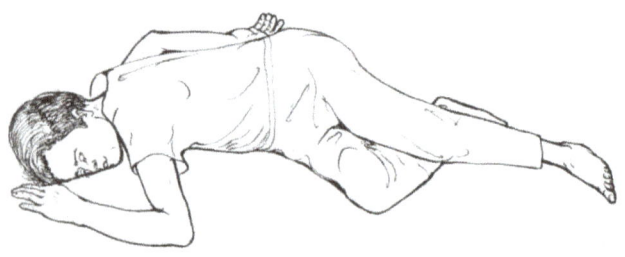

Abb. 10. Stabile Seitenlage (zur Vermeidung einer Aspiration)

Beim ansprechbaren Patienten verlangen unterschiedliche Situationen verschiedene Lagerungsformen:
- Volumenmangel: Hochlagern der Beine,
- Atemnot: sitzend,
- Wirbelsäulenverletzung: flach, harte Unterlage,
- Bauchverletzung: angehockte Beine, Oberkörper leicht angehoben.

Frage 2: Ist die Atmung suffizient?
Liegen Zeichen einer Atemstörung oder gar eine Apnoe vor?

Feststellbar sind die Atemexkursionen durch flaches Auflegen der Hände auf Thorax oder Oberbauch. Respiratorische Störungen werden durch eine Einschränkung oder Blockade des Transport- und/oder Diffusionsweges der Atemgase hervorgerufen.

Der Häufigkeit nach geordnete Ursachen sind:
- periphere Behinderung der Atemwege durch Erbrochenes, Sekret, Blut, Glottisödem, direkte Verletzung, Zurückfallen der Zunge;
- Störung der Atemmechanik (Thoraxverletzung) bei Rippenfrakturen

mit instabilem Thorax und paradoxer Atmung, Pneu, Spannungspneu, Hämatothorax, Thoraxkontusion, Lungen- oder Bronchusverletzung;
– zentrale Störung der Atemregulation durch schweres Schädelhirntrauma, hohen Querschnitt oder Gifte;
– abnorme Zusammensetzung der Atemgase (CO, Reizgase).

NB: Bei Apnoe > 3 Minuten: irreversibler Hirnschaden.

Klinische Symptome der respiratorischen Insuffizienz sind:
– Angst, Schweiß, Unruhe;
– Zyanose, gestaute Halsvenen;
– Tachypnoe, Stridor, Pfeifen, Rasseln;
– Tachykardie;
– maximale Belastung der Atemhilfsmuskulatur.
Beim bewußtlosen Patienten: flache Atmung.
Apnoe führt zu Bewußtlosigkeit und weiten Pupillen.

Maßnahmen:
– Lagerung: maximale Reklination des Kopfes (Esmarchscher Handgriff (Abb. 11a);
– Freimachen und Freihalten der Atemwege (digitales Ausräumen der Mundhöhle, Absaugen).

In den meisten Fällen kann die Atmung durch diese einfachen Maßnahmen wiederhergestellt werden. Setzt jedoch die Atmung nicht oder ungenügend ein, hat die Beatmung – am besten unter Intubation – zu erfolgen. Ist diese Möglichkeit nicht gegeben, ist die Mund-zu-Mund-Beatmung angezeigt (beim Kind Mund-zu-Mund und -Nase).
Der Helfer soll dabei seine normale Frequenz (ca. 16/min) beibehalten und etwa 2/3 seiner Ausatmungsluft insufflieren.
– Die Notfalltracheotomie ist heute kaum mehr angezeigt.
– Notfallmaßnahmen bei Thoraxverletzungen (Punktion eines Spannungspneu) s. Kap. 14. Thoraxverletzungen.

Frage 3: Welche Kreislaufsituation liegt vor, ist der Puls verändert, bestehen Schockzeichen?

Eine Beeinträchtigung des Kreislaufs kann seine Ursache im Volumenverlust, einer Hypoxie oder durch Schädigung des Herzens (Verletzung, Perikardtamponade) selbst haben. Unbehandelt oder unterbehandelt kann der Herz-Kreislauf-Stillstand eintreten. Die drei verschiedenen Formen des Herzstillstandes sind:

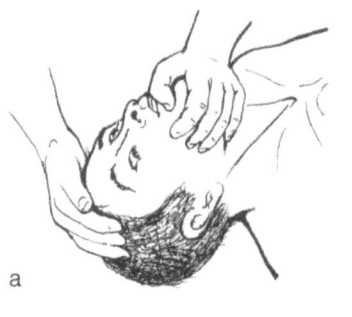
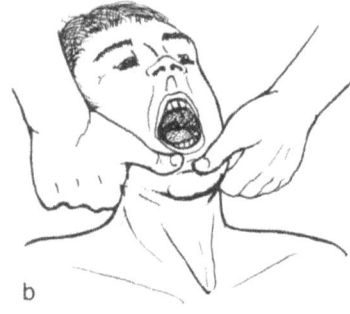
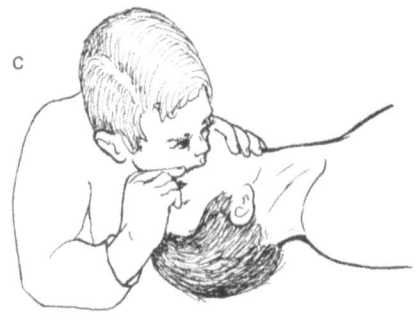

Abb. 11 a-c. Die Mund-zu-Mund-Beatmung: Frequenz beim Erwachsenen 16/min. **a** Kopf des Patienten nach hinten neigen; **b** Atemwege befreien; **c** Atemspende, Thoraxbewegung beobachten

- *Asystolie:* vollständiger Aktivitätsverlust des Myokards mit Null-Linie im EKG.
- *Hypodynamie:* Die Herzleistung ist so schwach, daß eine ungenügende Hirnperfusion besteht.
- *Kammerflimmern:* Zusammenbruch der Förderleistung des Herzens infolge unkontrollierter Kontraktionen.

Klinische Zeichen des Herz-Kreislauf-Stillstandes:
- Bewußtlosigkeit (10 s),
- Schnappatmung (20 s),
- Pulslosigkeit (Karotis, Femoralis),
- Pupillendilatation (30 s); *cave:* Morphin, Atropin!,
- graublaue Hautverfärbung an Akren und Schleimhäuten.

Therapeutische Maßnahmen:
- bei starker Blutung: Blutstillung, Volumenzufuhr,
- bei Herzstillstand: Herzmassage (Beatmung).

Technik:
- Der Patient ist mit dem Thorax auf eine harte Unterlage zu legen.
- Der Helfer kniet seitlich neben dem Patienten.

- Mit übereinandergelegten Händen wird das distale Drittel des Sternums mit einer Frequenz um 60/min ca. 4 cm tief gegen die Wirbelsäule gedrückt.

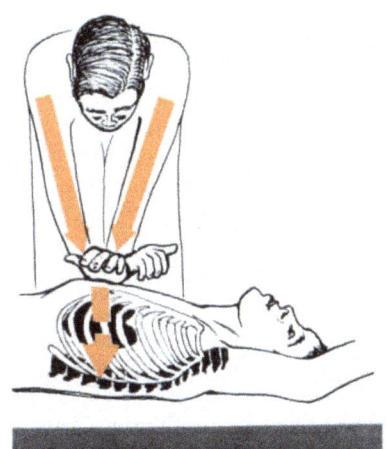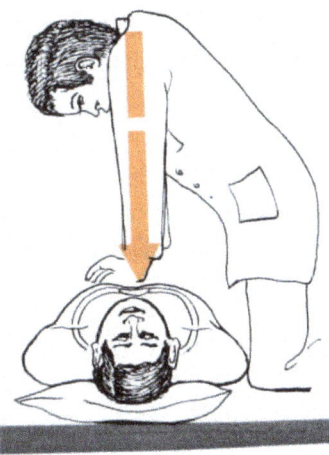

Abb. 12. Die äußere Herzmassage: Der seitlich neben dem Patienten kniende Helfer komprimiert den Thorax über dem Sternum mit den Handballen in senkrechter Richtung ca. 4 cm tief. Frequenz 60/min

Bei Herz- und Atemstillstand sind Herzmassage und Beatmung in bestimmten Wechseln durchzuführen:
Bei der *Ein*-Helfer-Methode erfolgen zunächst 3–5 Atemspenden, dann Thoraxkompressionen, in der Folge 2 Atemspenden und 15 Thoraxkompressionen.
Bei der *Zwei*-Helfer-Methode beginnt der Beatmer mit 3–5 Atemspenden, dann folgen 5 Thoraxkompressionen. In der Folge werden 1 Atemspende und 5 Thoraxkompressionen abwechselnd appliziert.
Nach der erfolgreichen mechanischen Reanimation wird die medikamentöse Behandlung mit spezifischen Pharmaka erforderlich:

a) Natriumbikarbonat (8,4%) initial beim Erwachsenen 100 ml i.v. (Cavakatheter);

Gesamtbedarf in ml. = Körpergewicht × Dauer des Kreislaufstillstandes in Minuten.

b) Atropin i.v. 0,5 mg zur Blockade der durch die Hypoxie gesteigerten vasovagalen Reflexe;

c) Alupent i.v. 0,5 mg wiederholt im Abstand von 5 Minuten zur Steigerung der Herzkraft und Frequenz;
d) Adrenalin 0,2 ml einer 1%igen Lösung zusammen mit Kalziumglukonat (5 ml einer 10%igen Lösung) zur Erhöhung des Herzzeitvolumens und der Blutdruckamplitude;
e) Xylocain 10 ml, 1% bei Kammerflimmern oder -flattern.

Zusatzmöglichkeiten: elektrische Defibrillation, Schrittmacher.

Spezifische Maßnahmen

Blutungen
Arterielle Blutungen nach außen:
- Hochlagern,
- Fingerdruck proximal,
- Druckverband (genügt praktisch immer),
- wenn die Blutung nicht steht: Blutsperre (früher Unterbindung).

Venöse Blutungen: mögliche Stauungen proximal aufheben, Druckverband.

Blutungen in Körperhöhlen: Volumenzufuhr, geeignete Klinik.

Bei allen Blutungen: Beinhochlagerung (Autotransfusion), Volumenzufuhr (Albumin 5%, Dextran 6%).

Lokale Verletzungen
1. *Schädel-Hirn-Trauma* (s. Bewußtlosigkeit): beschleunigter aber sorgfältiger Transport bei:
   - offener Hirnverletzung,
   - Schädelimpression,
   - Verdacht auf intrakranielles Hämatom.
2. *Elektrounfälle* (s. Beatmung und Herzmassage):
   - Strommarken steril abdecken,
   - evtl. Schmerzmittel,
   - Volumen.
3. *Thorax: Pneumothorax:*
   a) *Spontanpneu:* Dyspnoe, Zyanose:
      - ruhig lagern,
      - Klinik.
   b) *Offener Pneu:* Luft streicht durch Wunde:
      - Wunde desinfizieren,
      - steriler Verband (luftdicht),
      - Klinik.

c) Spannungspneu: schwere Dyspnoe, Zyanose, hypersonorer Klopschall, kein Atemgeräusch, Mediastinalverschiebung (Herzspitzenstoß):
- Punktion 2., 3. I.C.R. in der Medioklavikularlinie,
- Klinik.

d) Hämathorax: Dyspnoe, Zyanose, Dämpfung, AG aufgehoben, Symptome der Blutung:
- nur bei Lebensbedrohung punktieren,
- Klinik.

e) Mediastinalemphysem: penetrierende Verletzung, Dyspnoe, Zyanose, Auftreibung von Hals und Gesicht, Einflußstauung:
- Entlastung durch Nadeln, kollare Mediastotomie (sterile Bedingungen).

f) Thoraxkompression: Rippenserienfrakturen. Instabiler Thorax: gestörte Respiration, paradoxe Atmung:
- Intubation,
- Beatmung (innere Schienung).

4. Abdomen:
a) Offene Verletzung:
- steriler Verband,
- nichts peroral,
- Infusion,
- Klinik.

b) Stumpfes Bauchtrauma: Blutung, akutes Abdomen:
- Infusion,
- Klinik.

5. Pfählungen:
- Schmerzstillung,
- Fremdkörper durch Chirurgen entfernen lassen.

6. Luxationen, Frakturen:
- Zug an verletzter Extremität,
- Schienung,
- Schmerzmittel,
- Klinik.

Fixation: Arme: Fixation an Körper (Jacke).
Beine: Frakturzone und benachbarte Gelenke durch Schienenmaterial ruhigstellen, Beine zusammenbinden.
Cave: Zirkulation!

7. Wirbelsäule:
- Lagerung auf harter Unterlage,
- keine Umlagerung,
- Neurologie (zunehmender Querschnitt).

8. Crush-Verletzungen:
- nach Befreiung massiver Flüssigkeitsverlust,
- innere Verletzungen: Infusionen und Klinik.

Auf dem Transport in die Klinik sollen die begonnenen Maßnahmen zur Erhaltung der vitalen Funktionen überwacht fortgesetzt werden. Unter diesen Bedingungen (Notarzt, geschulte Rettungssanitäter) kommt es beim Transport eines Schwerverletzten kaum je auf Sekunden oder Minuten an.

Die zur Aufnahme des Schwerverletzten vorgesehene Klinik soll über die personellen und technischen Möglichkeiten verfügen, den Verletzten endgültig versorgen zu können.

3 Thermische Gewebeschäden

Verbrennungen

Definition

Unter einer schweren Verbrennung verstehen wir eine lokale thermische Schädigung des Integumentes mit schwerwiegenden Auswirkungen auf den gesamten Organismus im Sinne einer Aggression gegen die Homöostase.

Allgemeines

Das Ausmaß eines thermischen Schadens wird von den physikalischen Größen Temperatur und Einwirkungsdauer bestimmt, die Natur der Wärmequelle ist dabei von sekundärer Bedeutung. Beim Meerschweinchen entsteht unter Einwirkung von 60 °C über 60 Sekunden eine zweitgradige Verbrennung, bei 120 °C sind nurmehr 5 Sekunden notwendig, um zu einer tiefen Verbrennung zu führen. Entscheidend für das endgültige Ausmaß einer Verbrennung ist neben dem primären thermischen Verbrennungsschaden des betroffenen Hautareals die diese umgebende Grenzzone. Die hier vorliegenden Zellschäden sind zunächst noch reversibel, bei einer unzureichenden Therapie entstehen jedoch sekundär infolge einer Mikrozirkulationsstörung hypoxische irreversible Veränderungen an den Zellen. Dieser Sekundärschaden addiert sich zum Primärschaden und beeinflußt maßgeblich das Ausmaß des Gesamtschadens. Innerhalb kürzester Zeit nach einer Verbrennung kommt es zu erheblichen Veränderungen in den geschädigten Hautarealen: In Untersuchungen an Rhesusaffen wurde gezeigt, daß bereits 10 Minuten nach dem thermischen Trauma maximale Verschiebungen im Wasser-, Natrium-, Albumin- und Erythrozytengehalt des verbrannten Hautgewebes aufgetreten waren. So nahmen der Wassergehalt um 75%, der Natriumgehalt um 100%, der Albumingehalt um 350% und der Erythrozytengehalt um 150% zu. Derartige pathologische Veränderungen, verursacht durch die Gewebe- und Gefäßschädigung, machen deutlich, daß ein ausgedehntes thermisches Trauma zu Funktionsstörungen im Gesamtorganismus führen muß und daß der ausreichenden Ersttherapie entscheidende Bedeutung zukommt.

Einteilung der Verbrennungskrankheiten nach Moore:

1. Phase: Verbrennungsödem (3–4 Tage),
2. Phase: Großflächige Wunde (1–3 Wochen),
3. Phase: Übergang der katabolen in eine anabole Stoffwechsellage (3–4 Wochen),
4. Phase: Normalisierung und Rehabilitation (Monate).

Pathophysiologie: Die pathophysiologischen Veränderungen des akuten Verbrennungstraumas sind wie folgt gekennzeichnet:
1. Thermische Permeabilitätsschädigung der Kapillaren.
2. Eiweißverlust, insbesondere der Albuminfraktion, in die thermisch geschädigten Gewebe.
3. Anämie ab dem 3. Tage (Verdünnung, Hämolyse, evtl. verminderte Erythropoese).
4. Starker Natriumverlust in das Ödem und Gewebe.
5. Starker Kaliumverlust durch Nierenausscheidung. Bei ausreichender Nierenfunktion keine Gefahr einer Hyper-, sondern eher einer Hypokaliämie.
6. Primäre Nierenfunktionsstörung (durch zu spät einsetzende oder insuffiziente Volumensubstitution).
7. Sekundäre Nierenfunktionsstörung durch anhaltende Mangeldurchblutung (Vasokonstriktion, Erythrozytenaggregation) und/oder nicht ausreichende Substitution von Wasser und Elektrolyten.

Schock

Der Schock in der ersten Phase der Verbrennungskrankheit (1.–3. Tag):
Entscheidend sind folgende Faktoren:
1. Hypovolämie: Sie ist bedingt durch Flüssigkeitsverluste in das Ödem, in das Gewebe und in das Wundsekret. Die verlorene Flüssigkeit setzt sich im wesentlichen aus Eiweiß (in erster Linie Albumin), Elektrolyten (in erster Linie Natrium und Kalium) und Wasser zusammen.
2. Vasokonstriktion: Sie ist bedingt durch eine durch Volumenverluste und Schmerzen ausgelöste Katecholaminausschüttung.
3. Aggregation von Erythrozyten und Thrombozyten: Sie ist bedingt durch die Veränderung der Viskosität des Blutes und durch die Hypovolämie, Vasokonstriktion und metabolische Azidose.

Die Besonderheiten des in der ersten Phase eintretenden Schocks bestehen darin, daß
- keine medikamentöse oder operative Therapie bekannt ist, wodurch das Ausmaß der Volumenverluste verringert werden kann;
- die Permeabilitätsstörung der Kapillaren 50–60 Stunden anhalten kann, ein einmaliger Ausgleich des Volumendefizits also keine bleibende Stabilisierung des Kreislaufs herbeiführt, sondern ein fortlaufender, dem aktuellen Verlust entsprechender Ersatz erforderlich ist;
- die Zusammensetzung der verlorenen Flüssigkeit zu einer Viskositätserhöhung des Blutes, zu einem Abfall des kolloidosmotischen Druckes, zu deutlichen Veränderungen im Wasser- und Elektrolythaushalt und zu einer Störung der Homöostase des Gesamtorganismus führt und
- die Abschätzung der Flüssigkeitsverluste im Zeitraum der Ödemphase sehr schwierig ist.

Zu beachten ist, daß der Volumenverlust in den ersten vier Stunden, bezogen auf den Gesamtverlust des ersten Tages, am größten ist.

Durch eine Erhöhung des Katecholaminspiegels um das 20–30fache kommt es zu einer maximalen Vasokonstriktion sowohl im arteriellen als auch im venösen Kreislaufabschnitt. Dadurch vermindert sich der venöse Rückfluß, der Ausfluß aus dem Kapillargebiet wird vermindert, das Herzzeitvolumen nimmt ab, zusammen mit dem gleichzeitig eintretenden Albuminverlust durch Permeabilitätsstörung kommt es zur Entstehung von Aggregationen von Erythrozyten und Thrombozyten und zu nachfolgenden Mikrozirkulationsstörungen. Der daraus resultierende Sauerstoffmangel bewirkt eine anaerobe Glykolyse in der Peripherie und eine ausgeprägte metabolische Azidose. Ein Abfall der pH-Werte auf 7,2 und darunter ist nicht selten zu beobachten.

Der Schock in der zweiten Phase der Verbrennungskrankheit: Unter der zweiten Phase verstehen wir die Zeit nach Rückbildung der Ödeme bis zur Abheilung der Wunden. Sie beginnt normalerweise am vierten Tage. Hier stehen als Ursachen für die Entwicklung eines Schocks die Hypoproteinämie und die örtliche oder allgemeine Infektion im Vordergrund.
Zu beachten ist, daß parenteral verabreichte Antibiotika die für die Entstehung der Infektion wichtigen Gebiete (Verbrennungsareale) meist gar nicht oder in therapeutisch unwirksamer Konzentration erreichen.
Die Rückresorption der Verbrennungsödeme schafft wahrscheinlich die Voraussetzung für eine Resorption von auf der Wundfläche entstandenen bakteriellen Toxinen. Diese, zusammen mit der infektionsbedingten Hyperthermie, verursachen eine Vasodilatation in der Peripherie und eine

starke Erhöhung des Herzzeitvolumens in diesem Stadium. Der periphere Bedarf des gesamten Kapillargebietes kann dabei den mit einem erhöhten Herzzeitvolumen unternommenen Kompensationsversuch des Organismus übersteigen.

Neben der möglichen Überbelastung des Herzens ist das Ausmaß der Nierenschädigung von besonderer Bedeutung. Im Stadium der Rückresorption des Verbrennungsödems wird eine erhebliche Steigerung der Leistungsfähigkeit gefordert, um die Ausscheidung des Wassers, der Salze und auch der einströmenden Metaboliten zu bewältigen. Eine in den ersten Tagen vorgeschädigte Niere kann diese Aufgabe nicht erfüllen. Lungenödem, Herzversagen, Störungen im Wasser- und Elektrolythaushalt und toxische Wirkungen der im Blut schnell ansteigenden Stoffwechselprodukte bedrohen das Leben des Patienten.

Zusammenfassung

Erste Phase
1. Gewebe- und Gefäßschädigung im betroffenen Hautareal und in einer Grenzzone,
2. Verluste von Albumin, Natrium, Wasser und Erythrozyten in die geschädigten Bezirke,
3. Verminderung des zirkulierenden Plasmavolumens,
4. Hypoalbuminämie,
5. Abfall des kolloidosmotischen Druckes,
6. Erhöhung der Blutviskosität,
7. erhöhte Katecholaminspiegel, Vasokonstriktion.

Zweite Phase
1. Rückresorption der Ödeme,
2. Infektion,
3. Hypoproteinämie,
4. Vasodilatation durch Hyperthermie und Toxinwirkung, verbunden mit einer Zunahme des HZV,
5. maximale Belastung von Nieren und Herz.

Beurteilung einer Verbrennung

Ausdehnung: Beim Erwachsenen gilt die Neunerregel nach Evans (Abb. 13). Durch das Wachstum verändert sich der prozentuale Anteil der einzelnen Körperteile. Der Kopf beispielsweise macht beim Neugeborenen 21%, beim >5jährigen um 15% und beim Erwachsenen nurmehr 9% der Körperoberfläche aus (Tabelle 4).

Tabelle 4. Beurteilung der Ausdehnung einer Verbrennung in Abhängigkeit vom Lebensalter

Lebensalter	Kopf	Arme	Rumpf	Beine	Genitale
Neugeborenes	21%	19%	32%	28%	
1–5 Jahre	19%	19%	32%	30%	
6–10 Jahre	15%	19%	32%	34%	
Erwachsener	9%	18%	36%	36%	1%

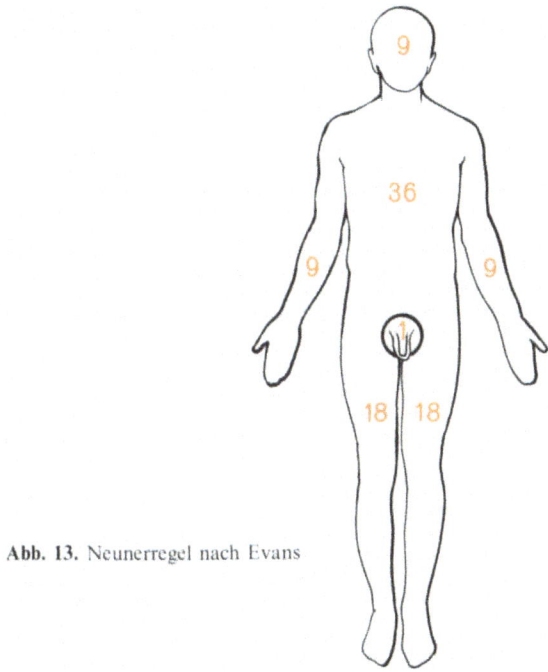

Abb. 13. Neunerregel nach Evans

Hilfsmittel: eine Vola manus des Patienten = 1%.

Tiefe der Verbrennung:
1. *Grad:* Rötung, Schmerzen, nur oberflächlichste Hautschicht betroffen (Ödem der Epidermis, Hyperämie im Corium).
2. *Grad:* Blasen, Teilzerstörung der Haut (Epidermis und Corium betroffen), Hautanhangsgebilde erhalten (Regeneration möglich), starke Schmerzen.

3. Grad: Nekrose, Gewebszerstörung bis in die Subkutis, Hautanhangsgebilde zerstört (keine Regeneration möglich), Analgesie in diesen Bereichen.

Beurteilung der Verbrennungstiefe:

- Aussehen (Rötung, Blasen, Farbe),
- Sensibilität (bei 3. Grad aufgehoben),
- Schmerz (das Ausreißen von Haaren oder Nadelstiche sind beim 3. Grad nicht schmerzhaft),
- Glasspatelprobe,
- Vitalfärbung (Keaton fast green, Disulfinblau).

Prognose

Sie ist von mehreren Faktoren abhängig.

1. Ausdehnung des Gewebeschadens und Tiefe der Verbrennung: Prognostisch begnügt man sich mit der Unterteilung in „oberflächlich" und „tief", wobei als „tief" tief zweitgradig und drittgradig gezählt wird. Für die Festlegung von Therapie und Prognose wird der oberflächliche Verbrennungsanteil der Hälfte einer tiefen Verbrennung gleichgesetzt. Beispiel: Patient mit 30% oberflächlicher (=15%) und 25% tiefer Verbrennung – Gesamtausdehnung der Verbrennung 40%.

Prognostische Einteilung der Verbrennungstiefe:

oberflächlich = erstgradig und oberflächlich zweitgradig,
tief = drittgradig und tief zweitgradig.

2. Alter des Patienten: eine Überlebenschance von 50% haben bei tiefer Verbrennung:
0–19jährige bei einer verbrannten OF um 50%,
30–40jährige bei einer verbrannten OF um 40%,
50–60jährige bei einer verbrannten OF um 25%,
60–70jährige bei einer verbrannten OF um 15%.
Die Prognose nimmt demnach mit zunehmendem Alter signifikant ab.

3. Vorbestehende Leiden: Eine Verschlechterung der Prognose bringt jede vorbestehende Organinsuffizienz, insbesondere aber kardiopulmonale Affektionen, Stoffwechselerkrankungen sowie Leber- und Nierenleiden.

4. Zeitspanne zwischen Trauma und Therapiebeginn: Eine Verbrennung von 25% verliert in den ersten beiden Stunden nach dem Trauma etwa 25% des zirkulierenden Plasmavolumens. Diese Tatsache zeigt die Dringlichkeit des Therapieeinsatzes nach thermischer Schädigung auf.
Von den vier erwähnten Kriterien sind zwei beeinflußbar:

a) Ausdehnung und Tiefe des Verbrennungsschadens
 – durch Beseitigung der Wärmequelle (Löschen von brennenden Kleidern etc.);
 – durch sofortige lokale Kaltwasseranwendung bei Extremitätenverbrennungen I. und II. Grades.
b) Verhindern von Mikrozirkulationsstörungen durch Volumensubstitution zum frühestmöglichen Zeitpunkt (Problem der Grenzzone!).

Therapie

1. Erstmaßnahmen

Örtliche Maßnahmen: Löschen brennender Kleider; Entfernen der betroffenen Kleidung möglichst durch Aufschneiden, vor allem bei Verbrühungen.
Kaltwasseranwendung: Vor allem bei umschriebenen Verbrennungen (Extremitäten) hat sich die sofortige Kühlung unter kaltem fließenden Wasser bewährt (10–15 min, bis zu deutlicher Schmerzlinderung). Sinn: Verminderung des Verbrennungsödems. Lockeres Abdecken mit sterilen Brandwundentüchern oder sauberen Tüchern. Verboten: örtliche Anwendung von Ölen, Salben, Puder.

Flüssigkeitstherapie: Im Vordergrund steht die frühzeitige Substitution der ins Verbrennungsödem verlorengegangenen Flüssigkeit.
Patienten ohne Schockgefahr: Erwachsene unter 10–15% Verbrennungsareal, Kinder unter 5–10% Verbrennungsareal. Bei erhaltenem Bewußtsein, kein Erbrechen, keine Übelkeit: Flüssigkeitszufuhr oral möglich (z. B. Mineraldrink zur Substitution auch der Elektrolytverluste).
Lokale Maßnahmen: Überwachung von Puls, Blutdruck und Urinausscheidung.

Patienten mit Schockgefahr:
Erwachsene über 10–15% Verbrennungsareal (tief),
Kindern über 5–10% Verbrennungsareal (tief).
Vordringlich ist die intravenöse Flüssigkeitssubstitution. Sie wird nach der folgenden Infusionsformel berechnet (modifiziert nach Allgöwer):

Mittelschwere Verbrennungen:

- kombinierte Elektrolyt-Kohlenhydrat-Lösung 1,5 ml,
- biologische Kolloide (Albuminkonzentrat) 0,5 ml,
- pro % verbrannter Körperoberfläche und pro kg KG/24 h.

Schwere Verbrennungen:

- kombinierte Elektrolyt-Kohlenhydrat-Lösung 2,0 ml,
- biologische Kolloide (Albuminkonzentrat) 1,0 ml,
- pro % verbrannter Körperoberfläche und pro kg KG/24 h.

Berechnungsbeispiel: bei 30% schwerer Verbrennung, Körpergewicht 70 kg:
Elektrolyt-Kohlenhydrat-Lösung $\quad 2 \times 30 \times 70 = 4200$ ml/24 h,
Albuminkonzentrat $\quad 1 \times 30 \times 70 = 2100$ ml/24 h.
Diese Berechnung ist lediglich als Richtlinie aufzufassen, die nach Hämatokrit, stündlicher Urinausscheidung und den verschiedenen Kreislaufkriterien modifiziert werden muß. Wegen der raschen Ödementstehung sind die Flüssigkeitsverluste anfangs besonders hoch. Es gilt daher die Regel, daß

die Hälfte der errechneten Menge in den ersten 8 Stunden zugeführt wird, der Rest in den verbleibenden 16 Stunden.

Korrekturen erfolgen dann nach den jeweiligen Laborwerten.
Ab dem 2. Tag gilt als Richtlinie die Hälfte der anfangs errechneten Menge. Wegen des hohen Energiebedarfs ist spätestens mit Beginn der Rückresorptionsphase am 3. bis 4. Tag die Zufuhr einer Kohlenhydrat-Aminosäuren-Lösung zu empfehlen. Gleichzeitig kommen flankierende Maßnahmen zur Senkung des Energiebedarfs zur Anwendung.

2. Weitere therapeutische Maßnahmen

- *Ausreichende Schmerzbekämpfung* und Sedierung (nur intravenös in kleinen Dosen, z. B. Pethidin 25–50 mg, Diazepam 10 mg). Bei Verwendung von Sedativa und Analgetika Atmung streng überwachen!
- *Kreislauf:* evtl. Digitalisierung.
- *Intubation:* Tracheotomie bei Verbrennung von Mund und Rachen, Rauchinhalation; Transfusion von Blut: entsprechend Hkt-Bestimmung.
- *Antibiotika:* nur nach Austestung und bei Zeichen einer Sepsis.
- *Thrombose-Embolie-Prophylaxe.*

- *Tetanusprophylaxe:* akute Immunisierung und Hyperimmunglobulin oder Injektion de rapel.
- *Physiotherapie:* Sie hat bereits am ersten Tag einzusetzen, spätestens zu Beginn der Rückresorption.
- *Psychische Betreuung.*

3. Überwachung des Verbrennungspatienten

Entscheidend sind die kontinuierlich oder in Intervallen erstellten klinischen und klinisch-chemischen Befunde und die Bewertung der Form von Zwischenbilanzen.

- *Kreislaufparameter:* zentralvenöser Druck, Blutdruck, Puls, Schockindex, EKG.
- *Stündliche Urinausscheidung.*
- *Hämatokrit:* 4stündliche Kontrolle.
- *Atmung:* Frequenz, Thoraxaufnahme (großzügige Indikation zur Intubation und Beatmung!).
- *Körpergewicht:* Eine Zunahme des Körpergewichtes von 10% in 48 Stunden ist normal.
- *Bilanz der Ein- und Ausfuhr 12stündlich.*
- *Labor:* Osmolarität (Serum, Urin);
  Natrium, Kalium, Chlorid;
  Harnstoff, Kreatinin;
  Serumeiweiß;
  Transaminasen;
  Blutgasanalysen.
- Abstriche von den verbrannten Flächen.

Gefahren und Spätkomplikationen

- Sepsis (Staphylokokken, Pseudomonas),
- gastrointestinale Blutungen (Streß-Ulkus),
- Komplikationen des Respirationstraktes und Urogenitalsystems
- Tetanus.

4. Lokale Therapie der Verbrennung

Ziel:

- mechanische Säuberung der Hautoberfläche,
- Entfernung abgestorbener Gewebeteile,
- Desinfektion,
- plastische Deckung.

Vorgehen:
1. *Wundreinigung:* Entfernung von Kleiderresten, Hautfetzen, Blasen (soweit ohne Schmerzen möglich).
2. *Desinfektion:* täglicher Anstrich mit Betaisodona-Lösung, Wundabstrich jeden 2. Tag.
3. *Lagerung:* auf Metalline, Bettbogen.
4. *Wundbehandlung:* halboffen für unbelastete Körperpartien, insbesondere Gesicht und Hände mit Sofratüll.
5. *Abwarten der Schorfbildung* und Freiluftbehandlung.
6. *Abtragen des Schorfes* mit Dermatom, Thermokauter oder Laser nach 10–14 Tagen.

Primäre Exzision nur bei Strommarken.

7. *Plastische Deckung* unmittelbar nach der Abtragung des Verbrennungsschorfes (im gleichen Eingriff) mit Spalthaut oder Mesh-Graft (Hautnetz).
Bei großer Ausdehnung der Verbrennungswunden mit der Unmöglichkeit der Deckung mit autologen Transplantaten Anwendung von Schweinehaut oder „künstlerischer Haut" (Bp. Epigard). Die endgültige Deckung erfolgt in diesen Fällen stufenweise mit Eigenhaut, wobei eine Entnahmestelle mehrfach genutzt werden kann.

Operationstechnik der plastischen Deckung:
- Desinfektion mit farbloser Lösung.
- Steriles Abdecken der Operationsgebiete.
- Abtragen der nekrotischen Hautpartien mit dem Dermatom in Schichten von 0,1–0,2 mm. Dieses Prozedere wird so lange fortgesetzt, bis auf der Wundfläche punktförmige Blutungen auftreten.
- Aufbringen des Spalthauttransplantates (Mesh-Graft).

Besteht die Gefahr, daß unter dem Abtragen des Schorfes Sehnen oder Nerven freigelegt wurden, ist das Abtragen abzubrechen. Die Stellen werden mit Ringerlactat-durchtränkten Kompressen abgedeckt und die Wunden nach 2–3 Tagen wieder angegangen und bei jetzt vorhandenem Granulationsgewebe plastisch gedeckt.

Weiterbehandlung nach Transplantation: Die *Transplantatentnahmestelle* ist steril zu verbinden, ggf. mit Sofratüll. Der erste Verbandswechsel hat an dieser Stelle nach etwa 14 Tagen zu erfolgen. Ausnahme: Infektion. Eine *nochmalige Entnahme* von Haut aus dem gleichen Areal ist möglich, sofern kein Infekt vorliegt.
Die Region, an der die Transplantation durchgeführt wurde, ist ebenfalls steril mit Sofratüll sowie sterilem Schaumgummi abzudecken. Darüber ist

ein elastischer Kompressionsverband zu wickeln. Der erste Verbandswechsel erfolgt am 5. postoperativen Tag.

5. Physikalische Therapie

Bewegungsübungen an nicht betroffenen Gliedmaßen haben sofort einzusetzen und sind dauernd durchzuführen. Die Gelenke an den betroffenen Extremitäten neigen zur Versteifung und sind deshalb auch möglichst rasch aktiv unterstützt zu mobilisieren (schmerzfrei!). Nach der plastischen Deckung ist eine Ruhigstellung für wenige Tage erforderlich, sie hat in „Funktionsstellung der Gelenke zu erfolgen.

> NB: Die physikalische Therapie hat neben der lokalen insbesondere bei Verbrennungspatienten eine wichtige psychologische Bedeutung: Der Patient wird zu einer aktiven Tätigkeit angeregt und kann dadurch selbst an seiner Wiederherstellung aktiv teilnehmen.

6. Spezielle lokale Probleme

Zusätzliche Wunden: Die thermische Schädigung an sich ist keine Kontraindikation für die *Wundexzision und -naht.* Im erst- und zweitgradig verbrannten Gebiet ist die mechanische Schädigung des Gewebes gut zu erkennen. Hier wird die Wundexzision und -naht in üblicher Weise durchgeführt. In einem drittgradig verbrannten Areal hingegen verbietet sich die primäre Naht. Hier soll die ausgedehnte Exzision sowie die offene Wundbehandlung durchgeführt werden.

Gleichzeitig vorliegende Frakturen

> Liegt eine Kombination von Verbrennungen und Knochenbrüchen vor, ist die konservative Frakturbehandlung mit Gips- oder Kunststoffverbänden kontraindiziert.

Frakturen können innerhalb von 6 Stunden operativ durch Osteosynthese versorgt werden, da innerhalb dieser Zeit kein erhöhtes Infektrisiko besteht. Am Unterschenkel bringt der Fixateur externe (s. S. 161) eine gute Möglichkeit von Stabilisierung und Wundbehandlung, aber auch die sekundäre Infektionsgefahr entlang den eingebrachten Steinmann-Nägeln oder Schanzschen Schrauben (Osteitis).

Unter dem Schorf freiliegender Knochen

> Freiliegender, nicht-vaskularisierter Knochen verbietet die Hauttransplantation an diesen Stellen.

Durch schichtweises tangentiales Abmeißeln von Kortikalis können u. U. vitale Flächen (Blutpunkte) erreicht werden, die eine direkte Hauttransplantation auf den Knochen ermöglichen.
Günstiger erscheint allerdings die Deckung auf Granulationsgewebe, das sich spontan über vitalem Knochen (nach Abmeißelung oder Anbohrung) bildet.

> NB: Zirkuläre Verbrennungsflächen an Thorax und Extremitäten müssen wegen der Strikturgefahr (Atmung, Durchblutung) gespalten werden!

Erfrierungen

Allgemeines

Der menschliche Organismus benötigt zur Aufrechterhaltung optimaler biologischer Funktionen einen Temperaturbereich bei ca. 37 °C. Dieser, auch als thermische Homöostase bezeichnete Gleichgewichtszustand, wird durch ein als Regelkreis zu beschreibendes Verhältnis von chemischen (d. h. metabolischen, wärmeerzeugenden) Prozessen und physikalischen Vorgängen der Wärmeregulation (Strahlung, Konduktion, Konvektion, Perspiratio) gewährleistet. Wirkt Kälte als Störfaktor auf einen homöothermen Organismus ein, kommt es als Ausdruck einer Abwehrreaktion zu einem gesteigerten Stoffwechsel. Den Hauptteil der Wärmeproduktion erbringt die Muskelarbeit in Form von Muskelzittern. Es entsteht ein großer Temperaturgradient zwischen Körperkern und -schale. Damit versucht der Körper, die Temperaturdifferenz zwischen Körperschale und umgebendem Medium zu verringern, wodurch einer weiteren Wärmeabgabe an die Umgebung entgegengewirkt werden soll.

> Erfrierungsgefährdet sind vor allem alte Leute wegen ihrer oftmals gestörten Wärmeregulation und Kinder wegen ihrer relativ großen Körperoberfläche.

Bei einer allgemeinen Unterkühlung ist die akute (Beispiel: Sturz in kaltes Wasser) von einer protrahierten Form (Beispiel: Längere Kälteexposition bei niedriger Außentemperatur) zu unterscheiden. Bei der akuten Form wird die Phase der Abwehrreaktion rasch durchlaufen. Damit werden die vorhandenen Leistungsreserven weniger beansprucht, und die Möglichkeit der Restitution der Organfunktion bleibt günstig. Bei der protrahierten Form steht die Erschöpfung der Energiereserven durch den Versuch des Körpers, die Abwehrphase möglichst auszudehnen, im Vordergrund. Die Möglichkeit der Wiederherstellung beeinträchtigter Funktionsabläufe wird damit zwangsläufig eingeschränkt.

Die allgemeine Auskühlung

Die während einer Unterkühlung nachweisbaren Veränderungen des Stoffwechsels und der Organfunktionen bestehen zunächst in einer Entkoppelung voneinander abhängiger Stoffwechselprozesse mit unterschiedlichen Temperaturkoeffizienten und Verlangsamung physikalischer Vorgänge. Das Maximum der kompensatorischen Vorgänge liegt bei einer Körperkerntemperatur bis zu 34 °C. Zwischen 34 und 27 °C nehmen die gegenregulatorischen Leistungen quantitativ stark ab. Im Bereich von 22 °C erlöschen alle aktiven Funktionen und damit auch die Temperaturregulation:

Kälteexposition führt zu Kontraktionen der Gefäße der Peripherie, mit Blässe, Zittern, „Gänsehaut".
- Körpertemperatur bei 35 °C: Lippen blau-grau, Pupillen weit, Haut- und Gelenkschmerzen, gastroenteritische Beschwerden, Polyurie.
- Körpertemperatur zwischen 34 und 27 °C: Muskelzittern, Muskelstarre, Nachlassen der Schmerzempfindung, Verminderung der Atemfolge und -tiefe, Stimmung depressiv, Apathie, Gleichgewichtsstörungen, Schläfrigkeit, Halluzinationen, Schlafsucht.
- Bluttemperatur unter 27 °C: Alle Organe stellen ihre Funktion langsam ein – Kälteanästhesie.

Therapie: Oberstes therapeutisches Ziel ist die Wiedererwärmung des unterkühlten Patienten. Das methodische Vorgehen kann dabei sehr unterschiedlich gehandhabt werden. Wichtig ist, daß zunächst alle aktiven und passiven Bewegungen des Patienten vermieden werden, damit es zu keiner Verlagerung von kaltem Schalenblut in den wärmeren Körperkern kommt. Der hypotherme Patient kann alle (unter Normothermie sicheren) Zeichen des Todes aufweisen, wie Kreislaufstillstand, Atemstillstand, weite, reaktionslose Pupillen, dennoch ist eine Restitutio ad integrum möglich.

Zu empfehlende Maßnahmen:
- Sofortige Infusion überkörperwarmer Lösungen, z. B. 5%ige Glukoselösungen (Deckung des Energiebedarfs), Dextran-60 (Volumensubstitution), Ringer-Laktat-Lösung, Behandlung der metabolischen Azidose.
- Sauerstoffinsufflation.
- Lokale Anwendung von Wärme: Aufbringen von Wärmebeuteln im Bereich des Körperstammes, nicht auf die Extremitäten! (Zunahme des

Sauerstoffdefizits, Einschwemmen von kaltem Schalenblut mit der Gefahr des Kammerflimmerns).
Eine forcierte externe Erwärmung mit Heizdecken, im Wärmebad oder unter Lichtbögen ist abzulehnen. Diese Methoden bergen die Gefahr des „Wiedererwärmungsschocks", d. h. der plötzlichen Verlagerung von kaltem Schalenblut in den Körperkern und Eröffnung der Haut- und Muskelgefäße, in sich und können ein Kammerflimmern auslösen. Während der Aufwärmphase ist eine sorgfältige kardiopulmonale Überwachung erforderlich.

Die lokale Erfrierung

Analog zum Verbrennungsschaden werden bei örtlichen Erfrierungen drei Schweregrade unterschieden, die sich in der Regel jedoch primär nicht scharf voneinander abgrenzen lassen und insbesondere bei Schädigungen zweiten und dritten Grades mitunter erst nach Tagen oder Wochen zu differenzieren sind.

Bei Einwirkung niedriger Temperaturen kommt es an den Körperakren zu einer allgemeinen Vasokonstriktion, die klinisch als Blutleere mit weißlicher oder bläulich-marmorierter Verfärbung imponiert. Entscheidend für die Reaktion des Gefäß-Nervensystems im kältegeschädigten Gewebe ist das zeitliche Ausmaß des Wärmeentzuges.

Erfrierung I. Grades: Gefäßspasmus von der Peripherie kernwärts: Ischämie.
Initial: betroffenes Glied blaß, taub, klamm.
Nach Stunden: Schwellung und Schmerzen bei Wiedererwärmung und sekundäres Erythem.
Weiterer Verlauf: Restitutio ad integrum.
Erfrierung II. Grades: Auch hier ist nur die Haut betroffen, intensiver Gefäßspasmus.
Nach 12–24 Stunden Hyperämie und Ödem, Entwicklung oberflächlicher Bläschen durch Plasmaaustritt. Rhagaden, Kältegeschwüre.
Verlauf: Nach 2–3 Wochen Eintrocknen der Bläschen, Ausbildung oberflächlicher schwarzer Krusten, die sich dann allmählich abheben. Restitutio ad integrum.
Erfrierung III. Grades. Die Gewebsveränderungen reichen weit in die Tiefe. Nach Wiedererwärmen löst sich der Gefäßspasmus nicht, er bleibt als Dauerspasmus der vorgeschalteten Arteriolen bestehen. Dagegen gerät die terminale Strombahn in eine tonuslose Weitstellung, die daraus resultierende extrem langsame Zirkulation führt zu einem Sauerstoffdefizit. Eine Permeabilitätsstörung führt zu Plasmaaustritt und Ödem, dazu

kommt es zum Austritt hämolysierter Erythrozyten mit der Folge einer Nekrosenbildung. Das endgültige Ausmaß einer Erfrierung ist erst am 4. bis 6. Tag feststellbar.
Verlauf: Demarkierung, Gangrän, Phlegmone.

Therapie:
1. Bei allgemeiner Unterkühlung muß diese vorrangig behandelt werden.
2. Keine mechanische Traumatisierung durch Einreiben oder Massage mit Schnee oder Eis.
3. Sterile, trockene, lockere Verbände: Wattepackungen, Umhüllen mit warmem Tuch, druckfreie Lagerung. Keine Salben.
4. Betroffene Extremität aktiv bewegen lassen, wenn gleichzeitig keine allgemeine Unterkühlung besteht.
5. Bei normothermer Kerntemperatur Erwärmung der erfrorenen Extremität im warmen Wasserbad ansteigend von 30 °C innerhalb einer halben Stunde auf 40 °C (schmerzhaft!).
6. Hautbläschen nicht eröffnen, trockene Wundbehandlung.
7. Tetanusprophylaxe.
8. Verbesserung der Mikrozirkulation durch angewärmte Infusionen mit niedermolekularem Dextran 40.
9. Keine prophylaktische Antibiotikatherapie.
10. Keine gefäßerweiternden Medikamente (Steel-Effekt, Verstärkung der metabolischen Azidose).

Chemische Gewebsverletzungen: durch Einwirkung von Säuren, Basen oder Metallsalzen auf Haut oder Schleimhäute.
Das Trauma kann einmalig sein oder – beruflich – chronisch.

Starke Säuren (z. B. Salpeter-, Schwefel-, Salz-, Essig-, Fluorwasserstoffsäure) verursachen Verbrennungen aller Grade. Die durch Säure drittgradig zerstörte Haut (= Verätzung) entspricht einer Koagulationsnekrose: Schmerzhafte Schorfbildung, fest, trocken, mehr oberflächlich.
Therapie: möglichst schnelle Verdünnung der Noxe: Spülung mit viel Wasser, möglichst schnelle Neutralisation: Spülung mit Milch oder Natriumbikarbonatlösung.
Von besonderer Bedeutung, da nicht selten: die Verätzung mit Flußsäure = Fluorwasserstoffsäure. Sie wirkt zuerst harmlos, hat aber eine erhebliche progressive Ausbreitungstendenz für Fläche und Tiefe.
Ursache: Lipoidlöslichkeit.
Wirkung: Ausfällung des Gewebs- und Zellkalziums.
Symptome: Schmerzen, Weißfärbung der Haut, Blasenbildung, Ödem, Nekrose.

Therapie: sofortiges Um- und Unterspritzen der geschädigten Region mit Calcium gluconicum (Ausfällen der Flußsäure, es entsteht unlösliches Kalziumfluorid). Dann Abtragen der Blasen.

Basen oder Laugen bewirken ebenfalls Verbrennungen aller Grade. Laugenverätzungen führen über eine Basen-Eiweißverbindung zu einer *Kolliquationsnekrose* mit weichem, weißlichem, glasigschmierigem Schorf, der tief in das Gewebe reicht.

Therapie: schnelle Verdünnung der Noxe; Wasserspülung. Neutralisation der Noxe: Essig, Zitronensaft, Borsäure. Zur Weiterbehandlung chemischer Hautverletzungen siehe unter Verbrennungen.

Verätzungen der Schleimhäute sind am häufigsten am Ösophagus und an der Mundschleimhaut. Komplikationen: Narbige Strikturen.

Therapie: bei Verätzungen im Mund sofortiges und zeitlich ausreichendes Spülen mit Wasser oder stark verdünntem Essig. Bougierung.

NB: Starke Säure → Koagulationsnekrose (oberflächlich),
    starke Base → Kolliquationsnekrose (tief).

4 Fettembolie

Allgemeines

1862 fand Zenker Fetttröpfchen in den Lungen eines Eisenbahnarbeiters, der nach einer Crush-Verletzung gestorben war, und bezeichnete dieses Zustandsbild als Fettembolie. Eigentlich seit dieser Zeit ist umstritten, ob es die Fettembolie als eigenes Krankheitsbild gibt. Ohne Zweifel steht fest, daß Fettembolien, d. h. Embolien von Fetttröpfchen, auftreten können nach Traumen, insbesondere bei multiplen Frakturen (Femur, Becken) mit Kontusionen, großen Weichteilverletzungen, ausgedehnten Verbrennungen, aber auch ohne Trauma nach Herzmassage, Eklampsie, Tourniquet-Schock und Mobilisation von Gelenken.

Die „Fettembolie" wurde zunächst als unmittelbare und einzige Ursache der genannten pathologischen Vorgänge in Lunge und Gehirn angesehen. Inzwischen haben sich Begriffsklärungen nach zwei Richtungen ergeben, die Allgemeingut geworden sind (Baltensweiler).

1. Die Häufigkeit intravasaler Fettausgüsse nach Traumen steht in auffälliger Diskrepanz zu den viel selteneren krankhaften Manifestationen von seiten der betroffenen Organe. Dies führte zur Unterscheidung des morphologischen Begriffes Fettembolie von der klinischen Bezeichnung Fettemboliesyndrom. Das Fett stellt offenbar nur einen Teilfaktor unter den auslösenden Mechanismen des Fettemboliesyndroms dar.

2. Organveränderungen, wie sie der Symptomatik des Fettemboliesyndroms zugrundeliegen, sind zumindest beim Polytraumatisierten keineswegs allein der Fetteinschwemmung anzulasten. Dagegen werden schock- und traumaspezifische Störungen der Mikrozirkulation als relevante Glieder in der Kausalkette gesehen, denn kapilläre Stase, Aggregatbildung geformter Blutelemente und Mikrothromben in der Endtrombahn haben analoge Auswirkungen in den betroffenen Organen, wie sie nach experimenteller Fettinjektion entstehen. In den meisten Fällen ist ein Summationseffekt verschiedener ätiologischer Komponenten anzunehmen, die sich näher differenzieren lassen, wenn pulmonale oder zerebrale Symptome auftreten.

Baltensweiler vertritt in seiner Monographie „Fettemboliesyndrom" die Ansicht, daß der Ausdruck „Fettemboliesyndrom" in klinischer

Hinsicht weiterhin seine Berechtigung habe, einerseits aus der Beobachtung, daß Schock- und Traumafolgen, so regelmäßig sie sich an Kreislauf und Gerinnung manifestieren, ebenso selten wie die Fetteinschwemmung von klinischen Komplikationen pulmonaler und zerebraler Art gefolgt sind. Sodann wird das Syndrom posttraumatische Ateminsuffizienz oder Bewußtseinstrübung sporadisch immer wieder nach leichteren Verletzungen, wie beispielsweise einer einfachen Tibiafraktur beobachtet, einer Verletzung, bei der die Folgen eines Volumenmangels nicht relevant ins Gewicht fallen können.

Insgesamt muß festgehalten werden, daß es sich bei der Diagnose „Fettembolie" um einen pathologisch-anatomischen Befund handelt, der klinisch auslösend für ein Krankheitsgeschehen oder aber nur ein Symptom einer umfassenderen Störung sein kann. Bei dem bei Polytraumen häufig zu beobachtenden akuten progressiven Lungenversagen spielt die Fettembolie im Sinn der Auslösung durch Verschluß von Kapillaren durch Fetttröpfchen sicher nur eine untergeordnete Rolle. Ausgezeichnet ist das Fettemboliesyndrom durch eine Kombination mit anderen Störungen (zerebral, renal), die sich primär nicht auf eine Hypoxie zurückführen lassen. Es mag dahingestellt sein, inwieweit man schock- und traumaspezifische Störungen der Mikrozirkulation mit kapillärer Stase, Aggregatbildung und Mikrothromben dem Fettemboliesyndrom zuordnet oder sie als eigenes Krankheitsbild abgrenzt. Das Fettemboliesyndrom präsentiert sich am Krankenbett damit als eines der posttraumatischen Ateminsuffizienzsyndrome.

Pathologisch-anatomische Befunde

Lunge: hämorrhagisches Ödem, Atelektasen, lokales Emphysem; Fett- und Mikrothromben (Plättchen).
Gehirn: Fett- und Plättchenthromben, perivaskuläre Blutungen im Sinne der Purpura cerebri.
Nieren: Fett- und Plättchenthromben in den Glomureli und peritubulär.
Haut und Darm: petechiale Blutungen.

Pathogenese

Auslösende Ursache: Trauma, Fraktur, Kontusionen, Schock, erhöhte Katecholaminspiegel, Einschwemmung von Fett aus traumatisiertem Gewebe, Aktivierung der Fettmobilisation mit Erhöhung der Konzentration der freien Fettsäuren, veränderte Mikrozirkulation. Hypoxie, Lungenveränderungen – Fettemboliesyndrom.

Schema 5. Pathogenese des Fettemboliesyndroms

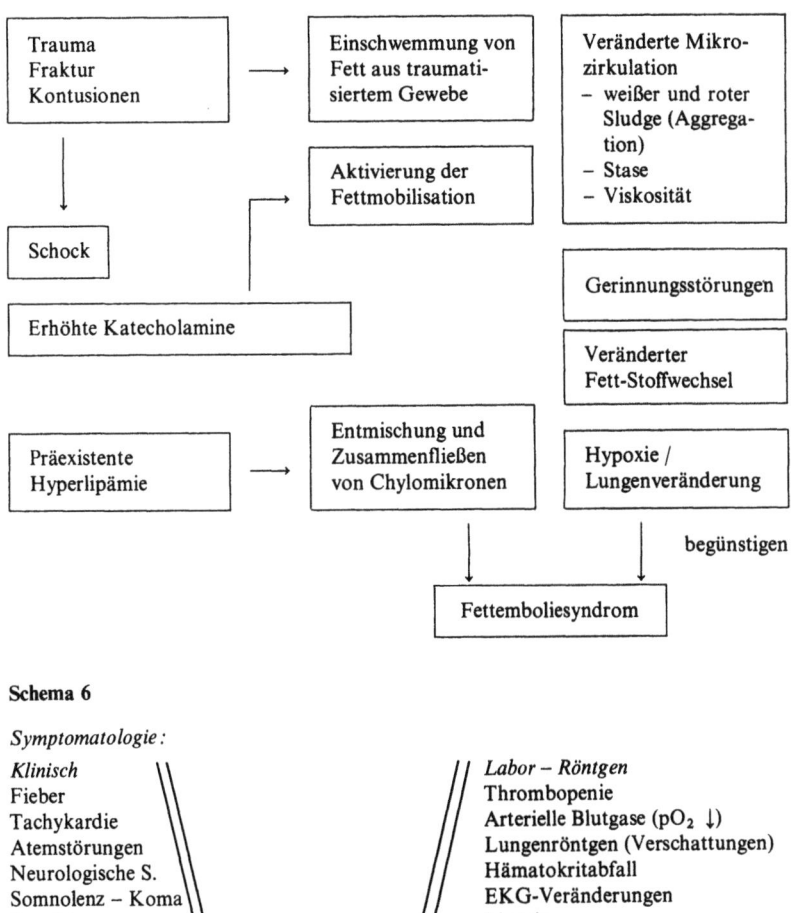

Schema 6

Symptomatologie:

Klinisch
Fieber
Tachykardie
Atemstörungen
Neurologische S.
Somnolenz – Koma
Petechien

Labor – Röntgen
Thrombopenie
Arterielle Blutgase (pO_2 ↓)
Lungenröntgen (Verschattungen)
Hämatokritabfall
EKG-Veränderungen
Lipurie
Erhöhte Lipase

Formen: pulmonales Fettemboliesyndrom.
Systematisches Fettemboliesyndrom.
Zeitpunkt des Auftretens: sofort nach dem Ereignis bis eine Woche.
Häufigkeitsmaximum: 24–48 Stunden nach dem Trauma.
Diagnose des Fettemboliesyndroms: Das Fettemboliesyndrom wird diagnostiziert aufgrund positiver Kriterien, die in jedem Fall gefordert werden; es ist fragwürdig aufgrund negativer Kriterien, bei deren Vorhandensein wir diese Diagnose nicht stellen; einige Kriterien werden als fakultativ betrachtet.

Positive Kriterien:
Respiratorische Insuffizienz:
- Hyperventilation,
- Tachykardie,
- pathologische Blutgase,
- Thoraxröntgenbild.

Auftreten trotz adäquater Schockbehandlung:
- Blutdruck,
- zentraler Venendruck,
- Urinausscheidung,
- Bewußtseinsstörung.

Negative Kriterien:
- schweres Thoraxtrauma,
- protrahierter Schockzustand.

Fakultative Kriterien:
- initialer Schock,
- Zyanose,
- Dyspnoe,
- Petechien,
- EKG-Veränderungen,
- Thrombozytenabfall.

Symptomatologie

> *Klinisch:* Fieber, Tachykardie, Atemstörungen, neurologische Symptome, Somnolenz, Koma, Petechien.
> *Labor/Röntgen:* Thrombopenie, arterielle Blutgase, Röntgenbild („Schneegestöberlunge"), Hämatokritabfall, Lipurie, erhöhte Lipase.
> *EKG-Veränderungen:* Akutes Cor pulmonale, ischämische Myokardschädigungen.

Theorien zur Fettembolie

1. Einschwemmungstheorie: Mechanistische Erklärung, daß aus zerissenem Körpergewebe und aus Knochenfrakturen Fetttröpfchen in die Lunge eingeschwemmt werden. Diese Fetteinschwemmung tritt auf, kann jedoch nicht als ursächlich für die Entstehung eines Fettemboliesyndroms bezeichnet werden. Chirurgische Maßnahmen der Fettembolieprophylaxe sind daher abzulehnen (Ligatur abführender Venen, Dekompression eines Hämatoms usw.).

2. Entemulgierungs- und Ausfällungstherapie: Nach dieser Theorie sind intravasale Neutralfettpartikel die unmittelbare Ursache der fettembolischen Erkrankung. Die Herkunft des Fettes ist demnach in Stoffwechselstörungen des Unfallpatienten zu finden. Krönke, der Initiator dieser Theorie, leitet ab, daß zirkulierendes Plasmafett eine Fettembolie verursache, wenn sein stabiler Suspensionszustand im Gefolge von Traumen herabgesetzt wird und es dadurch zur Ausfällung von freiem, grobtropfigem Fett in der Blutbahn kommt.

Die Verminderung der Suspensionsstabilität der Plasmafette beruht nach Krönke auf einer erhöhten Freisetzung von Lipasen. Er bewertet die gesteigerte Freisetzung von Lipasen als Überempfindlichkeitsreaktion oder Enzymentgleisung im Gefolge der intravasalen Fetteinschwemmung aus dem Frakturhämatom. Der Einschwemmung käme damit die Rolle des auslösenden Momentes zu. Daraus leitete er therapeutische Vorschläge ab:

1. Verabreichung von Emulgatoren zur direkten Verbesserung der Suspensionsstabilität der Plasmafette.
2. Anwendung von Lipaseinhibitoren und Proteaseinhibitoren zur Hemmung der enzympathologischen Vorgänge.

Beide therapeutischen Prinzipien haben sich jedoch in der Klinik nicht bewährt.

3. Schock- und Gerinnungstheorie: Der klinische Zusammenhang zwischen dem posttraumatischen Schock und dem Fettemboliesyndrom läßt sich in drei Punkten zusammenfassen:

1. Schock als begünstigender Faktor der Fetteinschwemmung;
2. Schock als Ursache von verlangsamter Mikrozirkulation und Erhöhung der Blutviskosität;
3. Schock in Zusammenhang mit Gerinnungsaktivierung nach schweren Gewebstraumen.

Eine endgültige Bewertung ist auch heute noch nicht möglich. Am wahrscheinlichsten erscheint heute die Schock- und Gerinnungstheorie, wobei die Freisetzung freier Fettsäuren mit großer Wahrscheinlichkeit auch eine wichtige Rolle spielt.

Therapie

Sicher wirksam:
- *Kreislauf:* Verhütung oder Beseitigung der Hypovolämie (Schockprophylaxe, -therapie).
- *Atmung:* Verhütung oder Behandlung einer Hypoxie: sofortige Intubation und Beatmung bei Auftreten eines akuten Lungenversagens.

- Beseitigung von *Mikrozirkulationsstörungen* durch Infusion von Dextran, eventuell auch eine „low dose"-Heparinisierung (150–200 E/kg KG/24 h).
- *Kalorienzufuhr* (Glukose und Insulin), damit Hemmung des posttraumatischen Lipidkatabolismus.

Ohne Beweis sicherer Wirksamkeit:
Cortison: essentielle Phospholipide (Lipostabil), Proteinaseninhibitor (Trasylol).

5 Die Wunde

Wundheilung

Definition

Wunden äußerer und innerer Körperflächen „heilen" beim Menschen durch Defektverschluß unter Vernarbung des Stützgewebes in Verbindung mit einfacher Epithelisierung.

Für die klinische Beurteilung, Therapie und Verlauf sind vier Punkte von Bedeutung:

1. *Beschaffenheit der Wunde* (Ränder, Traumatisierung der unmittelbaren Umgebung, Vaskularität);
2. *Alter der Wunde* in Stunden;
3. *Begleitverletzungen* (Gefäße, Nerven, Sehnen);
4. *Lokalisation* (unterschiedliche Heilungstendenz infolge verschiedener Durchblutungsverhältnisse: Hände, Gesicht, Beine).

Arten der Wundheilung: Aufgrund alter Überlieferung unterscheiden wir die *primäre* und die *sekundäre* Wundheilung.

Die Heilung per primam intentionem: p.p.-Heilung (Abb. 14): Legen sich zwei glatte Wundränder eng aneinander, können sie mit minimalem Aufwand an Neubildung von Gewebe verschmelzen und so primär heilen. Dies trifft vor allem für chirurgisch mit Adaptationsnähten versorgte Wunden zu.

Die Heilung per secundam intentionem: p.s.-Heilung (Abb. 15): Besteht durch die Verletzung eine Gewebedefekt oder klaffen die Wundränder entweder primär oder sekundär (Infektion, Abszeß), so erfolgt der Wundverschluß über ein Stadium der Wundsekretion und der sichtbaren Gewebeneubildung.

Die zelluläre Basis der Wundheilung: In den ersten Stunden nach einem Gewebstrauma kommt es zu einer Erhöhung der Gefäßpermeabilität der Venolen und der Kapillaren. Es tritt Flüssigkeit aus dem intravaskulären

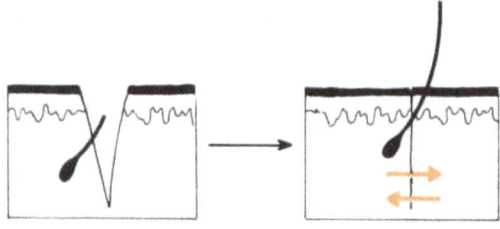

Abb. 14. Die p.p.-Heilung

Voraussetzungen
1. Scharfe Wundränder (OP-Wunde)
2. Angefrischte Wundränder
3. Keine Komplikationen (Infekt)
4. Keine oder beherrschte Krankheiten (Blutvolumen, Eiweiße etc.)

Charakteristika
1. Strichförmige, kaum sichtbare Narbe
2. Wenig neugebildete Zellen
3. Hautanhangsgebilde erhalten
4. Kaum Beschwerden (Jucken)
5. Bei tiefen Verletzungen mit Nervendurchtrennung Sensibilitätsstörung möglich

in den interstitiellen Raum aus. Gleichzeitig mit dieser Exsudation beginnt auch die Diapedese von Phagozyten, insbesondere Granulozyten und Monozyten. Bereits einen Tag nach dem Setzen einer experimentellen Wunde findet sich ein ödematöses, zellreiches Gewebe in der unmittelbaren Umgebung. Die zellulären Elemente sind spindelförmige Fibrozyten und einkernige Rundzellen. Diese zelluläre Infiltration hat 48 Stunden nach der Verwundung ihren Höhepunkt erreicht. Von ihr geht die Bildung des reparativen Granulationsgewebes aus.

> Zwischen primärer und sekundärer Wundheilung besteht kein absoluter Unterschied, es handelt sich vielmehr um eine quantitative Verschiedenheit der bindegewebigen Vernarbung.

Drei Phänomene finden sich in jedem Falle bei der Wundheilung, ihre verschiedenen Komponenten sind jedoch von wechselndem Ausmaß.

1. Granulation: Auf dem Grund einer Defektwunde kommt es zur Bildung von kleinen Fleischwärzchen, die aus perivaskulären Entzündungszellen bestehen. Ihre Funktion besteht darin, eine Barriere gegenüber den Bakterien zu bilden und andere Gebilde, wie Nerven, Sehnen und Knochen einzuhüllen und damit die Grundlage für eine Epithelialisierung zu schaffen.

2. Wundkontraktion: Diese reduziert die erforderliche Neubildung von Bindegewebe und Epithel je nach Lokalisation um 50–99%, verglichen mit dem Ausgangsvotum des Gewebedefektes. Die Kraft, welche die Wundkontraktion bewirkt, liegt im Granulationsgewebe. Sie ist abhängig vom

1. Phase (Latenz)

Ausgang:
Defekt in der ganzen
Hauttiefe
Ursachen:
— tangentialer Schnitt
-- Ablederung
— Verbrennung
— sekundär

— Ansammlung von
  Epithelzellen
– Fleischwärzchen
– Mitotisch geteilte
  Epithelzellen am
  Wundrand

2. Phase (Kontraktion)

— Granulationen
— randständige
  Epithelialisation
— Wundkontraktion

— Auffüllung des Defektes
  mit Granulationsgewebe
— zentripetale Epithelia-
  lisation
— Kontraktion

3. Phase (Schlußphase)

Granulation ——→
  bindegewebige Narbe
Epithel = dünn
          anfällig
          Beschwerden
          (Jucken)

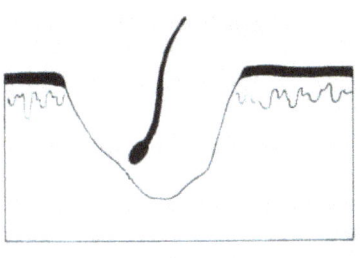
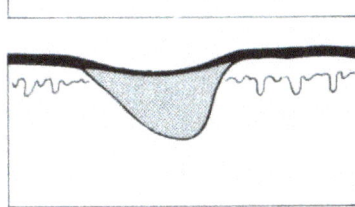

Vorteil der p.s.-Heilung	sichere Heilung
Nachteil der p.s.-Heilung	— Kosmetisch unschön — Geringe Reißfestigkeit — Beschwerden (Jucken)

Abb. 15. Die p.s.-Heilung

Zellreichtum, der in der Nähe des Wundrandes besonders groß ist. Bei großen Wunden spielt neugebildetes kollagenes Gewebe eine große Rolle, es führt zu narbiger Verziehung der Umgebung. Dieses Phänomen kann an den Extremitäten zu einer Gelenkbeeinträchtigung (desmogene Kontraktur) und am Darm zu einer narbigen Striktur mit Passagebehinderung führen.
Die elastischen Systeme der Haut weisen am Körper eine ganz bestimmte Anordnung auf, die sog. Langerschen Linien (Abb. 16).

> Die Wundkontraktion ist senkrecht zu den Langerschen Linien am stärksten.

Diese Tatsache wird in der Traumatologie und der elektiven Chirurgie genutzt, indem die Hautinzision wenn immer möglich in der Verlaufsrichtung der Langerschen Linien gelegt wird. Die so genutzte maximale Kontraktionsfähigkeit der Wunde führt im allgemeinen zu kaum sichtba-

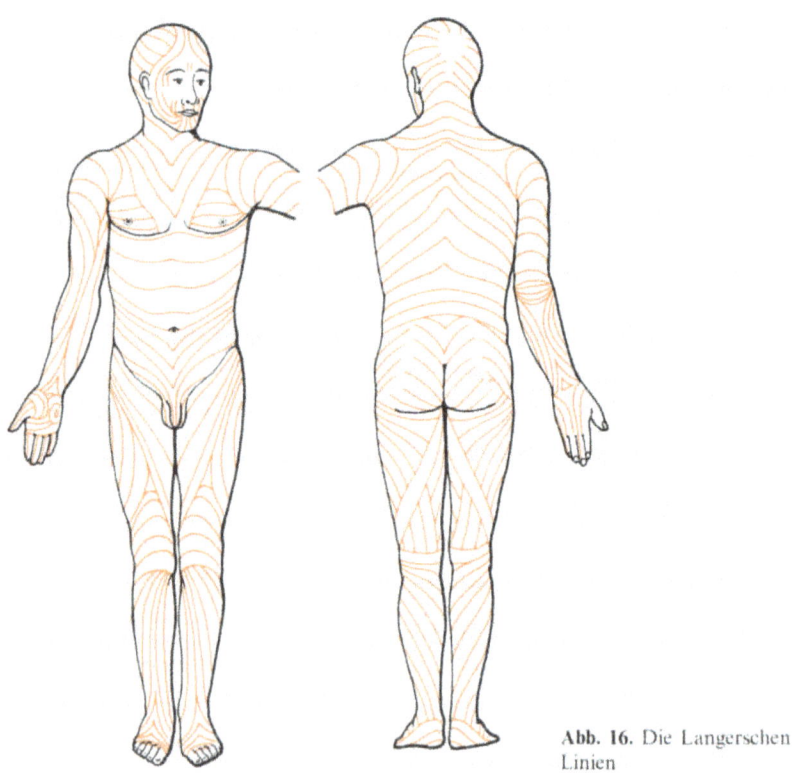

Abb. 16. Die Langerschen Linien

ren primär geheilten Narben, während senkrecht oder schräg zu diesen Linien verlaufende Wunden oder Inzisionen breite Narben hinterlassen.

3. Epithelisierung: Die Bedeckung der Granulationen erfolgt durch Migration von Epithelzellen, die sich durch mitotische Teilung in der ersten Phase der Wundheilung (Latenz) im Wundrand anhäufen. Kleinste Wunden können innerhalb weniger Stunden heilen. Bei größeren Wunden bewirkt die Kontraktion eine Verkleinerung der zu bedeckenden Oberfläche und zudem eine mechanische Anregung der mitotischen Teilung der Epithelzellen (intramurales Wachstum). Die vollständige Bedeckung einer Wunde mit Epithelzellen bildet den Abschluß der Heilung.

NB: Hautanhangsgebilde können nicht neu gebildet werden.

Schleimhautwunden heilen in gleicher Weise, die Neubildung von Schleimhaut erfolgt aber wesentlich vollständiger als diejenige von Epithel.

Die Wundheilung erfolgt in drei Phasen:

1. Latenzphase (2 bis 4 Tage): In den ersten paar Tagen nach der Verletzung häufen sich unter mitotischer Reproduktion Epithelzellen am Wundrand an.

2. Phase der logarithmischen Verkleinerung der Wundfläche: Eine sauber granulierende Defektwunde verkleinert ihren Durchmesser beim Menschen jeden Tag um den gleichen Betrag von 1 bis 2 mm. Wundkontraktion und narbige Schrumpfung sind die Hauptelemente dieser Phase.

3. Schlußphase: Diese dauert 2 bis 3 Tage, der Wundverschluß verzögert sich in der Endphase.

Die Heilungstendenz einer Wunde läßt sich auf zwei Arten prüfen:
– *Planimetrierung* und
– *Reißfestigkeit:* Diese kann experimentell nach Exzision der Wunde aus ihrer Umgebung gemessen werden: Beide gesunden Seiten der Wunde werden dabei so lange distrahiert, bis diese reißt. Das Gewicht, das dazu benötigt wird, ist proportional der Qualität der Wundheilung. Eine primär geheilte Wunde hat eine signifikant größere Reißfestigkeit als eine sekundär geheilte.

Störungen der Wundheilung

Die Wundheilung kann durch verschiedene allgemeine und lokale Faktoren verzögert, ja verhindert werden.

Allgemeine Faktoren:
1. Alter: Beim alten Menschen ist die Wundheilung öfter gestört als beim jungen, sie ist in jedem Falle verzögert (verminderte arterielle Durchblutung, Hemmstoffe, verminderte Serumeiweiße, etc.).
2. Serumeiweiß: Experimentell kann gezeigt werden, daß Tiere mit Serumeiweißwerten unter 5 g-% eine signifikant verminderte Reißfestigkeit von Hautwunden aufweisen.
3. Vitamine: Die Verminderung von Vitamin C und K bedeutet gestörte Wundheilung.
4. Blutvolumen: Bei herabgesetztem Blutvolumen heilt eine Wunde langsamer.
5. Histamin-Liberatoren: In einer Wunde nehmen innerhalb weniger Stunden die Monoaminooxidasen zu. Diese inaktivieren die Katecholamine und das Serotonin, womit die Vasokonstriktion verhindert wird. Die dadurch bedingte Vasodilatation führt zur Beschleunigung der Wundheilung. (Therapeutisch wird dieses Phänomen durch Anwendung von vasodilatierender Wärme ausgenutzt.)
6. Hormone: Katecholaminproduzierende Hormone hemmen die Wundheilung, was durch den hemmenden Einfluß der Kälte bestätigt wird.

Lokale Faktoren: Infektion und verminderte Zirkulation hindern oder verunmöglichen die Wundheilung. Das Auftreten einer Infektion ist abhängig von der Virulenz der Erreger und der Resistenz des Wirtes. Wenig virulente Keime können bei herabgesetzter Resistenz eine Infektion verursachen.

Das Entstehen eines Infektes hängt ab von:
1. Art und Zahl der Keime: Der heute am meisten für Wundinfektionen verantwortliche Keim ist der hämolysierende Staphylococcus aureus.
2. Zeitfaktor: In der Regel enthält die Wunde zu Beginn nach der Verletzung wenig Keime. Zum Angehen eines Infektes ist demnach eine Keimvermehrung notwendig. Auf der anderen Seite ist eine Wunde in ihrer Frühphase relativ resistenzschwach.
3. Zustand des Gewebes: Begünstigend sind Hohlräume und Taschen im Wundgrund, Fremdkörper und Hämatome.
4. Resistenz des Organismus: Verminderte Abwehr besteht bei Allgemeinerkrankungen (Anämie, Eiweißmangel) sowie unter Einfluß bestimmter Medikamente wie Immunsuppressiva oder nach Röntgenbestrahlung.

Chronische Wunden: Bei über wochen- oder monatelang „offenen Wunden" liegt immer eine bestimmte Ursache vor:
– arterielle oder venöse Durchblutungsstörung (typisch: variköses prätibiales Ulkus);

- Fremdkörper oder Sequester in der Tiefe (die Wunde schließt sich erst nach spontaner oder operativer Entfernung des Fremdkörpers oder Knochensequesters, (s. Osteitis);
- zerfallende Tumoren;
- Tuberkulose;
- trophische Geschwüre an denervierten Körperpartien (fehlende Schutzsensibilität);
- Mißbildungen, z. B. Sakraldermoid (Hautanhangsgebilde in der Tiefe);
- Artefakte (Rente).

Wundarten

Definition

> *Wunde:* traumatische Kontinuitätsdurchtrennung von Haut und anderen Geweben.

Eine Wunde kann jedes Gewebe und jedes Organ des Organismus einschließen.

> Form, Tiefe und Ausmaß einer Wunde sind abhängig von Größe und Form des verursachenden Gegenstandes sowie der einwirkenden Geschwindigkeit.

Entsprechend lassen sich verschiedene typische Wundformen abgrenzen.

1. Schnittwunde: Scharfe Gegenstände führen bei senkrechter Einwirkung zu einer scharfrandigen Wunde von unterschiedlicher Ausdehnung, mit meist geringfügiger Schädigung der näheren Umgebung und damit guter Heilungstendenz, bei tangentialer Einwirkung zur

2. Lappenwunde: Diese Wundart kann nur die Haut oder Haut und darunterliegende Gewebe (Fett, Muskel etc.) einschließen. Die Durchblutung des Lappens ist abhängig von Tiefe, Ausdehnung, Breite der Lappenbasis sowie von Zusatzverletzungen (Quetschung). Bei ungenügender Vaskularität des Lappens kommt es zu dessen Nekrose und damit sekundär zu einer

3. Defektwunde: Primär entsteht diese Wundform durch Ausriß von Gewebeteilen (Décollement oder Berstung mit Substanzverlust). Spontan heilt eine Defektwunde immer p. s.

4. Stichwunde: Sie entsteht durch senkrechte Einwirkung spitzer Gegenstände, wie Messer, Nadel, Nagel, Schere, mit unterschiedlicher Tiefe. Gefahr droht bei tiefen Wunden (Organverletzungen, Infekt). Ist die

Wunde durch einen scharfen „sauberen" Gegenstand verursacht und nicht zu tief, neigt sie zu unkomplizierter Heilung.

5. Rißwunde: Ursache ist ein tangential einwirkender scharfer Gegenstand. Sie ist durch unregelmäßige Wundränder und zusätzliche Traumatisierung der unmittelbaren Umgebung gekennzeichnet.

6. Quetschwunde: Auftreffen von schweren Gegenständen mit unebener Oberfläche führt zu Quetschwunden. Charakteristisch ist die immer vorhandene Schädigung der Umgebung (Kontusion).

7. Platzwunde: Hohe Gewalteinwirkung in senkrechter Richtung auf die Spaltlinien läßt Haut und darunterliegende Gewebe aufplatzen. Auch bei dieser Variante der Quetschwunde ist die Umgebung immer mehr oder weniger kontusioniert.

Die letztgenannten drei Wundformen sind isoliert selten, weitaus häufiger liegt eine Kombinationsform vor, die

8. Rißquetsch(platz)wunde: Der überwiegende Anteil der Zufallswunden gehört zu dieser Gruppe. Durch Aufprall eines Körperteils auf eine harte, unregelmäßige Unterlage (Sturz im Gelände), oder durch den Aufprall eines entsprechenden Gegenstandes (Stoßstange), werden Haut und darunterliegende Gewebe durch Kontusion verletzt und kurzfristig überdehnt, sie zerreißen. Die Quetschung mit Devitalisierung der Gewebe kann weit über die eigentliche Wunde hinausreichen. Entsprechend ist die Infektgefahr hoch, die spontane Heilung kann erst nach Abstoßung avitaler Teile und Resorptionsvorgängen erfolgen. Eine Kombination mit Schnittwunden tritt vor allem bei Verletzungen an rotierenden Maschinen auf.

9. Schußwunde: Sie entsteht durch Einwirkung eines meist kleinen, scharfen oder spitzen Gegenstandes (Geschoß) unter hoher Geschwindigkeit. Sie stellt einen röhrenförmigen Kanal dar, wobei die Einschußstelle typischerweise klein, rund und scharf begrenzt ist. Liegt das Projektil irgendwo in der Tiefe, nennen wir diese Verletzung *Steckschuß*. Beim *Durchschuß* hat das Geschoß den Körper wieder verlassen, die Ausschußwunde ist weit, trichterförmig und hat zerfetzte Hautränder. Charakteristisch sind die ausgedehnte Quetschung und Devitalisierung der Gewebe rund um den Schußkanal, hervorgerufen durch die radiäre Druckwelle und *Sekundärgeschosse* wie Kleiderfetzen oder Knochensplitter. Besonders ein Steckschuß bringt hohe Sekundärinfektgefahr. Ein Tangentialschuß, der *Streifschuß*, führt zu einer Schußrinne mit zerfetzten Wundrändern.

10. Bißwunde: Sie entspricht, je nach Zahnform, mehr einer Stichwunde (Schlange) oder einer bzw. mehrerer Rißquetschwunden (Raubtier, Hund, Mensch). Durch Reißen mit geschlossenem Kiefer (Hund) können größere Ablederungen entstehen. Große Gefahr bringt die unmittelbare Besiedelung mit meist hochpathogenen Keimen der Mundflora, wobei der Menschenbiß gefährlicher ist als der eines Tieres.

11. Schürfwunde (Exkoriation): Dabei handelt es sich um einen flächenhaften Substanzverlust der Haut, wobei nur die oberflächlichen Schichten betroffen sind, während die tieferen Teile des Koriums erhalten bleiben. Tieferes Eindringen von kleinen Fremdkörperpartikeln ist häufig. Die Heilung erfolgt meist spontan ohne sichtbare Narbenbildung, lediglich tiefe Schürfungen mit Infekt und eingesprengte Fremdkörper, die nicht sorgfältig entfernt wurden, hinterlassen sichtbare Narben.

Wundbehandlung
(s. auch Kap. 21. Traumatologie in der ärztlichen Praxis)

Offene Wundbehandlung: Sie setzt sich zusammen aus Wundtoilette und Ruhigstellung. Sie stellt die sicherste Art der Wundbehandlung dar und wird demnach immer gewählt, wenn ein Patient nicht dauernd sorgfältig überwacht werden kann (Kriegsverhältnisse, mangelnde Ausrüstung). Dabei werden nicht nur pyogene Infekte weitgehend verhindert, sie bietet auch die sicherste Gewähr gegen das Auftreten von Tetanus und Gasbrand.
Nachteil: häßliche Narbenbildung, Schädigung von Sehnen, Gefäßen, Knochen, Beschwerden (Jucken).

Chirurgische Wundbehandlung (Abb. 17)

> Ziel: – Verringerung der Infektionsgefahr,
> – rasche Primärheilung,
> – günstiges kosmetisches Ergebnis.

Durch dieses Vorgehen wird eine primäre Wundheilung angestrebt. Wegen der Gefahr der Infektion ist sie nur unter idealen Verhältnissen erlaubt und hat nach dem Chirurgen Friedrich innerhalb der 6-Stunden-Grenze zu erfolgen:

1. Ausschneiden der Wundränder im Gesunden, d. h. im vaskularisierten Gewebe,
2. Mobilisieren der Randzone zur Verringerung des Zuges an der Naht,
3. sorgfältige Nahttechnik,
4. Ruhigstellung und Hochlagerung zur Herabsetzung des Wundödems,
5. Tetanusprophylaxe (s. Kap. 20. Unfallchirurgische Infektionen),
6. steriler Deckverband.

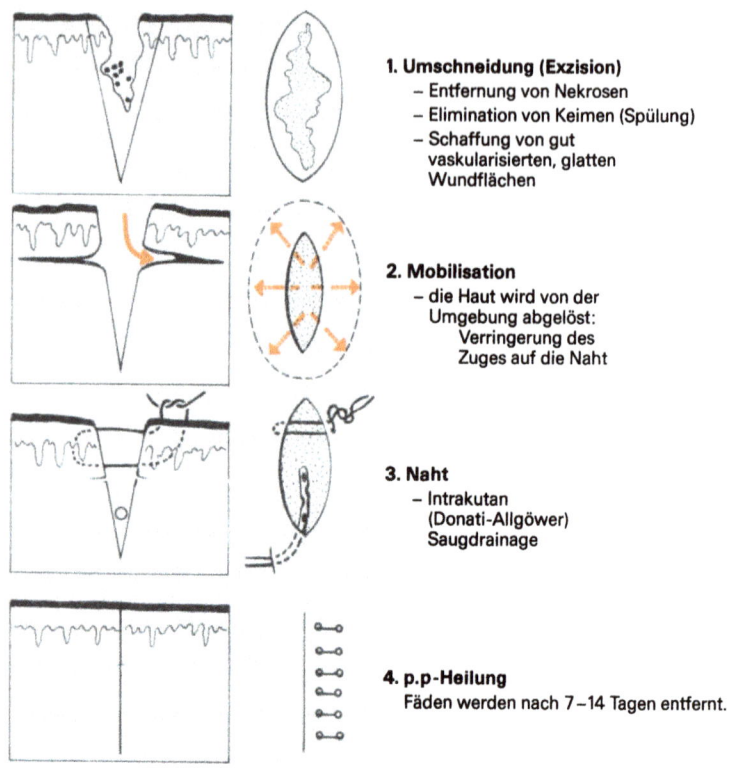

Abb. 17. Chirurgische Wundbehandlung

Unter normalen Umständen heilt eine chirurgisch versorgte Wunde innerhalb weniger Tage. Bereits 24–48 Std. nach sorgfältigem Verschluß ist die Wunde fest verklebt und verhindert dadurch eine bakterielle Kontamination. Deshalb sind sterile Verbände nur in den ersten 2 Tagen notwendig und sollen auch nicht länger belassen werden, damit eine ständige Kontrolle der Verhältnisse ermöglicht wird. Wundheilungsfördernde Medikamente sind beim Gesunden nicht notwendig, bei Allgemeinerkrankungen (Anämie, Hypoproteinämie, Diabetes) bewirkt die ursächliche Behandlung des entsprechenden Leidens eine Verbesserung der Wundheilung. Lokale Applikation von Salben und Pudern ist in den meisten Fällen unnötig, ja zwecklos, sie verursachen meistens nur Schmiereffekte und Retentionen von Sekret.

Eine p. p.-geheilte, chirurgisch versorgte Wunde wird in zwei Wochen eine strichförmige, kaum sichtbare Narbe zeigen. In der dritten Woche tritt dann die Nahtstelle deutlicher hervor, indem sich oft Verbreiterung und

Rötung einstellen, die im Verlaufe von weiteren 2 bis 3 Monaten wieder zurückgehen.

Kontraindikationen zur primären Wundnaht sind vorhanden, wenn aufgrund der Verletzungsart oder der seit dem Unfall verflossenen Zeit (6 Std) ein erhöhtes Risiko (Infekt) vorliegt.

Dies trifft zu für:

- Bißwunden,
- Schußverletzungen,
- Wunden mit tiefen Taschen im Gewebe,
- nach Entfernung verschmutzter Fremdkörper bei ausgedehnter Gewebezertrümmerung.

Allgemeine Maßnahmen bei der Wundversorgung:
- keine allgemeine Chemotherapie;
- lokale Spülung mit Ringer-Lactat-Lösung;
- Ruhigstellung für wenige Tage, vor allem bei Wunden mit Eröffnung von Gelenken, über Gelenken oder in deren unmittelbarer Nähe;
- Hochlagerung (bei großen Wunden);
- rheologisch wirksame Substanzen (Dextran 40) bei Gefährdung der Durchblutung (Lappen, Décollement).

Wundheilmittel: Es wird eine Unzahl von Wundsalben, -pasten und -pudern angeboten. Keine dieser Substanzen hält einer standardisierten Prüfung bei traumatisch bedingten Wunden stand. Salben können lediglich das Festkleben des obligaten sterilen Wundverbandes (ambulanter Patient) verhindern.

Bei Defektwunden und Wunden, die der p.s.-Heilung zugeführt werden, stellt die lokal durch Wärme induzierte Hyperämie das überragende Wundheilmittel dar.

Bedingung für die Wärmeapplikation ist die nachgewiesenermaßen ausreichend vorhandene arterielle Zufuhr!

Wundverbände: Eine frischversorgte Wunde wird mit einem leicht absorbierenden aseptischen Verband abgedeckt. Es hat sich erfahrungsgemäß gezeigt, daß dieser 24–48 Stunden nach der Versorgung unter stationären Bedingungen überflüssig wird, eine Gefahr einer exogenen Infektion besteht zu diesem Zeitpunkt nicht mehr.

Beim ambulanten Patienten ist der Verband alle 24–48 Stunden zu erneuern, wobei das Wundgebiet erneut desinfiziert wird.

Cave: Unter einem Verband bildet sich leicht eine feuchte Kammer, die das Entstehen einer Infektion begünstigt.

Infizierte Wunden

Bei der offenen Wundbehandlung kommt es in den meisten Fällen zu einer bakteriellen Kontamination, die wegen der Unmöglichkeit der Retention ungefährlich ist. Nach einem Wundverschluß auftretende Infekte können zur Bakteriämie und Septikämie führen. Zeichen der Wundinfektion sind:
– *lokal:* Rötung, Schwellung und Überwärmung,
– *allgemein:* Fieber, Leukozytose und erhöhte SR.
Beim Auftreten einer Infektion nach chirurgischer Wundversorgung ist die Wundnaht zu eröffnen, die Wunde u. U. mit nicht-resorbierbaren Antibiotica (Neomycin, Bacitracin, Polymyxin) zu spülen. Durch dieses Vorgehen wird von der geschlossenen zur offenen Wundbehandlung übergegangen. Bei schweren Allgemeinsymptomen und Vorliegen einer Lymphadenitis ist eine allgemeine Antibioticatherapie indiziert.
In seltenen Fällen kommt es bei besonderer Disposition zu einer Hypertrophie des Gefäßbindegewebes mit Vorwölbung der dünnen Epithelschicht. Diese gestörte Wundheilung nennt man:
Keloidbildung: Ein Keloid stellt eine häßliche, stark hyperämische Gewebsgeschwulst dar, die oft mit Juckreiz einhergeht. Durch Umstellung der Narbe nach Exzision, Injektionen von Cortison und Röntgenbestrahlung versucht man, derartige häßliche Narben zu beseitigen.
Zur Keloidbildung neigen vor allem Kinder und Farbige. Beim Kind soll ein Keloid nach Möglichkeit nicht berührt werden, seine Korrektur kann beim abgeschlossenen Wachstum unter günstigeren Voraussetzungen erfolgen.

Jede Wunde, die dem Arzt zur Behandlung zugeführt wird, soll diesem Veranlassung zur Tetanusprophylaxe sein (s. Kap. 20. Unfallchirurgische Infektionen)!

6 Frakturenlehre

Allgemeine Frakturenlehre

Definition

> Unter Fraktur versteht man die Zusammenhangstrennung des Knochens unter direkter oder indirekter Gewalteinwirkung, welche die Elastizitätsgrenze des Knochens überschreitet und zu zwei oder mehreren Fragmenten führt, die durch den Frakturspalt voneinander getrennt sind.

Sonderfälle

Fissuren: traumatisch bedingte Spaltbildung im Knochen ohne vollständige Zusammenhangstrennung.

Grünholzfraktur: Fraktur des langen Röhrenknochens, bei der das Periost intakt bleibt (praktisch nur beim Kind).

Spontanfraktur: Fraktur ohne adäquates Trauma, z. B. bei Osteoporose, Tumoren (pathologische Frakturen), Fehlstellung, Ermüdungsfrakturen.

Die Fraktur im eigentlichen Sinne (Gewaltbruch) entsteht durch eine einmalige, augenblicklich auf den gesunden Knochen einwirkende Gewalt.

> Die Art der Fraktur hängt ab von:
> 1. Größe und Form des verursachenden Gegenstandes,
> 2. Auftreffgeschwindigkeit,
> 3. Richtung der Einwirkung,
> 4. Skelettlokalisation.

Zu 2.: Ein in Größe und Form identischer Gegenstand aus gleicher Richtung kann an derselben Stelle des Skelettes in Abhängigkeit von der Auftreffgeschwindigkeit unterschiedliche Frakturtypen hervorrufen (Abb. 18).

Direkte Einwirkung: Schlag, Aufschlag, Stoß, Schuß.
Indirekte Einwirkung: Stauchung, Scherung, Biegung, Torsion, Abriß.

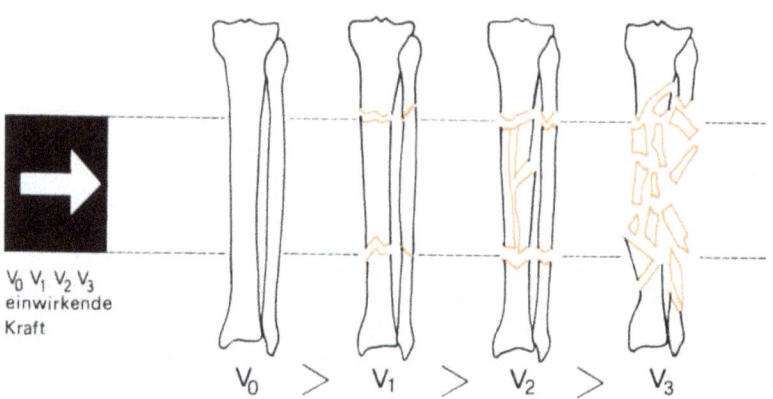

Abb. 18. Frakturformen in Abhängigkeit von der Auftreffgeschwindigkeit einer breitflächig auf den Unterschenkel einwirkenden Gewalt

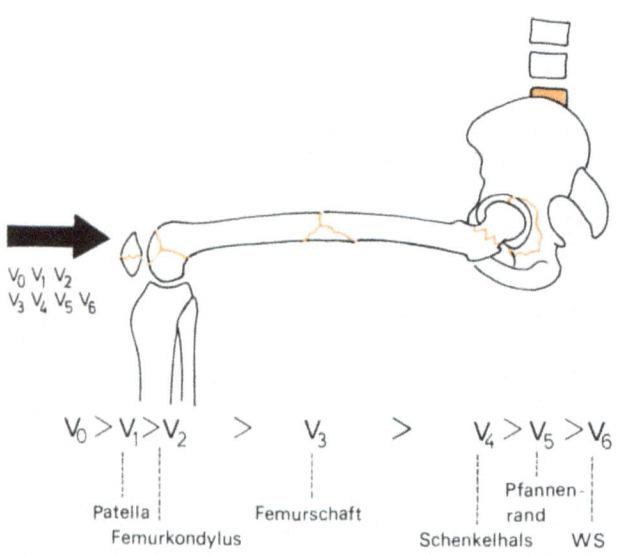

Abb. 19. Kettenfrakturen: Die Zahl der betroffenen Glieder ist von der Größe der einwirkenden Kraft (V) abhängig

Breitflächig einwirkende Gegenstände führen in Abhängigkeit von der Kraft (Geschwindigkeit) zu 2 Etagen (Mehretagen), 2 Etagenbrüchen mit mehreren Fragmenten oder Etagentrümmerbrüchen (Abb. 18). Bei indirekter oder kombiniert direkt-indirekter Krafteinwirkung entstehen entsprechend Kettenfrakturen mit einem bis mehreren „Gliedern" (Abb. 19). Das typische Beispiel ist das Aufpralltrauma des Pkw-Fahrers:

Bei zunehmender Einwirkungsgeschwindigkeit (Kraft) können von der isolierten Patellafraktur bis zu Brüchen von Patella/Femurcondylus /Femurschaft/Schenkelhals/Pfannenrand des Hüftgelenkes/Wirbelsäule eine bis sämtliche Lokalisationen vorhanden sein. Auch die einzelnen Frakturformen jeder Lokalisation sind, abhängig von der einwirkenden Kraft, verschieden.

Anzahl und Frakturformen sind abhängig von der Größe der einwirkenden Kraft (Geschwindigkeit).

Die pathologische Fraktur tritt ohne adäquates äußeres Trauma im pathologisch veränderten Knochen auf. Entsteht eine Fraktur in einem kranken Knochen ohne erkennbare Gewalteinwirkung von außen, handelt es sich um eine *Spontanfraktur*.

Häufigste Ursachen von pathologischen Frakturen sind:
– Osteoporose,
– primäre Knochentumoren,
– Knochenmetastasen,
– endokrine Erkrankungen (Parathyreoidea),
– entzündliche Knochenveränderungen (Osteomyelitis).

Der typische Fall einer pathologischen (Spontanfraktur) Fraktur ist der Kompressionsbruch von Wirbelkörpern bei diffuser Osteoporose im Greisenalter oder die Fraktur bei juveniler Knochenzyste.
Beim Erwachsenen über 40 treten pathologische Frakturen überwiegend bei Vorliegen von Knochenmetastasen auf. Oftmals ist dabei dem Patienten von einem malignen Tumor nichts bekannt, erst die pathologische Fraktur führt zur Diagnose des primären Malignoms. Da bestimmte Tumorarten bevorzugt in den Knochen metastasieren, muß sich die weiterführende Diagnostik insbesondere auf folgende Primärtumoren konzentrieren:
– Mammakarzinom,
– Prostatakarzinom,
– Schilddrüsenkarzinom,
– Hypernephrom.

Die Ermüdungsfraktur entsteht schleichend aufgrund von über längere Zeit einwirkenden Mikrotraumen durch ungewohnte Biegebelastung. Durch gleichzeitig einsetzende Reparationsvorgänge entstehen am Knochen Auftreibungen. Klinisch stellen sich über dem betroffenen Skelettabschnitt schmerzhafte Schwellungszustände ein.

> Die häufigsten Ursachen und Lokalisationen von Ermüdungsbrüchen sind:
> - Veränderungen in der Belastung des Knochens (distales Ende eines einzementierten Prothesenstiels, an den Enden starrer Metallimplantate nach Osteosynthese);
> - Marschfraktur der Metatarsalia (Soldat);
> - Wirbeldornfortsätze (Schipperkrankheit).

Die Gewalteinwirkung kann allein den Knochen und seine bindegewebigen Strukturen (Periost, Endost, Gefäße) schädigen, daneben aber auch benachbarte Gebilde, wie Gefäße, Nerven, Muskeln, Sehnen und Haut miteinbeziehen. Das Ausmaß der Verletzung entscheidet bereits weitgehend über den weiteren Verlauf und das Heilungsergebnis.

Das einwirkende Trauma und die Reaktion des Knochens bestimmen die allgemeinen und örtlichen Auswirkungen der Fraktur.

Allgemeine Auswirkungen: Diese betreffen vor allem den Kreislauf. Auch bei geschlossenen Frakturen kann der Blutverlust erheblich sein (Abb. 1). Die damit verbundene Schockgefährdung wurde in Kap. 1 besprochen. Die Kreislaufdepression kann Mitursache eines Fettemboliesyndroms sein, das nicht nur nach Frakturen, sondern auch nach erheblichen Weichteilkontusionen auftreten kann.

Örtliche Auswirkungen

1. Blutgefäße: Bei jedem Knochenbruch werden Gefäße in Endost und Periost zerrissen, es entsteht das Frakturhämatom. In den meisten Fällen bleibt dieses auf die Frakturzone beschränkt und füllt den Defekt zwischen den Fragmentenden, dem losgelösten Periost und die Markhöhle aus. Werden größere Gefäße verletzt, schwillt die Extremität stark an. Ist die Faszie unverletzt, werden dabei Muskeln, Nerven und Blutgefäße komprimiert. Mögliche Folgen sind: Muskelnekrosen, Nervenlähmungen und periphere Durchblutungsstörungen (z. B. Volkmannsche Kontraktur, Kompartmentsyndrom, s. S. 163).

> Bei jeder Fraktur ist die periphere Motorik (Schmerz!) und Sensibilität zu prüfen und zu überwachen!

2. Muskeln: Durchtrennte oder gequetschte Muskelfasern können nur bindegewebig heilen. Die schrumpfende Muskelnarbe kann ihrerseits zu Kontrakturen führen. Auch der unverletzte Muskel kontrahiert sich nach dem Trauma reflektorisch. Dies führt zu einer Verkürzung der Extremität durch Übereinandergleiten der Fragmente. Schmerzen verstärken die Muskelkontraktion.

3. Nerven: Nerven werden am häufigsten dort geschädigt, wo sie dem Knochen eng anliegen (N. radialis in Oberarmmitte, N. ulnaris am Ellbogen, N. peronaeus unterhalb des Fibulaköpfchens). Der Nerv kann dabei gedehnt, gequetscht oder vollständig durchtrennt werden. Druckschädigungen der Nerven entstehen durch innere Spannung (Hämatom, dislozierte Fragmente) oder durch äußere Einwirkungen (direkte Gewalt, Gipsdruck, Lagerungsfehler, Bp. Fibularislähmung).

> Bei jeder Fraktur ist die periphere Durchblutung (Puls, periphere DB) zu prüfen und zu überwachen!

4. Sehnen: In seltenen Fällen werden Sehnen durch scharfkantige Fragmente an- oder durchgeschnitten. Häufiger jedoch reißen sie an ihren Ansätzen aus.

5. Körperhöhlen und innere Organe:
Möglichkeiten:
- Schädelfrakturen: Hirnläsionen, Nebenhöhlen;
- Wirbelfrakturen: Rückenmark;

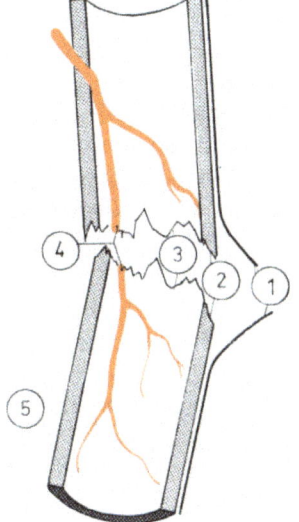

Abb. 20. Bei einer Fraktur betroffene Strukturen:
1. Periost: durchtrennt, abgelöst
2. Kortikalis: durchtrennt, disloziert
3. Endost: durchtrennt, disloziert
4. Gefäße: durchtrennt, disloziert
5. Verletzung der benachbarten Strukturen: Gefäße, Nerven, Muskel, Sehnen, Haut

- Rippenfrakturen: Pleura (Pneu, Hämatothorax), Lungenverletzung (Leber, Milz);
- Beckenfrakturen: Darm, Blase, Urethra.

6. Luxationsfrakturen: Knochenbrüche, deren Frakturlinien in ein Gelenk verlaufen, nennen wir *Gelenkfrakturen,* in Kombination mit einer Verrenkung *Luxationsfrakturen.* Bei den letztgenannten Frakturen erlangen begleitende Knorpel- und Bandläsionen prognostische Bedeutung.

7. Haut: Hautverletzungen treten durch äußere Gewalteinwirkung oder durch Durchspießung von innen auf. Bei unverletzter Haut spricht man von einer geschlossenen Fraktur.

> Besteht eine Verbindung zwischen Fraktur und Außenwelt, bezeichnet man dies als eine offene Fraktur.

Ein alter Ausdruck für offene Fraktur ist „komplizierter Bruch". Diese Bezeichnung sagt jedoch mehr über die Schwierigkeiten bei der Behandlung und die Prognose als über den Zustand der Haut aus und sollte deswegen heute nicht mehr verwendet werden.

Die drei Schweregrade der offenen Fraktur:

1. Grad: Durchspießung der Haut von innen ohne erhebliche Schädigung der übrigen Gewebe.
2. Grad: ausgedehnte Hautverletzung von außen mit geringgradiger Schädigung der umgebenden Strukturen.
3. Grad: ausgedehnte Eröffnung der Fraktur mit massiver Schädigung von Muskeln, Sehnen, Gefäßen und/oder Nerven.

Die durch das Trauma hervorgerufene Verbindung zwischen dem Knochenbruch und der Außenwelt bringt die Gefahr der Infektion. Praktisch jede offene Wunde wird durch Keime kontaminiert. Ob aus der Kontamination einer offenen Fraktur eine Infektion (posttraumatische Osteitis) entsteht, ist abhängig von:

- Keimzahl, Keimart, Virulenz;
- Abwehrmechanismus des Patienten;
- Art und Ausmaß der Haut- und Knochenverletzung;
- Begleitverletzungen;
- Devitalisierung von Haut, Knochen und benachbartem Gewebe;
- Hämatombildung;
- therapeutische Maßnahmen.

Aus dieser Zusammenstellung geht hervor, daß sich eine prognostische Aussage bei offenen Brüchen niemals nur auf die Einteilung in 3 Schweregrade stützen darf.
Unter Berücksichtigung der übrigen Risikofaktoren scheint eine weitere Beurteilung und Einteilung sinnvoll (Tabelle 5).
Die Berücksichtigung der Kriterien Hautzustand, Weichteilkontusion, Verschmutzungsgrad und Zirkulationsverhältnisse (akut oder vorbestehend) lassen den Schweregrad der Verletzung exakter beurteilen und eine zuverlässige prognostische Aussage im Hinblick auf die zukünftige Gebrauchsfähigkeit der Extremität zu. Ähnlich der Einteilung von Tumoren (WHO) lassen sich entsprechende Kurzformen ableiten:

$H_0 W_0 V_0 Z_0$ = geschlossene Fraktur, ohne Weichteilschaden und Verschmutzung, bei intakter Zirkulation;
 = günstige Prognose.

$H_2 W_1 V_3 Z_1$ = große Hautwunde, geringe Weichteilkontusion, schwere Verschmutzung bei gerinfügiger Zirkulationsstörung;
 = hohe Infektgefahr bei guter Möglichkeit, die Extremität zu erhalten.

$H_3 W_3 V_3 Z_3$ = große Hautwunde, schwere Kontusion, schwere Verschmutzung bei schwerer lokaler oder allgemeiner (vorbestehender) Zirkulationsstörung der Extremität; = ungünstige Prognose in bezug auf die Erhaltung der betroffenen Extremität.

Oberflächliche Hautschädigungen wie Schürfungen und Prellungen bedingen noch keine offene Fraktur.
Kommt es durch massive Kontusionen zu einer Hautnekrose, kann sekundär eine offene Fraktur entstehen. Hautnekrosen und damit sekun-

Tabelle 5. Erweiterte prognostische Einteilung der Frakturen

Kriterium	Grad 0	Grad 1	Grad 2	Grad 3
H Haut	∅	Durchspießung von innen	Ausgedehnte Verletzung von außen	Ausgedehnte Verletzung und Beteiligung von Muskel
W Weichteilkontusion	∅	Gering	Mäßig	Schwer
V Verschmutzung (Kontamination)	∅	Gering	Mäßig	Schwer
Z Zirkulation (betr. Extremität)	∅	Gering Gestört	Mäßig Gestört	Schwer Gestört

där-offene Frakturen können aber durch fehlerhafte Behandlung (Hautüberdehnung bei verspäteter Reposition) hervorgerufen werden.

Einteilung der Frakturen

Frakturen kann man unterteilen nach Art der Gewalteinwirkung, Anzahl der Fragmente, Verlauf der Bruchlinien, Lokalisation und Verschiebung der Bruchstücke:

1. Art der Gewalteinwirkung

Direkte Fraktur: durch direkte Einwirkung einer äußeren Gewalt.
Indirekte Frakturen:

a) Biegungsfrakturen (Abb. 21) entstehen durch Zugspannung auf der Konvex- und Druckspannungen auf der Konkavseite. Dabei reißt auf der Konvexseite der Knochen ein, auf der Konkavseite entsteht ein Biegungskeil.

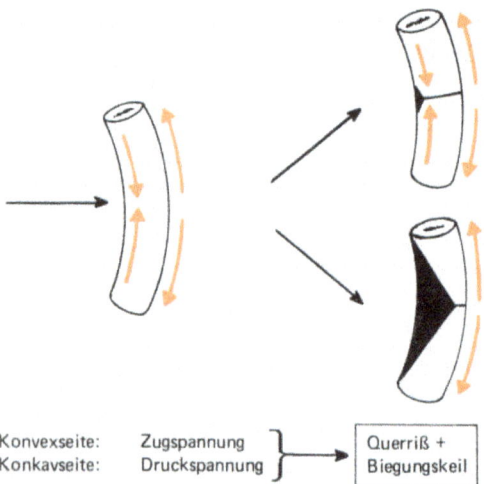

Abb. 21. Biegungsbruch

b) Torsionsfrakturen (Abb. 22) sind durch spiralförmig verlaufende Frakturlinien gekennzeichnet. Große, rasch einwirkende Kraft hinterläßt eine flache Frakturlinie, bei langsamer Einwirkung verläuft diese steiler. Tritt zu der Torsionskraft eine zusätzliche Biegung oder Stauchung,

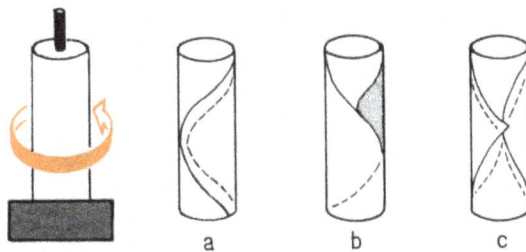

Abb. 22 a-c. Torsionsfraktur. **a** Reine Torsion – selten; **b** Torsion + Biegemoment (Ski) Drehkeilfraktur; **c** 2 Drehkeile „Butterfly"

entstehen Drehkeile. Bei zwei gegenüberliegenden Drehkeilen sprechen wir von einer „Schmetterlingsfraktur" (= „butterfly-fracture").

c) Abscherfrakturen (Abb. 23) entstehen, wenn die Gewalt an der Grenze zwischen abgestützten und nicht abgestützten Knochenanteilen einwirkt. Abscherungen können auch bei Luxationen auftreten, z. B. an der Knorpelfläche des Talus bei Luxation des oberen Sprunggelenkes („flake fracture").

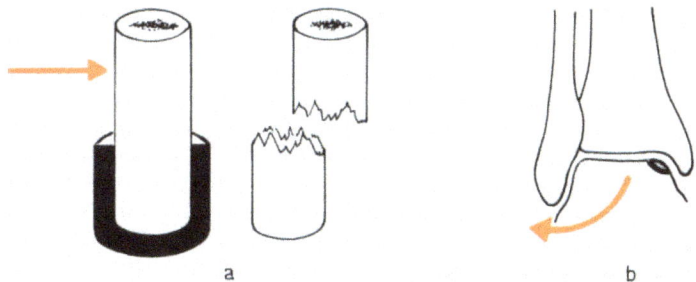

Abb. 23 a, b. Abscherfrakturen. **a** Kraft zwischen abgestütztem und nicht abgestütztem Teil; **b** „flake fracture" am Talus

d) Kompressionsfrakturen (Abb. 24) kommen am häufigsten am spongiösen Knochen vor. Seine Form wird dadurch erheblich verändert (z. B. keilförmige Deformierung bei Wirbelfrakturen, Abflachung des Tubergelenkwinkels bei Fersenbeinfrakturen, Einsenkung der Gelenkflächen bei Brüchen des Schienbeinkopfes).

e) Abrißfrakturen von Band- oder Sehnenansätzen (Bp. Olecranon, Metatarsale V).

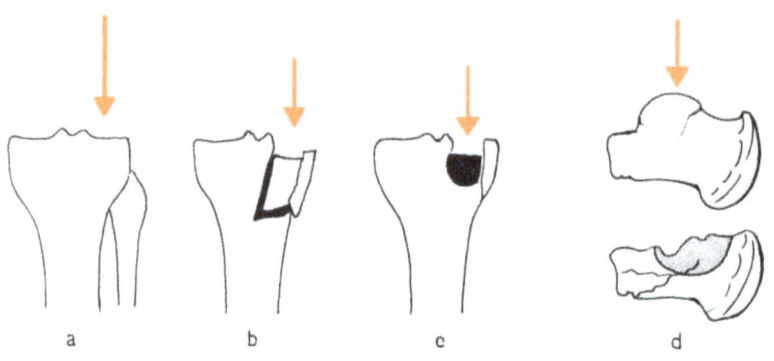

Abb. 24 a-d. Kompressionsfrakturen. **a** Krafteinwirkung am Tibiakopf, **b** laterale Depression, **c** laterale Impression, **d** Kompressionsfraktur des Kalkaneus

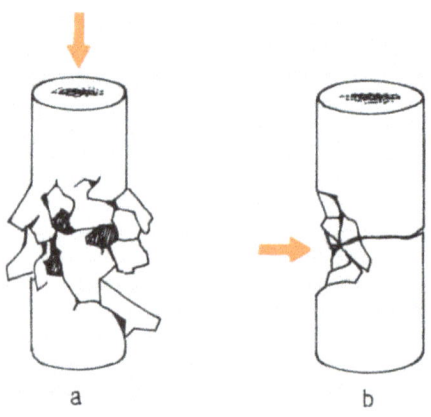

Abb. 25 a, b. Trümmerbrüche **a** Berstung, **b** Trümmerzone am Ort der Gewalteinwirkung

Tabelle 6. Einteilung der Frakturen

Gewalt	Mechanismus	Fragmente	Lokalisation	Path. Frakturen
Schlag	Schub (Schlag)	2 Fragmente	Bp. Oberschenkel	Zysten
– direkt	Kompression	Mehrfragment	med. SH	Knochen-
– indirekt	Torsion	Trümmer	lat. SH	tumoren
Zug	Biegung	*Verlauf:*	pertrochanter	– benigne
	Abriß	– quer	subtrochanter	– maligne
		– längs	Schaft – prox.	Metastasen
		– schräg	– Mitte	Osteoporose
			– distal	Ermüdungs-
			suprakondylär	bruch
			diakondylär	
			intraartikulär	

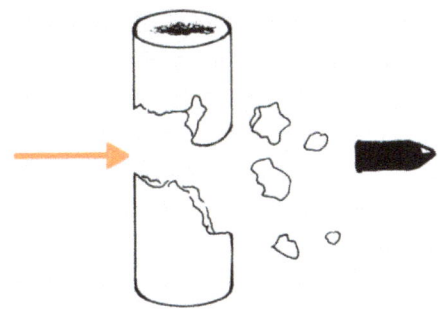

Abb. 26. Defektbruch (Schußfrakturen. Verkehr, höchste direkte Gewalteinwirkungen [Geschwindigkeit])

2. Anzahl der Fragmente: Man unterscheidet einfache Brüche, Mehrfragment- und Trümmerfrakturen. Letztere weisen mehr als sechs Einzelbruchstücke auf (Abb. 25).

3. Verlauf der Frakturlinie: Dieser führt zu Bezeichnungen wie Quer-, Längs- und Schrägfraktur. Defektbrüche liegen dann vor, wenn bei offenen Frakturen Knochensubstanz verlorengegangen ist (z. B. bei Schußbrüchen (Abb. 26).

4. Frakturlokalisation: Am Femur unterscheidet man z. B. je nach Lokalisation des Bruches: mediale Schenkelhalsfraktur, laterale Schenkelhalsfraktur, petrochantere, subtrochantere Femurfraktur, proximale Femurschaftfraktur, Fraktur der Femurschaftmitte, distale Femurschaftfraktur, suprakondyläre Femurfraktur und diakondyläre bzw. intraartikutäre Femurfraktur. Ähnliche Bezeichnungen lassen sich auch bei den anderen Röhrenknochen finden.

5. Verschiebung der Bruchstücke (Abb. 27): Entsprechend der Dislokation der Fragmente lassen sich verschiedene Typen unterscheiden:

- *Dislocatio ad latus:*
  Verschiebung der Fragmente in seitlicher Richtung.
- *Dislocatio ad longitudinem:*
  Verschiebung der Fragmente in Längsrichtung.
- *Dislocatio cum distractione:*
  Verschiebung der Fragmente mit Verlängerung.
- *Dislocatio cum contractione:*
  Verschiebung der Fragmente mit Verkürzung.
- *Dislocatio cum implantatione:*
  Verschiebung mit Ineinanderstauchung der Fragmente.

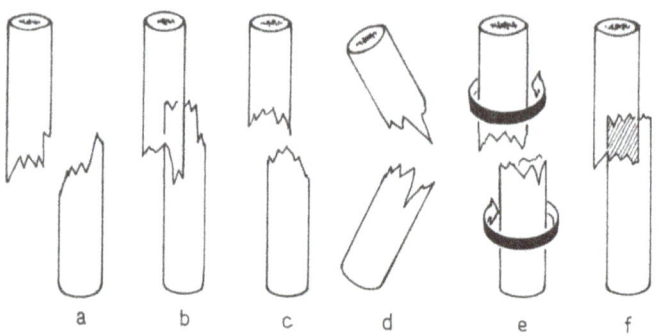

Abb. 27 a-f. Verschiebung der Bruchstücke. **a** ad latus, **b** ad longitudinem, **c** cum distractione, **d** ad axim, **e** ad peripheriam, **f** cum implantatione

- *Dislocatio ad axim:*
  Verschiebung der Fragmente mit Achsenknickung.
- *Dislocatio ad peripheriam:*
  Verschiebung der Fragmente mit Drehfehler.

Frakturheilung

Wie in Kap. 5 erwähnt, ist der Knochen zu einer organotypischen Regeneration fähig, d. h. er kann neuen Knochen bilden. Voraussetzungen einer ungestörten Knochenbruchheilung sind:

- ausreichende Vaskularisation,
- ununterbrochene Ruhigstellung der Fraktur.

Wünschenswert ist ein möglichst inniger Kontakt der Fragmente (Erwachsene).
Wie bei anderen Organen oder Geweben ist eine primäre oder sekundäre Heilung möglich. Bei der primären Heilung wird sofort neues Knochengewebe gebildet, die sekundäre Heilung durchläuft ein bindegewebiges Narbenstadium. Die Knochenneubildung zur Frakturheilung kann von 3 Blastemen ausgehen: Periost, Haversche Systeme und Blutzellen(?).
Histologisch lassen sich zwei Möglichkeiten unterscheiden, durch welche ein Frakturspalt überbrückt werden kann.

1. Sind die Frakturflächen so nahe adaptiert, daß für von außen einsprossende Gefäße kein Platz bleibt, wird der Frakturspalt direkt

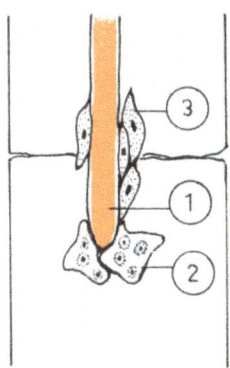

Abb. 28. Die p.-p. oder Kontakt-Heilung des Knochens
Bedingung: Die Frakturspalten sind zu eng, um den Bindegewebszellen das Einwandern zu gestatten.
1. Kapillaren durchwandern den Frakturspalt.
2. An ihrer Spitze lösen Osteoklasten den „alten" Knochen auf und schaffen dadurch Platz für das neu aufzubauende Osteon.
3. Am Rande der Kapillaren bauen Osteoblasten das neue Osteon auf

durch in Längsrichtung vorwachsende Osteone überbrückt. Dabei ist kein äußerlich sichtbarer Kallus zu beobachten. Dieses Phänomen entspricht der p.p. – oder *Kontakt*-Heilung einer Fraktur (Abb. 28).

2. Bleiben zwischen den Fragmenten genügend breite Spalten, sprossen von außen Gefäße in diese ein. Aus diesen Gefäßen wandern jugendliche Bindegewebszellen aus, die sich sekundär in Knochenzellen umwandeln. Die Herkunft dieser Zellen ist noch nicht restlos geklärt, sicher sind Monozyten des Blutes beteiligt, daneben kommen Retikulumzellen des Knochenmarks und Endothelzellen der Kapillaren in Frage. Ist das Frakturhämatom in Bindegewebe umgewandelt, sprechen wir vom bindegewebigen Kallus. Ein bisher noch unbekannter Mechanismus löst die Knochenregeneration aus. Als Induktor nimmt man einen biochemischen Wirkstoff an, da gewisse Gewebeanteile, wie Extrakte aus Knochen und anderen Organen, den Regenerationsvorgang anregen. Der Bindegewebskallus wandelt sich so in eine zunächst regellose netzförmige Knochenbälkchenstruktur (Fixationskallus = Netzknochen) um. Unter mechanischen Einflüssen (Druck, Zug) differenzieren sich die Strukturen entsprechend ihrer mechanischen Beanspruchung. So entstehen längsgerichtete Osteone im Bereich der Kompakta und Bälkchenstrukturen im Bereich des spongiösen Knochens. Die knöcherne p. s.- oder Spalt-Heilung ist abgeschlossen, wenn die ursprüngliche Struktur des Röhrenknochens **annähernd** wiederhergestellt ist (Abb. 29).

Unter verschiedenen äußeren Voraussetzungen findet man daher in der Praxis zwei verschiedene Typen der Knochenbruchheilung.

1. Gelingt es, die Fragmente so zu adaptieren, daß der Frakturspalt nur noch Bruchteile von Millimetern breit ist, so ist eine primäre Knochenbruchheilung ohne Kallusbildung zu erwarten (Abb. 28).

Schema 7. Frakturheilung

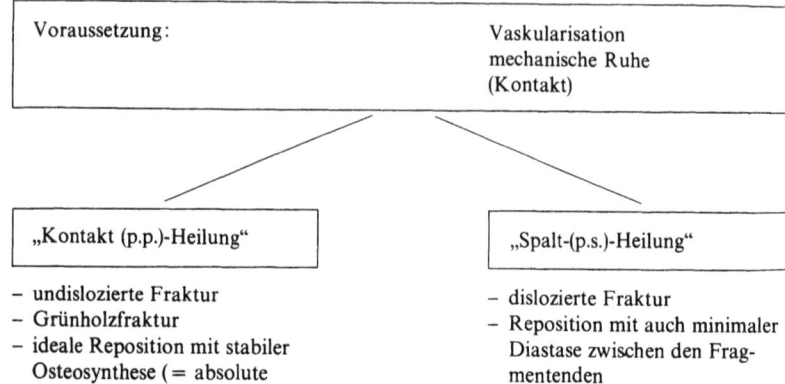

2. Klaffen die Bruchspalten, erfolgt die Überbrückung im Sinne der p.s.-Heilung über Bindegewebs- und Fixationskallus. Die Überbrückung nimmt hierbei längere Zeit in Anspruch, der neugebildete Knochen ist geringer belastbar (Abb. 29).

Je nach der vorhandenen Fraktursituation können beide Arten der Knochenbruchheilung nebeneinander auftreten.

Störungen der Knochenbruchheilung

Die Tatsache, daß eine ungestörte Knochenbruchheilung nur bei genügender Vaskularisation und unter ununterbrochener Ruhigstellung stattfinden kann, weist auf die bedeutendsten Störfaktoren hin.

Vaskularisation: Vorbestehende Gefäßleiden, Beeinträchtigung der Zirkulation durch Traumafolgen usw. verzögern oder verunmöglichen die Frakturheilung.

Mechanische Störfaktoren: Scherkräfte, Zugkräfte – jegliche grobe mechanische Unruhe – verzögern die Frakturheilung oder führen zur Pseudarthrose. Ist die Vaskularisation intakt, die Ruhigstellung jedoch ungenügend, kommt es zur *hypertrophen Pseudarthrose*. Findet sich eine Kombination zwischen Durchblutungsstörung und ungenügender Ruhigstellung, kann eine *atrophische (avitale) Pseudarthrose* entstehen. Dabei kommt es in beiden Fällen zu einer bindegewebigen Überbrückung des Frakturspaltes, ohne daß Knochengewebe entstehen kann. Die hypertro-

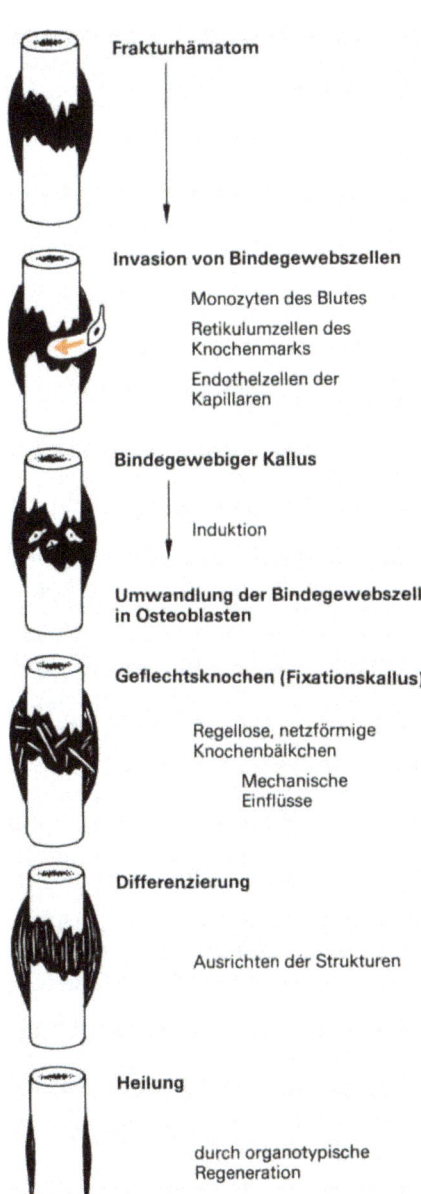

Abb. 29. Die Spalt- oder p.s.-Heilung des Knochens oder die Heilung einer Fraktur über den Kallus

phe Pseudarthrose kann durch absolute Ruhigstellung (mit oder ohne Kompression) allein ausgeheilt werden, bei der atrophischen werden andere Maßnahmen, wie Knochentransplantationen (autologe Spongiosa) notwendig (s. unter „Pseudarthrose", S. 156).
Ein weiterer wichtiger Faktor in der Knochenbruchheilung ist die *Infektion*. Tritt eine solche auf, wird die Heilung verzögert oder unmöglich (s. unter „Posttraumatische Osteitis", S. 159).

Diagnose des Knochenbruches

Im Vordergrund stehen nach einem schweren Trauma Erkennen und Beseitigen lebensbedrohlicher Zustände. Dann erst sollte man das Augenmerk auf Einzelverletzungen (Frakturen) richten.

Sichere Knochenbruchzeichen: Fragmente in offenen Wunden, auffällige Achsenfehlstellungen, Knochenreiben, falsche Beweglichkeit.

Unsichere Knochenbruchzeichen: Schwellung, Schmerzhaftigkeit, Functio laesa können auch nach alleinigen Weichteilverletzungen auftreten.
Diagnostische Sicherheit schafft nur das Röntgenbild. Aufnahmen in mindestens 2 Ebenen unter Abbildung der benachbarten Gelenke sind obligatorisch. In Zweifelsfällen sind Ziel-, Schräg- oder Schichtaufnahmen angezeigt. Manche Frakturen stellen sich röntgenologisch erst im weiteren Verlauf heraus, wenn die Resorptionsvorgänge an den Bruchenden den Spalt breiter erscheinen lassen (Bp. Naviculare).
Besondere Vorsicht in der Frakturdiagnostik ist beim Mehrfachverletzten und/oder Bewußtlosen geboten, da hier leicht therapeutische Unterlassungen auftreten können. Bei diesen Patienten sollten generell Schädel, Thorax und Becken, evtl. Wirbelsäule, geröntgt werden.

Leicht zu übersehende Skelettverletzungen sind:
- Wirbelbrüche,
- Beckenfrakturen (Acetabulum, Beckenring),
- mediale Schenkelhalsfrakturen,
- Navicularefrakturen,
- Schulterluxationen und Humeruskopffrakturen,
- Talus- und Kalkaneusfrakturen,
- perilunäre Luxationen,
- Schultereckgelenksprengungen.

NB: Bei Verdacht auf Gefäßverletzung: Angiographie.

Zur Diagnostik gehört weiterhin die Prüfung von Durchblutung, Sensibilität und Motorik distal der Fraktur. Verlaufskontrollen sind obligat.

Gegebenenfalls müssen entlastende Maßnahmen (Hämatomausräumung, Faszienspaltung, Reposition) notfallmäßig durchgeführt werden.
Über einer einmal erkannten Fraktur dürfen andere Brüche, fernab der einwirkenden Gewalt, nicht übersehen werden (z. B. Luxationen und Frakturen im Bereich der Hüfte bei Knie- und Oberschenkelbrüchen, Wirbelbrüche bei Kalkaneusfrakturen).

Vor jeder Umlagerung muß der Knochenbruch geschient werden, um Sekundärschäden durch scharfkantige Fragmente zu vermeiden.

Offene Frakturen müssen zur Vermeidung von Sekundärinfektionen sobald wie möglich steril abgedeckt werden. Diese Abdeckung ist bis zum Eintritt in den Operationssaal zu belassen und dort erst vom Operateur unter sterilen Kautelen zu entfernen.

Prinzipien der Frakturbehandlung

Unter Berücksichtigung der pathophysiologischen Grundlagen der Frakturheilung, ergeben sich folgende Behandlungsprinzipien:

1. Reposition,
2. Retention,
3. Rehabilitation.

Durch die *Reposition* werden die Bruchstücke in die Stellung, in der die Heilung eintreten soll, gebracht.
Die Aufgabe der *Retention* besteht darin, die Fragmente des eingerichteten Bruches bis zur knöchernen Heilung unverrückbar festzuhalten.
Die *Rehabilitation* beginnt schon während der Ruhigstellung, indem alle nicht ruhiggestellten Gelenke der verletzten Extremität bewegt werden. Nach Beendigung der Ruhigstellung soll der verletzte Abschnitt des Bewegungsapparates durch Rehabilitationsverfahren wieder zu voller Funktion gebracht werden.

1. Reposition: Nicht jede Fraktur, deren Bruchstücke eine Verschiebung erfahren haben, bedarf der Einrichtung. Sie ist überflüssig bei in günstiger

Fragmentstellung eingekeilten Frakturen (Humeruskopf, Schenkelhals, Wirbel). Je früher die Einrichtung erfolgt, desto leichter und vollkommener läßt sie sich ausführen. Sie ist dringend bei Gefahr der Schädigung der Haut und bei Kompression von Gefäßen oder Nerven. Die Einrichtung sollte unter Schmerzausschaltung und Muskelentspannung durchgeführt werden. Immer wird das periphere Fragment nach dem zentralen gestellt. Die Fraktur wird durch Zug, Gegenzug und seitlichen Druck, sowie ggf. Rotation eingerichtet. Bei konservativer Behandlung von Schaftbrüchen ist eine anatomische Einrichtung nicht unbedingt erforderlich. So kann eine geringe Seitenverschiebung und Verkürzung in Kauf genommen werden. Wichtig ist aber der Ausgleich der Rotation und der Achsenknickung. Interponierte Weichteile, Knochenfragmente, oder bei verspäteter Einrichtung das Bruchhämatom, können ein Repositionshindernis bilden, welches nur operativ zu beseitigen ist. Viele Brüche (Gelenkbrüche mit Dislokation oder Stufenbildung, Abrißfrakturen u. a.) werden von vornherein operativ eingerichtet.

Die Einrichtung wird im allgemeinen durch ein einmaliges Repositionsmanöver erreicht. Am langen Röhrenknochen besteht aber auch die Möglichkeit, die Einrichtung einem Dauerzug zu überlassen. Diese Dauerextension erfüllt dann gleichzeitig die zweite Aufgabe der Frakturbehandlung, nämlich die Aufrechterhaltung des Repositionsergebnisses, die Retention der Fragmente.

2. *Retention:* Die ununterbrochene Ruhigstellung der Fraktur bis zur knöchernen Ausheilung kann durch konservative oder operative Maßnahmen erfolgen.

Die konservative Frakturbehandlung

Hier erfolgt die Ruhigstellung durch Gips- oder Streckverband oder in Kombination beider Methoden. Gewisse Brüche werden nicht ruhiggestellt, sondern primär funktionell behandelt (Bp. gewisse Wirbelfrakturen).

Funktionelle Behandlung: Ist bei einer Fraktur weder eine Reposition noch eine Retention erforderlich, so wird funktionell behandelt. Sicher eingekeilte Brüche können unter Schonung gegen dislozierende Kräfte einer aktiven Übungsbehandlung zugeführt werden.

Gipsverband: Er stellt die am häufigsten angewandte Methode der Ruhigstellung dar. Eine absolute Ruhigstellung wird im Gipsverband jedoch nicht erreicht. In der Regel werden die beiden der Fraktur benachbarten Gelenke in den Gipsverband einbezogen. Bei frischen Verletzungen darf er nie zirkulär angelegt werden.

> Zur Vermeidung von Durchblutungsstörungen muß der Gipsverband unter allen Umständen nach dem Erhärten der Länge nach vollständig gespalten werden.

Bei frischen Verletzungen und vor allem nach jeder Reposition sind besonders in den ersten 24 Stunden Durchblutung, Sensibilität und Motorik genau zu überwachen (Hautfarbe, Weichteilschwellung, Beweglichkeit und Gefühl von Fingern und Zehen).
Erst nach dem Abschwellen der Weichteile kann nach einigen Tagen ein geschlossener zirkulärer Gipsverband angelegt werden. Immer sind Knochenvorsprünge wegen der Gefahr von Drucknekrosen zu polstern (Epikondylen des Humerus, Fibulaköpfchen, Knöchel, Ferse).
Heute verwendet man anstelle von Gips- auch Kunststoffverbände (Baycast), die bei gleicher Qualität der Ruhigstellung große Vorteile bringen: bessere Stabilität, geringeres Gewicht, *Durchlässigkeit für Röntgenstrahlen*.

Gefahren und Nachteile des Gipsverbandes:
- keine exakte Ruhigstellung durch den Weichteilmantel hindurch;
- Drucknekrosen der Haut (die sich anbahnende Drucknekrose äußert sich immer durch heftige umschriebene Schmerzen);
- Drucklähmungen der Nerven (N. ulnaris und N. peronaeus);
- Durchblutungsstörungen durch zu engen Gipsverband (ischämische Kontraktur);
- Gefahr der „Frakturkrankheit": Muskel- und Knorpelatrophie, Knochenentkalkung, Gelenkversteifung, chronische Zirkulationsstörungen.

Vorteile der Gipsbehandlung:
- Baldige Mobilisation des Patienten, insbesondere bei Gehgipsverbänden (ambulante Behandlung).
- Die Fraktur bleibt geschlossen.

Abgesehen vom Gipsverband gibt es noch andere ruhigstellende Verbände: Tornisterverband (Schlüsselbeinbruch), Fingerschiene aus Metall oder Plastik, Cingulum (Rippenbruch), Heftpflasterverband (Zehenbruch).

Extensionsbehandlung: Das Verfahren der Extension durch Dauerzug und der gleichzeitigen Retention der Bruchstücke, ist für jene Frakturen geeignet, die infolge des starken Muskelzuges zu einer neuerlichen Verschiebung neigen (Oberschenkel- und Unterschenkelbrüche). Grund-

Tabelle 7. Extensionen

Fraktur	Kirschner-Draht oder Steinmann-Nagel	Zug	Gefahr
O-Arm	Olecranon	2–4 kg	N. ulnaris
O-Schenkel	Kondylen, wenn sekundär operativ	1/10 des Körpergewichtes	
	Tuberositas tibiae	nach 4 Wochen 4–5 kg	N. peronaeus
U-Schenkel	Kalkaneus	1–2 kg	

sätzlich greift der Zug am distalen Fragment an, die Zugrichtung verläuft in der Achse des proximalen Fragmentes. Die knöcherne Extension greift mit einem starren Nagel (Steinmann-Nagel) oder mit einem Draht (Kirschner-Draht) am Knochen an. Typische Angriffspunkte sind: Fersenbein, Tuberositas tibiae, Oberschenkel suprakondylär (Tabelle 7), Olecranon, Schädeldach (bei Halswirbel-Luxationsfrakturen).

Am Kirschner-Draht oder Steinmann-Nagel werden über einen Bügel Zuggewichte angebracht. Die extendierte untere Extremität wird auf einer Beinlagerungsschiene gelagert. Extensionsgerät und Lagerungsschiene sind stabil am Bett befestigt. (Braunsche Lochstabextension, Extensionsbetten.)

Eine Weichteilextension durch Heftpflasterzug findet nur noch bei Kleinkindern oder als sog. Moonbootextension, wenn ein operatives Vorgehen kurzfristig geplant ist, Anwendung.

Gefahren und Nachteile der Extensionsbehandlung:
- Eine absolute Ruhigstellung läßt sich in der Extension nie erreichen.
- Die größte Gefahr ist die Distraktion, sie verhindert den knöchernen Durchbau.
- Infekte an der Nageldurchtrittstelle können zu Osteitiden führen.
- Langdauernder Zug über ein Gelenk überdehnt die Gelenkbänder.
- Überstarker Zug kann zu Nervenüberdehnung und Zirkulationsstörungen führen.
- Der Patient ist während der ganzen Dauer der Extension bettlägerig.

Vorteile der Extensionsbehandlung:
- Die Fraktur bleibt geschlossen, die Weichteile können laufend überwacht werden.
- Die Frakturstellung läßt sich ohne Gips röntgenologisch sicherer beurteilen und kann gegebenenfalls durch einfache Veränderung der Zugrichtung korrigiert werden.
- Der Sekundärverkürzung durch Muskelzug wird entgegengewirkt.

Die operative Frakturbehandlung

Durch Eröffnung der Fraktur wird eine genaue Reposition ermöglicht. Eine stabile innere Fixation erlaubt zudem unmittelbar postoperativ die Aufnahme von Bewegungsübungen und verhindert so Muskelatrophien und Gelenksteifen.

Vorgehen und Instrumentarium zur operativen Frakturbehandlung
Voraussetzungen: geschultes Team, vollständiges Instrumentarium, aseptische Vorbereitungs- und Operationsbedingungen, gewebeschonendes Operieren, überwachte Nachbehandlung.
Heute haben sich die Verfahren der Arbeitsgemeinschaft für Osteosynthesefragen (AO) in der operativen Frakturbehandlung weltweit durchgesetzt. In Zusammenarbeit von Chirurgen und Orthopäden mit Biologen,

Tabelle 8. Behandlungsindikationen

Konservativ	Operativ
Alle Frakturen beim Kind und Jugendlichen bis zum Epiphysenschluß	*Ausnahmen:* Gelenkfrakturen mit Stufe proximale Femurfrakturen Epiphysenfrakturen Konservativ Ungenügendes Ergebnis
Beim Erwachsenen: Klavikula Rippen Humeruskopf Humerusschaft	Evtl. instabiler Thorax Humeruskopf + Luxation Humerus + Radialisschaden Ellbogen
Distaler Unterarm (loco classico) Hand	Unterarmschaft Gelenkfrakturen im Handbereich starke Dislokation
Schenkelhals-Abduktion	Schenkelhals-Adduktion pertrochanter subtrochanter Schaft OS.
Tibiaschaft Fibulaschaft	Kniegelenk + Stufe Tibia + Dislokation Sprunggelenk
Fuß	Fuß + Dislokation
Allgemein: Alle ohne Dislokation	Allgemein: Alle mit Dislokation oder nach mißglücktem konservativem Versuch Frakturen mit Gefäß- oder Nervenschaden

Pathophysiologen, Anatomen, Biochemikern und Metallurgen ist ein Instrumentarium geschaffen worden, das es entsprechend ausgebildeten Chirurgen gestattet, auch schwierigste Frakturen bewegungsstabil zu versorgen.

Nachteile der operativen Behandlung: Infektgefahr (s. Osteitis).

Osteosyntheseverfahren, die eine bewegungsstabile Fixation gestatten:

1. Schraubenosteosynthese,
2. Plattenosteosynthese,
3. Marknagel,
4. Zuggurtung,
5. Kombination.

1. Schraubenosteosynthese: Die AO-Schrauben sind so konstruiert, daß sie Kompression auf die Fraktur bringen können, ihre Masse ist so berechnet, daß sie der Festigkeit des Knochens entspricht. Prinzipiell werden zwei Typen in verschiedenen Größen angewendet:
a) Kortikalisschraube (Abb. 30),
b) Spongiosaschraube (Abb. 31).

aa) Das Prinzip der Kompressionsosteosynthese durch Schrauben: Wird eine Torsionsfraktur durch eine alleinige Schraubenosteosynthese versorgt, so sollen die Schrauben durch Zugwirkung eine Kompression im Bereiche der Fraktur erzeugen. Dies geschieht dadurch, daß die eine Kortikalis so weit aufgebohrt wird, daß die Schraube durch dieses Loch gleiten kann (Gleitloch). Auf der Gegenseite wird ein schmaleres Loch gebohrt, in das ein Gewinde geschnitten wird (Gewindeloch). Wird nun die Schraube eingedreht, faßt sie das auf der gegenüberliegenden Seite

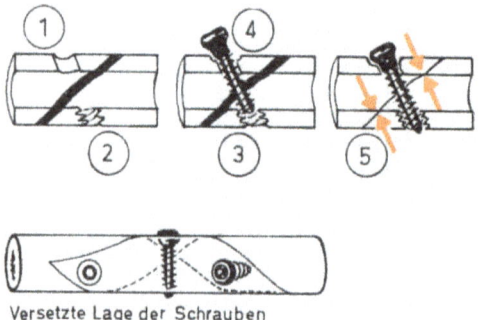

Abb. 30. Die Schraubenosteosynthese am Schaft eines Röhrenknochens
1. Bohren des Gleitloches (Bohrer ⌀ 4,5 mm)
2. Bohren des Gewindeloches (Bohrer ⌀ 3,2 mm)
3. Schneiden des Gewindes (außen ⌀ 4,5 mm)
4. Kopfraum
5. Einbringen der Schraube (Kortikalisschraube)

Versetzte Lage der Schrauben

Abb. 31. Die Schraubenosteosynthese im spongiösen Bereich (z. B. Tibiakopf)
1. Bohren
2. Gewinde schneiden
3. Spongiosaschraube eindrehen (Kompression)
4. Bei größeren Fragmenten weitere Spongiosaschrauben einbringen. (Rotationsstabilität)

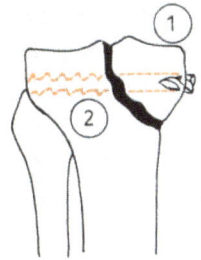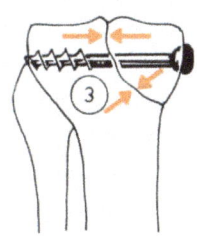

eingeschnittene Gewinde und zieht somit das Fragment vom Gleitloch her gegen das andere. Es entsteht damit Kompression auf die Fraktur (s. Abb. 30). Zur Erhöhung der Stabilität werden verschiedene Schrauben gegeneinander versetzt durch die beiden Fragmente eingeführt. Es dürfen nur Schräg- oder Torsionsfrakturen im Schaftbereich der Röhrenknochen mit alleiniger Schraubenosteosynthese versorgt werden, wenn die Länge der Fraktur mindestens doppelte Schaftbreite beträgt.

bb) Die Spongiosaschraube besitzt an ihrem Ende ein 6,5 mm breites Gewinde. Der Schaft ist zylindrisch und findet im zunächst gebohrten Loch keinen Halt. Das Gewinde, das im spongiösen Knochen oder bei dünner Kortikalis gut faßt, bewirkt Kompression der Fraktur (s. Abb. 31).

2. *Plattenosteosynthese* (Abb. 32): Nach der Reposition wird eine Platte von entsprechender Länge aufgebracht, die mit einer oder zwei Schrauben auf der einen Frakturseite befestigt wird. Auf der gegenüberliegenden Seite wird nun das Spanngerät angebracht und so die Fraktur unter Kompression gesetzt. Durch das Einlegen der Schrauben auf der Gegenseite bleibt die Fraktur unter Kompression stabilisiert (Druckplatte). Beim Spannen der Platte wird die plattennahe Kortikalis unter Kompression gesetzt, die Frakturlinie an der Gegenkortikalis klafft (Querfraktur). Um auch die Fraktur im Bereiche der Gegenkortikalis unter Druck setzen zu können, wird die Platte etwas vorgebogen, so daß sie in ihrer Mitte leicht (2 mm) vom Knochenlager absteht. Durch die Tendenz des Implantates, seine Form auch unter Zug (Kompressionsgerät) zu wahren, komprimiert es auch die Fraktur auf der gegenüberliegenden Kortikalis.

Eine äußerst elegante Form der Kompressionsosteosynthese bringt die von Allgöwer und Perren entwickelte „dynamische Kompressionsplatte" (DCP). Hier wird die Fraktur durch exzentrisches Einsetzen der Schrauben in zwei gegenüberliegende Plattenlöcher unter Druck gesetzt (Abb. 33).

Im Instrumentarium findet sich eine große Zahl verschiedener Platten mit unterschiedlichen Maßen und Formen, die es erlauben, jede Fraktur an

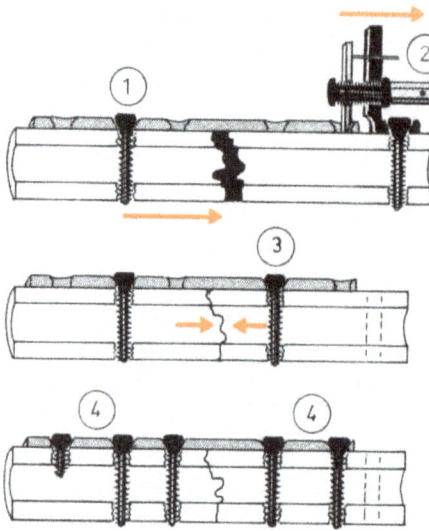

1. Befestigung der Platte auf einer Seite mit einer Kortikalisschraube (in beide Kortikales wird ein Gewinde geschnitten [Verankerung])
2. Spannen der Platte mit Spezialgerät auf der Gegenseite
3. Befestigung auf der Gegenseite mit einer Schraube: Kompressionsosteosynthese, Entfernung des Spanngerätes
4. Einlegen der restlichen Schrauben

Abb. 32. Die Druckplattenosteosynthese bei einer Querfraktur am Schaft eines Röhrenknochens (z. B. Radius, Ulna)

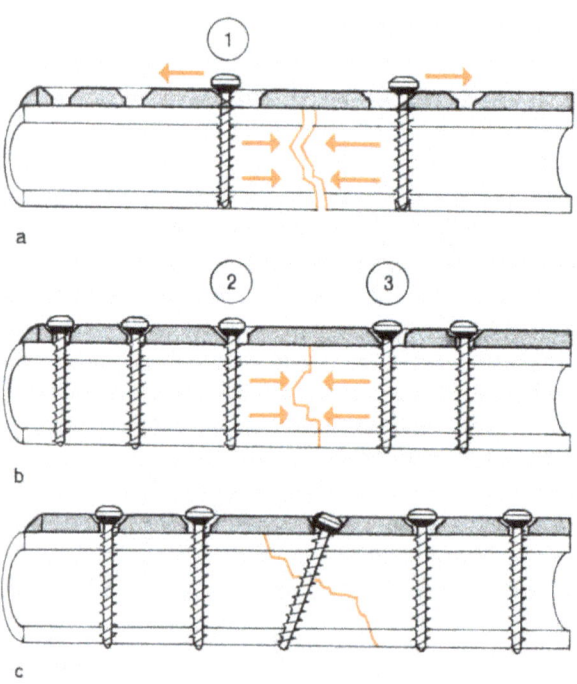

jeder beliebigen Stelle des Skelettes zu stabilisieren (s. auch Systematik der Frakturen, S. 95).

Indikationen für die Plattenosteosynthese sind:
- Quer-, kurze Schrägfrakturen (Radius, Ulna, Tibia proximal und distal usw): *Kompressionsplatte;*
- Überbrückung von Trümmerzonen, zusätzliche Stabilisierung von Schraubenosteosynthesen: *Neutralisationsplatte;*
- Abstützung von Fragmenten (Bp. Tibiakopf): *Abstützplatte.*

3. Marknagelosteosynthese (Abb. 34): Der Marknagel nach Küntscher dient als innere Schienung. Er bietet eine gute stabile Osteosynthesemöglichkeit für Schaftfrakturen der langen Röhrenknochen im mittleren Drittel. Zunächst wird an der Tuberositas tibiae (Marknagelung des Schienbeines) mit einem Pfriem die Markhöhle eröffnet und ein Bohrdorn eingelegt. Über diesem Instrument wird nun mit Bohrköpfen von

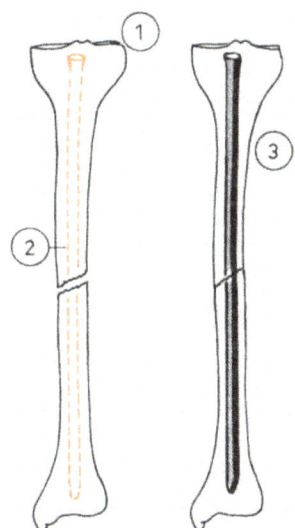

Abb. 34. Die Marknagelosteosynthese an der Tibia
1. Eröffnung der Markhöhle mit einem Pfriem an der Tuberositas tibiae
2. Aufbohren stufenweise mit Bohrköpfen von zunehmendem Durchmesser
3. Einschlagen des passenden Marknagels (Länge – Querschnitt)

Abb. 33 a-c. Dynamische Kompressionsplatte (DCP) nach Allgöwer und Perren. **a** Die DCP weist längliche Plattenlöcher mit schiefen Ebenen auf
1. In die frakturnahen Löcher wird je eine Schraube exzentrisch eingelegt. Sie gleitet beim Anziehen auf der schiefen Ebene und drückt damit die Platte von der Fraktur weg
2., 3. Durch diesen Mechanismus nähern sich die Fragmentenden und die Fraktur gerät unter Kompression
b Die übrigen Schrauben werden zentral eingebracht
c Eine schräg durch die Fraktur eingelegte Schraube erhöht die Stabilität der Osteosynthese

verschiedenem, zunehmendem Durchmesser die Markhöhle aufgebohrt. Nach Ausspülen des Knochenmehles wird der passende Marknagel (Länge, Querschnitt) eingeschlagen. Der Nagel muß mit dem aufgebohrten Markraum Kontakt haben, sonst besteht Instabilität (Rotation!). Eine stabil mit einem Marknagel versorgte Querfraktur in Schaftmitte kann innerhalb kurzer Zeit postoperativ belastet werden.

„Zwingende" Marknagelindikationen: Quer- und kurze Schrägfrakturen im mittleren Schaftdrittel von Femur und Tibia (nicht Radius oder Ulna!).
Relative Marknagelindikationen:
– Torsionsfrakturen, Biegungsbrüche im mittleren Drittel des Femur (evtl. Tibia);
– Quer- und Schrägfrakturen am Übergang des mittleren Drittels von Femur oder Tibia nach proximal oder distal.

> NB: Bei den relativen Indikationen bringt der Marknagel *keine absolute Stabilität,* er muß deshalb hier mit einer äußeren oder zusätzlichen inneren Fixation kombiniert werden (Gips, Cerclage: Drahtumschlingung, Schrauben durch Knochen und Nagelverriegelung, Platte). Als Alternative steht bei den genannten Frakturen die Anwendung einer Plattenosteosynthese zur Diskussion, die eine bewegungsstabile Fixation erlaubt.

4. Zuggurtung: Bei diesem biomechanisch interessanten Verfahren wird eine Drahtschlinge in 8er-Form durch Sehnenansätze (Patella) oder durch einen Sehnenansatz und den Knochen (Olecranon) gelegt. Das Zuggurtungsprinzip wird bei den Patella- und Olecranonfrakturen (S. 126 bzw. 104) eingehend erläutert.

Die Behandlung der Weichteile bei der Osteosynthese: Die Osteosynthese beginnt entsprechend den Vorschlägen der AO mit der Operationsvorbereitung und endet mit der Metallentfernung. Es wird auf richtige Lage der Inzision, Schonung der Weichteile und der Hautränder während des Eingriffes und sorgfältige Nahttechnik größten Wert gelegt. Die Zugänge durch die Muskulatur sind klar definiert, sie führen entlang von Septen oder zwischen Muskeln hindurch und vermeiden jegliche Zerstörung von Muskelgewebe. Der Hautverschluß erfolgt mit intrakutanen Nähten nach Donati-Allgöwer (s. Wundheilung S. 57). Der Knochen selbst wird möglichst in seiner Umgebung belassen, die Frakturlinien nur millimeterweise deperiostiert, um die größtmögliche Vaskularisation zu erhalten. Zur Vermeidung eines Hämatoms wird eine Saugdrainage eingelegt. Postoperativ wird die Extremität zur Verminderung des Wundödems hochgelagert. Die Wundbehandlung erfolgt offen ab dem zweiten postoperativen Tag (s. Wundheilung S. 57). Etwa 5 Tage postoperativ darf der Patient, der sein Bein bereits unmittelbar nach dem Eingriff bewegen „mußte", aufstehen und ohne Belastung herumgehen. Die operierte Extremität wird dabei zur Vermeidung von Thrombosen und wegen der postoperativen Ödemneigung elastisch umwickelt.

Die Osteosynthese gestattet eine umfassende Beweglichkeit, vermeidet damit Atrophie der Muskulatur und Gelenksteifen. Die Belastungsfähigkeit der Extremität richtet sich nach Lokalisation und Beschaffenheit der Fraktur sowie der erreichten Stabilität durch die Osteosynthese.

Beispiele (Tibia)
- *Querfraktur* in Schaftmitte, versorgt mit einem Marknagel: Entlastung 2–4 Wochen.
- *Torsionsfraktur,* versorgt mit Schrauben, Platte oder Kombination: Entlastung 6–8 Wochen.
- *Trümmerfrakturen,* versorgt mit Platte und Spongiosatransplantat: Entlastung 10–16 Wochen.
- *Gelenkfrakturen,* versorgt mit Schrauben, Platte (Spongiosa): Entlastung 10–16 Wochen.

Die Entfernung der Implantate aus dem spongiösen Bereich erfolgt nach 3–12 Monaten, bei Schaftfrakturen nach 12–24 Monaten.

Systematik der Frakturen

Schultergürtel

Der Schultergürtel besteht aus:
- Sternoklavikulargelenk,
- Klavikula,
- Akromioklavikulargelenk,
- Skapula,
- Bandapparat, Muskulatur.

Die normale Bewegungsfähigkeit des Armes im Schultergelenk ist auf die Intaktheit des Schultergürtels (Knochenanatomie, Bandverbindungen, Gelenke, Gleitschienen (Skapula), Muskulatur, Innervation) angewiesen.

> Frakturen am Schultergürtel, die in grober Fehlstellung ausheilen, können die Bewegung des Armes (Abduktion, Elevation, Rotation) einschränken.

1. Klavikulafrakturen (Abb. 35)

Die Klavikula stellt mit ihren beiden straffen Gelenken die Verbindung zwischen Brustbein und Schulterblatt her und hält die Skapula „auf Distanz".

Der Schlüsselbeinbruch stellt eine der häufigsten Frakturen dar (Kind, junger Erwachsener).

Ursachen: indirekte Krafteinwirkung durch Sturz auf die gleichseitige Schulter oder auf den ausgestreckten Arm als „Reitunfall" (xxx). Direkte Gewalteinwirkung führt zu Brüchen im lateralen Drittel (xx), seltener im sternalen Drittel (x). Hohe Kräfte können sowohl zentral wie peripher zu Luxationsfrakturen führen. Muskelzugfrakturen, Biegung über erste Rippe.

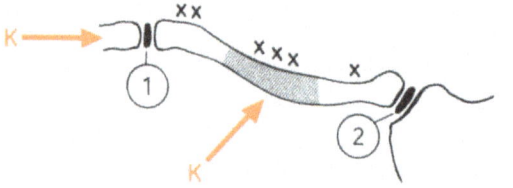

1. Akromioklarikulargelenk mit Diskus
2. Sternoklavikulargelenk mit Diskus
K = einwirkende Kraft
xxx = Häufigkeit (s. Text!)

Abb. 35. Frakturen der Klavikala

Bruchformen: Biegungsbrüche, Quer-, Schrägbrüche, Mehrfragment-, Trümmerbrüche.

Nebenverletzungen: A. und V. subclavia, Plexus brachialis.

Diagnose: Schwellung und äußerlich erkennbare Deformierung, Krepitation und Klaviertastenphänomen (zentrales Fragment) wegen der oberflächlichen Lage des Schlüsselbeines leicht nachweisbar. Typische klinische Konfiguration bei der häufigsten Fraktur im mittleren Drittel: Das zentrale Fragment steht durch den Zug des M. sternocleidomastoideus nach kranial, die Schulter hängt. Verkürzung des Schultergürtels auf der betroffenen Seite, Fernschmerz bei Kompression beider Schultern.
Röntgen: Schultergürtelaufnahme a.p., Klavikula a.p. und tangential (Abb. 36).
Überprüfung von Durchblutung (Radialispuls), Motorik und Sensibilität am Arm.

Therapie: praktisch immer konservativ durch Rucksackverband (Abb. 37) über 4 Wochen. Wenn nötig Reposition in Bruchspaltanaesthesie (Dehnung des Schultergürtels und Druck auf zentrales Fragment). Beim

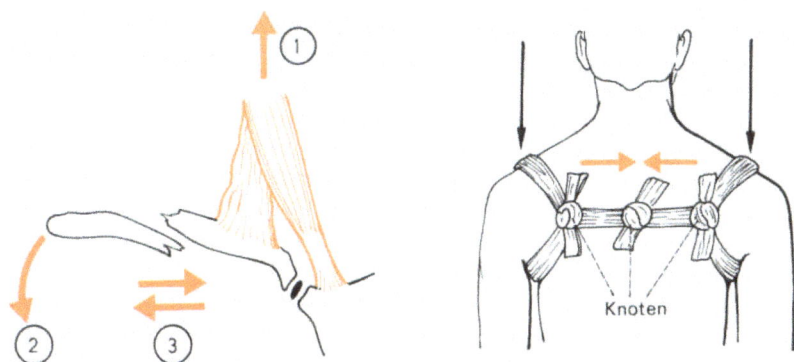

Abb. 36 *(links)*. Typische Dislokation der Klavikulafraktur im mittleren Drittel:
1. Zentrales Fragment nach kranial (Zug des M. sternocleidomastoideus)
2. Distales Fragment nach unten (Armgewicht)
3. Übereinandergleiten der Fragmente (Verkürzung des Schultergürtels)

Abb. 37 *(rechts)*. Rucksackverband: Die Schlingen müssen möglichst peripher angreifen und dürfen nicht auf die Fraktur drücken (↓). Zugrichtung →←

bettlägerigen Patienten (Polytrauma): Kissen zwischen Schulterblätter. Beim Kleinkind funktionell.

Indikationen zur operativen Therapie:

1. offene Klavikulafraktur,
2. Verletzungen der A. und V. subclavia,
3. Plexusverletzung,
4. zentrale oder periphere Gelenkbeteiligung mit starker Dislokation,
5. ungenügende Reposition mit Gefahr der Hautdurchspießung von innen oder zu starker Verkürzung.

Die Stabilisierung erfolgt meistens durch Plattenosteosynthese, bei Gelenkbeteiligung mit zusätzlichen Schrauben oder Spickdrähten.

Komplikationen:
- Gefäßkompression oder Plexusirritation durch überschießende Kallusbildung. Therapie: Abtragen des Kallus.
- Pseudarthrosen. Therapie: Osteosynthese bei Beschwerden.

2. Skapulafrakturen (Abb. 38)

Die Skapula erleidet dank der kräftigen Muskeldeckung und guter Verschieblichkeit bei der elastischen Therapie nur sehr selten Frakturen.

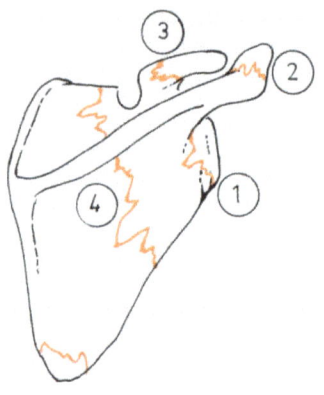

Abb. 38. Frakturen der Skapula
1. Am Hals und an der Schultergelenkspfanne
2. Am Akromion
3. Am Korakoid
4. Am Körper der Skapula

Ursachen: direktes Trauma – Schulterblattkörper. Indirekt über Schultergelenk als Stauchungsfraktur am Skapulahals oder Abbruch des Pfannenrandes. Abrißfrakturen der Skapulafortsätze: Akromion, Korakoid.

Bruchlokalisationen: Schulterpfanne, Schulterhals, Schulterblattkörper, Akromion, Korakoid (Abb. 38).

Diagnose: Unfähigkeit, den Arm zu heben, Schmerzen im Bereiche der Fraktur (Palpation), Röntgenbild transthorakal und tangential.

Therapie: konservativ, Fixation des Armes an den Thorax für wenige Tage. Bei älteren Menschen soll die aktive Bewegungstherapie wegen der Gefahr der Versteifung im Schultergelenk möglichst rasch aufgenommen werden. Seltene Gelenkfrakturen und größere Verschiebung der „Fortsätze" fordern eine operative Reposition und Fixation mit Schrauben oder einer Platte.

Komplikationen: Verletzung der Arteria transversa scapulae (Hämatom), des Nervus suprascapularis (aufgehobene Außenrotation). Bei längerer Fixation kommt es, insbesondere beim älteren Menschen, zu einer Schultersteife.

Humerusfrakturen

Wir unterscheiden Frakturen des Kopfes, des Schaftes (proximales, mittleres, distales Drittel) und Kondylenfrakturen (Abb. 39).

Abb. 39. Frakturen des Humerus
1. Kopffrakturen (subkapitale Fraktur)
2. Schaftfrakturen (p = proximales Drittel, m = mittleres Drittel. d = distales Drittel)
3. Kondylenfrakturen (suprakondyläre Fraktur)

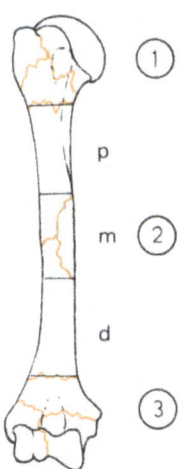

1. *Humeruskopfbrüche*

Sie stellen beim alten Menschen eine speziell häufige Frakturlokalisation dar. Dabei handelt es sich in der Mehrzahl der Fälle um *subkapitale* Frakturen am Collum chirurgicum.

Ursachen: direkte Gewalteinwirkung. Viel häufiger indirekt durch Sturz auf Schulter, Ellbogen oder Hand (Achsenstoß, Biegung und Kompression in Kombination).

Frakturformen (Abb. 40)
a) Kalottenfraktur: Die Fraktur verläuft durch das Collum anatomicum. Meist mit nur geringfügiger Verschiebung.

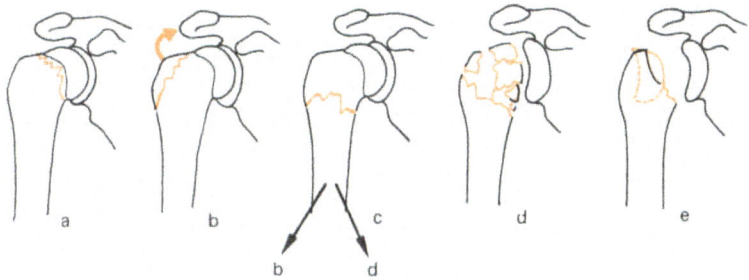

Abb. 40 a-e. Humeruskopffrakturen
a *Kalottenfraktur* durch das Collum anatomicum
b *Abrißfraktur* des Tuberculum majus. Der Zug des M. supraspinatus zieht das Fragment unter das Akromion (Einklemmung)
c *Subkapitale Fraktur* durch das Collum chirurgicum → Abduktion (d) und Abduktion (b)
d *Trümmerfraktur* mit Gelenkstufen
e *Luxationsfraktur.* Das Kalottenfragment liegt meistens dorsal

b) Abrißfraktur des Tuberculum majus: Der M. supraspinatus kann das Tuberculum-majus-Fragment dislozieren. Klemmt sich dieses unter dem Schulterdach fest, kommt es zu einer Blockade des Schultergelenkes bei Abduktion.

c) Subkapitale Fraktur: häufiger Bruch im Alter. Er verläuft durch das Collum chirurgicum. Je nach der Armstellung unter dem Trauma entsteht die Abduktions- oder Adduktionsfraktur (s. mediale Schenkelhalsfraktur). Die Abduktionsfraktur geht meist mit einer deutlichen Stauchung einher, beim Adduktionsbruch kann das distale Fragment neben dem Kopf nach proximal treten; er ist oft mit einer Fraktur des Tuberculum majus kombiniert.

d) Trümmerfraktur und Mehrfragmentbrüche weisen meist Frakturlinien ins Gelenk hinein auf. Stufenbildung.

e) Luxationsfraktur: Die Fraktur verläuft meistens im Bereich des Collum anatomicum. Das Kalottenfragment kommt dabei praktisch immer nach dorsal/axillär zu liegen.

Begleitverletzungen: Schädigung der Axillargefäße, des N. axillaris (Deltoideus/Sensibilität) oder des Plexus brachialis.

Diagnose: Schwellung der Schultergegend, schmerzhafte Einschränkung der Gelenkbeweglichkeit. Hämatom am Arm und an der Thoraxwand (nach Tagen). Bei der Luxationsfraktur fühlt man durch den Deltoideus die leere Pfanne.
Röntgen: Schulter a.p. und axial, bei starken Schmerzen unter Abduktion transthorakal.

Therapie: Reposition in Kurznarkose bei den Kopffrakturen, Fixation des Armes an den Thorax für 1 Woche. Auch beim alten Menschen soll nach einer Woche bereits die Schulter wieder aktiv geübt werden. *Cave:* Mitella über mehrere Wochen führt zur Versteifung der Schulter (Mitella: Leichentuch der Schulter!). Eingestauchte, wenig dislozierte Kopffrakturen können sofort mobilisiert werden!

Die Therapie der Humeruskopffraktur ist grundsätzlich konservativ. Ausnahme, d. h. Indikationen für die Osteosynthese sind:

1. dislozierte Abrisse des Tuberculum majus,
2. Abduktionsfraktur mit Einklemmung der langen Bizepssehne oder anderem Repositionshindernis,
3. Luxationsfrakturen,
4. Frakturen mit Gefäß- oder Nervenschaden,

5. Gelenkstufen beim jungen Menschen.

Beim alten Menschen mit Osteoporose prinzipiell konservativ oder Ersatz durch Kopfprothese (Ausnahmeindikation).

Komplikationen:
- schmerzhafte Schultersteife nach zu langer Ruhigstellung (Wochen),
- Kopfnekrose (besonders bei der Luxationsfraktur),
- Arthrose (Gelenkstufen bei Kopfnekrose),
- Nervenschäden (Axillaris, Plexus).

NB: Das Endergebnis nach Humeruskopffraktur darf nicht anhand des Röntgenbildes, sondern anhand der Klinik (Funktion des Schultergelenkes, Beschwerden) beurteilt werden!

2. Humerusschaftfrakturen

Ursachen: meistens indirekt durch Sturz auf Ellbogen oder Hand, in den meisten Fällen verbunden mit zusätzlicher Rotation. Durch direkte Gewalteinwirkung selten. Als „Wurftrauma" beim Handgranatenwerfen usw.

Bruchformen: meistens einfache Frakturformen. Bei direktem Trauma glatte Querbrüche mit Aufsplitterung, Torsionsfrakturen, Biegungsbrüche mit Drehkeil, Trümmerbruch. Die Dislokation der Fragmente richtet sich nach den Muskelzügen.

Diagnose: falsche Beweglichkeit kann leicht klinisch nachgewiesen werden. Fernschmerz (Achsenstoß). Röntgenbild, Radialisschädigung.

Therapie: Reposition, Fixation des Armes an den Brustkorb für 4 bis 5 Wochen oder Gips-U-Schiene mit Schulterkappe; es darf keine Distraktion bewirkt werden („hanging cast").
Operativ: bei offenen Brüchen, Begleitverletzung (Arterie, Radialis), bei großer Dislokation der Fragmente und nach mißglücktem konservativen Versuch. Die Osteosynthese wird mit einer breiten Platte durchgeführt, evtl. zusätzliche Schrauben. Zugang von dorsal unter Darstellung des Nervus radialis. Eine weitere Möglichkeit bietet die Bündelnagelung nach Hackethal.

Komplikationen: Die häufigste Komplikation der Oberarmfraktur ist die Radialisverletzung (Fallhand). Jede unmittelbar nach dem Ereignis festgestellte Radialisschädigung fordert eine operative Revision (Radialisfreilegung, Hämatomentleerung, evtl. Nervennaht). Verletzungen der übrigen Nerven und der Arteria brachialis sind selten, aber bei jedem Verletzten zu beachten.

Nach konservativem Vorgehen: Achsen-, Rotationsfehler, Pseudarthrose. Nach operativem Vorgehen: iatrogener Radialisschaden, Infektion, Pseudarthrose.

Besondere Gefahr für den N. radialis besteht unter der Metallentfernung, besonders wenn der Nerv über die Platte verläuft und in der bindegewebigen Narbe schwer zu identifizieren ist. Aus diesem Grunde soll die Metallentfernung bei geheilter Humerusfraktur immer durch einen erfahrenen Chirurgen oder gar nicht durchgeführt werden.

3. Distaler Humerus

Ursache: direktes Trauma, Schlag, Stoß, Sturz auf Ellenbogen, indirekt bei Sturz auf die Hand (Kind).

Bruchformen (Abb. 41): distale Schaftfraktur, suprakondyläre Querfraktur (vorwiegend Kinder), T- und Y-Fraktur, Abbruch des Condylus radialis, Abbruch des Condylus ulnaris, intraartikuläre Mehrfragment- oder Trümmerfraktur, Abriß der Epikondylen, Fraktur des Capitulum humeri radiale (Kind).

Begleitverletzungen: Verletzungen von A. und V. brachialis, Nervenverletzungen

Diagnose: Schmerzen, Schwellung, Stufen, falsche Beweglichkeit. Röntgenbild Ellbogengelenk mit distalem Humerus a.-p. und seitlich.

Therapie: beim Kind und Jugendlichen sowie im hohen Alter Reposition in Narkose, Extensions- oder/und Gipsbehandlung (Vertikalextension nach Baumann), evtl. Spickdrähte; beim Erwachsenen operativ. Insbesondere die intraartikulären Humerusfrakturen mit Stufenbildung im Gelenk verlangen eine ideale Reposition mit stabiler Fixation zur möglichst raschen Aufnahme der Bewegungsübung (Vermeidung der Versteifung im Ellenbogengelenk). Praktisch nach jeder intraartikulären Humerusfraktur bleibt eine Bewegungseinschränkung zurück.

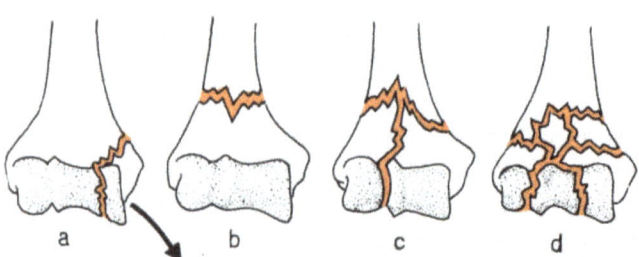

Abb. 41 a-d. Frakturen des distalen Humerus. **a** Abriß des (Epi-) Condylus ulnaris, **b** suprakondyläre Querfraktur, **c** T- oder Y-Fraktur, **d** Mehrfragment-, Trümmerfraktur

Komplikationen: Verletzung des Nervus ulnaris. Als Spätfolge Bewegungseinschränkung oder Versteifung des Ellbogens (insbesondere bei Verletzung des Musculus brachialis). Pseudarthrosen. Fehlstellung mit Wachstumsstörungen beim Kind (Epiphysen). Spätlähmung des N. ulnaris.

Unterarmfrakturen

1. Proximal (Olekranon, Radiusköpfchen)

Olekranonfraktur

Ursache: Sturz auf den gebeugten Ellbogen, direkter Schlag oder Stoß. Das Olekranon bricht über der Trochlea humeri. Der Zug durch den Musculus triceps bewirkt eine massive Dislokation des proximalen Fragmentes.

Bruchformen: Intraartikuläre Fraktur, Quer- oder Schrägfraktur, Mehrfragmentfraktur, Zertrümmerung. Fraktur des Processus coronoideus. Abrißfraktur (Trizeps).

Begleitverletzung: N. ulnaris (selten), offene Fraktur.

Diagnose: Eine massive Diastase durch Zug des Musculus triceps am proximalen Fragment ist als Delle tastbar. Stufe. Unfähigkeit den Arm gegen Widerstand zu strecken. Röntgen Ellbogengelenk a.-p. und seitlich. Bei Belassen einer Diastase (konservative Behandlung) wird die Streckfunktion beeinträchtigt, deshalb:

Therapie:

Dislozierte Frakturen immer operativ durch Zuggurtung.

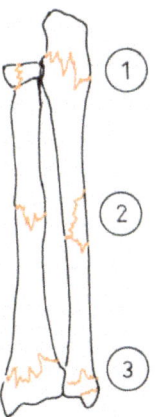

Abb. 42. Unterarmbrüche
1. Proximal: Olekranon, Radiusköpfchen proximaler Schaft
2. Schaft: Ulna, Radius
3. Distal: Radiusfraktur „loco classico", distale Ulnafraktur, Abbruch des Processus styloideus ulnaris, radialis

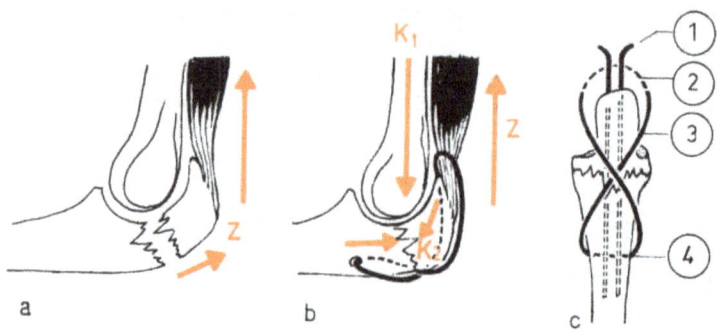

Abb. 43 a-c. Die Zuggurtungsoesteosynthese am Olekranon. **a** Olekranonfraktur mit Dislokation des proximalen Fragments durch Zugwirkung (Z) des M. triceps. **b** Umwandlung von Zugkräften (Z) in Druck (K_2): Durch die oberflächliche, achterförmige Umschlingung mit Verankerung proximal am Trizepsansatz und distal transossär in der Ulna werden die Zugkräfte des Trizeps (Z) aufgefangen. Die Fraktur klafft beim Anziehen des Drahtes auf der Gelenkseite etwas auseinander. Der Gegendruck des Kondylus (K_1) verursacht bei Innervation des Trizeps Durckkräfte (K_2) im Frakturbereich. **c** Osteosynthese des Olekranons von dorsal gesehen: 1. parallele Kirschner-Drähte; 2. proximale Verankerung des Drahtes am Ansatz M. triceps; 3. der Zuggurtungsdraht wird in der Form einer 8 oberflächlich angelegt; 4. distale Verankerung des Drahtes transossär durch die Ulna

Technik der Zuggurtungsosteosynthese am Olekranon: Ein rostfreier Stahldraht wird am Ansatz der Trizepssehne am Olekranon durchgeführt, achterförmig übereinandergeschlagen und nach Durchbohrung der Ulna am distalen Fragment angezogen. Durch die oberflächliche dorsale Lage des Drahtes werden die Fragmente dorsal exakt aufeinandergestellt, wobei es beim Anziehen zu einem leichten Klaffen im Bereiche des Gelenkes kommt. Der Druck der Trochlea wandelt die Zugwirkung des Trizeps in eine Druckwirkung auf die Fraktur um, so daß das Klaffen verschwindet und die Fraktur unter Kompression gerät. (Abb. 43). Die Osteosynthese kann durch primäres Einbohren von 2 parallelen Kirschner-Drähten erweitert werden.

Komplikationen: Verletzung des Nervus ulnaris (selten).
Sekundäre Arthrose bei Stufenbildung, die am unbelasteten Gelenk nicht unbedingt zu Schmerzzuständen führen muß, Pseudarthrose. Bei ausgedehnter verbleibender Dislokation: Streckinsuffizienz.

Fraktur des Radiusköpfchens (Abb. 44)

Ursachen: Sturz auf die Hand bei gestrecktem Ellenbogen und proniertem Unterarm. In den meisten Fällen Stauchung. Die typische *Meißelfraktur* (Abb. 44) entsteht durch Abscherung eines Teils des Köpfchens durch den lateralen Rand des Capitulum humeri.

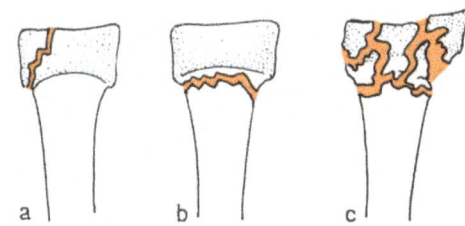

Abb. 44 a-c. Frakturen des Radiusköpfchens
a Meißelfraktur
b Abbruch des Köpfchens (= Halsfraktur)
c Mehrfragment-, Trümmerfraktur

Diagnose: Bewegungshemmung, schmerzbedingt, insbesondere Pro- und Supination. Druckschmerz über dem Radiusköpfchen. Röntgen: Ellenbogen und proximaler Vorderarm a.-p. und seitlich.

Begleitverletzungen: N. radialis (selten).

Therapie. Bei geringfügiger oder fehlender Dislokation konservativ mit Gipsschiene für 4 Wochen in Funktionsstellung der Gelenke. Bei massiven Dislokationen operative Fixation, bei kleinen Fragmenten Extraktion. Bei Zertrümmerung Resektion des proximalen Radius (nicht beim Wachsenden [Fehlstellung des Ellbogens]) evtl. Köpfchenprothese (Abb. 45).

Komplikationen: Verletzung des Ramus profundus nervi radialis (Lähmung der Extensoren). Bewegungseinschränkung, insbesondere Rotation (Pro- und Supination), Verkalkungen.

Bei den meisten Frakturen im Bereich des Ellbogens verbleiben Bewegungseinschränkungen von minimal bis zur völligen Versteifung (Ankylose).

Ursachen:

- Verbleibende Dislokationen (Anschlag);
- Ausbleiben der Frakturheilung mit Schmerzzustand;
- fibröse Versteifung nach langer Ruhigstellung, insbesondere bei Kombination ungenügende Osteosynthese/Gips = athrogene und tendinogene Kontraktur;
- Verkalkungen der Kapsel und Umgebung.

Diese Aussagen treffen auch für alle übrigen Gelenke zu, gelten aber ganz besonders für das Ellbogengelenk.

Ausgeprägte Bewegungseinschränkungen im Ellbogengelenk können schicksalshaft (Ausmaß der Knochen- und Weichteilverletzung; bei zerebralem Schaden) auftreten, sie sind aber viel häufiger auf Behandlungsfehler wie:

- Fehler in der Indikationsstellung,
- ungenügende Stabilisation,

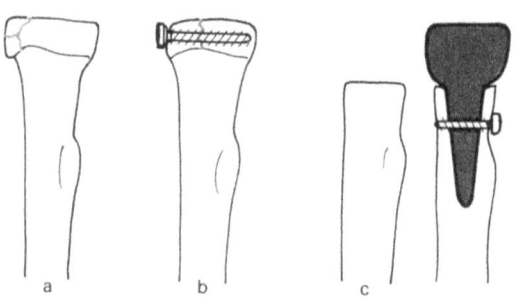

Abb. 45 a-c. Therapie der Radiusköpfchenfraktur. **a** Undisloziert: konservativ; **b** disloziert: eine, besser zwei „Minischrauben"; **c** Zertrümmerung; *links:* Resektion, *rechts:* Prothese

- zu lange äußere Ruhigstellung,
- instabile Osteosynthese (Bp. nur Kirschner-Drähte) in Kombination mit Gipsbehandlung (gilt nicht für Kinder!)

zurückzuführen.

2. Unterarmschaftfrakturen

Ursachen: direkter Schlag (Parierfraktur), Sturz auf scharfe Kante, Hebelwirkung.

Bruchformen: alle Formen der Schaftfraktur möglich.

Diagnose: Wenn nur einer der Vorderarmknochen beteiligt ist, klinisch oft schwierig, sonst falsche Beweglichkeit, Schmerzen, insbesondere bei Pro- und Supination. Röntgenbild (Vorderarm a.-p. und seitlich) mit benachbarten Gelenken (Luxationen).

Begleitverletzungen: R. profundus n. radialis (prox).

Therapie: konservativ nur bei unvollständigen und bei undislozierten Frakturen, beim Kind nach Reposition. Alle übrigen Vorderarmschaftfrakturen sind operativ durch Plattenosteosynthese zu versorgen. Dabei sind insbesondere beim Zugang zum proximalen Radius der Nervus radialis, Muskeln, Sehnen, Haut (offene Frakturen) zu beachten! (Abb. 46).

Komplikationen: Akute Begleitverletzungen der Arterien und Nerven sind selten, können aber vorkommen. Spätfolgen sind Einschränkungen der Beweglichkeit, wobei die Pro- und Supination am meisten beeinträchtigt sind. Die operative Behandlung verhindert diese Komplikation. Bei konservativem Vorgehen und Beteiligung nur eines Knochens kommt es durch Sperrwirkung des intakten Knochens oft zur Entstehung von Pseudarthrosen (Sperrpseudarthrose), ebenso nach ungenügender operativer Behandlung. Brückenkallus (Umwendbewegung).

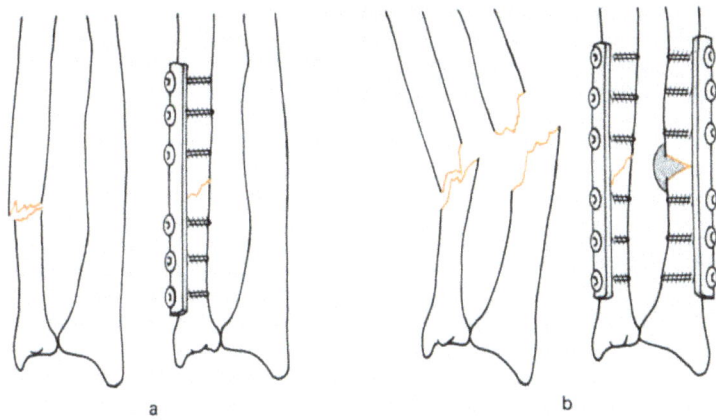

Abb. 46 a, b. Therapie der Unterarmschaftfraktur. **a** Ulnaschaftfraktur mit Plattenosteosynthese; **b** Unterarmfraktur: Plattenlage dorsal (Zuggurtungsseite). Defekt am Radius mit Spongiosa aufgefüllt

Die Therapie der Pseudarthrosen ist immer operativ, bei der hypertrophen Form durch Plattenosteosynthese, bei der atrophischen durch Kombination Osteosynthese und Spongiosatransplantation. Kommt es in der Folge einer Verkürzung zu einer Inkongruenz im Bereiche des distalen Radio-Ulnargelenkes, sind Beschwerden häufig. Korrektur durch operativen Längenausgleich.

> *Merke:* Die Verkürzung eines Unterarmknochens verursacht eine Inkongruenz im distalen Radio-Ulnargelenk.
> Folge: Einschränkung der Umwendbewegung, Schmerzen.

3. *Frakturen des distalen Unterarms*

Die häufigste Fraktur überhaupt ist die

> *Fraktur des distalen Radius* (loco classico).

Ursache: Stauchung, Biegung, Sturz auf dorsal flektierte Hand.

Bruchformen: verschiedene Formen möglich, meistens Verschiebung des distalen Fragmentes nach dorsal (Gabelrückenstellung) und radial (Bajonettstellung). Dabei ist die Spongiosa dorsal imprimiert, die Reposition und insbesondere die Fixation erschwert. Beim Sturz auf den Handrücken entsteht die Smith-Fracture mit volarer Kompression (Abb. 47). Mehrfragmentfrakturen mit anderem Verlauf der Bruchlinien kommen

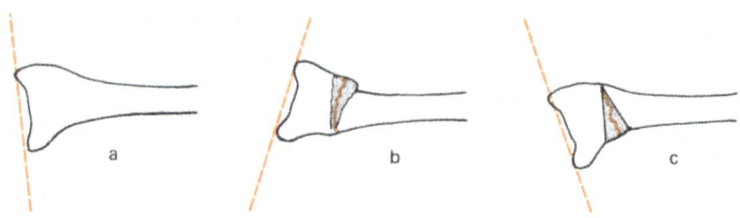

Abb. 47 a-c. Radiusfraktur loco classico und Smith-Fracture. **a** Normale Konfiguration des distalen Radius, Gelenkwinkel ~ 8° nach volar; **b** Fraktur loco classico mit dorsaler Stauchung, Gelenkwinkel nach dorsal; **c** Smith-Fracture mit volarer Stauchung, Gelenkwinkel > 8 nach volar

vor, intraartikuläre Trümmerfrakturen ebenso. Bei rund 50% der Radiusfraktur loco classico ist eine Fraktur des Processus styloides der Ulna nachweisbar.

Begleitverletzungen: N. medianus, Sehne des Extensor pollicius longus – Ruptur, offene Fraktur.

Diagnose: geschwollenes, druckschmerzhaftes Handgelenk, Fehlstellung der Hand mit tastbarer Stufe (Bajonettstellung), Achsenstoßschmerz, Röntgenbild (distaler Vorderarm mit Handwurzel a.-p. und seitlich).

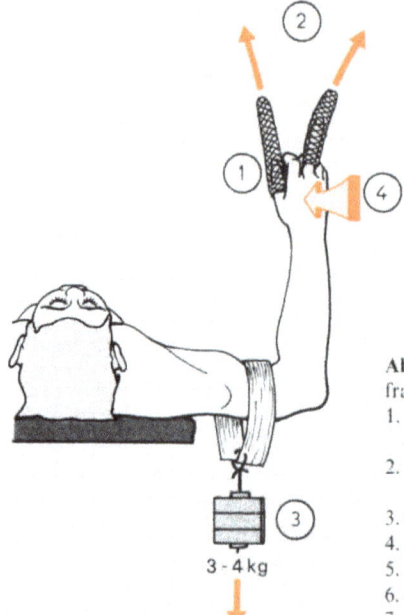

Abb. 48. Konservative Therapie der Radiusfraktur loco classico
1. Rückenlage, der Arm überragt den Tisch. Lokalanaesthesie in Bruchspalt
2. Mädchenfänger an Daumen und 3. Finger, Zug nach oben und ulnar
3. Gegenzug mit Gewicht von 3–4 kg
4. Druck auf disloziertes Fragment von dorsal
5. Durchleuchten
6. Gipsschienen volar und dorsal
7. Durchleuchten

Therapie: Injektion eines Lokalanaesthetikums in die Fraktur, Lagerung des distalen Vorderarmes auf eine gepolsterte Kante, dann Zug nach volar und ulnar, Gips. Besser: Zug- und Gegenzug („Mädchenfänger") (Abb. 48). Weicht die Fraktur im Gipsverband wieder in ihre alte Form zurück, muß eine neue unter Volarflexion der Hand angelegt werden (2 Wochen, dann umgipsen in Funktionsstellung!) oder aber die Fraktur mit Kirschner-Drähten gespickt werden (s. Abb. 49a). Osteosynthese mit Platte und Schrauben ist nur in seltenen Fällen angezeigt (90% Gips, 9% Spickung, 1% offene Osteosynthese).

Die Gipsfixation erfolgt in der Regel durch dorso-volare Schiene in Ulnarabduktion, die nach Abschwellen zum geschlossenen Unterarmgips ergänzt werden kann. Bei intraartikulärer Zertrümmerung: Oberarmgips. Stellungskontrollen nach 1, 4, 8 Tagen und 4 Wochen.

Komplikationen: Verletzung des Nervus medianus bei starker Dislokation. Karpaltunnelsyndrom, spätere Ruptur der Daumenstrecksehne. Sekundär wieder aufgetretene Fehlstellungen mit Verkürzungen führen zur Inkongruenz im Radio-Ulnargelenk mit entsprechenden Beschwerden. Korrektur durch Verkürzungsosteotomie der Ulna oder Verlängerung des Radius. In Fehlstellung verheilte Radiusfrakturen mit entsprechenden Beschwerden werden osteotomiert und in richtiger Lage osteosynthetisiert. Langdauernde Ruhigstellung sowie häufiges „Nachreponieren" führt insbesonders bei psychisch labilen Patienten zum Bild der

Sudeckschen Krankheit (s. Lokale Komplikationen bei Frakturen, S. 160).

Die distale Ulnafraktur tritt häufig in Kombination mit der distalen Radiusfraktur auf. Durch die Reposition der Radiusfraktur wird auch sie

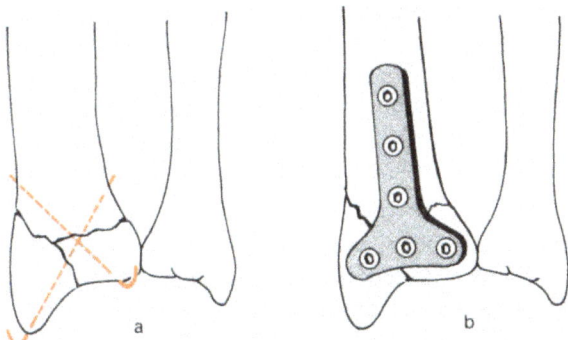

Abb. 49 a, b. Operative Therapie der distalen Radiusfraktur. **a** Spickdrähte (zusätzliche Gipsschiene), **b** dorsal oder volar angebrachte T-Platte (keine äußere Fixation notwendig)

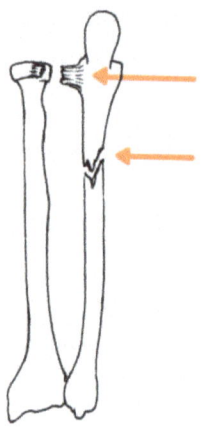

Abb. 50. Die Monteggia-Fraktur

reponiert. Bei Zersplitterung oder Luxation im Radio-Ulnargelenk ist die operative Behandlung angezeigt.

Besondere Verletzungen des Vorderarmes

Die Monteggia-Fraktur: Unter dieser Bezeichnung faßt man den isolierten Bruch der Ulna im proximalen Drittel bei gleichzeitiger Luxation des Radiusköpfchens zusammen. Bei jeder proximalen Ulnafraktur ist demnach die Lage des Radiusköpfchens radiologisch zu überprüfen. Erweiterte Formen: Monteggia-Schaden.

Therapie: Osteosynthese der Ulna. Bei Bestehenbleiben der Dislokation am Radiusköpfchen blutige Reposition und Naht des Ligamentum anulare. Meistens springt jedoch der Radius bei Reposition der Ulna von selbst ein.

Bei konservativer Behandlung von Unterarmfrakturen (seltene Ausnahmeindikation) wird ein Oberarmgips angelegt. Dies bedeutet die Möglichkeit der Versteifung im Ellbogen- und Handgelenk. Bei der Radiusfraktur loco classico beschränkt man sich auf einen Unterarmgips, der so angelegt werden soll, daß auch die Finger bewegt werden können. Die Fixation wird für 4 Wochen belassen, in dieser Zeit kann es kaum zu Versteifungen kommen.

Die Galeazzi-Fraktur: Fraktur des Radius im Schaftbereich mit distaler Ulnaluxation. *Therapie:* Osteosynthese, Bandnaht, evtl. Transfixation des radio-ulnaren Gelenkes mit Kirschner-Drähten.

Frakturen der Hand

Frakturen der Mittelhand, Fingerfrakturen: s. Kap. 8. Chirurgie der Hand.

Beckenfrakturen

Funktionell stellt das Becken einen über Fugen geschlossenen Ring dar, der die Kräfte von den Beinen auf den Rumpf (Wirbelsäule) überträgt. Die knöchernen Komponenten (Darmbein, Sitz- und Schambein, Kreuzbein) werden durch kräftige Bandverbindungen über Symphyse und Ileosakralgelenk zum Grundring zusammengeschlossen.

Das Becken ist von einem dicken Weichteilmantel eingehüllt und selbst elastisch deformierbar. Die meisten Verletzungen der Beckenknochen geschehen deshalb unter hoher Gewalteinwirkung (Ausnahme Abrißfrakturen). Sie führen leicht zu hohen Blutverlusten, Verletzungen der ableitenden Harnwege, des Enddarmes (Infekt) und der großen Beckengefäße können das Leben des Patienten gefährden. Unterbrechungen des Ringgefüges führen zu Instabilität mit statischer Insuffizienz (Hinken, Watschelgang).

Einteilung der Beckenfrakturen:
1. Beckenrandbrüche,
2. Beckenringbrüche (Knochen, Fugen),
3. Acetabulumfrakturen (Gelenkbrüche).

1. Beckenrandbrüche (Abb. 51)

Die einwirkende Gewalt trifft umschriebene Beckenabschnitte und führt zu Brüchen der Darmbeinschaufel, zu isolierten Frakturen der Scham- und Sitzbeinäste oder des Kreuz- und Steißbeines. *Abrißfrakturen* durch

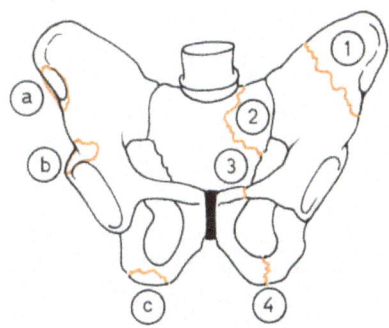

Abb. 51. Beckenrandbrüche
1. Darmbeinschaufelbruch
2. Kreuzbeinbruch
3. Isolierter Schambeinbruch
4. Isolierter Sitzbeinbruch
(a) Spina iliaca ant. sup. ⎫
(b) Spina iliaca ant. inf. ⎬ Abrißfrakturen
(c) Tuber ossis ischii ⎭

Muskelzug als Sportverletzungen weisen bestimmte Lokalisationen auf (Abb. 51):
Spina iliaca anterior superior: M. sartorius.
Spina iliaca anterior inferior: M. rectus femoris.
Tuber ossis ischii: Mm. biceps, M. semitendinosus, M. semimembranosus.

Begleitverletzungen: selten.

Diagnose: Druck- und Stauchungsschmerz.
Röntgen: Beckenübersicht, schräg; Zielaufnahmen

Therapie: Einfache Randbrüche: einige Tage Bettruhe, Schonung für 2–4 Wochen.
Abrißfrakturen: beim jungen aktiven Sportler Verschraubung (oder nihil).

2. Beckenringbrüche

Ursachen: Sie entstehen durch hohe Gewalteinwirkung von vorn, seitlich oder hinten. Überfahren, Einklemmung, Verschüttung, Sturz aus großer Höhe. Durch die Kompression frakturiert der Beckenring an seiner schwächsten Stelle.

Frakturformen (Abb. 52):
- vorderer Beckenringbruch,
- hinterer Beckenringbruch (praktisch nur in Kombination),
- vollständiger Beckenringbruch.

Alle Formen können einseitig oder doppelseitig auftreten (Abb. 53).
Die Kontinuitätsdurchtrennung kann auch durch die Fugen (Ileosakralgelenk/Symphyse) verlaufen und ebenso unvollständig, vollständig sowie ein- und doppelseitig auftreten. Kombination von Rupturen und Frakturen.

Begleitverletzungen:
- Gefäße: Blutverlust (Schock), retroperitoneales Hämatom (paralytischer Ileus),
- Darm: Infektion,
- Vagina,
- Blase – Urethra (Infektion),
- Plexus lumbosacralis (Impotenz).

Diagnose: Zeichen des Blutverlustes, Bewegungsschmerz, Stauchungsschmerz seitlich und a.p., Extensionsschmerz, Unmöglichkeit das gestreckte Bein anzuheben.
Röntgen: Beckenübersicht, schräg; Zielaufnahmen (Ileosakralgelenk).

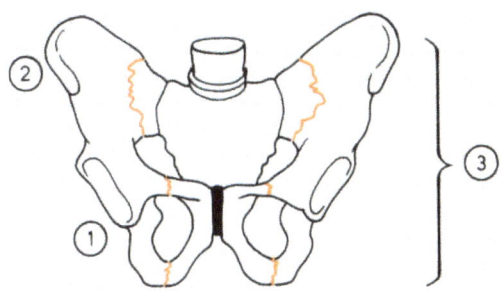

Abb. 52. Einseitige Beckenringbrüche
1. Vorderer Beckenringbruch rechts (beide Schambeinäste)
2. Hinterer Beckenringbruch rechts
3. Vollständiger Beckenringbruch links

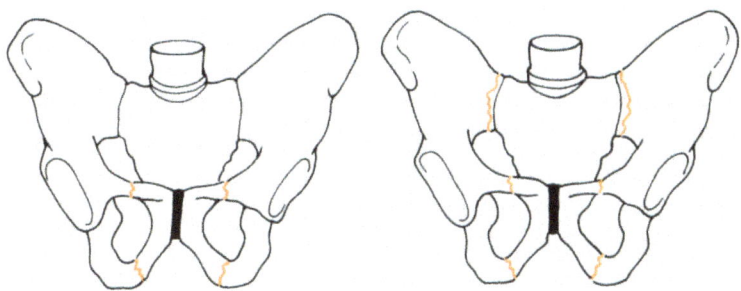

Abb. 53. Doppelseitige Beckenringbrüche. *Links:* doppelseitiger vorderer Beckenringbruch: Schmetterlings-Fraktur; *rechts:* doppelseitiger, vollständiger Beckenringbruch

Therapie: unvollständige Beckenringbrüche: Bettruhe bis zum Abklingen der Beschwerden (einige Tage), dann Mobilisation.
Fugensprengungen (Bp. Symphyse > 2 cm):
- Beckenschwebe (seitliche Kompression für 8–10 Wochen (!),
- *Plattenosteosynthese* (Bettruhe 1 Woche!).

Vollständiger Beckenringbruch: Ohne oder ohne wesentliche Dislokation: Bettruhe 4 Wochen. Mit Dislokation: Extension (10 kg) über 8–12 Wochen.
Osteosynthese mit Platte, evtl. Arthrodese iliosakral.

> *Merke:* Jede Vertikalverschiebung einer Beckenhälfte führt zu statischen Störungen (rel. Beinverkürzung, WS-Verformung).

Die meisten Begleitverletzungen (A. iliaca, Darm, Blase, Urethra) verlangen ein operatives Vorgehen.

Offene Beckenfrakturen und Darm- oder Blasen-(Vagina-)verletzung: Fixateur externe (evtl. temporärer Anus praeter).

Komplikationen: Verblutungsgefahr, Infektion bei Begleitverletzungen. Pseudarthrosen selten. Vertikalverschiebung mit statischer Störung (Beinverkürzung, WS), Insuffizienz der Symphyse, Arthrose Ileosakralgelenk, Potenzstörungen.

3. Acetabulumfrakturen

> Acetabulumfraktur: Bruch eines maximal belasteten Gelenkes.

Ursachen: indirekte Einwirkung hoher Gewalt über Schenkelhals und Schenkelkopf. Häufigste Form mit Fraktur des hinteren Pfannenrandes und Luxation des Schenkelkopfes bei Aufprall des Knies und gebeugter Hüfte = „dash board injury". Wirkt die Kraft in der Richtung des Schenkelhalses, entstehen unterschiedliche Bruchformen, vom einfachen Querbruch bis zu Pfannenzertrümmerungen und der zentralen Luxationsfraktur.

Bruchformen und Häufigkeit (Abb. 54–59):
- Fraktur des dorsalen Pfannenrandes   35%
- ventraler Pfeiler   15%
- dorsaler Pfeiler   5%
- Querfraktur des Pfannenbodens   15%
- Querfraktur mit dorso-kranialem Pfannenrand   15%
- Fraktur beider Pfeiler   10%
- andere   5%

> *Merke:* 70% der Pfannenrandbrüche sowie 50% der Pfannengrundbrüche gehen mit einer Luxation (Subluxation) des Femurkopfes einher!

(S. auch Kap. 7. Traumatologie der Gelenke).

Begleitverletzungen:
- Gefäße – Blutverlust,
- Gelenkknorpel,
- N. ischiadicus (empfindlichster Anteil N. fibularis – Fußheber) bei dorsaler Luxationsfraktur.

Diagnose: undislozierte Frakturen oft asymptomatisch. Spontan-, Stauchungsschmerz. Unmöglichkeit, das gestreckte Bein anzuheben. Bei hinterer Luxationsfraktur: Verkürzung und Innenrotation des Beines.

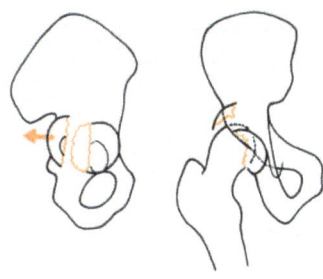 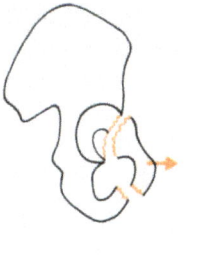 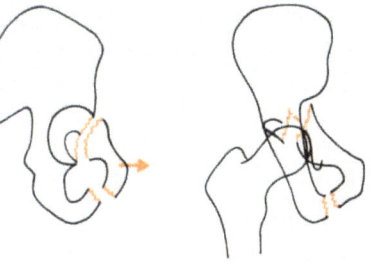

Abb. 54. Fraktur des dorsalen Pfannenrandes (Dash board injury)

Abb. 55. Fraktur des ventralen Pfeilers

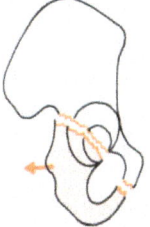 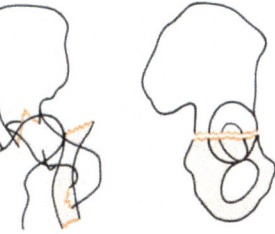 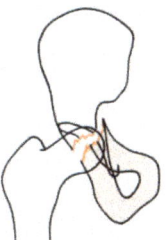

Abb. 56. Fraktur des dorsalen Pfeilers

Abb. 57. Querfraktur des Pfannenbodens

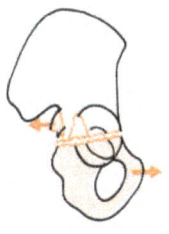 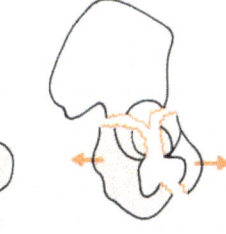

Abb. 58. Querfraktur mit dorso-kranialem Pfannenrand

Abb. 59. Fraktur beider Pfeiler

Röntgen: Beckenübersicht, Schrägaufnahme in 45° (Obdurator-, Alaaufnahme)

Therapie: Notfallmäßige Behebung von Luxationen.

Unverschobene Brüche: konservativ, funktionell mit Entlastung von 8–10 Wochen.

Verschobene Brüche: wenn immer möglich operativ mit sorgfältiger stufenloser Wiederherstellung der Gelenkkongruenz. Osteosynthese mit Schrauben oder Platte (Kombination) meist von dorsal. Postoperative Entlastung von 10–12 Wochen.

„Inoperable Zertrümmerungen": Extension über mehrere Wochen, dann funktionell, Entlastung 12 Wochen.

Komplikationen: Läsion des N. ischiadicus, posttraumatische Arthrose (Arthrodese, TEP).

Oberschenkelfrakturen

1. Schenkelhalsbrüche

Die Anatomie des Schenkelhalses mit dem Schenkelhalsneigungswinkel um 125° und einem mittleren Antetorsionswinkel von 15° wird vorausgesetzt. Die Blutversorgung des Schenkelkopfes stammt zu 4/5 aus den Kapselgefäßen, zu 1/5 aus dem Ligamentum capitis femoris.

> NB: Die Schenkelhalsfraktur ist beim Kind und Jugendlichen äußerst selten (kräftige Spongiosa), beim Erwachsenen selten, beim alten Menschen (Osteoporose) häufig!

Ursachen: indirekte Gewalteinwirkung durch Sturz auf Trochanter oder das Bein (Scherung). Durch die Altersosteoporose begünstigt, entstehen typische Frakturformen.

Frakturformen (Abb. 60): mediale, „intermediäre", laterale Schenkelhalsfraktur. Bei der medialen unterscheiden wir zwei Formen, die sich im Entstehungsmechanismus, in der Therapie und in der Prognose deutlich unterscheiden: Bei der *Abduktionsfraktur* (Abb. 61) kommt es zu einer Stauchung des Kopfes gegen den kranialen Anteil des Halsfragmentes und

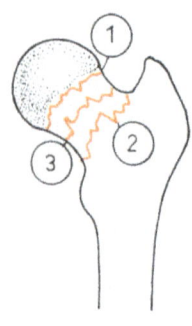

Abb. 60. Schenkelhalsfrakturen
1. Mediale
2. Laterale
3. Intermediäre

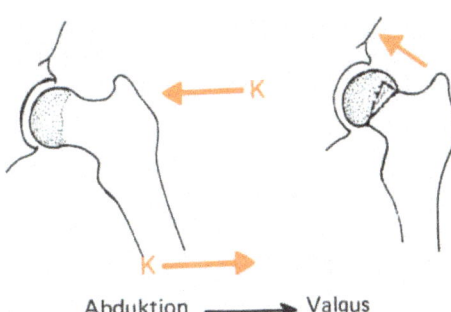

Abb. 61. Mediale Schenkelhalsfraktur, Abduktionstyp mit Stauchung

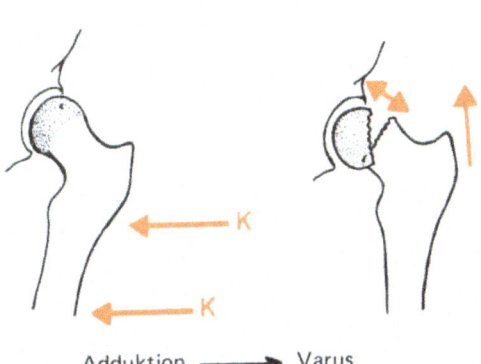

Abb. 62. Mediale Schenkelhalsfraktur, Adduktionstyp mit Varusfehlstellung und Längsverschiebung

damit zur Valgusstellung des Kopfes. Durch diesen Mechanismus ist eine Verkeilung in günstiger Stellung entstanden. Bei der *Adduktionsfraktur* (Abb. 62) dagegen klafft die Bruchspalte proximal, beim Herumgehen und allein schon durch den Muskelzug verschiebt sich das Femur mit dem Schenkelhals nach proximal. Die laterale Schenkelhalsfraktur ist ebenfalls eine intraartikuläre Fraktur.

Eine weitere anerkannte Einteilung der medialen Schenkelhalsfraktur ist diejenige nach Pauwels, die die Neigung der Bruchlinie zur Horizontalen berücksichtigt (Abb. 63):

Pauwels I: Neigungswinkel von 30°,
Pauwels II: Neigungswinkel von 50°,
Pauwels III: Neigungswinkel von 70°.

Neben den Schenkelhalsfrakturen können auch Kalottenfrakturen des Schenkelkopfes auftreten, die nach Pipkin eingeteilt werden (Abb. 64):

Pipkin I: Kalottenfraktur unterhalb der Fovea capitis femoris (Ligamentum capitis femoris intakt);
Pipkin II: Kalottenfraktur unter Einschluß der Fovea capitis femoris (Ligamentum capitis femoris abgerissen);

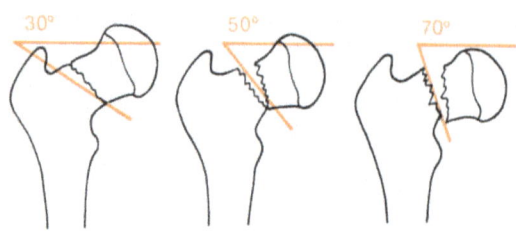

Abb. 63. Einteilung der medialen Schenkelhalsfraktur nach Pauwels

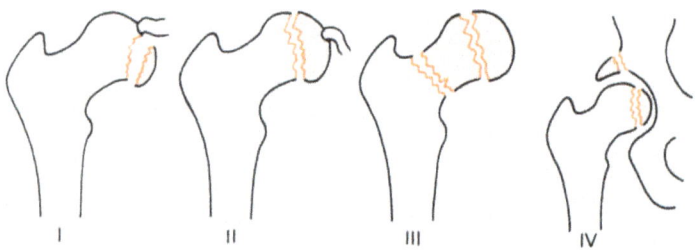

Abb. 64. Kalottenfrakturtypen nach Pipkin

Pipkin III: Kombination Typ I oder Typ II mit medialer Schenkelhalsfraktur;

Pipkin IV: Kombination Typ I oder Typ II mit einer dorsokranialen Pfannenrandfraktur.

Diagnose: Abduktionsfraktur kann praktisch symptomlos verlaufen. Adduktionsbruch: Beinverkürzung, Außenrotation, Zug- und Stauchungsschmerz.

Röntgen: Hüfte a.p. und *axial.*

Therapie: Die Abduktionsfraktur kann konservativ behandelt werden. Bei fehlender Kontraindikation soll die dislozierte Schenkelhalsfraktur prinzipiell operativ versorgt werden:

> Indikation zur Operation beim Schenkelhalsbruch:
> beim Jugendlichen und Erwachsenen: Notfall (innerhalb 6 Stunden);
> beim alten Menschen: dringlicher Eingriff.

Begründung: Bei der intraartikulären Frakturform kommt es zu einem Hämatom in der Kapsel, das zur Kompression der kopfernährenden Gefäße führt und damit eine Kopfnekrose begünstigt. Bei der operativen Behandlung muß die Kapsel eröffnet werden. Dabei wird die Adduktionsfraktur durch Abduktion und Innenrotation reponiert und mit Schrauben

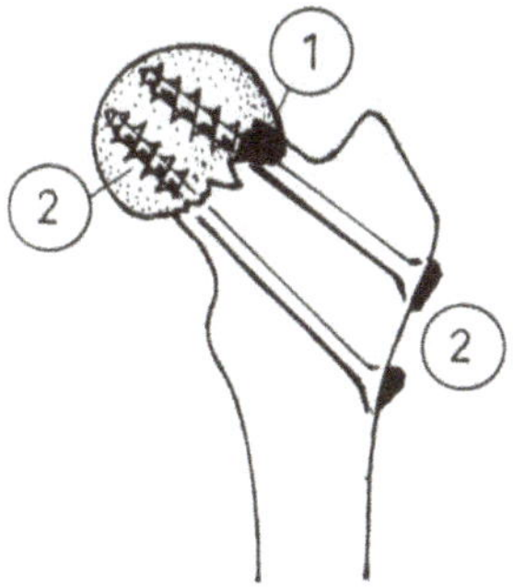

Abb. 65. Schraubenosteosynthese bei medialer Schenkelhalsfraktur
1. Valgisation des Kopfes (Hut am Haken)
2. Spongiosaschrauben (Gewinde im Kopffragment: Kompression)

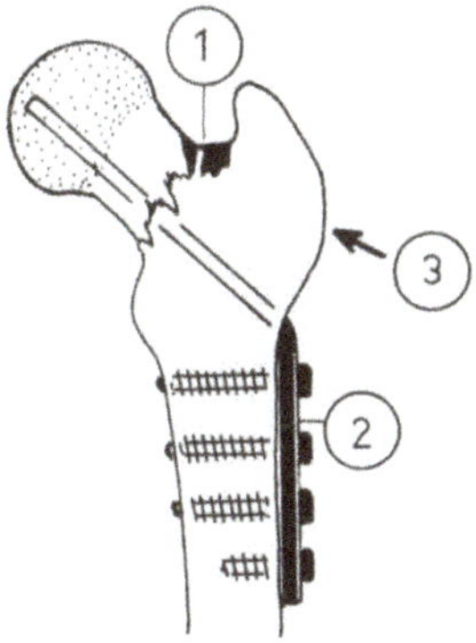

Abb. 66. Winkelplattenosteosynthese bei lateraler Schenkelhalsfraktur
1. Valgisation
2. 130° Winkelplatte
3. Zusätzliche Schraube

(Abb. 65) oder einer Winkelplatte fixiert (Abb. 66). Das wichtigste Prinzip in der Behandlung der Schenkelhalsfrakturen ist die Möglichkeit der Sofortmobilisation des alten Patienten, der bei längerer Immobilisation geringere Überlebenschancen hat. Konservative und operative Frakturbehandlung verlangen wegen der meistens gestörten Durchblutungsverhältnisse des Kopfes Entlastungszeiten um 3 Monate. Da alte Menschen schlecht entlasten können, wird bei der dislozierten medialen und lateralen Schenkelhalsfraktur bei über 70jährigen der Hüftkopf oder das ganze Gelenk durch eine Prothese ersetzt (Abb. 67, 68). Damit kann der alte Mensch sofort voll belasten. Der Eingriff hat damit lebensrettende Bedeutung erlangt.

Das einzuschlagende Operationsverfahren bzw. die Implantatwahl bei der medialen Schenkelhalsfraktur hängt von der Lokalisation, der Bruchform und dem Alter des Patienten ab (Tabelle 9).

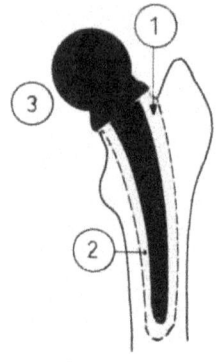

Abb. 67. Kopfendoprothese bei medialer Schenkelhalsfraktur (nur bei nicht gehfähigen oder „alten" Patienten in schlechtem AZ)
1. Aufbohren des Schenkelhalses und Femurs
2. Knochenzement
3. Einschlagen der Prothese

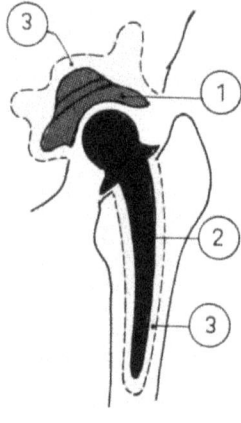

Abb. 68. TEP (= Totalendoprothese) bei medialer oder lateraler Schenkelhalsfraktur (bei Patienten über 70 Jahre)
1. Pfannenprothese aus Kunststoff
2. Kopfprothese aus Metall
3. Knochenzement

Anstelle von Schrauben oder Winkelplatten können beim Erwachsenen auch Laschennägel, Gleitschrauben u. a. Verwendung finden, beim Jugendlichen sind nur Schrauben gestattet (harte Spongiosa).

Komplikationen: Lange Liegedauer beim alten Menschen mit kardiopulmonalen Komplikationen bedeutet Lebensgefahr.

Kopfnekrose: Distraktion und Scherung im Bereiche der Fraktur durch Unfallgeschehen, Reposition oder Osteosynthese können zu Verletzung oder Unterbrechung der ernährenden Gefäße führen. Dabei kann die Fraktur, vom Schenkelhals her vaskularisiert, trotzdem heilen, die Kopfnekrose Monate bis 2 Jahre später erst manifest werden. Häufigkeit der Kopfnekrosen um 30%!

Vermeidung dieser schwerwiegenden Komplikationen durch schonungsvolle Reposition und Operation.

Tabelle 9. OP-Technik (Implantate) bei der medialen Schenkelhalsfraktur

Lebensalter	Medialer Schenkelhals		Lateraler Schenkelhals
	Abduktion	Adduktion	
Kind	Konservativ	Schrauben Spickdrähte	Schrauben
Jugendlicher	Konservativ	Schrauben	Schrauben
Erwachsener <40	Konservativ Schrauben	Schrauben	Winkelplatte Schrauben
Erwachsener >40	Konservativ Schrauben	Winkelplatte Schrauben	Winkelplatte Schrauben
Alter Mensch <70	Konservativ	Prothese	Prothese Simon-Weidner-Nägel

Behandlung der Kopfnekrose: Totalendoprothese beim älteren Patienten, beim jüngeren mit starken Beschwerden Osteotomie oder Arthrodese.

Pseudarthrose: Mangelhafte Durchblutung der Frakturzone oder „sperrendes" Osteosynthesematerial können auch die Ausbildung einer Pseudarthrose zur Folge haben.

Therapie: Kompression durch Osteosynthese in Verbindung mit Valgisationsosteotomie, evtl. Endoprothese.
Bei partieller Kopfnekrose kommt es im Verlaufe von Jahren zu einer posttraumatischen Arthrose im Hüftgelenk (Therapie: Osteotomie, Arthrodese, Prothese).

2. Pertrochantere Frakturen

Ursachen: indirekte Krafteinwirkung (Sturz des alten Menschen auf der glitschigen Straße, auf der Treppe) unter Außenrotation. Adduktion, Biegungskräfte.

Bruchformen (Abb. 69):
- undislozierte Fraktur (a);
- Mehrfragmentfrakturen, zusätzlicher Abbruch des Trochanter major oder/und minor (b);
- mediale Trümmerzone (= instabile Fraktur) (c).

Diagnose: Schmerzen, Stauchungs- und Extensionsschmerz, Beinverkürzung, ausgeprägte Außenrotation. Das Bein kann nicht aktiv gehoben werden.

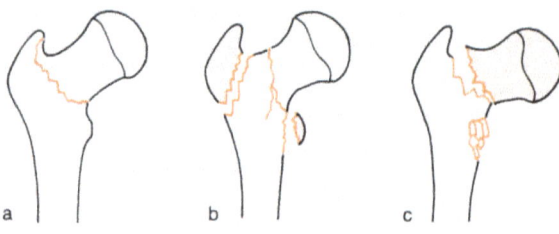

Abb. 69 a–c. Pertrochantere Frakturen

Röntgen: Hüfte und proximaler Femur a.p. und axial.

Therapie: bei Fehlen von Kontraindikationen immer operativ durch Osteosynthese.

Prinzip: beim jungen Menschen: anatomische Rekonstruktion; beim alten Menschen: Sofortbelastung.

Die anatomische Rekonstruktion muß durch eine stabile Osteosynthese (130° Winkelplatte), die mediale Abstützung durch Einpassen der Fragmente (Abb. 70 a) oder Spongiosaanlagerung (Abb. 70 b) erreicht werden. Durch diese Verfahren wird die Belastungsfähigkeit nach 8–12 Wochen erreicht.

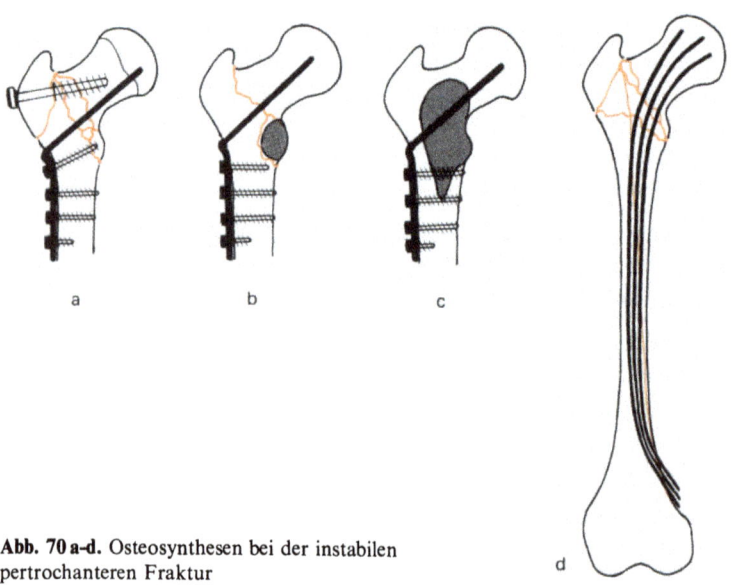

Abb. 70 a–d. Osteosynthesen bei der instabilen pertrochanteren Fraktur

Bei alten Menschen wird die sofortige Belastungsfähigkeit angestrebt: Verbundosteosynthese (Winkelplatte, Knochenzement) (Abb. 70 c) oder Nagelung mit elastischen Federnägeln nach Simon-Weidner (Abb. 70 d).

Komplikationen:
- Varusdeformität (Simon-Weidner),
- Außenrotation (Simon-Weidner),
- Implantatbrüche (Reosteosynthese),
- Pseudarthrosen (Reosteosynthese, evtl. Valgisation).

3. Subtrochantere Frakturen

Ursachen: direkte und indirekte Traumen mit Biegemechanismen.
Bruchformen: kurze oder längere Schrägfrakturen mit oder ohne zusätzliche Fragmente.
Diagnose: falsche Beweglichkeit, Schmerzen, Röntgen (OS a.-p. und seitlich mit gleichseitigem Hüftgelenk).
Therapie: äußerst instabile Frakturen mit großer Neigung zu Achsenfehlstellung, deshalb operativ mit Winkelplatte (95°) auch beim Kind und Jugendlichen (Abb. 72 a)
Komplikationen: Blutverlust, Pseudarthrosen, Achsenfehlstellungen, Infektionen.

4. Femurschaftfrakturen (Abb. 71)

Ursachen: Der stärkste Knochen des menschlichen Skelettes bricht nur unter großer Gewalteinwirkung: Sturz aus großer Höhe mit Einwirkung von Biege- und Torsionskräften. Direktes Trauma (Verkehrsunfall). Blutverluste bis zu 2000 ml!

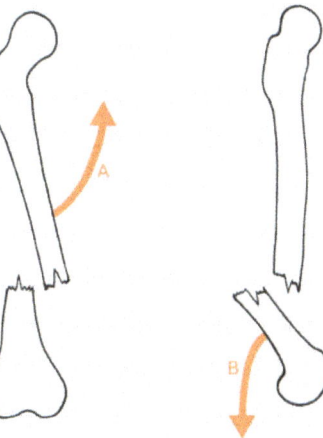

Abb. 71. Typische Fragmentdislokation am Femur
A = Muskelzug der Adduktoren,
B = Muskelzug des Gastrocnemius

Bruchformen:
- Quer-, Schräg-, Biegungs-, Torsionsfrakturen,
- Mehrfragment- und Trümmerbrüche,
- Fragmentdislokationen durch Muskelzüge.

Diagnose: Fehlstellungen, Crepitatio, Verkürzung, Unmöglichkeit das Bein zu heben.
Röntgen: OS a.p. und seitlich, bei Stauchung auch Becken, WS und Kniegelenk.

Therapie (Abb. 72): beim Erwachsenen, auch bei geringgradiger Dislokation, operativ wegen der Gefahr der Immobilisation bei konservativem Vorgehen.

Die Osteosynthese paßt sich der Lokalisation und der Bruchform an. Querfrakturen im mittleren Schaftdrittel werden mit dem Marknagel stabil versorgt. Biegungs-, Torsions-, Mehrfragment- und Trümmerfrakturen sind am besten durch eine Plattenosteosynthese unter Verwendung zusätzlicher Schrauben zu stabilisieren; auch hier findet jedoch der Marknagel Anwendung, allerdings in Kombination mit Cerclagen, Schrauben (Verriegelung) oder gar mit einer Platte. Andere Osteosyntheseverfahren sind nicht zu empfehlen.

Die Entlastungszeit richtet sich nach Lokalisation, Frakturform und Osteosynthese: Stabile marknagelbehandelte Querfrakturen sind nach Wochen bereits belastungsfähig. Trümmerfrakturen, durch Platte stabilisiert, können bis zu 4 Monaten Entlastung fordern. Entsprechend der Form und der Belastung des Femurs ist die mediale Abstützung von überragender Bedeutung. Trümmerzonen in diesem Bereich werden deshalb durch Spongiosaeinlagen überbrückt.

Komplikationen: Blutverlust – Schock, Begleitverletzungen von Nerven und Gefäßen (Arteria femoralis) im distalen Drittel.
Bei konservativer Behandlung Verkürzung und Fehlstellung häufig.
Pseudarthrose: Fehlstellungen führen zu Kniegelenksarthrosen und sollen deshalb früh genug durch Osteotomie korrigiert werden. Hypertrophe Pseudarthrose: reine Kompressionsosteosynthese, atrophische Pseudarthrose: Osteosynthese in Kombination mit Spongiosa.

5. Distale Femurfrakturen

Ursachen: Torsion, Biegung, Stauchung, direkte Gewalteinwirkung.

Frakturformen: suprakondyläre Fraktur infolge Biegung, Drehung oder direkter Gewalt. Verletzung der Muskulatur ventral durch proximale Fragmente. Kondylenfrakturen in T- oder Y-Form (Abb. 73), Mehrfragmentfrakturen, Trümmerfrakturen.

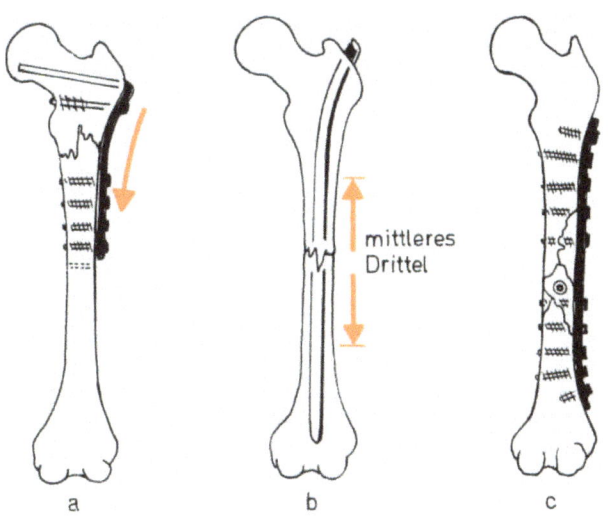

Abb. 72 a–c. Osteosynthesen bei Femurfrakturen. **a** Subtrochanter, 95°-Winkelplatte mit Kompression; **b** Schaft, quer: Marknagel; **c** Schaft, Mehrfragment: Platte und Schrauben

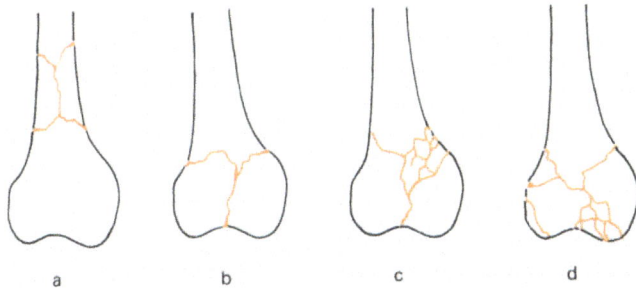

Abb. 73 a–d. Distale Femurfrakturen. **a** Distale und suprakondyläre Femurfraktur; **b** diakondyläre T- oder Y-Fraktur; **c** diakondyläre Fraktur mit kondylärer Trümmerzone; **d** diakondyläre Fraktur mit Trümmerzone im tragenden Gelenkanteil

Nebenverletzungen: Muskelverletzung dorsal infolge Durchstoßens des proximalen Fragmentes, offene Fraktur, Gefäß-Nervenverletzung.

Diagnose: Schwellung, Schmerzen, falsche Beweglichkeit, Schmerzbehinderung, Röntgen distales Femur mit Kniegelenk a.-p. und seitlich.

Therapie (Abb. 74): Einfache, kaum dislozierte Frakturen im distalsten Anteil können mit reiner Schraubenosteosynthese versorgt werden. Suprakondyläre Quer- oder kurze Schrägfrakturen werden mit der Kondylenplatte (95°) osteosynthetisiert. Ebenso Mehrfragmentfrakturen,

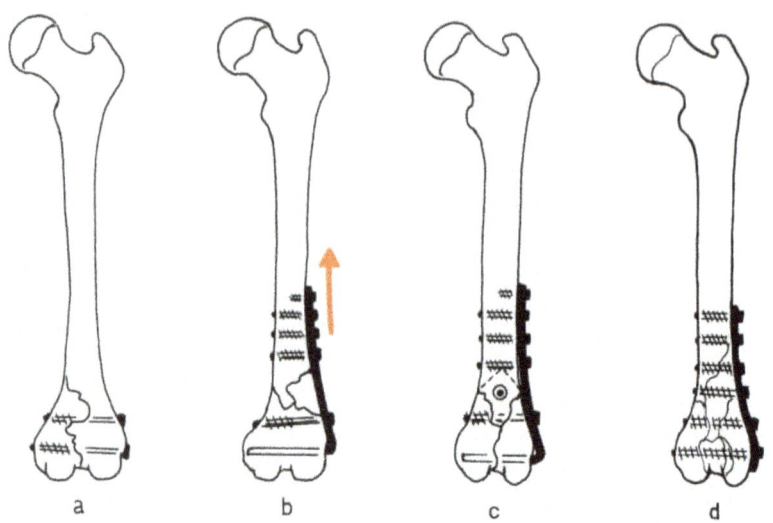

Abb. 74 a-d. Osteosynthesen bei distalen Femurfrakturen. **a** Längsspaltung: Spongiosaschrauben; **b** distal, quer: Kondylenplatte, Kompression; **c** Mehrfragment: Platte und Schrauben; **d** Trümmer, Kondylenabstützplatte, Spongiosa

wobei zusätzliche Schrauben Verwendung finden. Trümmerfrakturen: Kondylenabstützplatte. Bei intraartikulären Brüchen soll zuerst das Gelenk eröffnet und exakt reponiert werden. Anschließend erfolgt der Aufbau der Frakturzonen unter Verbindung mit dem proximalen Hauptfragment. Das Kniegelenk ist ein schwer belastetes Gelenk, auch kleine Stufen führen deshalb rasch zur Arthrose.

Komplikationen: Verletzungen von Muskulatur, Nerven und Gefäßen. Gefährdet sind insbesondere der Nervus fibularis und die Arteria femoralis. Kniegelenksarthrose bei schlecht reponierten Gelenksfrakturen. Pseudarthrose im spongiösen Anteil selten. Fehlstellung mit Überlastungsarthrose (meist Varus), Gelenkstufen mit Inkongruenzarthrose (Therapie: Korrekturosteotomie).

Anmerkung: Kniegelenksebene bildet zur Femurlängsachse einen Valguswinkel von 8°. Diese Tatsache ist bei der Osteosynthese zu berücksichtigen.

Patellafrakturen

Ursachen: Sturz aufs Knie, Schlag auf die Patella bei innerviertem Quadrizeps, Schlag aufs Knie bei gebeugtem Gelenk (Auto).

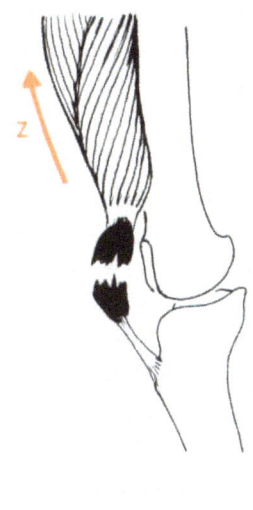

Abb. 75. Patellafraktur mit Dislokation durch Zugwirkung des Quadrizeps (Z)

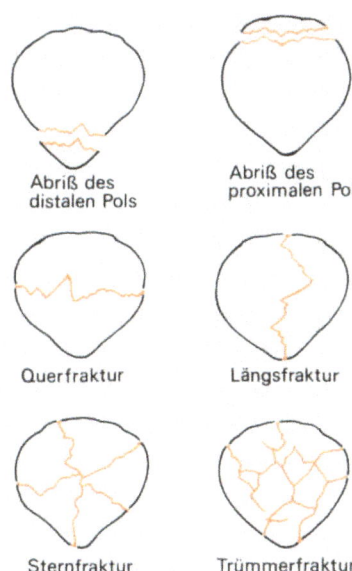

Abb. 76. Formen der Patellafraktur

Bruchformen: bei intakter Streckaponeurose subaponeurotische Fraktur ohne Dislokation. Häufigste Form ist die Querfraktur mit Dislokation bei Innervation des Quadrizeps (Abb. 75). Sternfrakturen, Trümmerfrakturen (Abb. 76).

Differentialdiagnose: Patella bi- oder tripartita.

Diagnose: Unfähigkeit, das gestreckte Bein zu heben, Delle, Kniegelenkserguß, a.-p. und seitliches Röntgenbild, bei Schlag aufs gebeugte Knie (Autoaufprall) auch OS, Becken, WS.

Therapie: nicht-dislozierte subaponeurotische Fraktur: Konservativ. Die Patella ist eine ossäre Einlagerung in den Strecksehnenapparat des Beines und damit auf Zug höchst beansprucht. Als Gelenkfraktur mit Stufenbildung arthrosegefährdet. Jede Patellafraktur muß deshalb exakt reponiert und retiniert werden. Das günstigste Verfahren stellt die Zuggurtungsosteosynthese dar (Abb. 77). Dabei wird eine um die Sehnenansätze geschlungene, ventral gelagerte Drahtschlinge eingebracht, die Fraktur wird durch den Gegendruck der Kondylen unter Kompression gesetzt (Abb. 77). Die Zuggurtung kann mit Kirschner-Drähten oder bei Mehrfragmentfrakturen mit längsverlaufenden Bruchlinien mit kleinen Schrauben kombiniert werden. Bei Zertrümmerung Hemipatellektomie

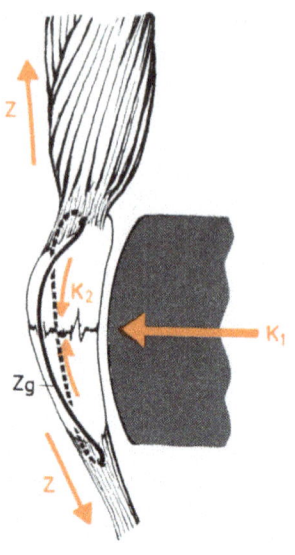

Abb. 77. Zuggurtung bei Patella-Querfraktur: Die Zugwirkung des Quadrizeps (Z) wird durch den Gegendruck der Kondylen (K_1) in Druck auf die Fraktur (K_2) umgewandelt, wenn auf der Ventralseite der Patella eine Zuggurtung (Zg) angelegt wurde (s. Text)

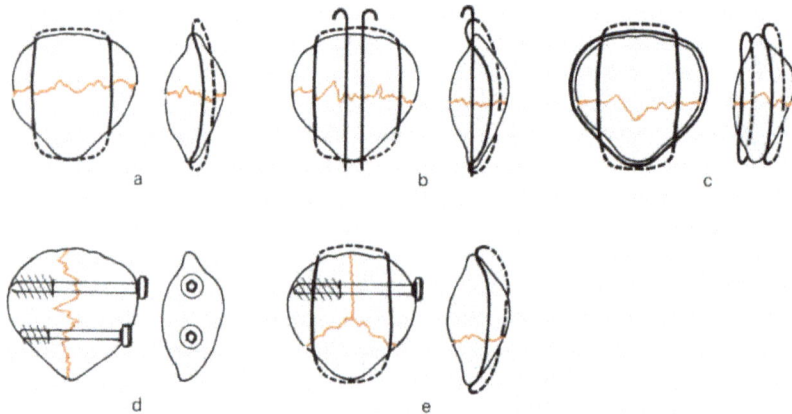

Abb. 78 a-e. Osteosyntheseverfahren an der Patella. **a** Reine Zuggurtung (Querfraktur); **b** Zuggurtung mit parallelen Kirschner-Drähten (Quer-, Mehrfragmentfraktur); **c** Zuggurtung mit Cerclage (Quer-, Schräg-, Mehrfragment-, Trümmerfraktur); **d** Schrauben (Längs-, Schrägfraktur); **e** Schraube und Zuggurtung (Kombination: Längs- und Querfraktur)

oder Patellektomie (verhindert Arthrose, bedingt aber leichte Instabilität des Kniegelenkes). In jedem Falle zusätzliche Naht des Streckapparates.

Komplikationen: Bei disloziert geheilten Frakturen Streckinsuffizienz, Stufen im Gelenk führen zur patello-femoralen Arthrose. Bei veralteten

Fällen mit Stufen Abrasio der Patellarückfläche mit Vorverlagerung der Tuberositas tibiae (Druckentlastung retropatellar), Patellektomie nur im äußersten Falle.

Merke: Die Frühpatellektomie bei „hoffnungsloser" Zertrümmerung gibt bessere Ergebnisse als die Spätpatellektomie.

Unterschenkelfrakturen (Abb. 79)

Unter „Unterschenkel" versteht man in der Frakturenlehre das gemeinsame Gefüge von Tibia und Fibula, die lateral und dorsal in Muskeln eingehüllt, durch die Membrana interossea verbunden sind. Die Tibia verläuft medial und dorsal direkt unter der Haut – offene Frakturen! Zudem wird sie im Gegensatz zum Femur von nur *einer* Knochenarterie versorgt: Diese beiden Tatsachen sind für die große Anzahl von Heilungsstörungen bei Tibiakopffrakturen verantwortlich.

Tibiafraktur: Gefahr für Knochen- und Weichteilheilung.

Die Muskelgruppen am Unterschenkel sind voneinander durch straffe Faszien abgeteilt. Einblutungen oder Ödem können deshalb leicht zu Druckschäden mit Durchblutungsstörungen, Nervenschädigung und Muskelnekrosen führen.

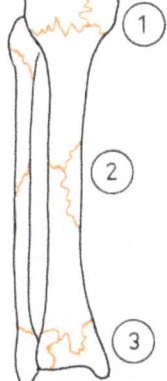

Abb. 79. Unterschenkelfrakturen
1. Tibiakopf, Fibulaköpfchen
2. Schaft
3. Distal – Pilon tibial
   (Malleolen)

1. Tibiakopfbrüche

Ursachen: direkte Gewalteinwirkung auf den Tibiakopf, Längskompression des Beines, wobei vorwiegend der laterale Kondylus die laterale Tibiagelenkfläche imprimiert, Zugwirkung an Bändern und Sehnen.

Bruchformen: Kondylusfrakturen, Depressionsfrakturen, Impressionsfrakturen, Abrißfrakturen an Seitenbändern, Kreuzbändern, Trümmerfrakturen.

Begleitverletzungen: Gefäße und Nerven in der Kniekehle, Fibulaköpfchen mit N. fibularis. Meniskusverletzung, Bandrupturen (Seiten-, Kreuzbänder).

Diagnose: Schwellung, Schmerzen, Kontusionsmarken, Instabilität des Kniegelenkes, Hämarthros, Röntgenbild: Knie a.-p. und seitlich. Schrägaufnahmen, Brückenaufnahme, Tomogramme. Durchblutung, Motorik, Sensibilität des Fußes.

Therapie: nicht-dislozierte Frakturen und die meisten bei alten Leuten funktionell. Bandabrisse mit knöchernen Fragmenten werden angeschraubt. Impressionsfrakturen bilden Stufen im Gelenk. Konservativ sind diese nicht beeinflußbar, also hat eine operative Gelenkrekonstruktion stattzufinden. Diese wird unter Eröffnung des Gelenkes unterhalb der Menisci durchgeführt, wobei das Gelenkplateau unter Anhebung zur Kongruenz gebracht werden muß. Die entstehende Höhle im Tibiakopf wird mit autologer Spongiosa unterfüttert und das Ganze mit einer Abstützplatte stabilisiert. Reine Längsfrakturen werden verschraubt (Abb. 80). Die Entlastungsdauer für intraartikulare Tibiakopffrakturen beträgt 3–4 Monate (Entlastung = Abrollen des Fußes ohne Gewicht).

Therapie der Begleitverletzungen:
- Gefäß-Nervennähte,
- Meniskusreinsertion oder Meniskektomie,
- Bandrekonstruktionen.

> *Merke:* Nach der Osteosynthese einer Tibiakopffraktur muß das Knie auf seine Stabilität überprüft werden.

Komplikationen: Begleitverletzungen des Nervus fibularis bei Mitbeteiligung des Fibulaköpfchens, Durchblutungsstörung, Gelenkinkongruenz mit Arthrose, Instabilität des Kniegelenkes bei Bandbeteiligung, Infektionen, sehr selten Pseudarthrose (spongiöser Bereich). Posttraumatische Arthrosen mit schweren Schmerzzuständen werden durch eine Umstellungsosteotomie oder in seltenen Fällen, beim alten Menschen, durch eine Gelenkprothese versorgt.

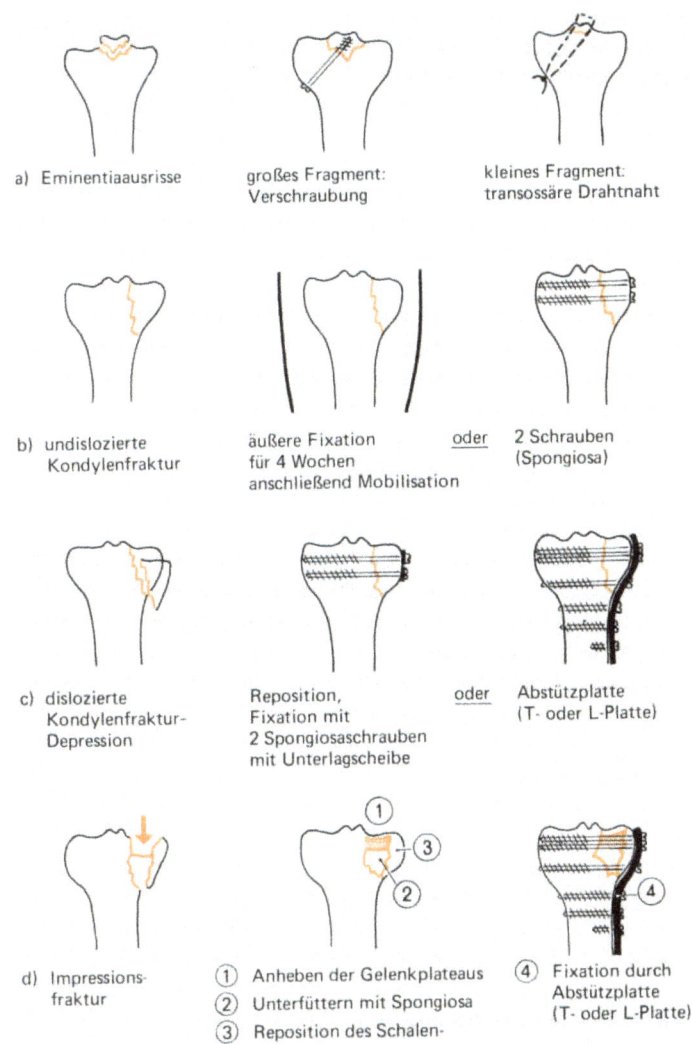

Abb. 80 a-d. Therapie der Tibiakopffrakturen

2. Unterschenkelschaftfrakturen

Die Unterschenkelschaftfraktur ist eine häufige Fraktur, vor allem beim Jugendlichen und aktiven Erwachsenen. Es handelt sich dabei um die Kombination von Schien- und Wadenbeinbruch.

Ursachen: vorwiegend durch indirekte Gewalt, wie Biegung und Torsion (Skifahren) und direkte Gewalteinwirkung (Verkehrsunfall). Alle Frakturtypen können beobachtet werden. Wegen der speziellen anatomischen Verhältnisse geht der Unterschenkelbruch häufig mit Weichteilschäden einher.

Bruchformen: Alle Frakturtypen am Schaft kommen vor, Quer-, Schräg-, Torsionsfraktur, Biegebruch mit Biegungskeil oder Keilen (Butterflyfracture), Etagenbrüche (Stoßstange), Mehrfragment- und Trümmerfrakturen.

Die Fragmentverschiebung richtet sich mehr nach dem Unfallmechanismus und der Lagerung als nach der Auswirkung von Muskelzügen. Die letzteren bewirken bei entsprechender Frakturdislokation immer eine Verkürzung.

Begleitverletzungen: häufig mit Hautbeteiligung (offene Fraktur – Kontusion – Quetschung), Muskelschäden (Kompartment), Gefäß-Nervenläsion (Druck, direkt).

Diagnose: Eine Tibiafraktur kann wegen ihrer subkutanen Lage bei Dislokation durch die sicheren und unsicheren Frakturzeichen klinisch leicht diagnostiziert werden: Stufen lassen sich tasten, die falsche Beweglichkeit springt ins Auge.

Röntgen: Unterschenkel (mit anschließenden Gelenken) a.p. und seitlich.

Therapie: Praktisch alle Unterschenkelschaftfrakturen können konservativ behandelt werden. Bestimmte Bruchformen heilen jedoch nach einer technisch richtig durchgeführten Osteosynthese (Platte, Marknagel) vielleicht nicht schneller, aber sicherer als unter konservativem Vorgehen.

> An keiner anderen Skelettstelle treten die einzelnen Vor- und Nachteile der verschiedenen Behandlungsverfahren so deutlich zu Tage wie bei der Schienbeinfraktur (s. Prinzipien der Frakturbehandlung, S. 85.

Konservative Behandlung

Primärer Hartverband (Gips, Kunststoff): Alle undislozierten Frakturen werden im Oberschenkelgips versorgt. Dabei wird das Kniegelenk in 15–20° Beugestellung, das OSG im rechten Winkel ruhiggestellt.

> Der Verband muß in jedem Falle primär „bis auf die letzte Faser" längsgespalten werden, der zirkuläre Verschluß erfolgt 24–48 Stunden später.

Leicht dislozierte Brüche werden reponiert und dann primär gegipst. Dabei liegt der Patient auf dem Gipstisch, der frakturierte Unterschenkel hängt über das Tischende hinaus. Der Behandelnde führt zunächst unter Bildwandlerkontrolle die Reposition durch und hält dann die Reposition am hängenden Bein fest, während die zweite Person den gepolsterten Hartverband anlegt. Dabei ist auf die Achsenstellung, insbesondere auf die Rotation zu achten (Abb. 81).

Der Unterschenkel weist eine richtige Rotation auf, wenn der im Sprunggelenk rechtwinkelig gehaltene Fuß gegenüber dem Knie um ca. 15° außenrotiert steht. Frakturen im distalen Drittel neigen zur Rekurvation, der Fuß muß deshalb oft in Spitzfußstellung eingegipst werden. Der Hartverband erlaubt zu späteren Zeitpunkten – solange die Fraktur noch nicht „anfixiert" ist – eine Korrektur (Abb. 82). Bei einer Achsenfehlstellung wird dabei direkt über der Abwinkelung des Knochens der Hartverband unvollständig zirkulär (die gegenüberliegende Seite bleibt stehen) durchtrennt (Abb. 82A), hier aufgespreizt, bis die Stellung der Fragmente unter Bildwandlerkontrolle korrekt ist, der Defekt im Hartverband durch Holzkeile abgestützt und der Verband ergänzt (Abb. 82 B). Bei der Korrektur von Rotationsfehlern muß der Hartverband über der Frakturstelle zirkulär durchtrennt werden. Nun kann der distale Unterschenkel in die richtige Stellung gedreht und der Verband wieder geschlossen werden.

Merke: Eine Korrektur muß durchgeführt werden bei:
- Varusfehlstellung   > 5°,
- Rotationsfehler   > 5°,
- Valgusfehlstellung   >10°.

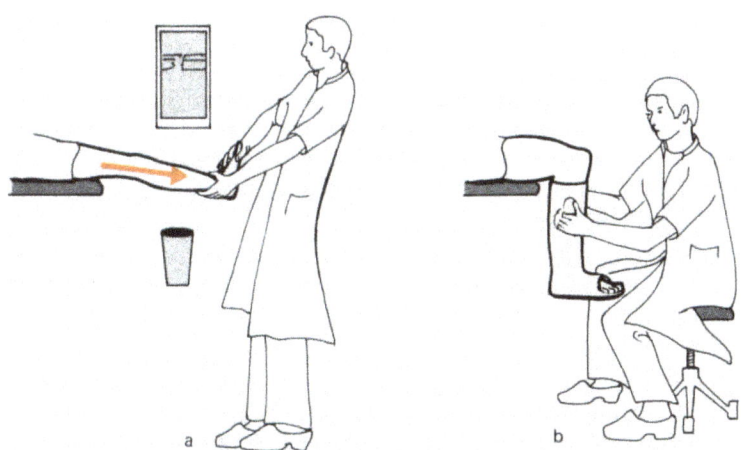

Abb. 81a, b. Reposition und primärer Hartverband bei der Unterschenkelfraktur. **a** Reposition unter Bildwandlerkontrolle; **b** Gipsen am hängenden Unterschenkel

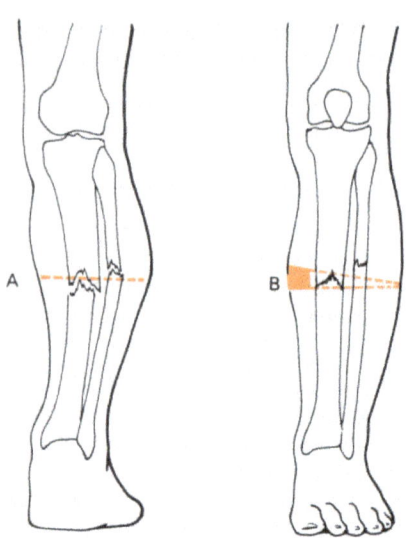

Abb. 82. Korrektur einer Varusfehlstellung durch „Keilen" des Hartverbandes

Jede Fehlstellung bringt eine Veränderung der Belastungsachse, zu ausgeprägte führen unter Fehlbelastung zur Arthrose in OSG und USG. Es ist zu berücksichtigen, daß eine Fraktur nur unter ununterbrochener Ruhigstellung zur Heilung kommt. Stellungskorrekturen beeinträchtigen deshalb die Frakturheilung:

Häufige Stellungskorrekturen: Gefahr der Pseudarthrosenbildung.

Extensionsbehandlung: Sie wird bei stark verschobenen, primär nicht einwandfrei reponierbaren Schaftfrakturen (Verkürzung) angelegt. Dabei wird ein Steinmann-Nagel oder starker Kirschner-Draht von medial (Gefäß/Nerv) nach lateral durch den Kalkaneus gebohrt, daran ein Kirschner-Bügel angeschraubt und die Extension über eine Rolle angelegt (Abb. 83 b). Die Eintrittsstelle des Kirschner-Drahtes in den Kalkaneus liegt 2 QF unterhalb und 2 QF hinter der Spitze des medialen Malleolus (Abb. 83 a). Das Bein ist auf einer Schiene hochgelagert, ein zusätzlich angelegter weit gespreizter Oberschenkelgipsverband wird empfohlen.
Die Extension erlaubt durch Änderung der Zugrichtung eine schonungsvolle Stellungskorrektur der Fragmente. Zuggewicht: 2–4 kg.
Nach 3–5 Wochen hat sich ein fibröser Kallus gebildet, es kann ein Oberschenkelhartverband angelegt werden. Bei diesem Vorgehen muß nun die endgültige Fragmentstellung erreicht werden. Anstelle des

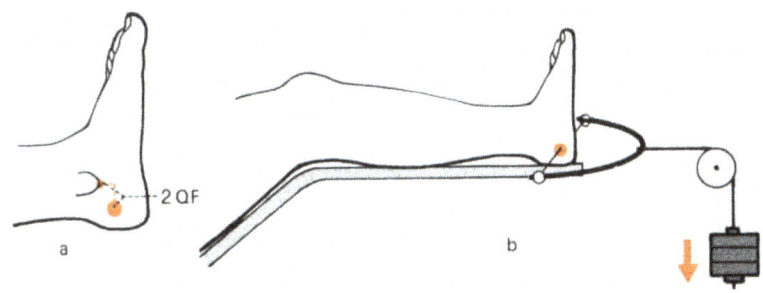

Abb. 83 a, b. Extension bei einer dislozierten US-Fraktur. **a** Kirschner-Draht 2 QF distal, 2 QF dorsal der Spitze des medialen Malleolus; **b** Drahtextension

Oberschenkelverbandes kann ein *Sarmiento-Gips* angelegt werden, der am Knie abgestützt und sofort belastet werden kann, er läßt die Bewegung im Kniegelenk zu.

> *Merke:* Nach einer Gipsbehandlung sind die distalen Gelenke immer stärker eingeschränkt als die proximalen!

Die Heilungsdauer beträgt bei der Unterschenkelfraktur unter konservativer Behandlung 8–12 Wochen – leider aber öfter auch bedeutend länger.

Operative Behandlung

> Indikationen für die Osteosynthese an der Tibia sind:
> - offene Frakturen,
> - Brüche, die erfahrungsgemäß zu Frakturheilungsstörungen führen (starke Dislokation),
> - nach mißglückter Reposition,
> - ungenügende Stellung nach Extension.

Osteosyntheseverfahren, die am Tibiaschaft zu Bewegungsstabilität führen, sind der Marknagel, die Platte und Schrauben (allein oder in Kombination). Instabile Osteosynthesen (Cerclagen) kombinieren die Gefahren der Osteosynthese (Infektion) mit denen der konservativen Behandlung (Gelenksteifen), da sie auch äußerlich ruhiggestellt werden müssen.

Marknagel (Abb. 84): Im mittleren Drittel, insbesondere bei Quer-, kurzen Schrägfrakturen (Belastung nach 2–4 Wochen), Mehrfragmentfrakturen (Gefahr der Verkürzung), Rotationsfehler (Verriegelung), Frakturen am

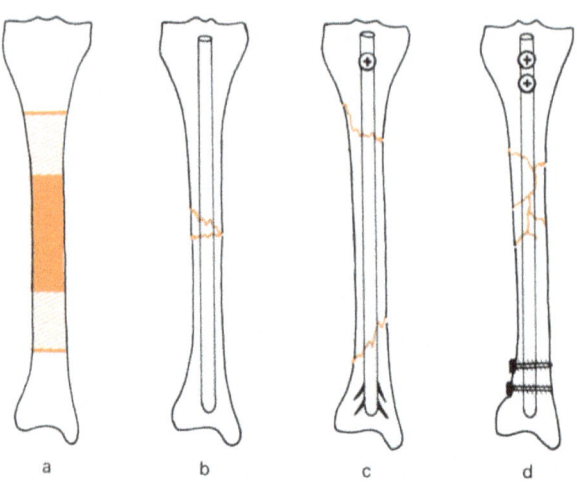

Abb. 84 a-d. Der Marknagel bei der Tibiafraktur. **a** Indikation. Mittleres Drittel: gute Indikation (Quer-, Schrägfraktur); Anschluß: relative Indikation. **b** Korrekt durchgeführte Marknagelung: Das Implantat sitzt der aufgebohrten Kortikalis an, der Nagel reicht bis 1 cm oberhalb des OSG. **c, d** Verriegelungsprinzip bei relativer Indikation (proximales/distales Drittel, als Distanzhalter). **c** Verriegelung durch proximale Schraube und Ausklinkdrähte. **d** Verriegelung durch proximale und distale Schrauben (durch den Nagel)

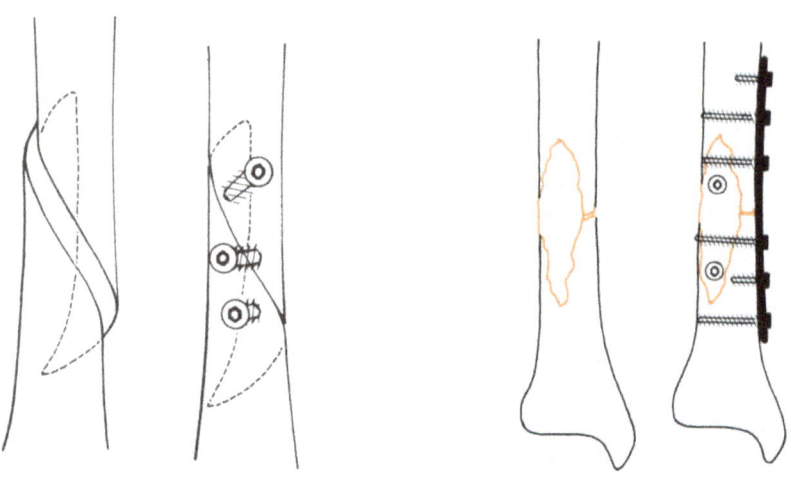

Abb. 85 *(links)*. Schraubenosteosynthese an der Tibia

Abb. 86 *(rechts)*. Platte und Zugschrauben an der Tibia

Übergang vom mittleren zum proximalen und distalen Drittel als relative Indikation: Gefahr der Instabilität (Rotation). Zusätzliche Rotationsstabilisierung (Verriegelung).

Schrauben (Abb. 85): Bei langen Schrägfrakturen, Drehbrüchen – seltene Indikationen. Als Zugschraube zur interfragmentären Kompression mit Neutralisations- oder Kompressionsplatte häufig.

Platten (Abb. 86): Im proximalen und distalen Drittel. Im mittleren Drittel bei Biegungs- und Torsionsfrakturen.

Bei weit offenen Brüchen und Brüchen mit schwerem Weichteilschaden wird der Fixateur externe zum Osteosyntheseverfahren der Wahl (Abb. 87). In dreidimensionaler Anordnung bringt er adäquate Stabilität und verursacht keine zusätzlichen Weichteilschäden durch ein lokales Operationstrauma.

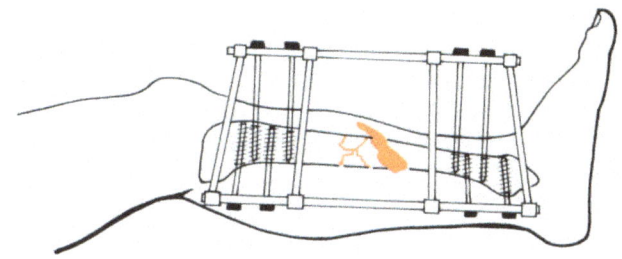

Abb. 87. Der dreidimensionale Fixateur externe am Unterschenkel

Der äußere Spanner kann bei der Kombination einfache Fraktur/schwere Weichteilschädigung gemeinsam mit 1–2 Zugschrauben angewendet werden. Dieses Verfahren hat zwei Vorteile:
- exakte Frakturadaptation unter Kompression (Stabilität),
- „wenig" Fremdkörper im gefährdeten Frakturgebiet.

Bei Knochendefekten: autologe Spongiosa. Die Osteosynthese am Schaft der Tibia beschleunigt die Frakturheilung kaum, sie vermeidet aber Fehlstellungen.

Komplikationen bei konservativer Behandlung:
- ungenügende Reposition,
- Achsen-, Torsionsfehler,
- Verkürzung,
- Gipsdruckschäden (Fibularis),
- Infekt durch Extensionsnagel,
- Immobilisierungsschäden (Muskelatrophie, Gelenke),
- Pseudarthrosen.

Bei operativer Behandlung: Infektion (!!!), Implantatbrüche, Pseudarthrosen.
Bei allen Behandlungsverfahren: Kompartmentsyndrom.

Isolierte Fibulafraktur

Sie entsteht durch direkte Gewalteinwirkung.
Diagnose: isolierter Druckschmerz, Röntgen a.p. und seitlich.
Therapie: nihil, elastische Wicklung, in Ausnahmefällen Gips für 2–3 Wochen.

Distale intraartikuläre Tibiafraktur (Pilonfraktur)

Ursachen: immer direkte Gewalt unter Einstauchung des Talus in die distale Tibiagelenkfläche. Dabei kommt es zu Spreng- und Kompressionseinwirkung.
Bruchformen: Absprengung der lateralen und medialen Pfeiler, Kompression, Trümmerfraktur, praktisch immer mit Fraktur der distalen Fibula. Gelenkstufen (Abb. 88).
Begleitverletzungen: Talus (Knorpel), A. und N. tibialis, Einklemmung von Sehnen.

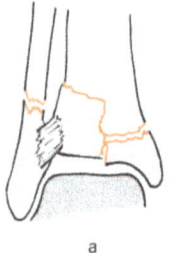
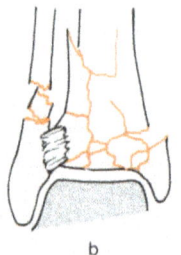

Abb. 88 a, b. Pilonfrakturen
a Einfache Fraktur mit Gelenkstufe
b Schwere Fraktur mit Kompression

Therapie:
- konservativ: nicht-dislozierte Fraktur, allgemeine Kontraindikationen;
- operativ: alle dislozierten Frakturen (Gelenkstufen, Impressionen).

Osteosynthesetechnik (Abb. 89)

1. Reposition und Osteosynthese der distalen Fibula. Dadurch kommt es zu einer „groben" Reposition der Tibiafraktur.
2. Aufbau der Gelenkfläche der distalen Tibia. Transfixation zur vorläufigen Festhaltung mit Kirschner-Drähten.

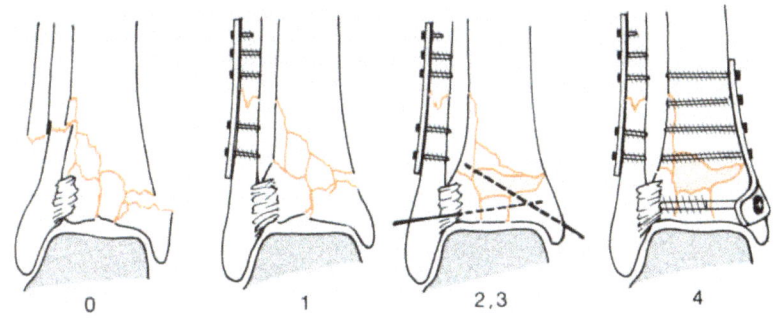

Abb. 89. Osteosynthese der Pilonfraktur

3. Der nach der Reposition der Gelenkfragmente erkennbare Defekt (Stauchung) wird mit Spongiosa aufgefüllt.
4. Stabile Osteosynthese durch Abstützplatte.

Nachbehandlung: Gips-U-Schiene in Rechtwinkelstellung bis zum Abschwellen der Weichteile und gesicherter Wundheilung, anschließend funktionell ohne Belastung für 8–16 Wochen (je nach Schwere der Verletzung).

Komplikationen:
– Durchblutungsstörung des Fußes,
– Nervenläsion,
– Arthrose des OSG durch ungenügende Reposition oder Knorpelschaden (Therapie: Korrektur, Arthrodese).

Malleolarfrakturen

Die Brüche der Malleolen gehören zu den häufigsten Verletzungen und sollen wegen ihrer anatomischen, funktionellen und pathologischen Besonderheiten ausführlicher besprochen werden. Die Verletzungen in diesem Bereich lassen sich nur im Zusammenhang mit den Bandstrukturen analysieren und folgerichtig behandeln. Die wichtigsten Bänder sind:

1. Medial:
Ligamentum tibiotalare anterius und posterius
Ligamentum tibiocalcaneare
} Ligamentum deltoideum

2. Lateral:
Ligamentum fibulotalare anterius und posterius
Ligamentum fibulocalcaneare
} lateraler Bandapparat

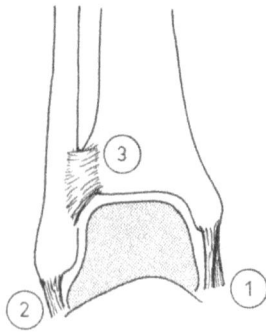

Abb. 90. Der Bandapparat der Sprunggelenke spielt bei der Entstehung und Therapie der Malleolarfrakturen eine übergeordnete Rolle
1. Ligamentum deltoideum
2. Laterales Band
3. Syndesmose

3. *Vorderes Syndesmosenband:* Ligamentum tibiofibulare anterius

4. *Hinteres Syndesmosenband:* Ligamentum tibiofibulare posterius

Das Sprunggelenk gehört zu den meistbelasteten Gelenken des menschlichen Körpers, Fehlstellung nach Frakturen und Luxation führen demnach sehr häufig zur Arthrose. Dabei ist der laterale Gelenkanteil ungleich mehr belastet als der mediale. Die Fibula wirkt als Leitstab für den Talus und nimmt ungefähr das halbe Körpergewicht als Scherkraft auf. Deshalb ist die Intaktheit der beiden Syndesmosenbänder von extremer Bedeutung. Bei einer Bewegung des Talus, nur in dorsaler und plantarer Richtung, macht die distale Fibula Rotationsbewegungen, sie verschiebt sich zudem nach außen und innen, nach vorne und hinten sowie nach proximal und distal. Die Fibula paßt genau in die Inzisur der Tibia, Verschiebung, Verkürzung und „Verlängerung" des Wadenbeines führen in diesem Abschnitt zu Inkongruenz und damit möglicherweise zu einer Arthrose im oberen Sprunggelenk.

Ursachen: Bei den Malleolarfrakturen handelt es sich vorwiegend um Abscherbrüche und Bandausrisse ossärer Natur. Lauge-Hansen hat nach Entstehungsmechanismen eine recht komplizierte Einteilung dieser Frakturen geschaffen. Die Hauptkräfte, die indirekt die Malleolarfrakturen verursachen, sind *Supination* (kombiniert mit Abduktion und Inversion) und *Pronation* (kombiniert mit Eversion und Außenrotation). Nach Danis und Weber ist die systematische Unterteilung der Malleolarfrakturen wesentlich vereinfacht.

Bruchformen: Bei Supination des Talus kommt es zu einer Abscherfraktur des medialen Knöchels, auf der lateralen Seite reißt das Band oder die Malleolarspitze knöchern aus. Beim Pronationsmechanismus entstehen die entsprechenden Verletzungen wie Abriß des Bandes medial oder knöcherner Abriß des Innenknöchels bei Schrägfraktur der Fibula.

Wesentlich ist die Lage der Frakturlinie an der Fibula (Abb. 91, 92):

Typ A: Die Fraktur liegt unterhalb der Syndesmose, diese ist deshalb intakt.
Typ B: Die Fraktur verläuft auf Höhe der Syndesmose, diese ist demnach mindestens partiell geschädigt.
Typ C: Eine Fraktur oberhalb der Syndesmose hat zwangsläufig eine Syndesmoseruptur zur Folge. Es kommt damit zur Luxationsfraktur nach lateral.

Je nach der Lokalisation der Bandausrisse werden zusätzliche Unterteilungen vorgenommen, die aber keine grundlegende Bedeutung erlangen. Des weiteren kann die hintere Tibiakante (Volkmannsches Dreieck) mit abgerissen sein. Man spricht deshalb auch von Bi- und Trimalleolarfrakturen bzw. bi- und trimalleolaren Luxationsfrakturen.

Diagnose: äußere Verformung, Schwellung, Druckdolenz, falsche Beweglichkeit, Stufen tastbar. Röntgenbild: Sprunggelenk in 30° Innenrotation des Fußes a.-p. und seitlich.

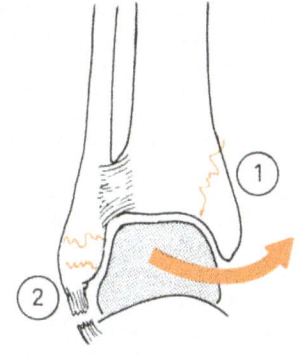

Abb. 91. Verletzungen bei Supination (Adduktion, Inversion)
1. Schräg- oder Längsfraktur des Malleolus internus
2. Bänderriß oder Querfraktur der distalen Fibula (unterhalb der Syndesmose), Syndesmose intakt (Typ A)

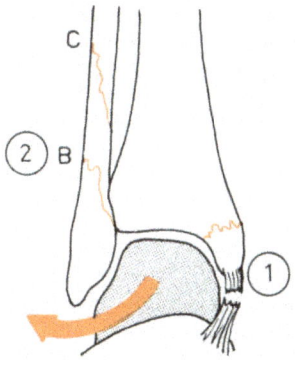

Abb. 92. Verletzungen bei Pronation (Abduktion, Eversion)
1. Bänderriß oder Abriß (Querfraktur) medialer Malleolus
2. Schrägfraktur Fibula
   Typ B: Höhe Syndesmose
   Typ C: Oberhalb der Syndesmose (Ligamentum tibiofibulare und Membrana interossea gerissen)

Therapie: Schon L. Böhler erkannte die Notwendigkeit einer absoluten Wiederherstellung des oberen Sprunggelenkes zur Vermeidung der posttraumatischen Arthrose. Arbeiten, die sich mit konservativer Behandlung der Malleolarfrakturen befassen, bezeichnen Verschiebungen bis zu 2 mm noch als gutes Resultat. Tatsächlich aber entstehen bei derartigen Verschiebungen bereits relativ schnell Arthrosen. Auf Grund dieser Erfahrungen ist konservativ nur eine Fraktur ohne Dislokation zu behandeln. Gelingt die Reposition nicht einwandfrei, muß operiert werden. Wir operieren prinzipiell jede dislozierte Malleolarfraktur im Erwachsenenalter. Bandrupturen werden genäht. Die Fixation der Fragmente erfolgt auf der medialen Seite mit Schrauben oder einer Drahtschlinge (Zuggurtung). Auf der lateralen Seite können bei Schrägfrakturen Schrauben angewendet werden, bei Querfrakturen kleine Platten. Auch die Schraubenosteosynthese kommt hier in Frage. Bandrupturen werden ebenfalls genäht. Die verletzte Syndesmose wird genäht, bei vollständiger Ruptur wird sie zusätzlich mit einer Stellschraube fixiert (Abb. 93–95).

Nachbehandlung: Gips-U-Schiene bis zur Abschwellung und Wundheilung. Von der rechtwinkligen Schiene aus können bereits nach 24 Stunden Bewegungsübungen nach dorsal aufgenommen werden.
Funktionelle Nachbehandlung bei stabiler Osteosynthese und bei medialer Bandnaht.
Unterschenkelgips bei lateraler Bandnaht und Syndesmosennaht für 6 Wochen.

Komplikationen: Begleitverletzungen von Sehnen, Nerven und Gefäßen entsprechend ihrer anatomischen Lage und ihrem Verlauf. Inkongruenz führt zur Arthrose. Insbesondere auf der lateralen Seite bringen Verschiebungen an der distalen Fibula in jeder Richtung (lateral vorne, hinten, Torsion, Verkürzung, Verlängerung) eine Inkongruenz im Bereich der Syndesmose und führen dadurch zur Inkongruenzarthrose.
Korrekturen bei fehlverheilten Frakturen sind möglich, bringen aber nach länger als 3 Monaten kaum mehr eine vollständige Wiederherstellung. Bei massiver Arthrose verbleibt nur die Arthrodese im oberen Sprunggelenk.

Abb. 95. **a** Fraktur direkt über Syndesmose: Platte, Syndesmosennaht. **b** Fraktur deutlich ▷ über Syndesmose: Platte. Syndesmose an Fibula oder Tibia ossär ausgerissen: Schraube. **c** Proximale Fibulafraktur, Membrana interossea bis proximal zerrissen. Nach der Osteosynthese der Fibula bleibt die Syndesmose instabil: Stellschraube, Syndesmosennaht

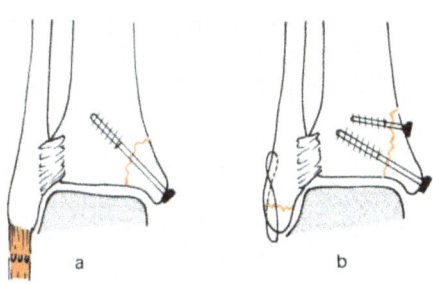

Abb. 93a, b. Therapie der Typ-A-Fraktur. **a** Ligamentnaht lateral, Schraube medial; **b** Zuggurtung lateral, 2 Schrauben medial

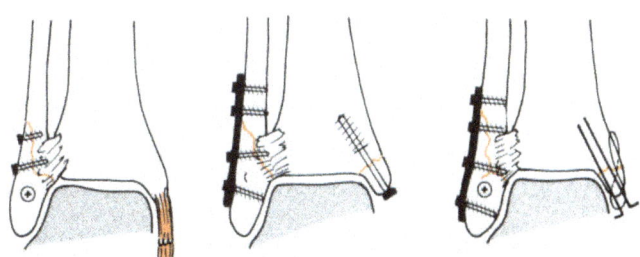

Abb. 94. Osteosynthesemöglichkeiten bei Typ-B-Frakturen. **links:** lateral: 3 Zugschrauben (Kleinfragment-Kortikalis). medial: Bandnaht; **Mitte:** lateral: Platte (Drittelrohr), medial: Schraube (Kleinfragment-Spongiosa); **rechts:** lateral: Platte, Zugschraube (Spongiosa), medial: Zuggurtung

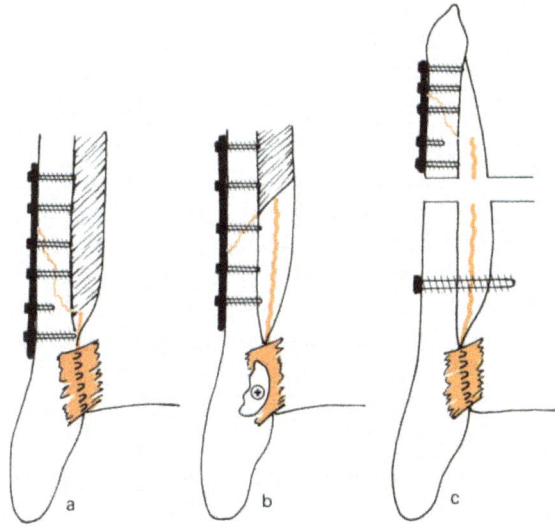

Frakturen des Tarsus

1. Talusfrakturen

Der Talus besteht aus Kopf und Körper. Die schwächste Stelle liegt am Hals, hier lokalisieren sich die meisten Frakturen.
Ursachen: Stauchung durch Sturz aus größerer Höhe (vordere Tibiakante bei Dorsalflexion des Fußes), Verdrehung.
Bruchformen (Abb. 96): nach Lokalisation Kopf-, Hals- oder Körperfrakturen. Einfache Querfrakturen mit Stufen im unteren Sprunggelenk, Kompressionsfrakturen, Luxationsfrakturen, Abbruch der Processi (lateral, dorsal).

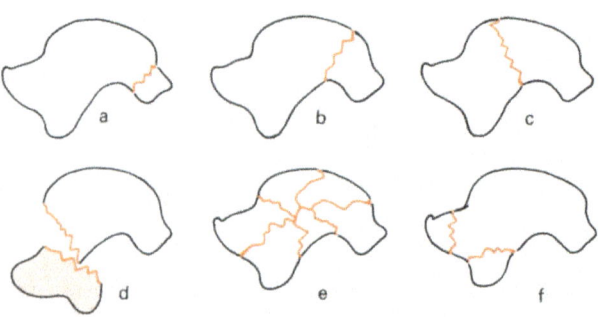

Abb. 96 a-f. Frakturen des Talus

Diagnose: schmerzhafte Bewegungseinschränkungen, Deformierung, Stufen, Röntgenbild.
Therapie: Reposition in Narkose, Gips für 4 Wochen, Nichtbelasten für 12 Wochen oder mehr. Nicht exakt reponierbare Talusfrakturen werden operativ durch Verschraubung versorgt.

Komplikationen: Entsprechend der Blutversorgung des Talus haben Körper- und Halsfrakturen schlechtere Prognosen als die Kopffraktur. Luxationsfrakturen enden sehr häufig mit Talusnekrose. Inkongruenz im unteren Sprunggelenk führt zu Arthrose, die oft nur durch Versteifung schmerzfrei gemacht werden kann.
Bei Luxationsfrakturen sind auch Verletzungen der Fußnerven und Gefäße möglich. Tarsaltunnelsyndrom.

2. Kalkaneusfrakturen

Es handelt sich dabei um die häufigsten Frakturen im Bereiche der Fußwurzel.

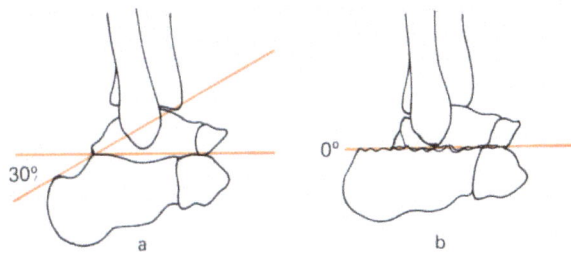

Abb. 97a, b. Tuber-Gelenkwinkel bei der Kalkaneusfraktur. **a** Normal 30°, **b** nach Kompression 0°

Ursache: meistens durch Sturz aus großer Höhe, oft doppelseitig mit Impression und Abflachung des Tuber-Gelenkwinkels im unteren Sprunggelenk (Abb. 97).
Frakturformen: isolierte Schräg- und Querbrüche, Abbruch des Sustentakulums, Impressions-Trümmerfrakturen, Abrißfraktur im Bereiche der Achillessehne.
Diagnose: Schwellung und Hämatom im Fersenbereich, Deformierung des Fußes (Verbreiterung), Röntgenbild: seitlich und dorsoplantar.
Therapie: Konservative Behandlung ohne Aufrichtung im unteren Sprunggelenk führt in etwa 50% der Fälle bei entsprechend langer Entlastung (12 Wochen) und unter funktioneller Therapie zu Beschwerdefreiheit. Oft ist eine orthopädische Hilfe (Einlagen, orthopädischer Schuh) notwendig. Neuerdings kommt die Tendenz zur Aufrichtung und Osteosynthese auf. Abrißfrakturen mit größeren Fragmenten werden verschraubt.

Komplikationen: Eine häufige Komplikation ist die Arthrose im unteren Sprunggelenk, die durch die Arthrodese zu behandeln ist (subtalare evtl. Double-Arthrodese). Praktisch immer bleibt eine Einschränkung der Beweglichkeit im unteren Sprunggelenk zurück.

3. Frakturen der kleinen Fußwurzelknochen

Ursachen: meistens direkte Gewalt (Überfahrung, Quetschung).
Frakturformen: ossäre Ausrisse, intraartikuläre Mehrfragment- und Trümmerfrakturen. Meist mehrere Knochen betroffen, vor allem das Navikulare.
Diagnose: Stufen tastbar, Schwellung, Hämatom, Kompressionsschmerz. Röntgen: dorsoplantar und seitlich.
Therapie: geringe Dislokationen konservativ mit Gips, bei Dislokationen offene Reposition und Spickung, evtl. Kleinfragmentschrauben.

Komplikationen: sekundäre Arthrose sehr häufig. Bei Beteiligung des Navikulare Arthrodese evtl. notwendig.

Frakturen im Mittelfußbereich

Ursachen: meistens direkte Gewalteinwirkung durch Überfahrung, Schlag, Quetschung.

Bruchformen: Wie bei der Mittelhand unterscheidet man Köpfchen-, Schaft-, und Basisfrakturen mit den entsprechenden Verschiebungen. Knöcherner Abriß des Metatarsale V an der Basis (Sehnenansatz). Ermüdungsbrüche (Marschfrakturen) am 2., 3. oder 4. Metatarsale.

Diagnose: schmerzhafte Schwellung, Stufe. Röntgen: dorsoplantar, seitlich und schräg.

Therapie: bei geringgradigen Verschiebungen konservativ unter Entlastung und Gipsbehandlung. Größere Verschiebungen müssen osteosynthetisiert werden, da für das Gehen die Integrität des Fußgewölbes von entscheidender Bedeutung ist. Kleine Platten, Schrauben oder Spickdrähte retinieren die Metatarsalia in der reponierten Stellung. Besonders wichtig ist die Stellung der Metatarsale-Köpfchen!
Schuheinlagen.

Komplikationen: Begleitverletzung von Sehnen, Nerven und Gefäßen. Inkongruenzen und massive Verschiebungen führen zu Gehbeschwerden. In diesem Falle muß eine Osteotomie in Betracht gezogen werden. Pseudarthrosen.

Zehenfrakturen

Ursachen: häufig durch direkte Traumen, oft offene Frakturen.
Frakturformen: wie bei den Fingern.
Therapie: wenig verschobene Frakturen konservativ, massiv verschobene, insbesondere des 1. Strahles, operativ (Schraube, Spickdrähte).
Komplikationen: Fehlstellungen können gelegentlich zu Gehbeschwerden führen. Verletzungen von Nerven und Gefäßen bei offenen Frakturen führen gelegentlich zur Notwendigkeit der Amputation einer Zehe.

Frakturen des Gesichtsschädels

Frakturen der Schädelkalotte s. Kap. 17. Schädelhirnverletzungen

Abb. 98. Mittelgesichtsfrakturen

a) Typ Le Fort I
   Bodenhöhe Nasen- und Kieferhöhle

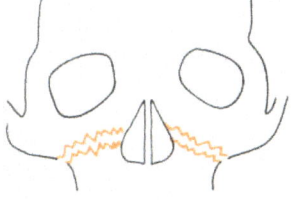

b) Typ Le Fort II
   Knöchernes Nasengerüst – Oberkiefer – Tränenbein, Lamina papyracea – Fissura orbitalis inferior

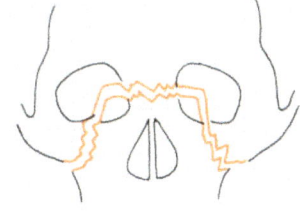

c) Typ Le Fort III
   Interorbitaler Raum – Lamina papyracea – Orbitaboden – laterale Orbitawand – Jochbogen

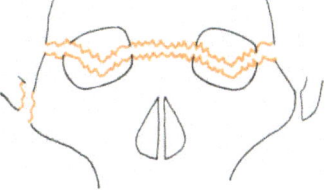

Mittelgesichtsfrakturen (Abb. 98)

Ursachen: direkte Gewalteinwirkung.

Frakturformen:

- *Infrazygomatikale Frakturen:* Brüche der Alveolarfortsätze, Le Fort I.
- *Zentrale oder pyramidale Frakturen:* Le Fort II (Kieferhöhle, Orbita, Ethmoid, Nasenbein, Lamina perpendicularis).
- *Laterale Mittelgesichtsfrakturen:* Jochbogen, Jochbein (Kieferhöhle und Orbita).
- *Zentrolaterale Mittelgesichtsfrakturen:* Le Fort III (Beteiligung: Orbita, mit oder ohne Kieferhöhle, Ethmoid, Nasenwurzel, Jochbein), mit oder ohne Stirnhöhle.
- *Unterkieferfrakturen:* horizontaler Ast, aufsteigender Ast, Kieferwinkel, Gelenkfortsatz.

Diagnose: Hämatom (Monokel, Brillenhämatom), Abflachung der Konturen, Nasenbeinschiefstand, Enophthalmus, Exophthalmus, Störung der

Okklusion des Bisses bei Kieferfrakturen. Funktionsbehinderung, palpatorische Stufen. Röntgenbild in verschiedenen Richtungen.

Therapie: Der Kieferchirurg hat einen Leitsatz: Die Gesichtsfrakturen werden immer von innen nach außen versorgt.
- Ruhigstellung von Ober- und Unterkiefer durch Ernstsche Häkchen (8er Touren um benachbarte Zähne). Verbindung mit den Antagonisten. Naht der Weichteilverletzung, Kinn-Schleuderverband.
- Operative Therapie:
  Kieferfrakturen bei Zahnlosigkeit (Plattenosteosynthese). Jochbeinfrakturen: Reposition durch Zug am Jochbein (Einzinkhaken). Evtl. Drahtung.
  Nasenbeinfrakturen: Aufrichtung der Fragmente mit Elevatorium, Tamponade von innen.

Verletzungen der Wirbelsäule

Die Wirbelsäule hat die Aufgabe, den Körper zu stützen, die Bewegungen des Kopfes und des Rumpfes zu ermöglichen und das Rückenmark zu schützen. Ihr spezieller Bauplan entspricht diesen Anforderungen. Druckkräfte werden von den Wirbelkörpern und den Bandscheiben aufgenommen. Zugkräfte können von den Bandverbindungen aufgefangen werden. Die Bewegungen zweier Wirbel gegeneinander finden in der Zwischenwirbelscheibe statt. Diese bildet mit den ihr benachbarten Wirbeln ein „Bewegungssegment". Die kleinen Wirbelgelenke dienen dazu, diese Bewegungen kontrolliert zu führen.
Verletzungen der Wirbelsäule liegt nur selten direkte Gewalteinwirkung zugrunde. Meist entsteht eine Schädigung, wenn unter Einwirkung unphysiologischer Kräfte Bewegungsausschläge über die Belastungsgrenze der vorhandenen Strukturen erzwungen werden. Je nach Bewegungsrichtung unterscheiden wir dabei Stauchungs-, Überbeugungs-, Überstreckungs- und Rotationsverletzungen.
Die eingetretenen Schäden werden entsprechend ihrem pathologisch-anatomischen Bild nach folgendem Schema unterteilt:

- Bandverletzungen,
- isolierte Bandscheibenverletzungen,
- isolierte Wirbelkörperbrüche,
- Wirbelkörperbrüche mit Bandscheibenverletzung,
- isolierte Bogen- und Fortsatzbrüche,
- echte Wirbelverrenkungen,
- Kombinationen.

Etwa 50% der Wirbelfrakturen finden sich im Bereich des thorakolumbalen Überganges, 30% in der mittleren und oberen BWS und die restlichen 20% in der HWS.

Frakturformen (Abb. 99)

Diese unterscheiden sich in gewissem Ausmaß von ihrer Lokalisation an der Wirbelsäule:
- ventrale oder dorsale Kompression,
- Einbruch der oberen oder unteren oder beiden Deckplatten (ohne oder mit Diskusprolaps),
- Kantenabbrüche ventral (Abb. 99b),
- Fraktur der Dornfortsätze ⎫ Abrißfrakturen (Abb. 99a),
- Fraktur der Querfortsätze ⎭
- bei höchster Gewalteinwirkung: Trümmerfrakturen der Wirbelkörper, des Wirbelbogens, der Gelenkfortsätze unter Beteiligung der Disken (Abb. 99b),
- Luxationsfrakturen (Rückenmark!),
- Fraktur des Dens epistrophei durch Hyperinklination; Dislokation des Dens kann zum Atem- und Herzstillstand führen (Medulla).

Diagnostik der Wirbelfrakturen

1. Anamnese (Sturz, Aufprall, Kompression).
2. Spontanschmerzen in den betroffenen Segmenten. Schmerzen beim Stehen und Gehen.

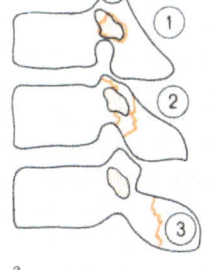
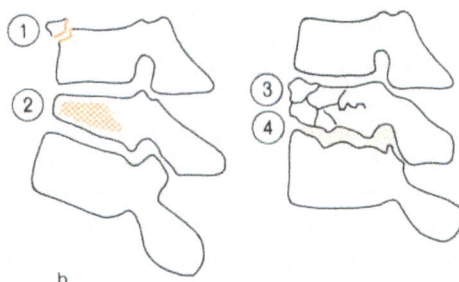

Abb. 99a, b. Wirbelfrakturen
a Frakturen des Bogens und der Dornfortsätze
1. Querfortsatzbruch
2. Bogenbruch
3. Dornfortsatzbruch

b Frakturen des Wirbelkörpers
1. Ventraler Kantenabbruch
2. Kompressionsfraktur
3. Trümmerbruch mit Deckplatteneinbruch
4. Diskusverletzung

3. Druck- und Klopfschmerz.
4. Stauchungsschmerz.
5. Röntgen: HWS, BWS, thorakolumbaler Übergang, LWS a. p. und seitlich, Schrägaufnahmen, Funktionsaufnahmen, Tomographie.
6. Neurologie
7. Spezielle Untersuchungen: Liquoruntersuchung, Myelographie, Computertomographie.

Bei der Röntgenuntersuchung gewisser Wirbelsäulenabschnitte reichen die üblichen Aufnahmen wegen der Überlagerung durch andere Skelettanteile nicht aus, deshalb:
- Densaufnahme a.p. durch den geöffneten Mund,
- distale HWS seitlich unter Herabziehen des Schultergürtels (Zug an beiden Armen),
- Tomographie,
- Computertomographie.

NB: Jede Wirbelsäulenverletzung erfordert eine subtile neurologische Untersuchung, bereits am Unfallort und in der Klinik (Kontrollen).

- Frakturen der LWS führen oft zu einem retroperitonealen Hämatom mit Hypovolämie und paralytischem Ileus.

Therapie

1. Halswirbelsäule

- Distorsionen: Schanzsche Krawatte für 2–6 Wochen.
- Wirbelkörperfrakturen: Kopf-Brustgipsverband für 2–3 Monate.
- Densfrakturen: unverschoben: Kopf-Brustgips (Abb. 100), verschoben: Extension (Crutchfield-Klemme, evtl. Operation).
- Luxationen, Luxationsfrakturen, instabile Frakturen: Reposition unter Zug, Extension (Crutchfield-Klemme), evtl. operative Reposition und Stabilisierung (Abb. 101).

Schleudertrauma der HWS
Vorkommen: Beim Auffahrunfall schleudert der Kopf zunächst passiv nach vorne und anschließend elastisch und reflektorisch nach rückwärts. Der umgekehrte Ablauf ist möglich, aber seltener.
Folgen: Durch die Überstreckung der HWS kommt es zu Einrissen in Bändern und Kapseln, Schädigung nervaler und vasaler Strukturen (C_2, C_7 und Th 1 – A. vertebralis).

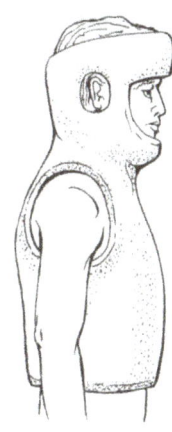
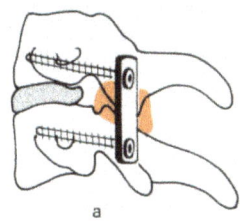
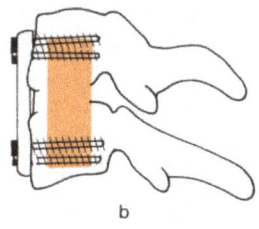

Abb. 101 a, b. Operative Stabilisierung bei instabilen HWS-Frakturen oder neurologischer Symptomatik. **a** Hintere Spondylodese mit Plättchen und Spongiosaplastik; **b** vordere Spondylodese mit Plättchen und kortikospongiösem Block

◁ **Abb. 100.** Kopf-Brustgips

Diagnose: Funktion der HWS aufgehoben oder massiv eingeschränkt, Schwindel, Ohrensausen, Röntgen negativ, Subluxation, Vertebralisangiographie.
Therapie: Kunstoffkragen für 4–6 Wochen, anschließend physikalische Therapie; manuelle Therapie.
Bei Vertebralisstenose: Befreiung der Arterie durch Knochensekretion.

Spezielle Verletzungen des ersten und zweiten Halswirbels:
- *transligamentäre Luxation des Atlas* unter Riß der Bänder zum Epistropheus und des Ligamentum transversum atlantis.
- *transdentale Luxation des Atlas* nach ventral, lateral oder dorsal. Die Weite des Wirbelkanals verhindert meistens eine Schädigung des Rückenmarks.
- *Hanged man's fracture:* beidseitige Bogenbrüche des Epistropheus mit Luxation nach vorne (Todesfolge).
- *Jefferson-Fraktur:* Atlasberstungsfraktur durch axiale Kompression.

2. Brustwirbelsäule

Ursachen: Sturz aus großer Höhe, Schleudersitz, Tetanuskrampf.
Bruchformen: Durch die Kyphose der BWS praktisch ausschließlich Überbeugung, die durch den Brustkorb gebremst wird.
Begleitverletzungen: Sternum, Rückenmark.

Unterteilung sinnvoll in stabile und instabile Frakturen:
Stabile Frakturen (90%):
- ventrale Achsenknickung <15°,
- keine Seitenverschiebung,

- intakter dorsaler Bandapparat,
- Deckplatten intakt,
- keine Neurologie.

Instabile Frakturen (10%):
- ventrale Achsenknickung >15°,
- Seiten- oder Sagittalverschiebung (Gelenkfortsatzbrüche),
- Deckplatteneinbrüche mit Diskusprolaps,
- neurologische Ausfälle bis zum vollständigen Querschnitt.

Therapie
a) Stabile Fraktur:
- Bettruhe bis zum Abklingen der Schmerzen (Brett!),
- physikalische Therapie,
- Dreipunkt-Stützkorsett oder Gipsmieder.

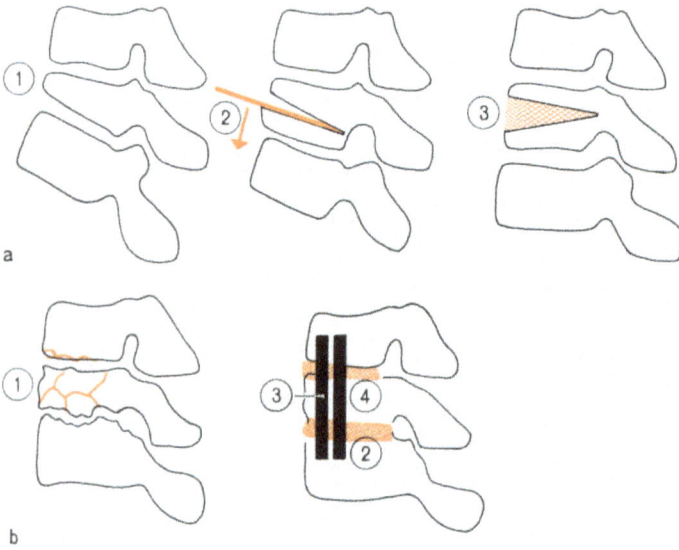

Abb. 102 a, b. Operative Therapie der Wirbelfrakturen
a Aufrichtung eines Keilwirbels (junger Patient, vordere Kantenlänge < 1/2)
1. Ventrale Kompression
2. Osteotomie mit dem Meißel, Aufrichtung
3. Auffüllen des Defektes durch Knochentransplantat

b Ventrale Spondylodese bei Wirbelzertrümmerung
1. Unfallfolge
2. Ausräumung des verletzten Diskusgewebes
3. Auffüllung der Defekte
4. Abstützung ventral durch Späne (Bp.: Rippe, Beckenkamm)

b) Instabile Fraktur:
- operative Aufrichtung (junger Patient) (Abb. 102a),
- beim älteren Menschen wie oben.

c) Kantenabriß: funktionell.

d) Dornfortsatz: funktionell (Ermüdungsbruch C_7 = Schipper-Krankheit).

e) Querfortsatz: funktionell.

f) Deckplatteneinbrüche mit Diskusverletzung:
- Bettruhe 4–6 Wochen,
- Gipsmieder,
- evtl. operativ.

g) Zertrümmerungen mit Diskusverletzung:
- wie f),
- evtl. ventrale Spondylodese (Abb. 102b).

h) Luxationsfrakturen:
- geschlossene oder offene Reposition mit Spondylodese,
- Gipsmieder,
- physikalische Therapie.

3. Lendenwirbelsäule

Merke: Der 12. Thorakalwirbel gehört funktionell zur LWS, entsprechend sind seine Verletzungen zu behandeln.

Ursachen: Sturz aus großer Höhe auf Beine, Gesäß.
Bruchformen: häufigste Lokalisation L_1.
Diagnose: wie Thorax.
Therapie: stabile wie Thorax; instabile: ventraler Durchhang, Gipsmieder für Monate, Alternative operativ.

Komplikationen: Lähmungen, retroperitoneales Hämatom (Ileus), Deformitäten mit Schmerzzuständen
(Therapie: operative Korrektur, Spondylodese).

Wirbelsäulenverletzungen mit Rückenmarksbeteiligung

Rückenmarksverletzungen entstehen durch:
- Wirbelluxationen,
- dislozierte Fragmente,
- Durchblutungsstörung,
- Hämatombildung.

NB: Ein Bogenbruch verhindert bei der Luxation oft eine Rückenmarksschädigung!

Die Rückenmarksschädigung äußert sich in einer unvollständigen oder vollständigen Querschnittslähmung.
Diagnose: Neurologie.
Therapie: Ein beim Unfall eingetretener vollständiger Querschnitt ist prognostisch ungünstig. Sofortiger Beginn der Rehabilitationsmaßnahmen in einem dazu geeigneten Zentrum.

Eine unvollständige Querschnittsläsion mit zunehmender Symptomatik erfordert einen operativen Eingriff mit Entlastung des Rückenmarks.

Ein Patient mit Wirbelsäulenverletzung und Rückenmarksbeteiligung gehört demnach auf eine Wachstation mit der Möglichkeit sorgfältiger neurologischer Überwachung.

Frakturen des knöchernen Thorax

Ursachen: direkte Gewalt, Kompression, Stauchung a,-p. und seitlich. Lokalisierte Einwirkung von Gewalt (z. B. Hufschlag).

Frakturformen: Bei Überfahrenwerden oder massiver Kompression kommt es zu Rippenserienfrakturen, Impressionsfrakturen am Sternum.

Diagnose: Schmerzen bei der Respiration, Hustenschmerz, Druckschmerz lokal, Fernschmerz bei a.-p. oder seitlicher Kompression. Röntgen: Knochenthorax, Hemithorax.

Therapie: konservativ. Bei Rippenserienfrakturen, Sternumimpressionen mit Instabilität und Atembehinderungen werden die Frakturen von „innen geschient": anstelle der äußeren Fixation wird der Patient sediert und beatmet. Ausnahmsweise Plattenosteosynthese. Gefahr der Pneumonie.

Komplikationen: Nervenbeteiligung (Interkostalneuralgie), Blutung, Verletzung der Pleura: Pneumothorax, Hämatopneumothorax. Behandlung s. Kap. 14. Thoraxverletzungen. Verletzungen der Lunge (Spannungspneu).
Gewisse Formen der Sternumimpression, Abriß im Bereiche der Knorpelansätze usw. können in seltenen Fällen eine Osteosynthese zur Stabilisierung erfordern.

Lokale Komplikationen bei Frakturen

Bei der Behandlung von Knochenbrüchen können als Komplikationen auftreten:
- Gelenkversteifungen, Muskelatrophien,
- Achsenfehlstellungen,
- Implantatbrüche, Refrakturen,
- Pseudarthrosen,
- Infektionen,
- Dystrophien.

Die Komplikationsrate ist umgekehrt proportional zur Qualität der Behandlung. Komplikationen sind jedoch nie vollkommen auszuschließen.

Gelenkversteifungen, Muskelatrophien

Vorkommen: vorwiegend bei konservativer Frakturbehandlung mit langdauernder Ruhigstellung im Gipsverband oder unter Extension.

Diagnose: schmerzhafte Bewegungseinschränkung der Gelenke – meist distal der Fraktur – mit Schwellneigung der umgebenden Weichteile. Die Winkelmessung im Vergleich zur gesunden Seite hält das Ausmaß der Gelenkkontraktur fest. Die Atrophie der Muskulatur fällt meist bereits bei der Inspektion auf; sie wird durch vergleichende Umfangmessungen an den Extremitäten objektiviert.

Therapie: intensive, aktiv unterstützte krankengymnastische Übungsbehandlung; bei Gelenkkapselschrumpfungen u. U. Mobilisation in Narkose.

Achsenfehlstellungen

Vorkommen:
- bei ungenügender konservativer Behandlung (Reposition, Retention, Extension, Gipstechnik);
- bei primär ungenügender Reposition mit Osteosynthese;
- bei sekundärer Verschiebung nach Osteosynthese
  (Bp: Varusstellung nach Schenkelhalsfraktur).

Diagnose:
- äußerlich sichtbare Achsenabweichung in drei möglichen Ebenen (Varus, Valgus, Antekurvation, Rekurvation, Außen-, Innenrotation).
- Verkürzung eines Extremitätenabschnitts,
- vergleichende Winkel- und Längenmessung am Röntgenbild.

Folgen: Achsenfehlstellungen von signifikantem Ausmaß, insbesondere Rotationsfehler, führen biomechanisch zu Fehlbelastungen benachbarter Gelenke, damit zur posttraumatischen Arthrose, oder zu eingeengtem Funktionsraum der Gelenke.

Therapie: Osteotomie und stabile Osteosynthese müssen intolerable, posttraumatische Achsenfehlstellungen weitgehend beseitigen.

Refrakturen

Vorkommen: Kommt es während der sekundären Frakturheilung im Stadium des Fixationskallus oder der Differenzierung oder während der primären Frakturheilung nach stabiler Osteosynthese zu einem erneuten Knochenbruch, liegt eine Refraktur vor, die immer in der Sollbruchlinie der ehemaligen Fraktur verläuft. Sie tritt auf
- bei ungenügender Dauer der Gipsbehandlung;
- bei voreiliger Belastung nach konservativer, oder operativer Behandlung;
- mit Implantatbruch oder – Ausriß bei zu früher und intensiver Belastung nach Osteosynthese;
- verfrühter Metallentfernung nach stabiler Osteosynthese;
- bei „Bagatellunfall".

Diagnose: wie frische Fraktur.

Therapie: Übungsstabile Osteosynthese, eventuell mit Spongiosaanlagerung. Entfernung des Osteosynthesematerials erst nach gesichertem knöchernen Durchbau der Fraktur.

Pseudarthrosen (Abb. 103, 104)

Voraussetzung für die Heilung einer Fraktur sind enger Kontakt der Fragmente, ununterbrochene Ruhigstellung und ungestörte Blutversorgung der Fragmente. Sind diese drei Bedingungen nicht erfüllt, bleibt die Bruchheilung aus, es entsteht eine Pseudarthrose.

Formen: Biomechanische Untersuchungen und szintigraphische Darstellungen der Vitalität des Knochens mit ^{85}Sr haben zu einer neuen Einteilung der Pseudarthrosen geführt, die therapeutische Konsequenzen in sich schließt.

1. Die vitale Pseudarthrose (Abb. 103)

Mangelhafte Reposition und ungenügende Stabilität schaffen mechanische Voraussetzungen, die die spontane Frakturheilung verhindern. Gute

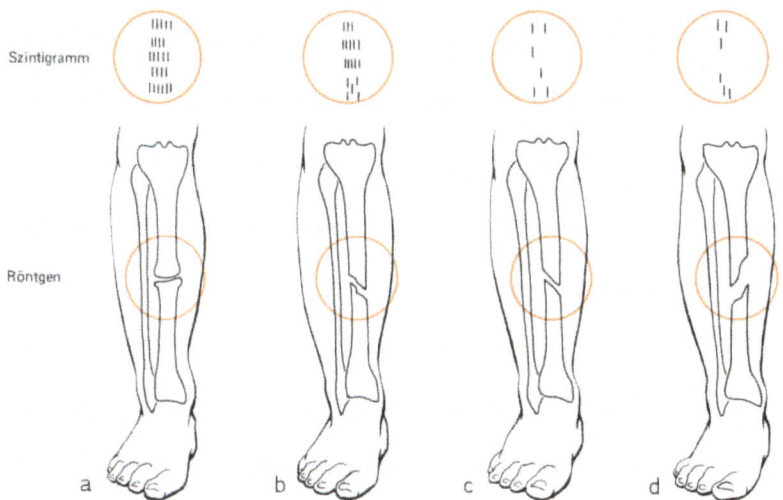

Abb. 103 a–d. Pseudarthrosen. **a** Hypertrophe, vitale; **b** normo- oder hypotrophe, vitale; **c** hypotrophe, avitale; **d** Defektpseudarthrose

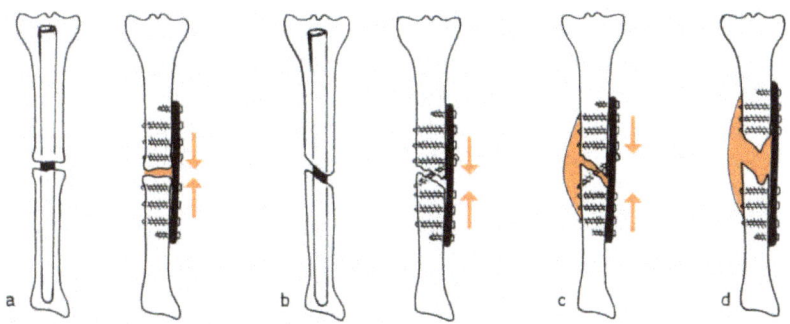

Abb. 104 a–d. Therapie der Pseudarthrose. **a** Hypertrophe, vitale: *Stabilität* (Marknagel, Kompressionsplatte, evtl. äußere Spanner); **b** hypotrophe, vitale: *Stabilität* (Marknagel, Kompressionsplatte); **c** hypotrophe, avitale: *Stabilität* (Platte) und *Knochentransplantation* (Spongiosa); **d** Defektpseudarthrose: *Stabilität* (Platte) und *Knochentransplantation* (Spongiosa, kortikospongiöser Span)

Vaskularisation, teilweise sogar Hypervaskularisation sorgen jedoch für gute Ernährung der Fragmente. Diese Pseudoarthrose ist biologisch äußerst reaktionsfähig. (Kallusreiche Elefantenfuß-, kallusarme Pferdefuß-, kalluslose oligotrophische Pseudarthrosen.)

2. Die avitale Pseudarthrose (Abb. 103)

Neben schlechten mechanischen Voraussetzungen für die Frakturheilung bestehen hier nekrotische Fragmente oder ossäre Defekte (unfallbedingt oder durch ausgedehnte Denudierung von Fragmenten unter der Operation). Das Szintigramm zeigt die herabgesetzte bis fehlende biologische Aktivität der Pseudarthrose. Die Ernährung der Fragmente ist entscheidend gestört, die osteogenetische Reaktionsfähigkeit fehlt. Die Pseudarthrose ist biologisch reaktionsunfähig. (Nekrose-, Defekt-, Atrophie- und Infekt-Pseudarthrose.)

Diagnose:

- falsche Beweglichkeit (oft minimal!),
- Schmerzen bei Belastung (Schwellung der Weichteile, Druckdolenz),
- Röntgenbild (ausbleibende knöcherne Konsolidierung),
- Szintigramm.

Therapie (Abb. 104):
1. Die stabile Fixation durch Osteosynthese heilt die vitale, die biologisch reaktionsfähige Pseudarthrose innerhalb weniger Wochen aus.
2. Zur Behandlung der avitalen Pseudarthrose muß die interfragmentäre Stabilität ergänzt werden durch Dekortikation, Anfrischen der Fragmentenden und Transplantation von lebensfähigem Knochen in Form von autologer Spongiosa, um nekrotische Fragmente zu ersetzen oder wenigstens zu überbrücken (Heilungsdauer 3–5 Monate).

Merke: Es gibt bis heute keinen sicheren Beweis dafür, daß eine Heilung durch elektrische Ströme erzielt werden kann.

Der ossäre Infekt – die posttraumatische Osteitis

Die pyogene Knocheninfektion ist in jedem Falle eine ernsthafte Erkrankung mit großer Therapieresistenz und Rezidivgefahr. Entsprechend der Ätiologie unterscheiden wir die hämatogene (endogene) und die *posttraumatische (exogene) Osteitis.*

1. Die akute hämatogene Osteomyelitis

Alter: Vor allem Jugendliche im 2. Jahrzehnt.
Erreger: Staphylococcus aureus pyogenes, seltener Streptokokken.
Ursache: hämatogene Verschleppung bei Furunkeln, Karbunkeln, Pyodermien, Zahngranulomen, eitrigen Anginen (Bakteriämie).

Lokalisation: Durch die Arteriae nutriciae gelangen die pathogenen Keime vorwiegend in den Metaphysen zur Ansiedlung (vorwiegend Femur – Tibia – Humerus).
Verlauf: Eiterherd in Metaphyse → Übergreifen auf Haverssche Kanäle, Periost → Nekrose der Kortikalis (eitrige Einschmelzung), periostale Abszesse → Fistelsysteme mit Durchbruch durch die Haut nach außen (Selbstheilungsversuch).
Symptomatik: akute, hochfebrile Erkrankung mit septischem Verlauf der Temperaturkurve. Positive Blutkultur, Schmerzen über der „septischen Metastase" mit evtl. Rötung und Schwellung als Zeichen der lokalen Reaktion. Leukozytose (Linksverschiebung), hohe BSR. Im Röntgenbild innerhalb 3 Wochen periostale Auflagerungen erkennbar, später Einschmelzung mit Sequestern und durch verstärkte Neubildung Sklerosierung, DD: Ewing-Sarkom (!).
Therapie: Eröffnung des Herdes, Exstirpation des nekrotischen Knochens, Spüldrainage, Ruhigstellung, allgemein möglichst gezielte antibiotische Therapie, bei Knochendefekt: Spongiosaplastik.
Komplikationen:
– Sepsis,
– andere septische Metastasen,
– lokal: Übergreifen auf Epiphyse = gestörtes Wachstum, Pyarthros mit Zerstörung des Gelenkes,
– Übergang in chronisch rezidivierende Form: Amyloidose, Fistelmalignom.

2. Die posttraumatische Osteitis

Alter: keine Prädilektion.
Erreger: praktisch alle möglich, am häufigsten jedoch Staphylococcus aureus, Proteus, Koli, Pseudomonas etc. Hauskeime beachten!
Ursache: Keimkontamination offener Frakturen (Verschmutzung) bei konservativer und operativer Behandlung oder exogene Infektion geschlossener Knochenbrüche bei Osteosynthesen (Prophylaxe: höchste Sterilität, saubere Operationstechnik, diszipliniertes Operations- und Pflegeteam).

> *Häufigkeit:* Exogene Infektionen geschlossener Knochenbrüche bei der operativen Frakturbehandlung sollten in weniger als 2% der Fälle auftreten.
> Die Infektrate nach Osteosynthese offener Frakturen sollte heute 10% nicht mehr überschreiten. Die mit sofortiger Osteosynthese gewonnene Stabilität des Knochens und die mechanische Ruhe bei offenen Frakturen stellen eine wirksame Infektprophylaxe dar.

Lokalisation: am Ort der Fraktur, bei Osteosynthese über die Distanz des Fremdkörpers: bei Marknägeln: Markphlegmone.
Verlauf: eitrige Abszedierung, Knochennekrose, devitalisierte Partien, evtl. ganze Fragmente, Sequester, eitrige Sekretion durch Redon-Drainagestellen, Fisteln.
Symptomatik:
- akuter Schub: postoperativ nicht abfallende Temperaturen, Leukozytose mit teilweise schwankenden Werten. Erhöhte BSR.
Lokal: Rötung, Überwärmung, Schwellung, Schmerz.

NB: Eine Osteitis kann auch erst nach Wochen oder Monaten manifest werden.

- Chronischer Verlauf: Eiterung (oft intermittierend), hohe BSR.

Diagnostik: Bakteriologie, röntgenologische Fisteldarstellung.
Therapie: akuter Schub:
Zunächst Gentamycin, später entsprechend Antibiogramm.
- Bettruhe, absolute Ruhigstellung der Extremität,
- Eröffnung des Infektherdes, Ausräumung und vollständiges Entfernen des nekrotischen Gewebes,
- Spüldrainage, Refobacin-Palakos-Ketten.

NB: Stabilisierendes Metall soll belassen werden.

Spätinfekt und chronischer Verlauf (Abb. 105, 106):
- bei ausgeheilter Fraktur: Metallentfernung,
- bei bestehender Fraktur oder Infektpseudarthrose: Stabilisierung durch Osteosynthese oder *äußere Spanner,*
- immer: Ausräumung des Herdes, Spüldrainage, autologe Spongiosaplastik, evtl. Hautdeckung.

Dystrophien

Als Folge von Knochenbrüchen der Gliedmaßen auftretende Ernährungsstörungen sind gefürchtete Komplikationen mit erheblichen Auswirkungen auf die distalen kleinen Gelenke der Extremität. Hierzu zählen die Sudecksche Dystrophie und die ischämischen Kontrakturen (Kompartmentsyndrom).

1. Sudecksche Dystrophie (Algodystrophie)

Vorkommen: meist nach gelenknahen Knochenbrüchen oder Weichteilverletzungen, vorzugsweise bei über 40jährigen, 4–8 Wochen nach dem Unfall auftretende Krankheit ungeklärter Ätiologie und Pathogenese.

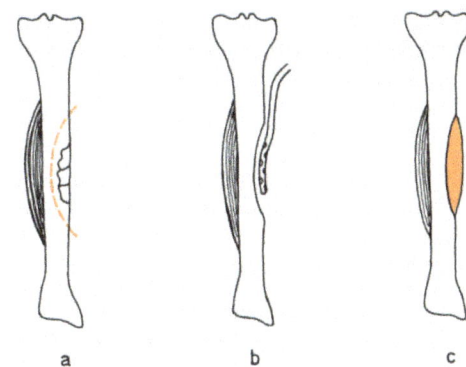

Abb. 105 a-c. Therapie der Osteitis bei *Stabilität*. **a** Mediale Ausräumung, evtl. laterale Spongiosaplastik |||; **b** Spüldrainage, evtl. Refobacin-Palakos-Kettenra; **c** Auffüllung des medialen Defektes mit Spongiosa

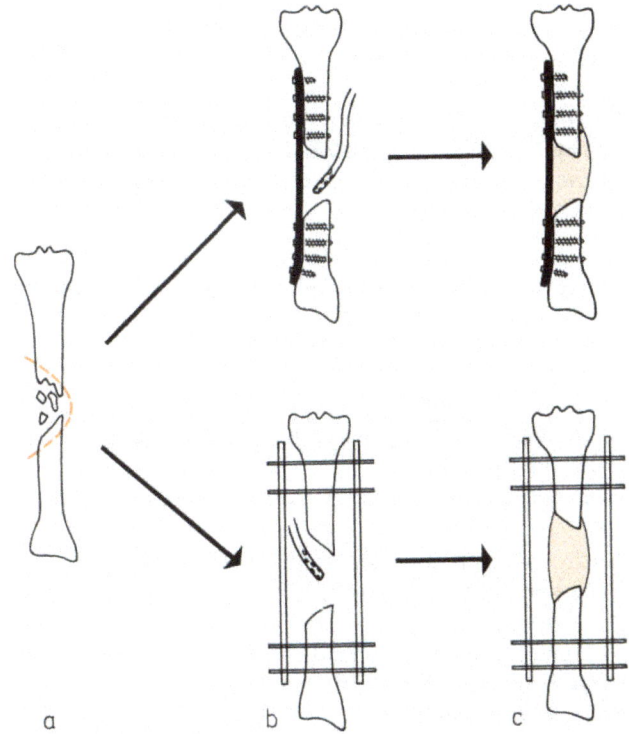

Abb. 106 a-c. Therapie der Osteitis bei *Instabilität*
a Ausräumung ⟋ Platte ⎫
b Stabilisierung ⟍ äußere Spanner ⎬ und Spüldrainage
c Auffüllung des Defektes mit autologer Spongiosa

Symptomatik:
- nächtlicher Dauerschmerz von erträglicher Intensität, aber quälender Resistenz;
- Schmerzzunahme bei aktiven, besonders bei passiven Bewegungsübungen;
- ödematöse Schwellung der Weichteilsegmente;
- glänzende, leicht livide verfärbte, überwärmte Haut.

Später:
- Abnahme der spontanen Schmerzen;
- Zunahme der trophischen Schäden;
- röntgenologisch sichtbarer Knochenumbau (fleckige, gelenknahe Aufhellung);
- graue, kühle, trockene Haut mit teilweiser verstärkter Behaarung,
- verstärkte Bewegungseinschränkung der kleinen Extremitätengelenke.

Erfolgt jetzt keine Restitutio ad integrum, resultiert Defektheilung mit:
- hochgradiger Atrophie der Weichteile,
- fibröser Kapselschrumpfung der Gelenke,
- Glasknochen (Röntgen).

Diagnose: Sie basiert beim Vorliegen ätiologischer Faktoren und dem Fehlen von klinischen Entzündungszeichen und röntgenologischen Gelenkveränderungen auf der starken Schmerzhaftigkeit, dem Ödem und dem Knochenumbau.

Therapie: **NB: Die beste Behandlung ist die Prophylaxe.**

- atraumatische Operationstechnik,
- schonende Reposition,
- aktive Bewegungstherapie aller freien Gelenke, besonders auch Übungsbehandlung der gesunden Extremität,
- Hochlagerung,
- medikamentös: schmerzlindernd, entquellend, entzündungshemmend.

Nach Auftreten der Sudeckschen Dystrophie:
1. Antiphlogistika, Analgetika,
2. Kortikoide,
3. Tranquilizer und Anxiolytika,
4. vorübergehende Ruhigstellung, keine Muskelmassagen!
5. Eisbehandlung,
6. Sympathikusblockaden.

2. Das Kompartment-Syndrom (ischämische Kontraktur)

Definition: Volumenzunahme der Weichteile in einem nicht ausdehnungsfähigen osteofaszialen Kompartment.

Vorkommen: Unterschenkel, Unterarm, (Volkmann); Oberschenkel, Oberarm, Becken, WS.
Am häufigsten ist der Unterschenkel mit seinen 4 Muskellogen befallen (Abb. 107).
Die 4 Muskellogen des Unterschenkels sind wiederum unterschiedlich – in folgender Reihenfolge – betroffen:
1. Streckerloge (90%),
2. Fibularisloge,
3. oberflächliche Beuger,
4. tiefe Beuger.

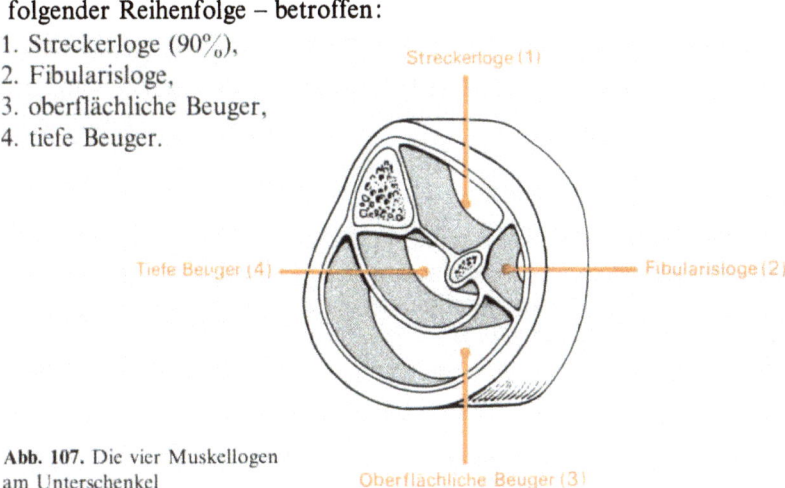

Abb. 107. Die vier Muskellogen am Unterschenkel

Ursachen:
- primär vaskulär
  - akute arterielle Thrombose,
  - arterielle Embolie,
  - akute tiefe Venenthrombose,
- primär traumatisch durch Knochen-/Weichteilverletzung.

Pathophysiologie: Beim traumatischen Kompartment-Syndrom erfolgt die Verletzung von Knochen und Weichteilen mit Hämatom und mechanischer Drucksteigerung im Kompartment. Sekundär treten ischämische Muskel- und Nervenläsionen auf.

Reihenfolge der Schädigung:
1. Venen und Lymphbahnen,
2. Arterie,
3. Muskel,
4. Nerv,
5. Haut.

Merke: Bei Kombinationstraumen: Neurologische Ausfälle bei erhaltenen peripheren Pulsen sprechen für eine direkte Nervenschädigung.

Klinisch unterscheidet man drei Stadien:

Stadium I: Verfärbung scharf begrenzt entlang der Tibiakante und Parästhesien; periphere Pulse insbesondere der A. dorsalis pedis noch erhalten (sonographische Druckbestimmung!).

Stadium II: periphere Pulse ausgelöscht, motorischer Ausfall der Fußheber, Hyp- bis Anästhesie. Arteriographisch filiforme Engstellung oder vollständiger Gefäßstumpf, beginnende Nekrose der ischämisch geschwollenen Muskulatur.

Stadium III: fortgeschrittene Nekrose der Muskulatur, völlige Aufhebung von Motorik und Sensibilität, beginnende oder manifeste Hautnekrose.

Neben dem Schweregrad der Weichteilkompression ist deren *Dauer* von prognostischer Bedeutung.

Therapie: Fasziotomie: subkutane Fasziotomie (bei vaskulärer Genese) und offene Fasziotomie (bei traumatischer Genese).
Technik der Fasziotomie: parafibuläre Haut-Längsinzision, Längsspaltung aller 4 Logen (Abb. 108).

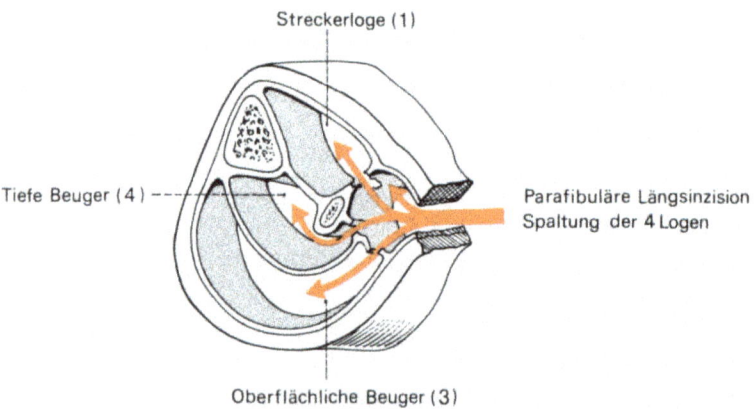

Abb. 108. Fasziotomie am Unterschenkel

Eine dorsale offene Skino-Fasziotomie in Wadenmitte entlastet nur Kompartment III, nicht aber IV. Sie sollte möglichst vermieden werden (völliger Ausfall der Wadenmuskelpumpe, schlechte Zugänglichkeit für Lokalbehandlung, hohe Thromboserate).

Merke: Zeigt sich bei der halbgeschlossenen oder offenen Fasziotomie bereits eine ausgedehnte Nekrose der Muskulatur bei aufgehobener Motorik und Sensibilität, und weist die arterielle Perfusion der Gliedmaße ein gravierendes Defizit auf (fehlende Pulse, Perfusionsdruck unter 40 mm Hg), sollte kurzfristig die Amputation der Gliedmaße bzw. Kniegelenksexartikulation angeschlossen werden. Jeder Erhaltungsversuch ist hier verlorene Zeit und gefährdet unnötigerweise den Patienten.

7 Traumatologie der Gelenke

Allgemeines

Gelenke sind mechanische Funktionseinheiten mit charakteristischem Aufbau und typischen Strukturen (Abb. 109).
- Gelenkbildende Knochenenden mit hyalinem Knorpelüberzug (z. T. Faserknorpel):
  Gelenkkopf (konvexer Teil),
  Gelenkpfanne (konkaver Teil),
- Gelenkspalt mit Gelenkflüssigkeit (und gelegentlich mit Zwischenknorpelscheibe);
- Gelenkkapsel mit 2 Schichten:
  innerer, synovialer Teil (produziert die Gelenkflüssigkeit),
  äußerer, fibröser Teil (gibt mit den Bändern den mechanischen Halt);
- Seitenbänder.

Voraussetzungen für einen exakten Bewegungsablauf

1. kongruente Form der gelenkbildenden Knochenteile,
2. Kapsel und Bänder (bei Rupturen fehlt die Belastungsstabilität),
3. Muskulatur und Sehnen (besonders bei Dauerbelastung notwendig),
4. Luftdruck (der geringere Gelenkinnendruck spart Muskelkraft).

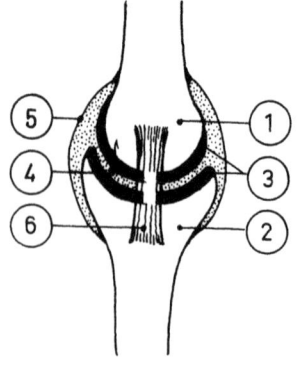

Abb. 109. Schematische Anatomie der Gelenke
1. Gelenkkopf
2. Gelenkpfanne
3. Hyaliner Knorpelüberzug
4. Gelenkspalt mit Gelenkflüssigkeit
5. Gelenkkapsel
6. Bandapparat

Einteilung der Gelenkverletzungen:
Offene Gelenkverletzungen.
Geschlossene Gelenkverletzungen:
- Kontusion (Prellung);
- Distorsion: ohne Bandinsuffizienz (Zerrung), mit Bandinsuffizienz (Riß);
- Luxation (Verrenkung): ligamentär, Luxationsfraktur;
- Knorpelverletzung: reiner Knorpel, osteochondral;
- Diskus-, Meniskusverletzung.

Bei Erwachsenen auf Vorschädigungen achten!

Wiederholte Traumen, die einzeln nicht imstande sind, eine klinisch erkennbare Gelenkläsion zu setzen (Sport, Beruf), können – wenn sie über lange Zeiträume einwirken – zu degenerativen Veränderungen führen. So findet man bei über 50% der Männer über 50 Jahre radiologisch mehr oder weniger ausgeprägte Zeichen einer Kniegelenksarthrose. Auch Krankheiten (vor allem die PcP) bewirken die Gelenkschäden, die ohne oder unter geringer Gewalteinwirkung zu schweren Störungen der Gelenkmechanik führen können.

Offene Gelenkverletzungen

Ursachen: Stich, Schuß.
Begleitverletzungen: Sämtliche Strukturen der Nachbarschaft können mitverletzt sein (Muskeln, Sehnen, Gefäße, Nerven).
Diagnose: Anamnese, Inspektion. Röntgen: Luft im Gelenk. Operative Revision.
Therapie: sorgfältige Wundausschneidung unter strengster Asepsis. Gelenkspülung, sichere Drainage über 24–36 Stunden. Wundnaht, vollständige Ruhigstellung des Gelenkes durch äußere Schienung (Gips-, Baycastschiene) bis zur gesicherten Wundheilung, Hochlagerung.
Tägliche Wundkontrolle, Temperatur, Leukozyten, BSR.
Komplikation: Gelenkinfekt (Empyem).

Geschlossene Gelenkverletzungen

Kontusion

Definition: Kontusionen (Prellungen) sind geschlossene, durch Kompression bedingte Gelenkverletzungen. Meist handelt es sich um direkte, stumpfe Druckkräfte infolge Schlag, Stoß, Aufprall von herabfallenden

Gegenständen, Sturz, Fall, Einklemmung usw., die zu einer Quetschung der Haut, des Unterhautzellgewebes, der Faszien, Muskeln und Sehnen, der Gelenkskapsel und Bänder sowie des gelenkbildenden Knorpels und Knochens führen können. Erfolgt die Gewalteinwirkung indirekt, fortgeleitet, so spricht man von einer Stauchung.

Häufigkeit der betroffenen Gelenke: Fuß, Hand und Finger, Schulter, Ellbogen, Knie, Wirbelsäule, Hüfte; häufig: Kombinationen.

Diagnose: Anamnese

Untersuchung:
- Schmerz: immer auf Druck, meist bei Bewegung, spontan;
- Funktionseinschränkung: schmerzbedingt;
  Bandstabilität vorhanden, periphere Motorik, Sensibilität und Durchblutung prüfen!;
- Schwellung;
- Bluterguß, intra-, subkutan bis Hämarthros;
- bei Verdacht auf Knorpelläsion: Arthroskopie.

Röntgen zum Ausschluß von Knochen- oder Bandverletzung (ossärer Ansatz), evtl. Spezialaufnahmen (z. B. Kahnbeinbruch), Vergleichsaufnahmen (bei kindlichen Gelenken).

Therapie: vorübergehende Hochlagerung, Ruhigstellung, Schonung, abschwellende und schmerzlindernde Umschläge, Salben und Medikamente. Bei Nebenverletzungen, entsprechend diesen. Bei signifikanten Gelenkerguß: Punktion.

Komplikationen: Bei Bestehen von Vorerkrankungen kann aus einer einfachen Prellung ein langwieriger Verlauf entstehen, der durch rezidivierende Ergüsse und Schmerzzustände gekennzeichnet ist.
Bp.: Schulterkontusion bei Periarthritis humeroscapularis. Kniekontusion bei Rheuma oder Arthrose.
Wirbelkontusion bei Spondylose/Spondylarthrose oder Spondylolisthesis.
Diese Situationen können zu versicherungsrechtlichen Schwierigkeiten bis zur Rentenneurose führen.

Distorsion

Definition: Distorsionen sind geschlossene, durch Dehnung bedingte Gelenkverletzungen (Kapsel-Bandapparat).

Ursachen: Im Unterschied zur Kontusion liegt hier meistens eine indirekte Gewalteinwirkung vor, die fortgeleitet und mit verschieden großer Kraft in abnormer Richtung den Kapsel-Bandapparat lädiert.

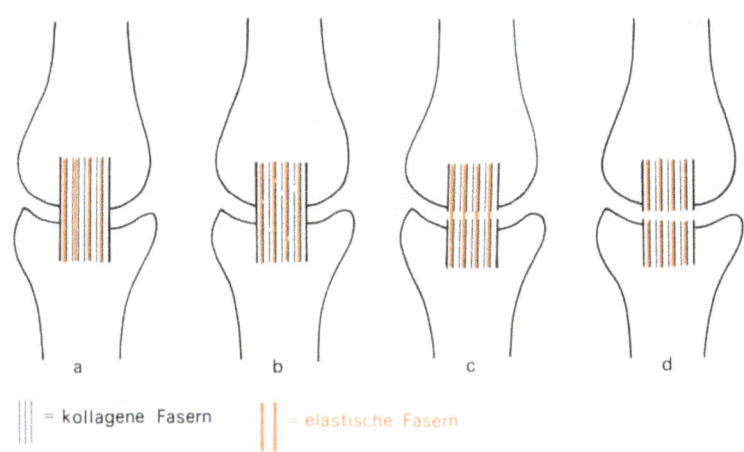

||| = kollagene Fasern ||| = elastische Fasern

Abb. 110 a-d. Verschiedene Grade des Bandschadens. **a** Band intakt: Zerrung; **b** einzelne kollagene Fasern gerissen, elastische Fasern intakt: Zerrung; **c** kollagene Fasern gerissen, elastische Fasern intakt: Überdehnung; **d** kollagene Fasern gerissen, elastische Fasern gerissen: Bänderriß

Je nach Ausmaß der Verletzung unterscheidet man die *Zerrung* und den *Bänderriß*.

Zerrung: elastische Dehnung ohne Kontinuitätsunterbrechung des Bandes. Kapseleinrisse. Die Verletzung bewirkt keine Gelenkinstabilität.

Bänderriß: Kontinuitätsdurchtrennung eines Ligamentes:
- Abriß an der Insertionsstelle,
- interligamentärer Riß: quer, auf verschiedenen Höhen.

Zwischen den beiden Formen bestehen fließende Übergänge, abhängig vom Ausmaß der verletzten Strukturen: Dabei ist zu beachten, daß kollagene Fasern nicht echt überdehnt werden können – sie reißen bei genügend hoher Krafteinwirkung. Die im Band spärlich vorhandenen elastischen Fasern können aber in ihrer Kontinuität erhalten bleiben und unter adäquater Ruhigstellung das Band suffizient zur Heilung bringen (Abb. 110): „Überdehnung".

Klinisch empfiehlt sich eine klare Abgrenzung zwischen Bandverletzung mit Stabilität und Bandverletzung mit Instabilität, da sich nach dieser einfachen Einteilung die Therapie richtet: Sie ist bei erhaltener oder unter Ruhigstellung wiederkehrender Stabilität konservativ, beim Stabilitätsverlust operativ!

Bandverletzungen

Ursache: indirekte Kraft (Dehnung, Torsion).

Formen: an allen (Extremitäten-) Gelenken vorkommend, mit Prädilektionsstellen, beispielsweise am Knie häufiger innen, am OSG häufiger außen.

Diagnose: Anamnese; schmerzhafte Funktionseinschränkung, Druck- und Dehnungsschmerz, leichte Schwellung.
Bei Kapselriß: Hämarthros.
Klinische Prüfung der Bandstabilität.
Röntgen: Ausschluß von ossären Verletzungen; gehaltene Aufnahmen (bei Zweifel in Narkose!), Aufklappbarkeit $<5°$ zur gesunden Seite.

Therapie: Ruhigstellung bis zur Schmerzfreiheit, elastische Binde.
– wie Kontusion!
Bei „Überdehnung" mit zu erwartender Stabilität ($<5°$ Aufklappbarkeit) Gipshülse für 2–4 Wochen.

Bänderriß (Stabilitätsverlust)

Definition: Ligament-Rupturen (Bänderrisse) sind Gelenkverletzungen, bei denen die Kontinuität eines oder mehrerer Gelenkbänder unterbrochen ist. Die einwirkende Kraft ist im Vergleich zur Distorsion größer. Abriß der Bänder am Knochenansatz; gelegentlich reißt der Bandansatz mit einem Knochenstückchen aus, häufiger zerreißt das Band in seinem Verlauf. Eine Luxation oder Subluxation kann bestehen oder vorübergehend bestanden haben.

Häufigkeit:
– oberes Sprunggelenk (außen, seltener Syndesmose, innen),
– Kniegelenk (innen, seltener außen und Kreuzbänder),
– Fingergelenke (besonders Grundgelenk I, II und V),
– Ellbogengelenk,
– Schultereckgelenk.

Diagnose: Anamnese: Sport, frühere Traumen am gleichen Gelenk.

Untersuchung:
– Schmerz: Dehnungsschmerz geringer als bei der Zerrung, exakter Druckschmerz am Bandansatz (oder über dem Bandverlauf), gelegentlich in einer tastbaren Delle.
– Funktionseinschränkung oft durch Mitverletzung anderer Bänder und der Gelenkskapsel ausgeprägt.
– immer Gelenkinstabilität (= Aufklappbarkeit!). Periphere Motorik, Sensibilität und Durchblutung prüfen!

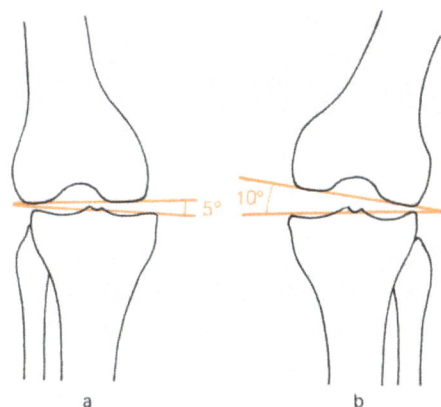

Abb. 111 a, b. Gehaltene Aufnahmen im Seitenvergleich am Beispiel des Kniegelenkes. **a** Das rechte Knie klafft medial um 5°; **b** das linke Knie klafft medial um 10°.

- Schwellung, oft ausgeprägt.
- Bluterguß.

Röntgen-Standardaufnahmen zum Ausschluß einer Knochenläsion, evtl. eines knöchernen Bandausrisses.

Gehaltene Röntgenaufnahmen (Abb. 111) zur Sicherung und meßbaren Darstellung einer Bandruptur, an Hand der gehaltenen Vergleichs-Röntgenaufnahmen.

Therapie: operative Bandnaht oder Reinsertion mit folgender Ruhigstellung (total oder partiell-geführt) über 5–6 Wochen.

Komplikationen: bei ungenügender Therapie chronische Bandinsuffizienz = Gelenkinstabilität (Schlottergelenk).

Merke: Bei Instabilität belasteter Gelenke kommt es zur Fehlbelastung (mit Arthrosegefahr!).

Luxation

Definition: Luxationen (Verrenkungen) sind Gelenkverletzungen, bei denen ein vollständiger und dauernder Kontaktverlust der gelenkbildenden Knochenenden besteht. Der körperferne Gelenkanteil wird als der verrenkte bezeichnet.

Subluxation: teilweiser (unvollständiger) Kontaktverlust der Knochenenden.

Gelenkzerreißung: Großteil des Kapsel-Bandapparates und der Muskulatur zerrissen: Gelenk instabil und klaffend.
Gelenkzertrümmerung: zusätzliche Zerstörung der Knochenenden.

Einteilung der Verrenkungen entsprechend ihrer Entstehungsart:
a) Traumatische Verrenkung: durch plötzliche, abnorm starke Gewalteinwirkung bei stärkerer Biegung oder Überstreckung.
- Erstluxation,
- wiederholte (rezidiv.) Luxation,
- Dauerluxation (nicht reponiert).

b) Habituelle Verrenkung: durch plötzliche, physiologische Gewalteinwirkung (z. B. Schulter, Kniescheibe, Kiefer etc.).

c) Pathologische Verrenkung: durch langsame, physiologische Gewalteinwirkung auf ein pathologisch verändertes Gelenk.

d) Angeborene Verrenkung (z. B. Hüftluxation).

Häufigkeit der traumatischen Verrenkungen: Schulter (50%), Ellbogen (20%), Finger- und Zehengelenke, oberes Sprunggelenk, Akromioklavikulargelenk, Hüft-, Wirbel-, Hand- und Kniegelenk.

Diagnose: Anamnese

Untersuchung:
- unsichere Symptome:
  1. Schmerz,
  2. Funktionseinschränkung (immer periphere Motorik, Sensibilität und Durchblutung prüfen und schriftlich festlegen!),
  3. Schwellung,
  4. Bluterguß: evtl. erst später.
- Sichere Symptome:
  1. Deformität,
  2. federnde Fixation (durch Spannung von Bändern und Muskeln),
  3. Leersein der Pfanne und abnorme Lage des Gelenkkopfes.

Röntgen zur sicheren Diagnose und zum Ausschluß einer knöchernen Begleitverletzung.

Immer Kontrollröntgen nach der Reposition.

Bei fraglicher Bandstabilität: zusätzlich gehaltene Aufnahmen!

Begleitverletzungen: Knorpelabsprengungen (Sprunggelenk, Ellbogen, Knie, Hüfte, Schulter) Meniskus (10%).
Offene Verrenkungen: Untersuchung nur unter aseptischen Bedingun-

gen! Muskelquetschungen, -nekrosen, -verkalkungen (Ellbogen, Knie, Hüfte).

Gefäße: A. brachialis (Ellbogenverrenkung nach hinten und ellenwärts),
A. axillaris (Schulterverrenkung nach vorne und unten),
A. poplitea (Knieverrenkung nach hinten),
A. circumflexa femoris (Gefahr der Hüftkopfnekrose),
A. dorsalis und plantaris pedis (Gefahr der Talusnekrose),
A. subclavia und anonyma (Sternoclavikulargelenkverrenkung nach hinten).

Nerven: Alle 3 Armnerven (Schulter-, Ellbogen-, Handgelenkverrenkung),
R. profundus nervi radialis (Speichenköpfchenverrenkung),
N. ischiadicus (Hüftverrenkung nach hinten),
N. peronaeus (Knieverrenkung nach hinten, Wadenbeinköpfchenverrenkung).

Sehnen: Interpositionen als Repositionshindernis (Schulter, Handgelenk, Daumengrundgelenk, Fingermittelgelenk).

Therapie:

- Schonende Reposition unter Zug und Gegenzug, am besten in Kurznarkose. Die Bandnaht ist am Knie-, Sprung- und Daumengrundgelenk indiziert.

In der Regel wird der verrenkte Gelenkanteil in Richtung des proximalen Gelenkanteils gezogen, der Verrenkungsmechanismus rückläufig wiederholt und die Reposition durch Seitendruck unterstützt.

- Offene Reposition nach erfolglosem geschlossenen Versuch

(Repositionshindernis: Knochenfragmente, Bänder, Sehnen etc.).
- Ruhigstellung (abhängig besonders vom Bandschaden und Gelenk): 2–6 Wochen. Evtl. Bewegungsgips mit Scharnier.

Knorpelverletzungen

Ursachen:
- direkte Gewalt → Stauchung: subchondrales Hämatom, Fissuren, Impressionen.
- Indirekte Kraft → Abscherung,
  → Rotation/Beugung } osteochondrale Fraktur.
  Stauchung

Diagnose:
- Anamese,
- oft freies Intervall von Wochen,
- Hämarthros (osteochondrale Fraktur),
- Gelenkblockaden,
- Röntgen: Ausschluß von Knochenläsionen,
- Arthrographie, Arthroskopie.

Therapie: Stauchung mit leichter Verletzung konservativ:
- Ruhigstellung bis Schmerzfreiheit,
- Entlasten für mehrere Wochen.

Knorpelabsprengungen: operativ – Knorpelklebung mit Fibrinkleber.
Osteochondrale Fragmente: Fixation mit kleiner Schraube, Kirschner-Draht oder Klebung.
Chondrale Defekte: Transplantation: – autolog, – homolog (konserviert),
– Chondrozyten.

> *Merke:* Rein knorpelige Läsionen werden häufig übersehen – ganz besonders wenn man nicht daran denkt!

Diskus- und Meniskusverletzung

Disken sind für die Knorpelernährung (Diffusion) wichtig und übertragen Druckkräfte federnd von Gelenkanteil zu Gelenkanteil. Wegen ihrer starken Beanspruchung und des bradytrophen Stoffwechsels sind sie für degenerative Veränderungen leicht zugänglich.

> Eine Heilung nach Verletzung von Gelenkscheiben ist nur in den vaskularisierten Randbezirken möglich.

Diagnose: Schmerzen, Einklemmung. Bei chronischen Zuständen: Arthrose durch Knorpelschädigung. Neurologie (Diskusprolaps an der WS).
Therapie: Resektion (s. Meniskusverletzungen).

Spezielle Traumatologie der Gelenke

Schultergürtel

Sternoklaviculargelenk

Die Articulatio sternoclavicularis ist die Verbindung zwischen Klavikula und Manubrium sterni. Schlaffe Gelenkkapsel, unregelmäßige Gelenkflä-

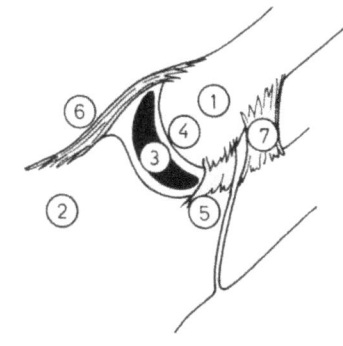

Abb. 112. Sternoklavikulargelenk
1. Klavikula
2. Manubrium sterni
3. Diskus
4. Lig. sternoclaviculare anterius (nicht eingezeichnet)
5. Lig. sternoclaviculare posterius
6. Lig. interclaviculare
7. Lig. costoclaviculare

chen mit Discus articularis. Vier Bänder schränken die Beweglichkeit dieses Sattelgelenkes stark ein (Abb. 112):
- Lig. sternoclaviculare anterius (vorne),
- Lig. sternoclaviculare posterius (hinten),
- Lig. interclaviculare,
- Lig. costoclaviculare (starkes Band, extraartikulär).

Wegen der geringen Bewegungsausschläge und des straffen Bandapparates kommt es selten zu Luxationen dieses Gelenkes (1,5% aller Luxationen).

Ursachen: direkte (Schlag, Stoß), indirekte Kraft über Klavikula durch Fall auf Schulter.

Formen:
Grad I: Kontusion;
Grad II: Ruptur der sternoklavikulären Bänder,
  Lig. costoclaviculare intakt;
Grad III: vollständige Luxation (Zerreißung aller Bänder, Beteiligung des Diskus).
Luxatio anterior: nach vorne (und unten),
Luxatio posterior: nach hinten ins Mediastinum.

Begleitverletzungen: Bei der hinteren Luxation: A. und V. subclavia, Plexus phrenicus, Trachea.

Diagnose: vordere Luxation: druckdolente Schwellung, Palpation; hintere Luxation: Delle.
Röntgen: a.p. und schräg, Tomographie (immer im Vergleich mit der gesunden Seite).

Therapie:
Grad I: konservativ,
Grad II: vorwiegend konservativ (Verbände),

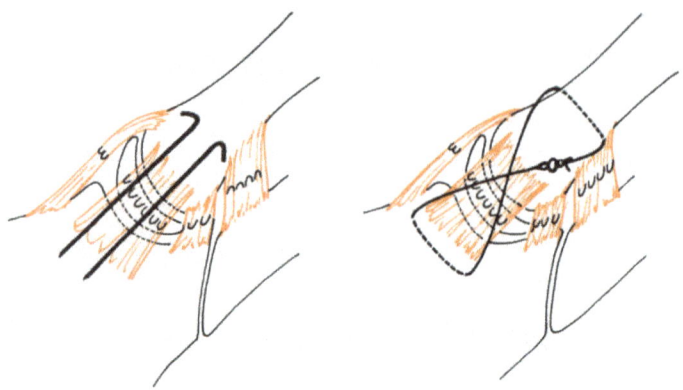

Abb. 113. Therapie der vollständigen sternoklavikulären Luxation

Grad III: operativ (da Retention schwierig).
Bandnähte, temporäre Transfixation mit
Kirschner-Drähten oder Drahtschlinge (Abb. 113).

Komplikationen:
- Folgen der Nebenverletzungen (Mediastinum),
- Folgen der Transfixation (Drähte im Mediastinum!),
- habituelle Luxation (Therapie: Bandplastik).

Merke: Kirschner-Drähte, die ins Mediastinum vorragen, sind lebensgefährlich!

Akromioklavikulargelenk

Kugelgelenk mit unregelmäßigen Gelenkflächen, Diskus und eingeschränkter Beweglichkeit frontal, sagittal und longitudinal (Körperachse). Schlaffe Gelenkkapsel und kräftiger Bandapparat (Abb. 114).
Rund 4–5% aller Gelenksluxationen.
Die Bänder weisen unterschiedliche Reißfestigkeit auf:
Lig. acromioclaviculare: 40 kp,
Lig. coracoclaviculare: 80 kp.

Ursachen: direkt auf laterale Klavikula, indirekt durch Sturz auf Schulter.

Formen (nach Tossy) (Abb. 115):
Grad   I: Kontusion (Bandapparat intakt);
Grad II: Subluxation: Lig. acromioclaviculare gerissen,
              Lig. coracoclaviculare intakt oder gedehnt;
Grad III: vollständige Luxation: alle Bänder gerissen.

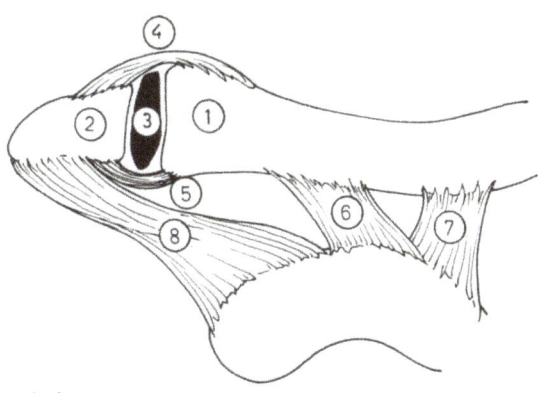

Abb. 114. Akromioklavikulargelenk
1. Laterale Klavikula
2. Akromion
3. Discus interarticularis
4. Lig. acromioclaviculare craniale
5. Lig. acromioclaviculare caudale
6. Lig. trapezoideum und 7. Lig. conoideum = Lig. coracoclaviculare
8. Lig. coracoacromiale

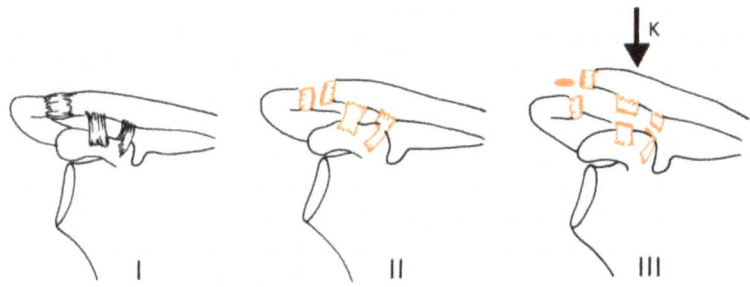

Fig. 115. Formen der Akromioklavikularluxation

Diagnose: Kontusion: rasch abklingende Schmerzen.
Grad II/III: Schwellung, Schmerz.
Hochstand der Klavikula, durch Zug am Arm verstärkt.
Klaviertastenphänomen (K in Abb. 115).
Röntgen: Schultergürtel mit Zug am Arm nach kaudal (10 kg Gewicht an beiden Händen) unter Zurückziehen des Schultergürtels! Immer im Vergleich zur gesunden Seite (1 Aufnahme). Arthrographie.

Therapie: Reposition leicht, Retention schwierig.
Kontusion: funktionell,
Grad II: konservativ mit Festhalteverbänden (Hebung der Schulter, Niederdrücken der Klavikula), über 60 Verfahren angegeben.

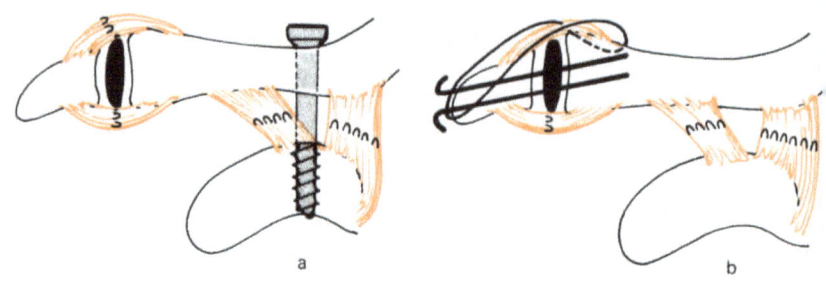

Abb. 116a, b. Therapie der akromioklavikularen Luxation. **a** Bandnaht, Fixation der Klavikula gegen Korakoid mit Spongiosaschraube; **b** Bandnaht, Transfixation des Gelenkes mit Kirschnerdrähten und Zuggurtung

Grad III: operativ: Naht aller Ligamente, temporäre Fixation des Gelenkes direkt oder indirekt (Abb. 116).

Merke: Keine Schraube durch das Gelenk!

Nachbehandlung: Ruhigstellung bis zur Schmerzfreiheit, dann funktionell, mit Pendelübungen beginnend, später Abduktion bis 90° (3 Wochen), dann voll.

Komplikationen:
- veraltete Subluxationen oder Luxationen (Therapie: bei Beschwerden Bandplastik, in hoffnungslosen Fällen Resektion der distalen Klavikula);
- Arthrose: (Therapie: Arthroplastik, Klavikularesektion).

Schultergelenk (Abb. 117)

Das Schultergelenk ist das beweglichste Gelenk des menschlichen Körpers, 50% aller Luxationen lokalisieren sich an diesem Gelenk.

Gelenkflächen: Cavitas glenoidalis scapulae/Humerus 1:4.
Die Pfanne ist flach, sie wird durch das Labrum glenoidale (Limbus) um ca. 5 mm erweitert.
Stabilisierung: Schultergewölbe, Kapsel mit Verstärkungsbändern (Lig. coracohumerale, Lig. glenohumerale); lange Bizepssehne; Muskulatur.
Schwachstellen: vorne und *hinten* (Luxation).

Ursachen: indirekte Traumen mit Humerus als Hebelarm (Rotation), Sturz auf Schulter, brüske Armbewegungen.

Abb. 117. Halteapparat des Schultergelenkes
1. Akromion
2. Pfanne
3. Humeruskopf
4. Limbus
5. Kapsel
6.,7. Lig. coracohumerale
8. Subskapularis-Sehne
9. lange Bizepssehne

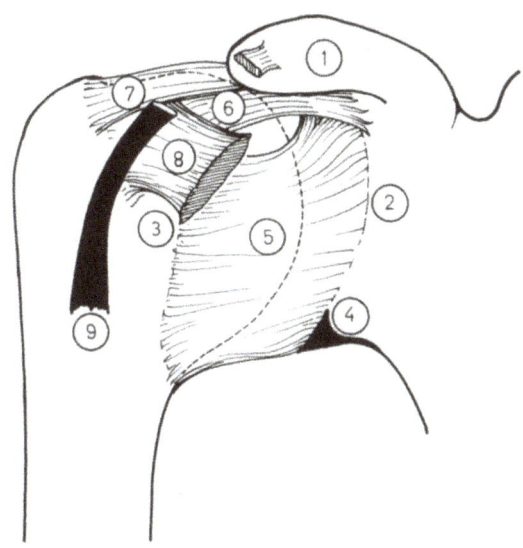

Formen: Kontusion, Luxation:
- vordere Luxation ⎫ häufigste Formen,
- axilläre Luxation ⎭
- hintere Luxation (Luxationsfraktur).

Die häufigste Form ist die Luxation nach vorne unter einer forcierten Außenrotationsbewegung. Dabei reißt meistens ein Teil des Limbus am knöchernen Pfannenrand zusammen mit der Gelenkkapsel ab.

Begleitverletzungen:
- Nervenläsion (Plexus, N. axillaris),
- Gefäße (A. und V. brachialis),
- Luxationsfraktur,
- Knorpelschäden, Impressionen am Kopf.

Diagnose:
- Anamnese,
- Schmerz, Unmöglichkeit, die Schulter zu bewegen,
- Zwangshaltung (Abb. 118),
- federnde Fixation,
- Delle (durch den Deltoideus hindurch tastet man die Pfanne),
- Röntgen: a. p. und axial, evtl. transthorakal; auf ossäre Abrisse und Absprengungen achten.

Therapie: Reposition in Narkose (unter Notfallbedingungen Versuch ohne Narkose erlaubt – Reposition nicht erzwingen).

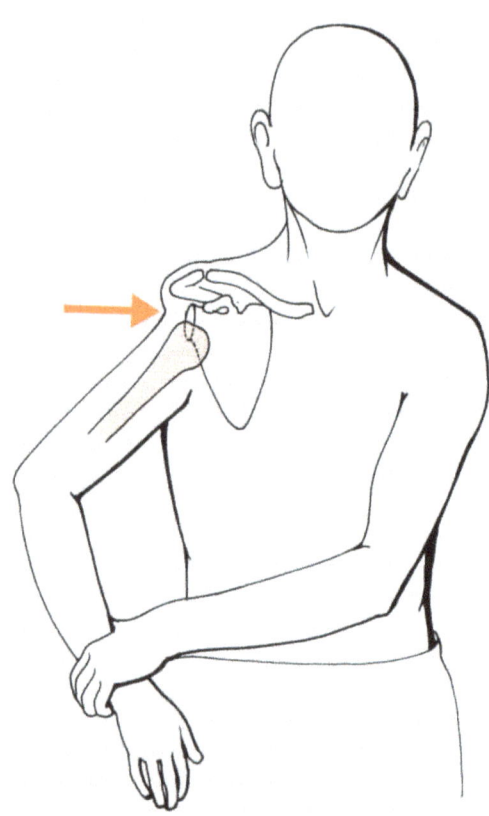

Abb. 118. Diagnose der Schulterluxation: Zwangshaltung des verletzten Armes; Delle über der Pfanne (→)

Nach *Hippokrates:* Der Helfer stemmt seine Ferse in die Axilla des Verletzten und faßt mit seinen Händen dessen Arm. Unter Abduktion des Armes und Zug springt der Humeruskopf bei reiner Luxation in den allermeisten Fällen zurück in die Pfanne.

Nach *Kocher* (vordere Luxation): Verstärkung der Luxation durch Außenrotation, in dieser Stellung wird der Arm eleviert, innenrotiert und nach vorne unten geschlagen. Röntgenkontrolle des Repositionsergebnisses ist obligatorisch. Ruhigstellung für wenige Tage (Schmerz), dann aktive Mobilisation.

Die Luxationsfraktur (subkapitale Fraktur mit Luxation des Kopfes nach hinten) kann nur in den seltensten Fällen konservativ reponiert werden, da durch die Fraktur keine Krafteinwirkung auf den Kopf möglich ist. Wegen der frakturbedingten Zirkulationsstörung im Humeruskopf stellt

die offene Reposition mit Osteosynthese eine Notfallsituation dar.
Dislozierte Abrisse: Verschraubung, Zuggurtung.

Nachbehandlung: Ruhigstellung durch Verband für max. 1 Woche, dann sorgfältige aktiv-unterstützte Mobilisation.

Komplikationen und ihre Therapie:
- Gefäßschäden: Rekonstruktion.
- Plexusparese: nach 6 Wochen Revision (bei fehlender Remission).
- Axillarislähmung: bei fehlender Remission: Naht, Neurolyse.
- Schmerzhafte Schultersteife (nach zu langer Immobilisation): Physikalische Therapie, in seltenen Fällen Mobilisation i. N.
- Arthrose (nach Impressionen): physikalische Therapie.
  Bei dauernder Schmerzhaftigkeit: Arthroplastik, Arthrodese.
- Kopfnekrose (nach Luxationsfraktur): physikalische Therapie.
  Bei dauernder Schmerzhaftigkeit: Arthroplastik, Arthrodese, Schulterprothese.
- *Habituelle Schulterluxation:* Die habituelle Schulterluxation kann durch Knorpelschädigung zur Arthrose führen. Sie beeinträchtigt den Patienten auch nachts (Luxation im Schlaf).

Therapie: unter zahlreichen Verfahren heute vorwiegend drei Operationsverfahren:
- Rekonstruktion des Limbus (Anschrauben), Kapselraffung, Subskapuralisraffung (Verkürzung der Sehne);
- Rotationsosteotomie (30° nach dorsal), Subskapuralisraffung.
- Spaneinbolzung am vorderen Pfannenrand (früher Methode der Wahl, heute selten angewendet).

Ellenbogengelenk

Das Ellenbogengelenk besteht aus drei Anteilen:
- Humero-ulnar-Gelenk ⎫ Scharnierbewegung,
- Humero-radial-Gelenk ⎭
- proximales Radio-ulnargelenk: Drehbewegung.

Der Halteapparat besteht aus fibröser Kapsel, den beiden Seitenbändern, dem Ligamentum anulare und der einhüllenden Muskulatur. Die Ellbogenluxation ist mit 20% die zweithäufigste Luxation.

Ursachen: indirekt durch Sturz auf die Hand, Verdrehungen.

Formen: Kontusion – Luxation.
- Luxatio posterior,
- posteroradiale Luxation (oft mit Abriß des Epicondylus humeri ulnaris),

- Luxation des Radiusköpfchens praktisch immer nach vorne (meist kombiniert mit Ulnafraktur = Monteggia).

Diagnose:
- Anamnese,
- schmerzhafte Bewegungseinschränkung,
- äußerlich erkennbare Deformierung,
- federnde Fixation in 100°.
- Röntgen: gehaltene Aufnahmen nach Reposition; Arthrographie.

Begleitverletzungen: Gefäße (A. und V. cubitalis), Nerven (Radialis, Ulnaris).

Motorik und Sensibilität der Hand prüfen.

Therapie: Reposition in Narkose oder Plexusanästhesie: Zug am Unterarm, evtl. Druck auf das Olekranon. Radiusköpfchen: Zug und Druck auf das luxierte Köpfchen.
Ruhigstellung in Gipshülse oder Bewegungsgips für 3 Wochen, anschließend physikalische Therapie. Nach der Reposition Stabilität der Seitenbänder prüfen.

Operationsindikationen:
- Bandläsionen mit Reluxationstendenz,
- Abrißfrakturen (Epikondylen, evtl. Proc. coronoides),
- Gefäß-, Nervenläsionen,
- Repositionshindernis,
- Reluxation des Radiusköpfchens (Naht des Ringbandes).

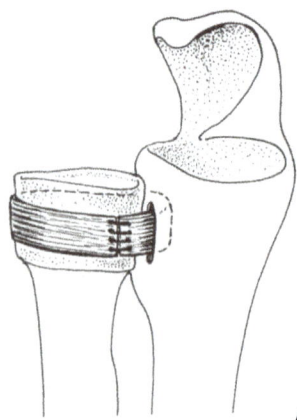

Abb. 119. Bandplastik des Lig. anulare

Komplikationen:
- Knorpel-Knochenabsprengungen (Arthrose).
- Gefäßläsionen, Nervenschaden (Revision).
- Übersehene Luxationen: offene Reposition. Radiusköpfchen: Fesselung durch Faszien- oder Kutisstreifen (Abb. 119); Monteggiaverl.: Korrektur der Ulnafehlstellung und Radiusköpfchenfesselung.
- Bandinstabilität: Bandplastik.
- Habituelle Luxation (extrem selten): Plastik mit aufgeteilter Bizepssehne.

Luxationsfrakturen am Ellenbogen stellen eine Indikation zur operativen Behandlung dar. Vorgehen: Stabilisation der exakt reponierten Fragmente mit Osteosynthese, Rekonstruktion des Bandapparates durch Naht.

Distales Radioulnargelenk

Es ist ein Radgelenk, wobei sich das Caput ulnae in der Incisura ulnaris radii dreht. Der Halteapparat besteht aus dem Discus articularis (Fibrocartilago triangularis), der Membrana interossea, der knöchernen Führung und den beiden radio-ulnaren Bändern (dorsal und volar). Das Gelenk ist nur sehr selten isoliert verletzt.

Ursachen: indirekt durch Sturz auf die Hand, Überdrehung.

Formen: Kontusion, Sprengung, Luxation (dorsal, volar, seitlich) mit Radiusfraktur: Galeazzi-Fraktur.

Begleitverletzungen: A. und N. ulnaris

Diagnose:
- Anamnese,
- Aufhebung der Rotationsbewegung,
- federnde Fixation,
- äußere Verformung (dorsale Vorwölbung oder Mulde),
- Röntgen: a. p. und seitlich (Diastase).

Therapie:
- Reposition unter Druck auf distale Ulna in Plexus-, i. v.-Anästhesie.
- Oberarmgips in entsprechender Drehstellung des Unterarmes für 4–6 Wochen.

Bei häufig vorhandenem Repositionshindernis (Diskus) offene Einrichtung, Entfernung des verletzten Diskus, Bandrekonstruktion und temporäre radio-ulnare Transfixation mit Kirschner-Drähten.

Komplikationen: Nervenschaden: Revision, übersehene Luxation, persistierende Luxation.

Therapie der chronischen Luxation: Fesselung und Transfixation oder Resektion der distalen Ulna.

Gelenke der Hand
(s. auch Kap. 8. Chirurgie der Hand)

Luxationen der Handwurzel

Ursache: Sturz auf Hand – gleicher Mechanismus, der zur Radiusfraktur loco classico führt; deshalb sind die Luxationen der Handwurzel selten. Sie gruppieren sich praktisch immer um das Lunatum.

> *Formen:*
> a) Perilunäre Luxation: Lunatum bleibt an Ort und Stelle, Handwurzel luxiert nach dorsal.
> b) Perilunäre, transnavikuläre Luxation: Kombination der perilunären Luxation mit Luxationsfraktur des Os naviculare.
> c) Lunatumluxation nach volar mit Drehung um 180°.

Begleitverletzungen: Gefäße, Nerven (Medianus).
Diagnose: Schwellung, Schmerz, Bewegungseinschränkung, Röntgen: Handwurzel a.-p. und seitlich.
Therapie: Zug an den Fingern, manchmal über 10 min notwendig, bei c) gleichzeitig Druck von volar. Bei b) offene Reposition und Verschraubung des Navikulare.

Offene Reposition:
- bei b) mit Verschraubung des Navikulare,
- bei Schädigung des N. medianus (akute traumatische Medianusparese),
- nicht reponierbare Luxation,
- Luxation > 2 Wochen.

Fingergelenke

Distorsionen: Wir unterscheiden einen Bandschaden ohne (Zerrung) und mit Stabilitätsverlust (Bänderriß).
Häufig befallen: Daumengrundgelenk (ulnar). Langfinger: prox. Interphalangealgelenke.
Ursachen: seitlich einwirkende Kräfte (Hängenbleiben), Sturz auf den abduzierten Daumen.
Begleitverletzungen: Gefäß – Nerven, Knorpel.
Diagnose:
- Anamnese,
- schmerzhaft eingeschränkte Bewegung,

- Schwellung, Druckschmerz,
- Aufklappbarkeit,
- Röntgen: a. p. und seitlich, gehaltene Aufnahmen, Knochenabsprengungen.

Therapie: Zerrung: funktionell.
Bänderriß: Daumen und 5. Finger operativ, übrige Finger konservativ.
Nachbehandlung: Gipsschiene für 3 Wochen, anschließend physikalische Therapie.
Komplikationen: chronische Instabilität (Bandplastik); Sudeck.

Luxationen der Finger

Ursache: Schlag, Hängenbleiben (Handballverletzung).
Formen: typische Luxation mit Bajonettstellung:
- dorsale Luxation,
- seitliche Luxation.

Diagnose: Stellung, Röntgen zum Ausschluß oder Nachweis eines ossären Abrisses.
Therapie: Zug am Finger, Fingerfixation für 2–3 Wochen.
Komplikationen: Bei länger bestehender Luxation Gefäß- und Nervenschaden möglich.

Sonderform: Luxationen des 1. Metakarpo-phalangeal-Gelenkes. Hier gelingt die geschlossene Reposition oft nicht (Knopflochmechanismus, Interposition der Sesambeine) → offene Reposition angezeigt.

Hüftgelenk

Allgemeines: Mit den Verletzungen des Hüftgelenkes setzt die Traumatologie der durch das Körpergewicht belasteten Gelenke der unteren Extremität ein. Die Belastung ist bei einer Inkongruenz für das rasche Entstehen einer schmerzhaften Arthrose des betroffenen Gelenkes ausschlaggebend. Eine Inkongruenz kann durch eine ossäre Stufe, aber auch durch eine im Röntgenbild nicht nachweisbare Läsion des Knorpels entstehen. Das Ziel in der Behandlung jeder Gelenkverletzung ist demnach die stufenlose Wiederherstellung der Gelenkkontur bei einem unter der Belastung suffizienten Bandapparat.

Spezielle Anatomie der Hüfte (Abb. 120a, b)

Die Ernährung des Schenkelkopfes wird zum größten Teil über die zirkumflexen Gefäße, die vor allem auf der Rückseite in Kapsel und Schenkelkopf einstrahlen, gewährleistet. Das Gefäß im Lig. teres femoris versorgt nur einen kleinen Anteil der Kalotte (Abb. 120b).

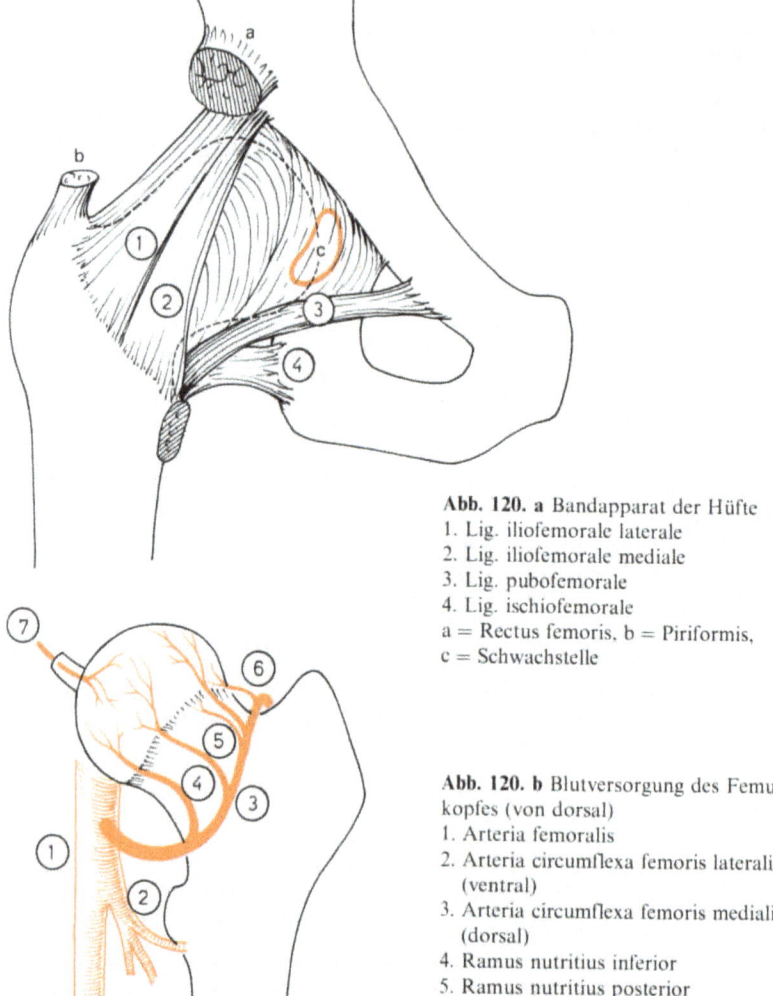

Abb. 120. a Bandapparat der Hüfte
1. Lig. iliofemorale laterale
2. Lig. iliofemorale mediale
3. Lig. pubofemorale
4. Lig. ischiofemorale
a = Rectus femoris, b = Piriformis, c = Schwachstelle

Abb. 120. b Blutversorgung des Femurkopfes (von dorsal)
1. Arteria femoralis
2. Arteria circumflexa femoris lateralis (ventral)
3. Arteria circumflexa femoris medialis (dorsal)
4. Ramus nutritius inferior
5. Ramus nutritius posterior
6. Ramus nutritius superior
7. Arteria lig. capitis femoris

Die halbkugelige Pfanne besteht aus der Facies lunata und der versenkten Fossa acetabuli. Rings um das Acetabulum verläuft das bindegewebige Labium acetabuli, die Pfannenfläche vergrößernd. Der Schenkelkopf wird durch die bindegewebigen Züge der Gelenkkapsel gehalten, aus der sich als verstärkte Zügel die einzelnen Bänder abgrenzen lassen (Abb. 120a). Die sichere Führung des Hüftgelenkes beruht vor allem aber auf der das Gelenk umhüllenden Muskulatur, die das Becken mit dem Bein verbindet

(Ileopsoas, Adduktoren, Pectineus, Rectus femoris, Sartorius, Tensor fasciae latae, Glutaeus maximus, medius, minimus, Piriformis, Triceps coxae, Obturatorius ext. und int.). Die großen Gefäß- und Nervenstränge (N. femoralis, N. ischiadicus) verlaufen in unmittelbarer Nähe des Hüftgelenkes und sind damit bei Verletzungen oder Eingriffen besonders gefährdet.

Hüftgelenksluxationen (Abb. 121)

Ursachen: direkte fortgeleitete und indirekte Gewalt, meistens verbunden mit Rotationskräften. Läsionskette beim Anpralltrauma.

Formen (Abb. 121):
- Luxation nach hinten oben: Luxatio liliaca,
- Luxation nach hinten unten: Luxatio ischiadica,
- Luxation nach vorne oben: Luxatio pubica,
- Luxation nach vorne unten: Luxatio obturatoria,
- zentrale Hüftluxation.

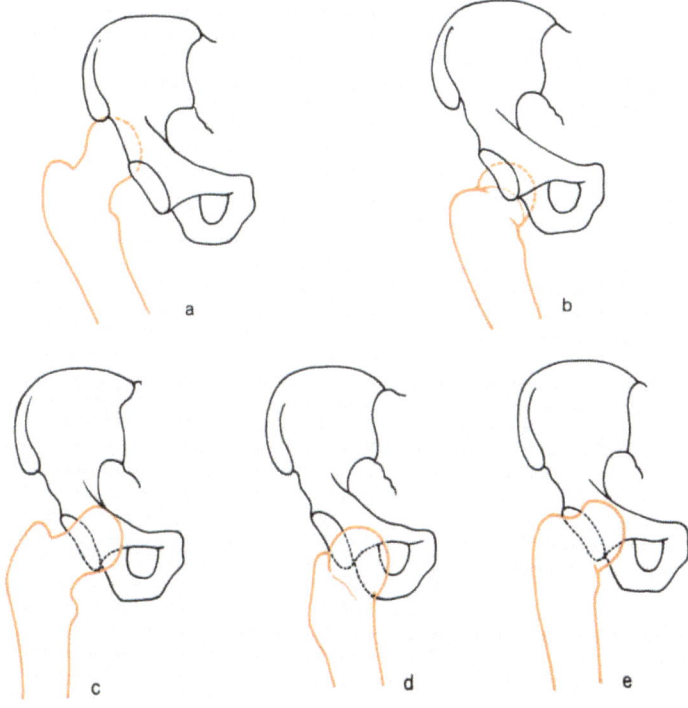

Abb. 121a-e. Hüftluxation und typische Beinstellung (s. Text)

Nach Häufigkeit: hintere, zentrale, vordere Luxationen.

Begleitverletzungen: Gefäße: Kopf-, Kapselgefäße, Circumflexa, Femoralgefäße.
Nerven: vorne: N. femoralis; hinten: N. ischiadicus.

Diagnose: Anamnese, Schmerzen, federnde Gelenkfixation.
- Die Luxationen des Hüftgelenkes bedingen typische Beinstellungen:
    a) Luxatio iliaca: leichte Innenrotation, leichte Beugestellung, Verkürzung.
    b) Luxatio ischiadica: starke Innenrotation, Beugestellung (rel. Verkürzung wegen Flexion!)
    c) Luxatio pubica: Außenrotation, leichte Beugestellung, Verkürzung.
    d) Luxatio obturatoria: starke Außenrotation, leichte Beugestellung.
    e) Zentrale Luxation: Schonhaltung in leichter Außenrotation, Verkürzung.
- Bei allen Formen kann das Bein schmerzbedingt nicht mehr aktiv bewegt werden.
- Evtl. Ischiadikuszeichen.
- Röntgen: Hüftgelenk a. p. und *axial*.
  Im a. p. überschneiden sich Hüftpfannen- und Kopfkontur.

Merke: Eine normale Konfiguration der Hüfte im a. p.-Bild schließt eine Luxation nicht mit absoluter Sicherheit aus, deshalb immer axiales Bild!

Bei den Hüftgelenksluxationen sind begleitende Verletzungen des knöchernen Beckens häufig. Man unterscheidet vier Grade:

Grad I: hintere Luxation bei intaktem Acetabulum.
Grad II: hintere Luxation bei Fraktur des Pfannenrandes ("dashboard"). Der Kopf bleibt nach der Reposition in der Pfanne.
Grad III: hintere Luxation mit Fraktur des Acetabulums. Die Reposition gelingt zwar, läßt sich aber nicht retinieren.
Grad IV: hintere Luxation in Kombination mit Schenkelkopf- oder Schenkelhalsfraktur.

Ursachen und Diagnostik sind mit den reinen Luxationen identisch. Die Fraktur wird *radiologisch* diagnostiziert.

Therapie: Notfallmäßige Versorgung (Reposition in Narkose)!

- L. posterior, Grad I (II) } sofort Reposition.
- L. anterior

Der Verletzte wird narkotisiert und relaxiert. Festhalten des Beckens durch Hilfsperson. Knie im rechten Winkel, Beugung in der Hüfte unter kräftigem Zug.
- L. centralis: Extension (Kirschner) mit 10–15 kg, evtl. axialer Zug über Schraube im Trochanter. Heute vermehrt operativ mit Fixation durch Platte und Schrauben. Nach jeder Reposition Beckenröntgen a.-p. und in 45° Stellungen zur Beurteilung der Pfannenränder. Bei Vorhandensein dislozierter Fragmente sollen diese verschraubt werden. L. posterior Grad III und IV immer operativ!

Erfolgt die Reposition später als 6 Stunden nach dem Unfall, wird die Prognose signifikant schlechter (Kopfnekrose).

Komplikationen:
- Nervenlähmungen:
  N. ischiadicus (hintere Luxation),
  N. fibularis (hintere Luxation),
  N. femoralis (vordere Luxation).
  Therapie: Elektrotherapie, physikalische Therapie, Revision (Naht, Neurolyse).
- Gefäßläsionen: Kopf-Kapselgefäße (vordere und hintere Luxation); A. femoralis (vordere Luxation).
- Übersehene Luxationen: schwerste Gehbehinderung.
  Therapie: offene Reposition, Arthrodese, TEP.
- Kopfnekrose: Arthrose.
  Therapie: Umstellungsosteotomie, TEP, Arthrodese.
- Arthrose: durch Inkongruenz, Kopfimpressionen, Knorpelschäden am Kopf oder Acetabulum, Stufenbildungen.
  Therapie: Umstellungsosteotomie, Arthrodese, TEP.

Kniegelenk

Das Kniegelenk ist das exponierteste der großen Körpergelenke, der bedeckende Weichteilmantel ist dünn, d. h. es ist nicht in kräftige Muskeln eingehüllt wie die Hüfte und damit Verletzungen in verstärktem Maße ausgesetzt: etwa 7% sämtlicher traumatischer Schädigungen und ca. 35% der Skiverletzungen lokalisieren sich am Kniegelenk. Die Entwicklung des Breitensportes (Skifahren, Trimmen) und der Ehrgeiz der „Sportler" haben in den letzten Jahren eine zunehmende Häufigkeit von Knieläsionen gebracht; diese Entwicklung wird sich in den nächsten Jahren fortsetzen.
Das Kniegelenk stellt die bewegliche Verbindung zwischen Ober- und

Unterschenkel dar, wobei die knöcherne Führung sehr unvollständig ausgebildet ist. Die beiden Menisci verbessern die Konturen des flachen Tibiakopfes etwas, werden aber durch starke Belastung selbst in ausgeprägter Weise Rotations- und Schermechanismen ausgesetzt. Die passive Stabilisierung des Knies geschieht vorwiegend durch die fibröse Kapsel, die Menisken und einen komplexen kräftigen Bandapparat, die aktive durch wenige Muskeln und vor allem durch das Gelenk überbrückende Sehnen.

Die aktiven und passiven Stabilisierungselemente des Kniegelenkes werden in 3 vierteilige Komplexe, den medialen, zentralen und lateralen sowie den Streckapparat eingeteilt.

Medialer Komplex:
- mediales Seitenband (Lig. collaterale tibiale, mediales Kapselband, „posterior oblique"),
- dorsomediale Kapselschale,
- M. semimembranosus,
- Pes anserinus.

Zentraler Komplex:
- vorderes Kreuzband,
- hinteres Kreuzband,
- medialer Meniskus,
- lateraler Meniskus.

Lateraler Komplex:
- laterales Seitenband,
- Tractus ileotibialis,
- M. biceps femoris,
- M. popliteus (laterale Kapsel, M. popliteus).

Streckapparat:
- M. quadriceps femoris,
- Patella,
- Lig. patellae,
- Retinacula.

Das *mediale Seitenband* (Abb. 122) besteht aus 3 Teilen, einem oberflächlichen (Lig. collaterale tibiale), einem tiefen (Kapselband), das mit dem medialen Meniskus in Verbindung steht und dem dorsomedialen („posterior oblique ligament"). Die medialen Anteile entspringen am Femurkondylus und verlaufen breit fächerartig zum Tibiakopf. Sie verhindern die mediale Aufklappbarkeit und zusammen mit dem hinteren Kapselband und dem aktiven Halteapparat die sog. Rotationsschublade.

Das *laterale Seitenband* (Abb. 122) verläuft strangartig vom lateralen Femurkondylus zum Fibulaköpfchen ohne Verbindung zur Gelenkkapsel. Es vermindert die laterale Aufklappbarkeit des Knies.

Abb. 122.
Bandapparat des Knies
1. Mediales Seitenband
2. Laterales Seitenband
3. Vorderes Kreuzband
4. Hinteres Kreuzband
5. Lig. transversalis
F = Femur
T = Tibia
Fi = Fibulaköpfchen
Mm = Meniscus med.
Ml = Meniscus lat.

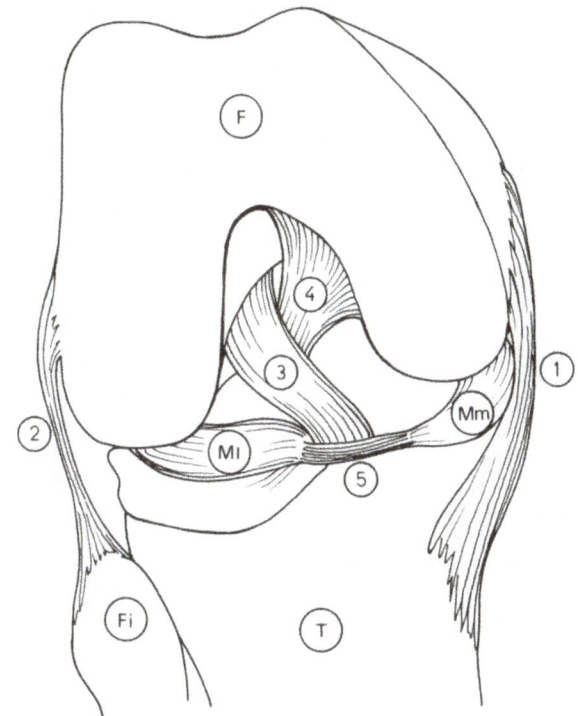

Das *vordere Kreuzband* (Abb. 122) entspringt dorsal an der Innenfläche des lateralen Femurkondylus, verläuft als ca. 4 cm langes, plattes Bündel durch das Gelenk und inseriert breit an der Area intercondylaris anterior tibiae zwischen den vorderen Ansätzen der Menisken. Es verhindert die vordere Schublade.

Das *hintere Kreuzband* (Abb. 122) ist ca. 3 cm lang, entspringt im vorderen Anteil innen am medialen Kondylus und läuft als Strang zur Area intercondylaris posterior hinter den Ansatz der Menisken. In 2/3 findet sich ein Ligamentum meniscofemorale posterius.

Seiten- und Kreuzbänder stehen in verschiedenen Beugestellungen des Kniegelenkes in unterschiedlichem Ausmaß unter Spannung, die Kreuzbänder sind dabei praktisch immer gestreckt.

Die Menisken (Abb. 123) gestalten den flachen Anteil der tibialen Gelenkfläche zu einer flachen Pfanne und verbessern damit die Kongruenz zu den Kondylen. Morphologisch besteht ihre Ober- und Unterfläche aus straffem Faserknorpel, der Kern aus Bindegewebe.

Der *mediale Meniskus* umfaßt mit seinen Enden den *lateralen,* der mehr

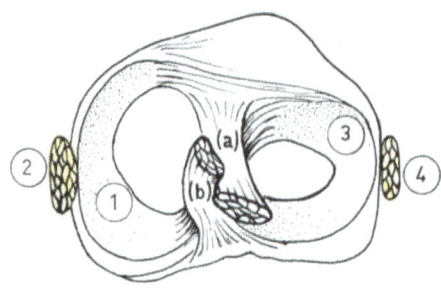

Abb. 123.
Menisken des Kniegelenkes
1. Medialer Meniskus
2. Mediales Seitenband
3. Lateraler Meniskus
4. Laterales Seitenband
a = Vorderes Kreuzband
b = Hinteres Kreuzband

rund ausgebildet ist. Die Menisken sind gegen die Lamina synovialis, Sehnenfasern des M. popliteus und semimembranosus, vorne und hinten gegen das Tibiaplateau zu den entsprechenden Kreuzbändern, medial gegen das Seitenband und unter sich verankert. Die Menisken werden durch die Femurkondylen bei Kniebewegung hin- und hergeschoben, bei Streckung nach vorn, bei Beugung nach hinten.

Funktionelle Anatomie

Die Bewegung des Knies in der Sagittalebene kann mit einem Getriebemechanismus mit wandernder Drehachse verglichen werden (Viergelenkkette), wobei die Lage des Drehpunktes dem Kreuzungspunkt der Kreuzbänder entspricht. Es ist eine Roll-Gleitbewegung, wobei von Streckung in Beugung das Rollen lateral bis 30°, medial nur bis 15° vorherrscht, was die Rückführung der Außenrotationsstellung des Unterschenkels bei Streckung in die Mittelstellung bei Beugung bewirkt. Die Schlußrotation (Außenrotation der Tibia) in der Endphase der Streckung erreicht ca. 10°. Hierbei kommt es zu einer maximalen Anspannung des gesamten passiven Halteapparates und Entlastung der aktiven Stabilisatoren. Bei Beugung werden Rotationsbewegungen möglich, bei 90°-Stellung um 10° Innenrotation und 40° Außenrotation. Seiten- und Kreuzbänder sind in verschiedenen Beugestellungen unterschiedlich angespannt.

Die Außenrotation wird kontrolliert durch:
- mediales Seitenband,
- dorsomediale Kapsel,
- vorderes Kreuzband,
- Innenmeniskus (hinten),
- Muskulatur.

Die Innenrotation wird kontrolliett durch:
- hinteres Kreuzband,
- vorderes Kreuzband (anteromedialer Teil),

- Außenband,
- äußere Kapsel,
- Tractus ileotibialis.

Entsprechende Strukturen kontrollieren die Hyperextension und -flexion.

Verletzungen des Kniegelenkes

Verletzung der Bursa praepatellaris: Ein Schlag auf die Patella kann zu einer Blutung und sterilen Bursitis führen. Therapie: Ruhigstellung, kühle Umschläge.

Traumatische Eröffnung: Bursektomie.
Eitrige Entzündung: breite Eröffnung, Drainage.
Nach Abklingen des Infektes: Bursektomie.
Chronische Entzündung
(chronische Traumatisierung): Bursektomie.

Der Streckapparat kann im Bereiche der Quadrizepssehne (1), der Patella (2), der Retinacula patellae (3) und des Ligamentum patellae (4) – meist durch direkten Schlag – in seiner Kontinuität durchtrennt sein (Abb. 124). Bei vollständiger Durchtrennung kann das gestreckte Bein nicht von der Unterlage abgehoben werden, am Ort der Durchtrennung ist meistens eine Delle palpierbar.

Therapie:
- *Durchtrennung am Quadrizeps:* Muskel- oder Sehnennaht, evtl. transossär an Patella, Oberschenkelgips in Streckstellung für 6 Wochen
- *Durchtrennung der Patella:* Zuggurtung, kein Gips.
- *Durchtrennung der Retinacula:* Naht, Ruhigstellung 3 Wochen.
- *Luxatio patellae:* Naht des Retinaculum, Gelenkrevision wegen möglicher Knorpelläsion.

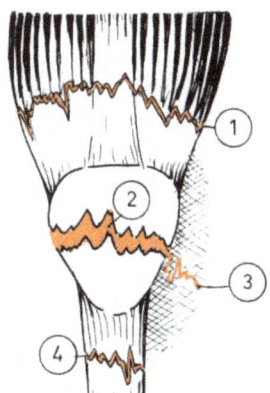

Abb. 124. Verletzung am Streckapparat des Kniegelenkes
1. Riß des Musculus quadriceps
2. Patellafraktur
3. Riß der Retinacula patellae
4. Riß des Ligamentum patellae

- *Durchtrennung des Lig. patellae:* Naht des Ligamentes, Sicherung durch Drahtnaht Patella-Tuberositas.
- *Knöcherner Ausriß an Tuberositas:* Reinsertion mit Schraube oder Zuggurtungsdraht. Keine äußere Fixation bei stabiler Osteosynthese.

Meniskusläsionen

Die Menisken gehören zu den bradytrophen Geweben, lediglich 1/5 wird von der Mikrozirkulation erfaßt.

> *Folge:* degenerative Veränderungen.
> Querrisse und Längsrisse in den inneren Anteilen heilen nicht aus!

Ursachen: Eine isolierte Meniskusverletzung entsteht durch kraftvolle passive Streckung des Kniegelenkes, wobei die mechanische Unfallsituation die Schlußrotation verhindert.

Verletzungsformen (Abb. 125): Querrisse, Längsrisse, Korbhenkel, tangential.

Der pathologische Befund kann zahlreiche unterschiedliche Formen annehmen, der Beginn der Rißbildung liegt praktisch immer im hinteren Drittel (Abb. 124). Andere oder zusätzliche Verletzungen stellen Modifikationen der Grundformen dar.

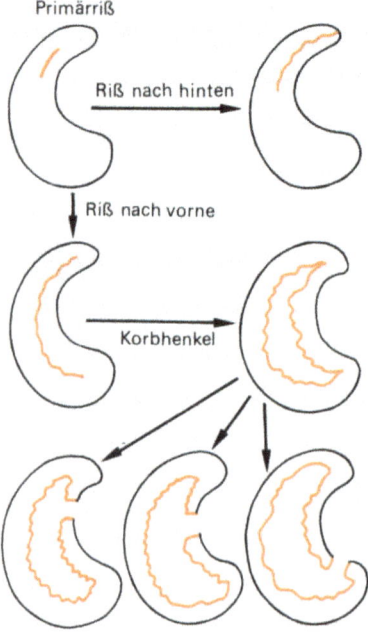

Abb. 125. Verletzungsformen am Meniskus nach Trillat

Diagnose:
Anamnese: typischer Unfallhergang (gezielte Fragen!) Einklemmungserscheinungen, Streckhemmung, Schmerzen.
Inspektion: akute Schonhaltung des Kniegelenkes in Beugestellung. Schwellung mit verstrichenen Gelenkkonturen.
Chron: Quadrizepsatrophie, vor allem des Vastus medialis.

Untersuchung:
- Beweglichkeit im Kniegelenk – die federnde Streckhemmung ist nach Ausschluß einer anderen Verletzung, einer massiven Arthrose oder einer Osteochondrosis dissecans pathognomonisch für die Meniskusläsion.
- Gelenkerguß (tanzende Patella).
- Meniskuszeichen:
- *Steinmann I:* Schmerzen am inneren Gelenkspalt bei Außenrotation.
- *Steinmann II:* wandernder Druckschmerz bei passiven Bewegungen des Kniegelenkes.
- *Bragard:* Druckschmerz über dem Vorderhorn bei Innenrotation.
- *Mc Murray:* Tastbarer Klick im Bereich des medialen Gelenkspaltes, wenn das Knie aus voller Beugung gestreckt wird.
- *Apley:* Der Patient wird in Bauchlage gebracht, das Bein auf harter Unterlage um 90 Grad gebeugt und durch möglichst kraftvollen axialen Druck am Unterschenkel komprimiert und auf Rotationsschmerz geprüft (*Grinding*-Test).
Beim Extensionstest wird das ebenso gelagerte Knie durch Zug am Unterschenkel extendiert und dann die Rotationsschmerzhaftigkeit geprüft. Verstärkung der Schmerzen unter diesem Vorgehen weist auf eine Bandläsion hin.
- *Böhler* (modifiziert): Adduktionsschmerz bei gleichzeitigem Daumendruck auf den Meniskus, wodurch ein Ausweichen aus der Kondylenklemme verhindert wird.
- Druckschmerz des Hinterhornes: Druck auf die hinteren Anteile des Gelenkspaltes durch die Kniekehle in Bauchlage des Patienten.
- Röntgen: a. p. und seitlich (zum Ausschluß ossärer Läsionen, Beurteilung von chronischen Schäden): Verschmälerung eines Gelenkspaltes bei chronischen Schäden und beginnender Arthrose.
- Arthrographie: Doppelkontrast = Pneumarthrogramm. Treffsicherheit um 70%.
- Arthroskopie: (Das Knie ist das der Arthroskopie zugänglichste Gelenk.) Trefferquote >90%!

Die dargestellten Meniskussymptome besitzen beim akuten und chronischen Schaden unterschiedliche Bedeutung (Tabelle 10).

Tabelle 10. Bedeutung verschiedener Untersuchungen für die Diagnostik frischer und chronischer Meniskusschädigungen

	Frisch	Chronisch
Anamnese	+++	+++
Quadrizepsatrophie	−	++
Gelenkerguß	++	+ (intermittierend)
Streckhemmung	++	+ (intermittierend)
Überstreckungsschmerz	++	(+)
Druckschmerz des Hinterhornes	++	+
Steinmann I	++	++
Steinmann II	++	++
Bragard	++	(+)
Mc Murray	(+++)[a]	+++
Apley/Grinding	(+++)[a]	+++
Böhler	++	+
Arthroskopie	(+)	++
Arthrographie	(+)	++

[a] Wegen Schmerzhaftigkeit oft nicht prüfbar

Therapie:
- randständiger Riß (Kapsel): Reinsertion mit feinen Nähten,
- kleine zentrale Einrisse: partielle Resektion,
- große Rißbildungen: Resektion,
- Korbhenkel: Resektion des Korbhenkels,
- Risse bei starken degenerativen Veränderungen: Resektion,
- bei zweifelhaften Befunden: Meniskus belassen.

Nachuntersuchungen mit Arthrotomie bei unklarem Befund haben nach Belassen bessere Ergebnisse ergeben als nach Meniskektomie (Arthrose).

Aber:

ein eindeutig geschädigter Meniskus bedeutet für das Knie eine höhere Arthrosegefahr als keiner!

Komplikationen: In vielen Fällen tritt Jahre nach einer Meniskektomie eine Arthrose im betroffenen Gelenkabschnitt auf. Ein geschädigter Meniskus führt zu chronischen (intermittierenden) Reizzuständen und zur Arthrose.

Distorsionen des Kniegelenkes (Bandschäden)

In den letzten Jahren zunehmende Sportverletzung. Bei Einwirkung großer Kräfte entstehen meistens kombinierte Schädigungen – isolierte Verletzungen einzelner Strukturen stellen die Ausnahme dar.

Ursachen:
- indirekte Gewalteinwirkung: Abduktion/Adduktion; Flexion/Extension; Rotation;
- direkte Gewalteinwirkung: Schlag gegen das Knie: Verletzung der Gegenseite.

Verletzungsformen: In der Regel Kombinationsformen von Kapsel, Bändern und seltener der aktiven Stabilisatoren mit fließenden Übergängen aber mit Prädominanzen (Seiten- und Kreuzbänder).
Klinisch wird in Bandschäden ohne (Zerrung) und mit Stabilitätsverlust (Bänderriß) unterschieden. Risse können ossär, am Ansatz und interligamentär lokalisiert sein.
In neuerer Zeit wurde von Nicholas eine Schema mit 4 klar definierten Komplexinstabilitäten angegeben (Abb. 126), das die meisten vorkommenden Bandschäden des Knies berücksichtigt:

1. Antero-mediale Instabilität: (Valgus/Außenrotation/ Flexion)
   mediales Seitenband, Kapselbänder, vorderes Kreuzband, (Unhappy triad).

2. Postero-mediale Instabilität (Hyperextension, direkt)
   mediales Seitenband, Kapselbänder, hinteres Kreuzband.

3. Antero-laterale Instabilität: (Varus/Innenrotation/ Flexion)
   laterales Seitenband, Kapsel, vorderes Kreuzband.

4. Postero-laterale Instabilität: (direktes Trauma)
   laterales Seitenband, Kapsel, hinteres Kreuzband.

Wirken hohe Kräfte über längere Zeit auf ein Kniegelenk ein, so können noch komplexere Verletzungen, wie z. B. die „Pentade malheureuse interne" (Trillat) entstehen:
- Innenband,
- beide Kreuzbänder,
- beide Menisken,
- ausgedehnte Kapselschäden.

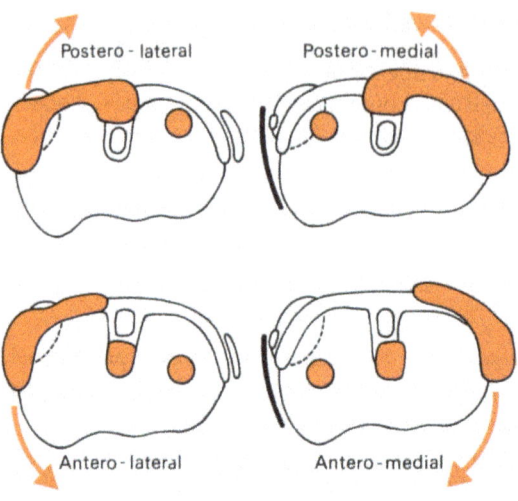

Abb. 126. Die vier verschiedenen Komplexinstabilitäten nach Nicholas (Aufsicht der rechten Tibiagelenkfläche). Roter Kreis = Drehpunkt, rote Flächen = lädierter Bandapparat

Diagnose: Nur eine subtile klinische und radiologische Diagnostik bringt über die richtige Therapie gute Ergebnisse beim Kniebandschaden: Nichtdiagnostisch erfaßte Bandruptur mit ungenügender konservativer Behandlung → Schlotterknie, sekundäre Arthrose → Gehbehinderung – Sportunfähigkeit.

Klinische Zeichen:
- Schwellung (Konturverlust),
- eingeschränkte Beweglichkeit,
- Hämarthros (tanzende Patella),
- Einklemmung (mitverletzter Meniskus, osteochondrale Fraktur),
- Druckdolenz über der verletzten Stelle.

- *Stabilitätsprüfung* bei fraglichem Befund unter Schmerzausschaltung (Narkose).

Zeichen der Instabilität sind:
- vermehrte seitliche Aufklappbarkeit (Abb. 127),
- antero-posteriore Schublade,
- Rotationsschublade
  im Vergleich zur unverletzten Seite!

Abduktion (mediale Instabilität): in Streckstellung und in 20–30° Beugung.

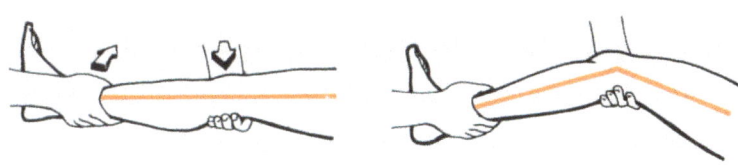

Abb. 127. Prüfung der seitlichen Aufklappbarkeit des Kniegelenkes. **Links:** in Streckstellung, **rechts:** in 20°–30°-Beugung

Vermehrte Aufklappbarkeit in Streckstellung: mediales Seitenband; *hintere Kapsel* (Kreuzband).
Vermehrte Aufklappbarkeit in Beugestellung: mediales Seitenband; *Kreuzband* (hintere Kapsel intakt).
Adduktion (äußere Instabilität): gleich wie Abduktion, für den äußeren Bandapparat, hinteres Kreuzband.
Vordere Schublade: in Rechtwinkelstellung des Knies: Subluxation des Tibiakopfes in der Sigittalebene nach vorne.
Geringe vordere Schublade: vorderes Kreuzband.
Starke vordere Schublade: vorderes Kreuzband, Seitenbänder.
Hintere Schublade: wie vordere in bezug auf hinteres Kreuzband und Seitenbänder.

> *Merke:* Meistens ist eine hintere Schublade nicht durch Druck auf den Tibiakopf nachweisbar, da das Gelenk bereits in einer hinteren Subluxationsstellung steht. Vielmehr wird dadurch eine verstärkte vordere Schublade vorgetäuscht.

Rotationsschubladen:
Technik (Abb. 128): Patient in Rückenlage, Knie in 90°, der Fuß liegt auf der Unterlage unter dem Schenkel des Untersuchers in Innenrotation von 30° oder Außenrotation von 15° fixiert. Geprüft wird die Subluxationsmöglichkeit des Tibiakopfes nach vorne. Positive Zeichen in Abhängigkeit von ihrem Ausmaß bedeuten:
- *Innenrotationsschublade* (Abb. 129): mediales Kapselband, Innenband, dorsomediale Kapsel, Innenmeniskus, vorderes Kreuzband.
- *Außenrotationsschublade* (Abb. 129): laterales Kapselband, Außenband, dorsolaterale Kapsel, Außenmeniskus, vorderes Kreuzband.

Die *posttraumatische Hyperextension* gilt als wesentliches Merkmal für den Riß des vorderen Kreuzbandes.
„*Jerk-Test*": In 90°, Innenrotation des Unterschenkels und Valgisation des Kniegelenkes. Wird nun das Knie gestreckt, kommt es bei 30° zu einem plötzlichen Ruck, wenn der laterale Tibiakopf gegen den Femurkondylus nach vorne subluxiert = anterolaterale Instabilität.

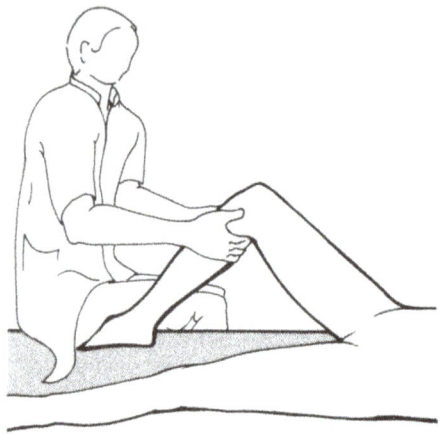

Abb. 128. Prüfung der anterior-posterioren Schublade und der Rotationsschublade

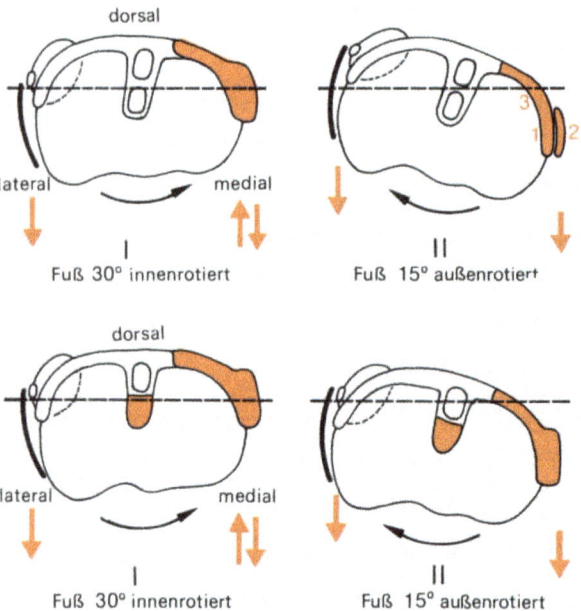

Abb. 129. Test der Außenrotationsinstabilität nach Slocum und Larson. Die vordere Schublade wird in 2 Positionen der Unterschenkelrotation ausgeführt (I und II). In Position I wird durch Innenrotation des Unterschenkels der Zug am medialen Tibiakondylus neutralisiert. Die vordere Schublade kann dann nur bei Instabilität der dorso-lateralen Strukturen ausgelöst werden. In Position II wird bei Läsionen des medialen Kapselbandapparates *(rechts oben:* Reihenfolge beim Außenrotationstrauma 1-2-3) lediglich eine verstärkte Außenrotation möglich. Erst bei zusätzlicher Läsion des vorderen Kreuzbandes *(rechts unten)* kann eine echte Rotationsschublade erzeugt werden

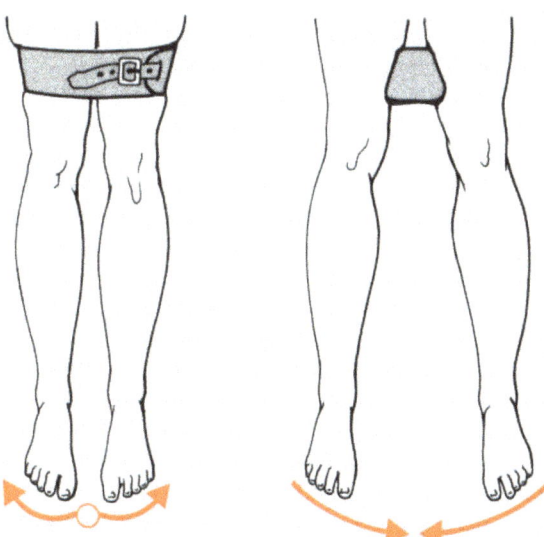

Abb. 130. Links: Technik der gehaltenen Aufnahme zur Prüfung der Stabilität des inneren Seitenbandes; **rechts:** Technik der gehaltenen Aufnahme zur Prüfung der Stabilität des äußeren Seitenbandes

„Pivot-Shift-Test": Eine Hand des Untersuchers umfaßt die Ferse des Patienten, die andere den dorsolateralen Tibiakopf, das Bein wird in volle Streckung gebracht. Bei anterolateraler Instabilität Subluxation des Tibiakopfes nach vorn. Unter zusätzlicher Valgisation wird das Kniegelenk in Subluxation fixiert. Unter Beibehaltung der Valgisation und Beugung um 30–50° erfolgt die spontane Reposition des Gelenkes.

Klinik der chronischen Instabilität:
- Gehunsicherheit, Schlotterknie,
- Muskelatrophie, Schwächegefühl, Ermüdbarkeit,
- Unsicherheit auf unebenem Gelände,
- rezidivierende Einklemmungen,
- willkürliche Schublade bei muskulärer Kompensation,
- Seitenschlottern,
- Stabilitätsprüfung.

Röntgen:
- Übersichtsaufnahmen, a. p. und seitlich, Brückenaufnahmen (ossäre Abrisse, osteochondrale Fraktur);
- gehaltene Aufnahmen in 20° Beugung (Abb. 130), a. p. (Seitenbänder) und evtl. seitlich (Schublade).

Eine vermehrte Aufklappbarkeit von mehr als 3–5° gegenüber der unverletzten Seite bedeutet Stabilitätsverlust.

Arthrographie: in der Diagnostik von Bandverletzungen von untergeordneter Bedeutung.

Arthroskopie: wie Arthrographie; zur Diagnostik von Knorpelschäden von überragender Bedeutung.

Therapie:
- Distorsion ohne Stabilitätsverlust (Zerrung): kurzfristige Ruhigstellung, dann funktionell.
- Distorsion mit Stabilitätsverlust: operativ.

Ziel: vollständige anatomische und funktionelle Wiederherstellung.
Zugang: entsprechend den diagnostizierten Verletzungen.
Zusätzliche Schäden (Poplitealgefäße/Nerven, insbesondere N. saphenus und Ramus infrapatellaris) verhüten!
Rekonstruktionen am Bandapparat (Abb. 131, 132):
Kapselrupturen: feine Adaptationsnähte (hinten: transossäre Drahtnaht),
Bandrupturen: feine Adaptationsnähte (hinten: transossäre Drahtnaht),
Lig. Bandausrisse: Naht oder Fixationsplatte,
ossäre Bandausrisse: Verschraubung,
Kreuzband: Adaptation, transossäre Drahtnaht,
Meniskus an Kapsel: Reinsertion,
Meniskusriß: Resektion.

Komplikationen: verbleibende Meniskusläsion, Instabilität (Schlotterknie) und Arthrose.

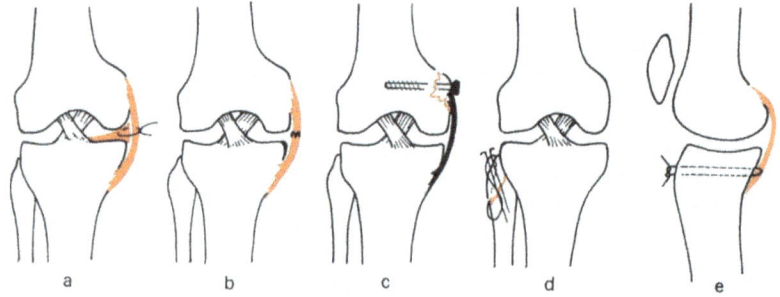

Abb. 131 a-e. Rekonstruktion des Kapselbandapparates am Knie. **a** Reinsertion Meniskus-Kapsel; **b** Adaptionsnaht des Bandrisses; **c** Reinsertion des ossären Ausrisses (Spongiosaschraube); **d** Spickung und Zuggurtung am Fibulaköpfchen (lateraler Bandausriß); **e** transossäre Reinsertion der hinteren Kapsel

Abb. 132 a, b. Rekonstruktion des vorderen Kreuzbandes. **a** Adaptionsnaht, transossäre Drahtnaht beim interligamentären Riß; **b** Verschraubung bei ossärem Ausriß

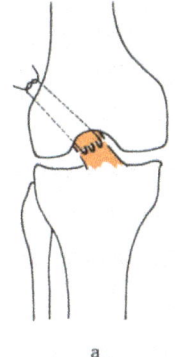
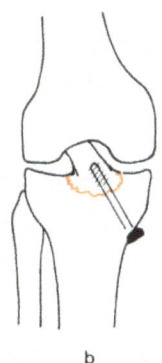

Therapie der chronischen Instabilität:
1. Therapie der Meniskusschädigung;
2. Kapselraffung;
3. Bandersatz:
   - autolog: Sehnen, Faszie,
   - homolog: Durastreifen, Kutisstreifen,
   - alloplastisch: Kohlefasern;
4. Therapie der Knorpelläsionen.

Knochenverletzungen: s. Kap. 6. Frakturenlehre.

Luxationen: sehr seltene Verletzung, meist mit Fraktur kombiniert.

Ursache: direkte oder indirekte Gewalt auf OS bei fixiertem US oder US bei fixiertem OS.

Formen:
- L. genus anterior } 75%,
- L. genus posterior }
- L. genus lateralis (20%),
- L. genus medialis,
- L. genus rotatoria,
- L. genus divergens.

Die Luxationen im Kniegelenk sind meistens von Verletzungen des Knochens, der Kapsel, der Bänder und Sehnen begleitet.

Begleitverletzungen:
- Gefäße (A. poplilea);
- Nerven (N. tibialis, fibularis);
- Knorpel;
- osteochondrale Fraktur.

Diagnose: Äußerlich feststellbare Deformierung. Röntgen a.-p. und seitlich.
Therapie: Sofortreposition i. N., anschließend in der gleichen N. oder nach Anschwellung operative Versorgung der verschiedenen Verletzungen.

Luxation der Patella: praktisch immer noch lateral, begünstigt durch „flachen" Kondylus.
Therapie: Naht der Retinacula. Habituelle Luxation: Op. nach Elmslie (Medialverlagerung des Lig. patellae).

Knorpelläsionen

Die traumatischen Knorpelläsionen sind in den meisten Fällen mit Gelenkfrakturen oder Meniskus- und Bandverletzungen kombiniert. Isoliert können sie durch einmalige, häufiger jedoch durch chronische Traumatisierung einer gewissen Zone auftreten.

Formen:
– Knorpelläsion (Impression);
– Absprengung → freie Gelenkkörper;
– chronische Läsion: Chondropathia patellae, Arthrose, Osteochondrosis dissecans.

Diagnose: sehr schwierig, oft erst spät (stumme Phase, Brückensymptome).
– Schmerzen, Gelenkerguß. Röntgen: Konturveränderung.
– Einklemmung. Röntgen: freier Körper.
– *Chondropathie:* Schmerz bei Druck auf Patella; dolente Patellarückfläche; Reiben, Knacken und Holpern der Patella beim Bewegen. Röntgen: Patella seitlich und tangential.
– *Osteochondrosis dissecans:* Reizknie, Schmerzen, Einklemmung. Röntgen: Kontur, freier Körper.

Therapie:
– Ruhigstellung bis zur Schmerzfreiheit. Entlastung über 3 Monate;
– klein: Exstirpation;
– groß: Reinsertion (Schraube, Bolzung, evtl. Fibrinkleber);
Chondropathie: Abrasio, Retinaculumplastik lateral.
Osteochondrosis dissecans: Fixierung oder Exstirpation, Ersatzplastik (autologes Knochen-Knorpeltransplantat, homolog, Knorpelzelltransplantation).

Luxation der Patella (Abb. 133)

Sie entsteht meistens aufgrund einer Dysplasie (flacher lateraler Kondylus) nach lateral.

Formen:
- reine Luxation (Retinaculumriß),
- Luxationsfraktur (ossärer Ausriß an der seitlichen Patella),
- Luxation mit Knorpelschäden.

Diagnose: Schwellung, Schmerz medial, Zwangshaltung des Knies. Röntgen: (Knochenverletzungen) Knie seitlich und Patella tangential.

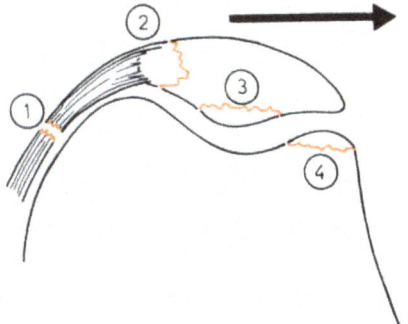

Abb. 133. Luxation der Patella nach lateral
1. Retinaculum-Riß
2. Ossärer Abriß
3. Abscherung an der Patella ⎫ Zusatzver-
4. Abscherung am Kondylus ⎭ letzungen

Therapie: operativ: Naht des Retinaculums. Ossärer Abriß: Verschraubung. Reinsertion von abgescherten Fragmenten (Spickung, Fibrinkleber).

Komplikationen: habituelle Luxation, Chondropathie.

Proximales Tibiofibulargelenk

Gelenk zwischen Fibulaköpfchen und proximaler dorso-lateraler Tibia mit unterschiedlicher Neigung.

Halteapparat: Lig. capitis fibulae anterius und posterius, Membrana interossea, M. biceps femoris.

Ursachen und Formen:
- direkte Gewalt → posteriore Luxation;
- indirekte Gewalt → anteriore Luxation mit Sprengung der M. interossea und Syndesmose und → kraniale Luxation.

Begleitverletzung: N. fibularis (hintere Luxation).
Diagnose: Anamnese, Schwellung, „Fibulaköpfchen fehlt", Druck- und Verschiebeschmerz. Röntgenbild a. p. und seitlich.
Therapie: Reposition, Gipsfixation 2–3 Wochen, kraniale Dislokation s. Malleolarfrakturen Typ C. Bei Repositionshindernis offen, Bandnaht. Temporäre Fixation des Fibulaköpfchens an Tibia.
Komplikationen: Fibularisparese (Neurolyse, Naht, Interpositionsplastik), chronische Luxation (Bandplastik, Köpfchenresektion).

Sprunggelenke

Kapsel- und Bandläsionen sind am oberen Sprunggelenk pathophysiologisch von den Malleolarfrakturen nicht zu trennen. In über 2/3 der Fälle ist eine Fraktur der Malleolen mit einer Bandverletzung kombiniert. Lediglich Verletzungen des lateralen Bandapparates (Abb. 134) treten isoliert auf!
Das obere Sprunggelenk besteht aus Tibia, Fibula (= Knöchelgabel) und Talus, das untere aus Talus, Kalkaneus und Navikulare, der Halteapparat aus Kapsel und den drei Anteilen der Seitenbänder, auf der Außenseite:

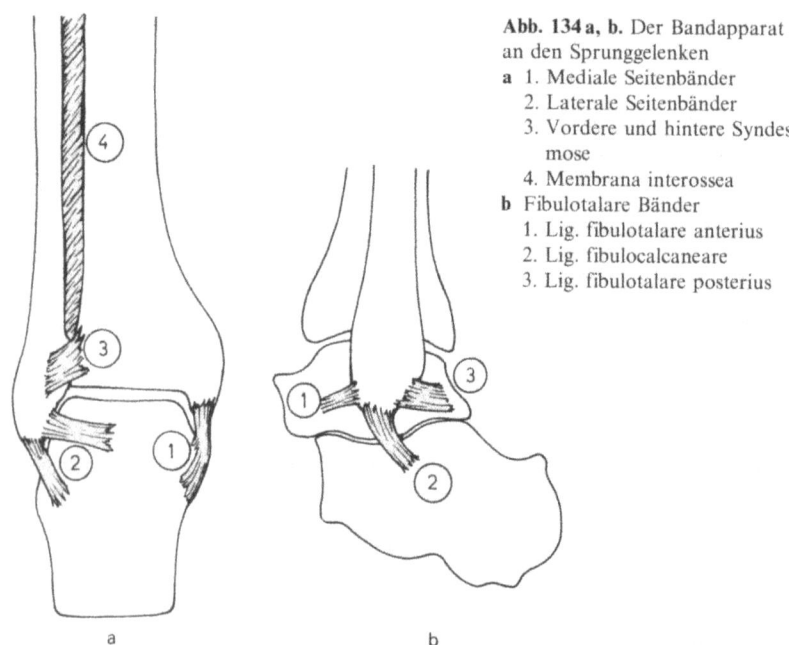

Abb. 134a, b. Der Bandapparat an den Sprunggelenken
a 1. Mediale Seitenbänder
  2. Laterale Seitenbänder
  3. Vordere und hintere Syndesmose
  4. Membrana interossea
b Fibulotalare Bänder
  1. Lig. fibulotalare anterius
  2. Lig. fibulocalcaneare
  3. Lig. fibulotalare posterius

- Lig. fibulotalare anterius, Lig. fibulotalare posterius und Lig. fibulocalcaneare.

Ursachen: indirekte Gewalt, vorwiegend Supination (Inversion, Adduktion), Hyperflexion, Hyperextension.

Verletzungsformen: Die Verletzung kann ein Band, zwei oder alle drei einschließen. Isolierte Verletzungen des Lig. fibulotalare anterius sind häufig, des Lig. fibulocalcaneare weniger häufig und des Lig. fibulotalare posterius äußerst selten.
Die häufigste Kombinationsform betrifft das Lig. fibulotalare anterius und Lig. fibulocalcaneare. In der überwiegenden Mehrzahl reißen die Bänder interligamentär, Abrisse an der Fibulaspitze entsprechen meistens einer Malleolarfraktur Typ A.
Wir unterscheiden die Bandverletzung mit und ohne Stabilitätsverlust.

Diagnose: typischer Unfallhergang. Schwellung, Hämatom, Druckschmerz an typischer Stelle über den Bändern.
Röntgen: OSG a. p. und seitlich.
Gehaltene Aufnahmen in L.A. oder im Halteapparat (Abb. 135, 136, 137).
Technik: a. p. gehaltene Aufnahmen (Seitenvergleich): In Innenrotation des Unterschenkels um 20° hält eine Hand den Unterschenkel, die andere supiniert Talus und Calcaneus – oder im Halteapparat.
An den Vergleichsaufnahmen werden die Winkel der Taluskippung gemessen (Abb. 135).

Eine vermehrte Aufklappbarkeit mit einer Seitendifferenz von mehr als 3–5° läßt auf eine Ruptur des Lig. fibulocalcaneare schließen (meistens in Kombination mit Lig. fibulotalare anterius).

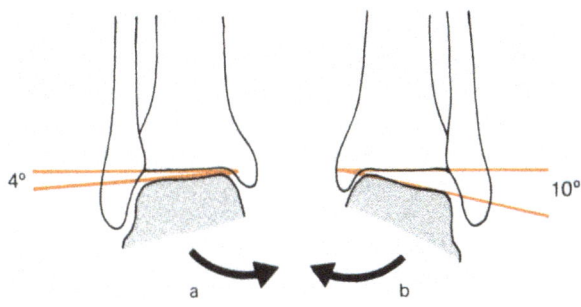

Abb. 135 a, b. Seitlich gehaltene Aufnahmen des OSG
a Taluskippung rechts 4° ⎫
b Taluskippung links 10° ⎬ Seitendifferenz = 6° (Bänderriß)

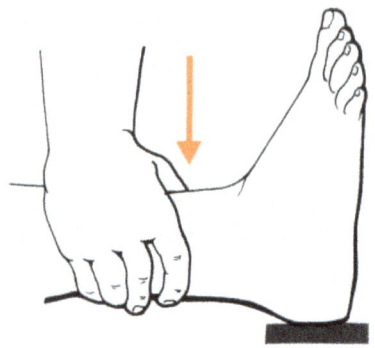

Abb. 136. Seitlich gehaltene Aufnahme des OSG

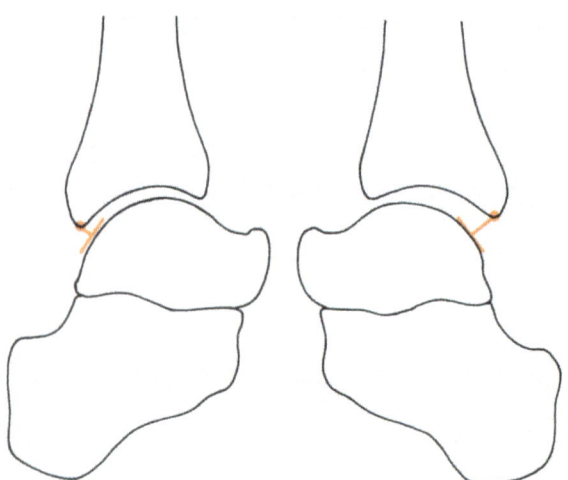

Abb. 137. Seitlich gehaltene Aufnahmen des OSG zur Diagnose eines Risses des Lig. fibulotalare anterius. *Bezugspunkte:* Hintere Kante der Tibia – Senkrechte auf die Tangente des Talus
Abstand: linkes Bild (rechts) = 3 mm } Differenz = 7 mm
Abstand: rechtes Bild (links) = 10 mm } → Riß des Lig. fibulotalare anterius

Seitlich gehaltene Aufnahmen (Seitenvergleich): Die Ferse des Verletzten liegt auf der Unterlage, der Untersucher drückt senkrecht auf den Unterschenkel (Abb. 136).
An den Vergleichsaufnahmen wird im hinteren Gelenkanteil der Abstand von der Tibiagelenkfläche zur Talusrolle gemessen (Abb. 137).

> Ein Abstandsunterschied von mehr als 6 mm deutet auf eine Ruptur des Lig. fibulotalare anterius.

Arthrographie.

Begleitverletzungen: Knorpelschäden am Talus, osteochondrale Frakturen.

Therapie: Zerrung: elastische Wicklung, Schonung, evtl. Gipsfixation für 1–2 Wochen.
Bänderriß: Band- und Kapselnaht. Gipsfixation über 4–5 Wochen.

> Merke: Bei jeder operativen Versorgung von Bänderrissen am OSG ist die Talusrolle sorgfältig auf Knorpelverletzungen zu inspizieren.

Postoperative Ruhigstellung im Gehgips für 4 Wochen, anschließend physikalische Therapie.

Komplikationen:
– übersehene Knorpel-(Knochen-)Verletzungen am Talus → Arthrose;
– übersehene Bandrupturen oder ungenügende Behandlung → chronische Instabilität. Therapie: Bandplastik.

Luxationen: äußerst seltene Verletzungen ohne knöcherne Mitbeteiligung.

Luxation des Talus: nach vorne, hinten, beide Seiten, immer kombiniert mit Bandrupturen.
Diagnose: Fehlstellung äußerlich erkennbar, Röntgen a.-p. und seitlich.
Therapie: geschlossene Reposition unter Zug. Bei Interponaten (Bänder, Sehnen) offen: Naht der Bänder.
Komplikationen: Insuffizienz des Bandapparates, Talusnekrose (Th.: Arthrodese).

Luxation im unteren Sprunggelenk: Eine subtalare Luxation schließt immer eine Luxation im Talonavikulargelenk ein. Meist knöcherne Läsionen.
Formen: L. medialis (> 50%),
        L. lateralis,
        L. dorsalis,
        L. plantaris.
Ursache: direkte oder indirekte Gewalt (bei fixiertem Fuß oder US).
Diagnose: äußerlich erkennbare Deformierung. Röntgen: dorsoplantar und seitlich.
Therapie: geschlossene Reposition, Gips für 4 Wochen, evtl. Transfixation mit Kirschnerdrähten.
Komplikationen: übersehene Luxation: offene Reposition, evtl. Arthrodese. Interponate (Sehnen): offene Reposition. Gefäß- und Nervenverletzung. Bei offener Reposition evtl. Transfixation mit Kirschnerdrähten.

Luxationen im Chopartschen und Lisfrancschen Gelenk sind selten. Diagnose und Therapie wie bei der subtalaren Luxation.

Luxation der Zehen: s. Finger!

NB: Sämtliche Luxationen im Bereiche des Fußes müssen dringend und vollständig – also bei Repositionsschwierigkeiten offen – reponiert und retiniert (Kirschnerdrähte) werden, da sonst Belastungsschwierigkeiten mit Gehbehinderung auftreten können.

8 Chirurgie der Hand

Allgemeines

Die Hand hat als koordiniertes und gefühlsbegabtes Tast- und Greiforgan wesentlichen Anteil an allen differenzierten Tätigkeiten des Menschen. Für die Erkennung, Behandlung und Beurteilung von Handschäden ist nicht nur eine genaue Kenntnis der morphologischen Anatomie, sondern auch der funktionellen Anatomie erforderlich.

Funktionsprüfung: Grundlage ist die Beurteilung der beiden Grundfunktionen: 1. Tastsinn und 2. Greiffähigkeit.

a) Prüfung der Sensibilität (Abb. 138)
Ausfälle vor allem an den Fingerkuppen feststellbar, Abflachung der Papillarlinien.
Tests: Zweipunktdiskriminierung, Aufleseprobe, Ninhydrintest (Schweißsekretion).

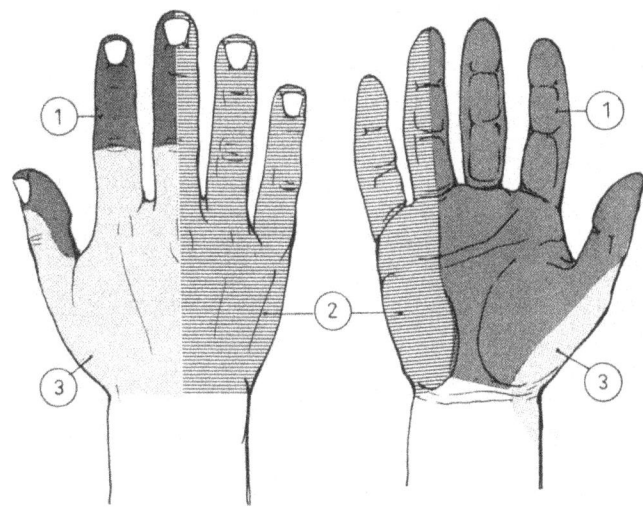

Abb. 138. Sensible Versorgung der Hand. 1. N. medianus, 2. N. ulnaris, 3. N. radialis

b) Prüfung der Motorik
1. Nervus medianus. Funktionsausfall: Schwurhand bei hoher Lähmung, Behinderung der Opposition, mangelnde Abspreizung des Daumens.
2. Nervus ulnaris. Funktionsausfall: Krallenhand mit Überstreckung in den Grundgelenken, Behinderung der Abspreizung und Zusammenführung der Langfinger, Atrophie der 1. Kommissur und der Kleinfingerballenmuskulatur.
3. Nervus radialis. Funktionsausfall: Fallhand bei hoher Radialislähmung, Ausfall der aktiven Streckung der Langfinger in den Grundgelenken sowie im Daumenendgelenk.

c) Prüfung der Greiffunktion
Prüfung der Stabilität von Skelett und Bändern und Prüfung der primären Greifformen:
- Spitzgriff,
- Schlüsselgriff,
- Hakengriff (Tragegriff),
- Grobgriff (Faustschluß).

d) Ausbildung sekundärer Greifformen
Ersatzgreifformen bei Beeinträchtigung oder Verlust der primären Greifformen. Unterscheidung von zwei gleichwertigen funktionellen Einheiten:
1. Funktionelle Einheit: Daumen und Zeigefinger bei der Spitzgriffbildung.
2. Funktionelle Einheit: Mittel-, Ring- und Kleinfinger bei Hakengriff und Grobgriff (Tragegriff und Faustschluß).

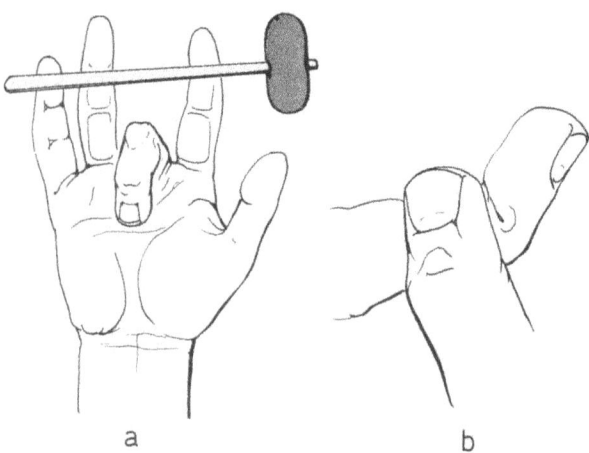

Abb. 139a, b. Prüfung der Funktion: **a** der tiefen Fingerbeugesehne, **b** der oberflächlichen Fingerbeugesehne

Bewegungsprüfung der aktiven Sehnenfunktion:

1. Bei Durchtrennung der oberflächlichen Beugesehne eines Langfingers kann das Mittelgelenk nicht aktiv gebeugt werden. Prüfung durch passive Streckung des Engelenkes und Ausschaltung der Funktion der tiefen Beugesehne.
2. Bei Durchtrennung der tiefen Beugesehne fehlt die aktive Beugung des Endgelenkes.
3. Bei Durchtrennung der oberflächlichen und der tiefen Beugesehne kann weder das Mittel- noch Endgelenk aktiv gebeugt werden, die Beugung des Grundgelenkes erfolgt durch die Musculi interossei.
4. Bei Durchtrennung der langen Daumenbeugesehne kann das Daumenendgelenk nicht aktiv gebeugt werden.
5. Bei Durchtrennung einer Fingersteckehne ist die aktive Streckung im Grundgelenk eingeschränkt, im Mittel- und Endgelenk dagegen aktiv möglich.
6. Bei Abriß oder Ausriß der langen Daumenstrecksehne oder einer Strecksehne am Fingerendglied kann das Endgelenk aktiv nicht gestreckt werden.

Bei Prüfung der aktiven Beugefunktion an den Langfingern wird der verletzte Finger einzeln geprüft unter Ausschaltung der tiefen Beugesehnen der unverletzten Finger (Abb. 139).

Grundprinzipien der chirurgischen Behandlung an der Hand

1. Ausreichende Anaesthesie.
2. Blutsperre oder Blutleere.
3. Atraumatische Operationstechnik mit speziellem Instrumentarium.
4. Gewebeschonende Zugangswege unter Beachtung der Hautlinien und der Gelenkfalten.
5. Nachbehandlung.

1. Anaesthesie: Vollständige Schmerzausschaltung und Aufhebung der Willkürmotorik. Lokale Infiltrationsanaesthesie an der Hand wegen der zusätzlichen Beeinträchtigung der Mikrozirkulation nicht brauchbar. Geeignetes Anaesthesieverfahren ist die Leitungsanaesthesie am Ort der Wahl: Medianus- oder Ulnarisblockade beugeseitig am Handgelenk, besser subaxilläre Leitungsanaesthesie bei gleichzeitiger Blutsperre oder Blutleere. Oberstsche Leitungsanaesthesie nur bei isolierten Fingerverletzungen (Abb. 182).

2. Blutsperre und Blutleere: Erkennung der feinen anatomischen Strukturen an der Hand meist nur im blutarmen oder blutleeren Operationsfeld. Oberarmblutsperre durch Hochhalten und Ausstreichen des Armes während 2–3 Minuten, anschließend Aufblasen einer Blutdruckmanschette am Oberarm auf 250–300 mmHg. Für eine Blutleere bei einer offenen Handverletzung Auswickeln des Armes vom Handgelenk aus nach zentral, bei Wiederherstellungseingriffen ohne Weichteilverletzung beginnt die Auswickelung an der Hand. Stauschlauch nur als Fingerblutsperre erlaubt, Abnahme des Schlauches ist nach 15 Minuten erforderlich.

3. Atraumatische Operationstechnik: Wundausschneidung und Präparation mit feinem Messer, sparsames Ausschneiden glatter Wundränder, spannungsloser Wundverschluß. Verwendung von Haltenähten zum Offenhalten der Wunde, Vermeidung von Haken oder anderen Halteinstrumenten, um Wundrandquetschungen zu verhindern. Spülung der Wunde mit Ringerlösung, häufiges Austupfen der Wunde ist zu vermeiden, da sich die Kapillaren durch den reibenden Druck der Kompressen nicht spontan schließen können.

4. Gewebeschonende Zugangswege: Typische Regelinzisionen sollen den Spaltlinien der Haut folgen. Zur Vermeidung von Kontrakturen dürfen Hautschnitte nie senkrecht über ein Gelenk oder durch eine Zwischenfingerfalte geführt werden (Abb. 140). Bei offenen Verletzungen eventuell geeignete Erweiterungsschnitte.

5. Nachbehandlung: Die postoperative Nachbehandlung ist entscheidend für ein gutes Ergebnis. Evtl. nötige Ruhigstellung grundsätzlich in Funktionsstellung: Leichte Rückbeugung des Handgelenkes, annähernd Rechtwinkelbeugung der Grundgelenke, mittlere Beugestellung der Mittel- und Endgelenke.

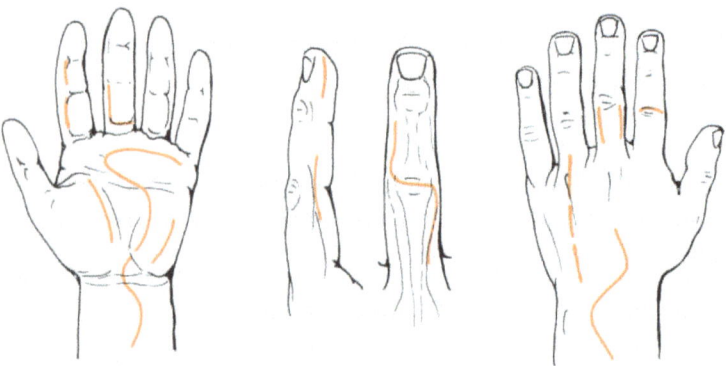

Abb. 140. Schnittführungen an der Hand

Einlegen von Mullstreifen in die Zwischenfingerspalten, streckseitig oder beugeseitig anmodellierte Schiene, elastischer Kompressionsverband. Ödembildung und Kontrakturneigung der Gelenke lassen sich am ehesten verhindern, wenn auf eine Ruhigstellung verzichtet und unmittelbar postoperativ mit aktiven Bewegungsübungen begonnen werden kann.

Behandlung offener Handverletzungen

Quetsch- und Kombinationsverletzungen mit ausgeprägtem Weichteilschaden erfordern ein besonders sorgsames und differenziertes Vorgehen.

1. Vorbereitung der operativen Versorgung

Belassen des Notverbandes, bis die Verletzung unter aseptischen Bedingungen im Operationssaal beurteilt und versorgt werden kann. Vor Beginn der Anaesthesie und Anlegen der Blutsperre:
a) Inspektion des Weichteilschadens,
b) Beurteilung der Durchblutung,
c) Prüfung der Sensibilität,
d) Prüfung der aktiven Funktionen,
e) Röntgenaufnahmen evtl. im Operationsraum mit Bildverstärker oder fahrbarem Röntgengerät.
Nach Einsetzen der Anaesthesie:
f) Säuberung der Wunde und Wundumgebung und Desinfektion,
g) sterile Abdeckung der Hand und des Verletzten, Inspektion der Wunde und endgültige Planung der operativen Versorgung.

2. Zeitpunkt und Ausdehnung der operativen Versorgung

Versorgung möglichst innerhalb der ersten Stunden. Die Wundrandexzision nach Friedrich ist an der Hand meist nur sparsam durchführbar, da der spannungslose Wundverschluß gefährdet wird. Sorgfältige und ausgedehnte Wundtoilette mit Entfernung devitalisierter und stark verschmutzter Gewebsanteile. Keine Kürzung oder Resektion verschmutzter Gefäße, Nerven oder Sehnen.
Aufschub der operativen Versorgung bei schweren Kombinationsverletzungen:

- „aufgeschobene Erstversorgung", bis ein ausreichend erfahrener Operateur zur Verfügung steht oder der Patient in eine Spezialabteilung transportiert werden kann.

– „Dringlichkeit mit aufgeschobener Operation" bei schwersten Quetschverletzungen und Zertrümmerungen, operative Versorgung frühestens nach 48 Stunden, in der Regel jedoch erst nach 5–8 Tagen möglich.

Zweizeitiges Vorgehen bei Kombinationsverletzungen mit ausgedehnter Weichteilschädigung:

Sofort: Haut: vollständiger primärer Wundverschluß, ggf. mit Hilfe plastisch-chirurgischer Maßnahmen.
         Knochen: bei schwerer Weichteilschädigung Stabilisierung nur mit einfachen Osteosynthesemitteln (Kirschner-Draht, Drahtzuggurtung).
         Strecksehnen: Sofortversorgung der Strecksehnen erleichtert die Nachbehandlung, der Zweiteingriff kann dann auf die Beugeseite beschränkt bleiben.
Später: Beugesehnen: einzeitiger oder zweizeitiger Ersatz bei Verletzungen im Niemandsland nach Abschluß der Wundheilung.
         Nerven: sekundäre interfaszikuläre Nervennaht oder Defektüberbrückung mit autologem Kabeltransplantat.

Antibiotika: Bei sicherem primären Wundverschluß keine Antibiotikabehandlung, bei schweren Weichteilschäden oder unzureichendem Wundverschluß Antibiotika zur Vermeidung der Superinfektion. Lokale Antibiotikaanwendung kann eine zusätzliche Gewebsschädigung hervorrufen.

Wundverschluß: Bei größeren Hautdefekten evtl. spannungsfreier Wundverschluß durch gestielte Nahplastik, sonst gestielte Fernplastik oder freie Transplantation (Abb. 141). Der gestielten Nah- oder Fernplastik ist der

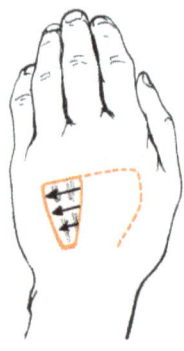

Abb. 141. Lappenverschiebung am Handrücken

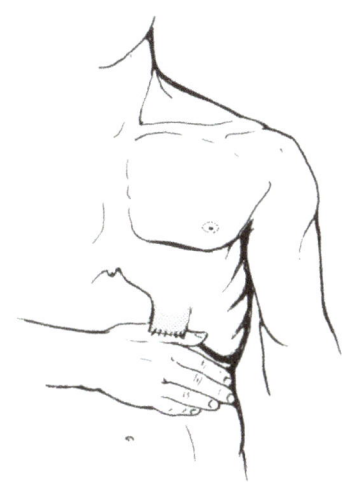

Abb. 142. Gestielte Fernplastik von der Brusthaut zum Daumen

Vorzug zu geben, wenn subkutanes Fett als Polster- oder Gleitgewebe mit übertragen werden soll und die neue Bedeckung einer erhöhten funktionellen Belastung ausgesetzt ist.

Faustregel: Beugeseite → Vollhaut!
Streckseite → Vollhaut/Spalthaut!

Ernährung des gestielten Hautlappens über die Gefäße des Lappenstieles, Verhältnis Lappenlänge zu Stielbreite = 2 : 1. Nach 3 Wochen Durchtrennung des Stieles.
Gestielte Fernplastiken: Flachlappen oder Brückenlappen vom Bauch oder vom gegenseitigen Oberarm (Abb. 142).

Bei freier Hauttransplantation unterscheidet man folgende Transplantate:
- Reverdin-Plastik,
- Spalthaut,
- fettfreie Vollhaut (Wolffe-Krause),
- Mesh-Transplantat.

Auf Reverdin- und Thierschplastik wird heute in der Regel verzichtet. Spalthaut und fettfreie Vollhaut eignen sich gut zur Deckung großflächiger Defekte, sofern Knochen oder Sehnen nicht freiliegen. Dicke Transplantate stellen erhöhte Anforderungen an das Transplantatlager. Dünne Transplantate, welche nur aus Epidermis und einem schmalen Coriumsaum bestehen, haben bessere Überlebensaussichten, da sie durch Diffusion ernährt werden können (Abb. 143).

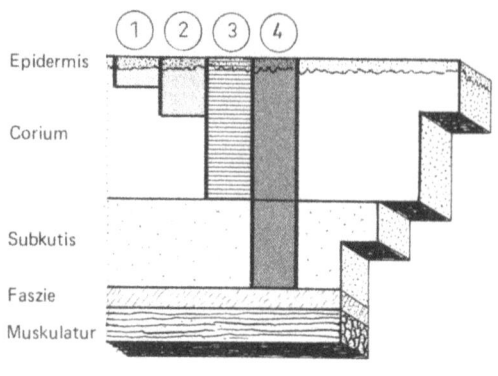

Abb. 143. Hautschichten und Schichtdicken für die Transplantation
1. Reverdin
2. Thiersch
3. Wolffe-Krause
4. Gestielter Hautlappen

Das Mesh-(Maschen-)Transplantat ist zur Deckung großflächiger Defekte nach Verbrennungen geeignet. Geringe Kontrakturneigung macht das Mesh-Transplantat für die Deckung von Defekten über Gelenken geeignet.

Fingerkuppenverletzungen: Vermeidung von kritikloser Amputation bei Weichteil- und Knochenverletzungen. „Fingerspitzengefühl" und belastungsfähige Fingerkuppe erhalten! Reine Weichteilverletzungen der Fingerbeere können durch Verschiebeplastiken gedeckt werden. Bei größeren Defekten Deckung mit belastungsfähiger Vollhaut. Evtl. spätere Wiederherstellung des sensiblen Feingriffes durch einen neurovaskulär gestielten Lappen.

Amputationen (Abb. 144, 145)

Bei der Indikation zur Teilamputation oder vollständigen Amputation von Fingern ist der Erhaltung eines funktionell möglichst hochwertigen Hand- oder Greifrestes besondere Aufmerksamkeit zu schenken (funktionelle Gebrauchsminderung). Besondere Behinderung, wenn mehrere Finger einer funktionellen Einheit betroffen sind (Spitzgriff, Grobgriff).

Daumen: Jeder begründete Erhaltungsversuch eines Daumenrestes ist gerechtfertigt. Jeder Millimeter Knochenlänge ist für die Gegengriffbildung erhaltenswert, daher Skelettkürzung nur unter strenger Indikation. Notfalls plastische Maßnahmen. Bei offenen Defekten möglichst Erhaltung des 1. Mittelhandstrahles einschließlich Daumensattelgelenk (Voraussetzung für einen späteren operativen Daumenersatz).

Abb. 144 *(links).* Amputations-höhen am Finger

Abb. 145 *(rechts).* Lappenschnitt zur Fingeramputation

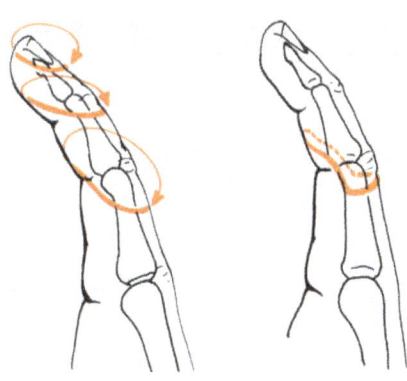

Langfinger: Erhaltung der Basis der zu amputierenden Phalanx, wenn die Ansätze von Streckaponeurose und Beugesehne erhalten geblieben sind. Bei Absetzung in Gelenkhöhe Abrundung und Entknorpelung des Köpfchens des angrenzenden Gliedes. Kürzung der Sehnen zur Vermeidung einer Sehnenblockierung. Niemals Vereinigung von Streck- und Beugesehne durch Naht über dem Knochenstumpf. Unterbinden der Gefäße und Kürzung der Fingernerven zur Vermeidung von Neuromen. Spannungsfreier Wundverschluß, Verlagerung der Narbe möglichst auf die Streckseite (Belastbarkeit).

Sehnenverletzungen

Verletzungen von Streck- und Beugesehnen unterscheiden sich grundsätzlich für das therapeutische Vorgehen:

Beugesehnenverletzungen: präoperative Diagnostik von begleitenden Gefäß- oder Nervenverletzungen, Feststellung der Art der Sehnenverletzung durch den typischen Funktionsausfall (s. o.). Die Ernährung nach Sehnennaht oder -transplantation erfolgt über gefäßführendes Bindegewebe, daher Neigung zu narbigen Verwachsungen im Bereich den Sehnenscheiden zwischen Sehne und Gleitlager bis zum völligen Funktionsverlust. Aufgrund der schlechten Erfahrungen mit der primären Beugesehnennaht im Sehnenscheidenbereich bezeichnete Bunnell diesen Sehnenabschnitt als Niemandsland (Abb. 146), daher Empfehlung, bei Beugesehnenverletzungen in diesem Gebiet zunächst nur einen exakten Wundverschluß herbeizuführen, nach Abschluß der Wundheilung Wiederherstellung der Beugesehnen durch den späteren Wahleingriff. Primäre Naht im Niemandsland nur durch handchirurgisch erfahrenen Chirurgen bei glatten

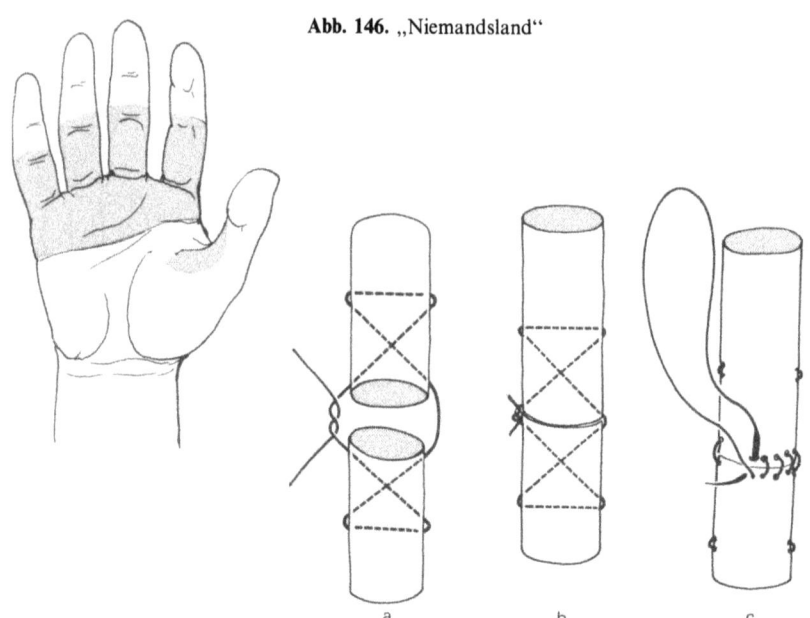

Abb. 146. „Niemandsland"

Abb. 147 a-c. Beugesehnennähte. **a** Nach Bunnell, **b** nach Lengemann, **c** nach Kleineart

Schnittverletzungen. Nahttechnik: Durchflechtungsnaht nach Bunnell, „Naht auf Entfernung" nach Lengemann (Abb. 147 a und b).
In den letzten Jahren hat sich bei der primären Beugesehnennaht die Technik nach Kleinert (Abb. 147 c) bewährt, mit welcher der mitunter bei der bisherigen Durchflechtungsnaht zu beobachtende „Ziehharmonikaeffekt" vermieden werden kann. Bei kombinierten Beugesehnenverletzungen mit weitreichenden Weichteilschäden stets zweizeitiger Beugesehnenersatz: Nach Abschluß der Wundheilung Exzision der Sehnenscheide unter Erhaltung der Ringbänder und Einlegen eines Silastic-Stabes als Platzhalter. Nach Ausbildung eines neuen Gleitkanals Entfernung des Platzhalters nach 8–10 Wochen und Einziehen eines freien Beugesehnentransplantats (Sehne des Musculus palmaris longus, des Musculus plantaris, der langen Zehenstrecker II bis V). Periphere Befestigung des Transplantates an der Nagelendplatte mit transossärer Ausziehdrahttechnik. Zentrale Anastomose mittels Durchflechtungstechnik.
Nachbehandlung: aktive Bewegungsübungen, nach 1–2 Wochen intensivere krankengymnastische Übungsbehandlung am Ende der 3. postoperativen Woche. Entfernung des Ausziehdrahtes nach 5 Wochen.
Evtl. frühfunktionelle Behandlung durch elastische Fixation nach Kleinert.

Merke:
- Bei Durchtrennung oder Ruptur der tiefen Beugesehne in Höhe des Endgliedes ist eine Reinsertion nach Z-förmiger Sehnenverlängerung in der Hohlhand möglich.
- Bei Durchtrennung der oberflächlichen und tiefen Sehne wird nur die tiefe Beugesehne wiederhergestellt.
- Bei Durchtrennung der tiefen Beugesehne und intakter oberflächlicher Beugesehne wird letztere bei der Wiederherstellung der tiefen Sehne belassen.
- Bei alleiniger Verletzung der tiefen Beugesehne evtl. Tenodese des Endgelenkes in leichter Beugestellung desselben.
- Bei alleiniger Verletzung der oberflächlichen Beugesehne keine Sehnennaht.

Streckensehnenverletzungen: geschlossener Strecksehnenriß am Endgelenk häufig Folge eines häuslichen Bagatelltraumas (Bettenmachen, Strumpfanziehen). Bei frischer Ruptur konservative Behandlung mit Ruhigstellung in leichter Überstreckung mittels Plastikfingerschiene (nach Stack) oder durch temporäre Arthrodose des Endgelenkes durch Kirschnerdraht.
Bei älterer und veralteter Strecksehnenruptur operative Behandlung, wenn der Funktionsverlust als schwerwiegend empfunden wird (Stenotypistin, Feinmechaniker).
Behandlungsverfahren: Raffnaht oder Fältelung der Streckaponeurose, zusätzliche temporäre Arthrodese des Endgelenkes mit Kirschnerdraht für 4–6 Wochen.
Ein Strecksehnenausriß wird operativ exakt reponiert und mittels Ausziehdrahttechnik fixiert. Entfernung des Drahtes nach 5 Wochen.
Beim „Knopflochriß" der Streckaponeurose über dem Mittelgelenk gleiten die seitlichen Streckzügel zur Beugeseite hin ab. Hierdurch Beugestellung im Mittelgelenk und Überstreckung im Endgelenk. Naht des „Knopfloches" bei frischen Verletzungen, sehnenplastische Maßnahmen bei veralteten Rissen. Ruhigstellung in Streckung des Mittelgelenkes bei leichter Beugung des Grundgelenkes für 5 Wochen. Verletzungen der Streckaponeurose in Höhe des Grundgliedes und des Grundgelenkes sowie der Strecksehnen in Höhe der Mittelhand können durch Naht oder freie Sehneninterposition versorgt werden. Bei Durchtrennung oder Ruptur der langen Daumenstrecksehne meist Verlagerung der Sehne des Musculus indicis proprius auf den peripheren Stumpf der langen Daumenstrecksehne (Indicis-Plastik).

Verrenkungen und Kapsel-Bandverletzungen: federnde Fixation und Fehlstellung bei frischen Verrenkungen. Ausschluß eines Bandausrisses oder einer Epiphysiolyse, dann sofortige Reposition durch Längszug. Offene Reposition bei Interposition von volaren Kapselanteilen bzw. der Beugesehnen (Daumengrundgelenk, Langfingergrundgelenk). Naht des seitlichen Streckapparates, Ruhigstellung in Funktionsstellung für 4 Wochen. Offene Einrichtung bei veralteten Verrenkungen. „Schwanenhalsdeformität" bei Zerreißung der volaren Kapsel und Luxation bzw. Subluxation des Mittelgelenkes zur Beugeseite. Versorgung stets operativ.

Seitenbandrupturen: Verletzungen des ulnaren Seitenbandes beim „Ski-Daumen". Röntgenologischer Nachweis der Aufklappbarkeit, Versorgung des frischen Abrisses mit transossärer Ausziehdrahtnaht, der einfachen Ruptur durch Naht und Ruhigstellung für 5 Wochen. Plastischer Bandersatz (Sehne des Musculus palmaris bzw. Musculus indicis proprius) bei veralteten Kapsel-Bandschäden.

Nervenverletzungen

Prüfung von Sensibilität und Funktion vor Beginn jeder operativen Versorgung. Primäre Nervennaht nur bei glatter Durchtrennung, sauberen Wundverhältnissen mit gesicherter Durchblutung und problemlosem Wundverschluß. Besser sekundäre Nervennaht zum Zeitpunkt der Wahl nach Abschluß der Wundheilung.
Technik: Interfaszikuläre, spannungsfreie Naht mit mikrochirurgischer Technik. Spannung an der Naht führt zu Narben- und Neurombildung. Bei größeren Defekten Überbrückung mit autologen Kabeltransplantationen (s. auch Kap. 11., Traumatologie der peripheren Nerven).

Symptomatisches Carpaltunnel-Syndrom: lokale Druckschädigung des Nervus medianus oder ulnaris nach Radiusfrakturen am körperfernen Speichenende, Verrenkungen der Handwurzelknochen, Fehlstellung nach Frakturen im Handwurzelbereich und akuter Hämatombildung.

Krankheitsbild: Taubheitsgefühl, Parästhesien im Ausbreitungsgebiet von Nervus medianus und ulnaris, Klopfschmerz in Höhe des Karpalkanals, motorische Ausfälle der Daumenballenmuskulatur (Spätstadium).

Diagnostik: Elektromyogramm, Bestimmung der Nervenleitgeschwindigkeit. Röntgenuntersuchung des Handgelenkes mit zusätzlicher zentraler Handgelenksaufnahme zur Darstellung des Karpalkanals.

Differentialdiagnose: Osteochondrose der HWS, spinale Muskelatrophie, Syringomyelie.

Therapie: Exzision, nicht Spaltung des Ligamentum carpi transversum, wenn 8 Wochen nach dem Trauma die neurologische Untersuchung keine

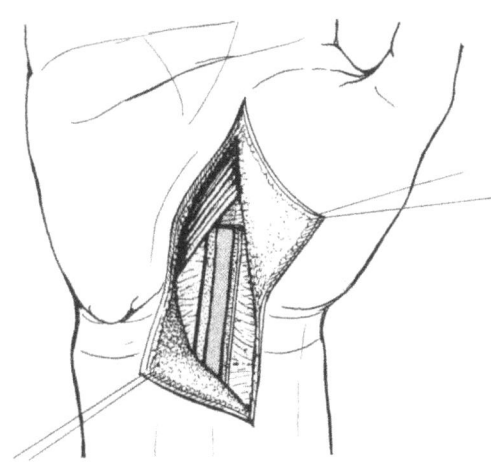

Abb. 148. Exzision des Carpalbandes

Rückbildungstendenz zeigt, gleichzeitig Neurolyse des Nervus medianus und des Nervus ulnaris (Abb. 148).

Frakturen und Luxationen

Verstauchung des Handgelenkes (Distorsion):
Prellung des Handgelenkes, Zerrung der Handgelenksbänder. Durch Sturz auf die vorgestreckte und rückgebeugte Hand können folgende Verletzungen entstehen:
- Stauchung und Zerrung des Handgelenkes,
- distaler Speichenbruch,
- Kahnbeinbruch,
- perilunäre Handwurzelverrenkung,
- karpo-metakarpale Verrenkung nach dorsal,
- Abrißbruch des Dreieckbeins.
Die Kahnbeinfraktur ist die häufigste Verletzung.

Bruchformen (Abb. 149):
- Fraktur des mittleren Drittels (80%),
- Fraktur des körpernahen Drittels (15%),
- Fraktur des körperfernen Drittels (5%).
Röntgenologischer Ausschluß eines Kahnbeinbruches durch „Kahnbeinquartett" (Röntgenkontrolle in 4 Ebenen). Bei klinischem Frakturverdacht zunächst Ruhigstellung für 14 Tage, dann Entfernung des Gipses und nochmalige Röntgenkontrolle, welche dann den Bruch an der Resorptionszone erkennen läßt.

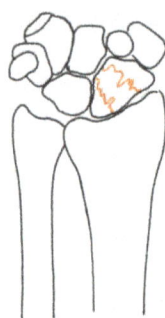

Abb. 149. Bruchlokalisationen im Kahnbein
- Ulnarer ⎫
- Mittlerer ⎬ Anteil
- Radialer ⎭

Therapie: Unterarmrundgips mit Einschluß des Daumens und des Zeigefingergrundgelenkes bei Fraktur des mittleren und körperfernen Kahnbeindrittels, Oberarmrundgips mit Dorsalbeugung und Radialabduktion des Handgelenkes bei kleinem körpernahen Kahnbeinfragment. Ruhigstellung für mindestens 12 Wochen, bei Bedarf auch länger. Primäre Zugschraubenosteosynthese eines Kahnbeinbruches nur bei Mehrfachfrakturen desselben Armes, welche operativ versorgt werden. Verschraubung der Kahnbeinpseudarthrose nur indiziert bei ausreichend großen Kahnbeinfragmenten ohne degenerative Zystenbildung. Bei instabilen Kahnbeinfragmenten mit degenerativen Defekten Bolzung mit Spongiosa, bei veralteten Pseudarthrosen mit schmerzhafter Handgelenksarthrose selektive Denervierung des Handgelenkes (Durchtrennung der schmerzleitenden Nerven).

Perilunäre Handwurzelverrenkung

Wegen des kräftigen Bandapparates seltene Verletzung:
- perilunäre Luxation nach dorsal,
- transnaviculo-perilunäre Luxation (de Quervain),
- perinaviculo-perilunäre Luxation,
- peritriquetro-perilunäre Luxation,
- transnaviculo-translunäre Luxation,
- isolierte Mondbeinverrenkung nach volar.

Diagnose:
- angedeutete Bajonettstellung,
- sicht- oder fühlbarer Vorsprung auf der Beugeseite des Handgelenkes,
- schmerzhaft eingeschränkte Beweglichkeit,
- Irritation des Nervus medianus,
- Röntgen: dorso-volar und rein seitlich.

Therapie: in hoher Leitungsanaesthesie oder Allgemeinnarkose Dauerzug, nach etwa 10 Minuten Einrichtung unter volarem Druck auf das Mondbein und dorsalem Druck auf das Os capitatum. Evtl. offene

Einrichtung mit temporärer Kirschnerdrahtfixation des Mondbeins. Nach gesicherter Reposition Ruhigstellung mit Unterarmgipsschiene für 6–8 Wochen.

Komplikationen: Übersehen der primären Luxation. Nach 3–6 Wochen ist die unblutige Reposition meist nicht mehr möglich.

Wegen der drohenden ischämischen Nekrose evtl. Exstirpation des Mondbeins. Bei aseptischer Mondbeinnekrose (Morbus Kienböck) häufig Minusvariante der Elle (isolierte Drucküberlastung des Mondbeins). Therapie: Verkürzungsosteotomie des Radius zur Druckentlastung des Mondbeins.

Bennett-Fraktur

Definition: intraartikulärer Schrägbruch der Basis des Metacarpale I (Abb. 150). Das kleine medio-volare Fragment bleibt am Platz, während sich das Hauptfragment nach dorsal und zentral verschiebt.
Ursache: axiale Stauchung des adduzierten Daumens.
Differentialdiagnose:
- *Wintersteinfraktur:* extraartikuläre Schrägfraktur der Basis des Metacarpale I.
- *Rolando-Fraktur:* Y- oder T-Bruch der Basis des Metacarpale I.

Therapie: Reposition durch axialen Zug am abduzierten Daumen, Fixation der Fraktur in Abduktion und Opposition des Daumens durch Transfixation mit 2 Kirschnerdrähten. Zugschraubenosteosynthese bei großem medio-volarem Fragment, evtl. Ergänzung durch eine Drahtzuggurtung. Ruhigstellung nach Kirschnerdrahtfixation für 3–5 Wochen im Gipsverband, vorsichtige aktive Bewegungsübungen nach Verschraubung (Abb. 151).

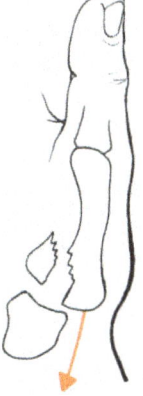
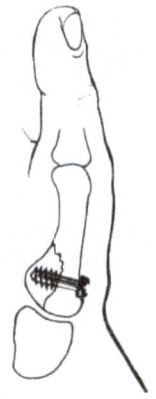

Abb. 150 *(links).* Typische Dislokation einer Bennettschen Fraktur

Abb. 151 *(rechts).* Verschraubung einer Bennettschen Fraktur

Mittelhandfraktur

Ursachen: Stauchungs- und Biegungsbrüche bei Sturz auf die Hand, direkte Frakturen bei großer Gewalteinwirkung.
Bruchformen: Frakturen der Basis, des Schaftes, köpfchennahe Frakturen.
Diagnose: Buckelbildung auf dem Handrücken, falsche Beweglichkeit, tastbare Stufe, Röntgenbild.
Therapie: operative Reposition und Fixation bei Schaftfrakturen des 1. Mittelhandknochens mit Abwinkelung um mehr als 15°. Konservative Behandlung der übrigen Mittelhandknochen, wenn eine funktionell günstige Einrichtung und Ruhigstellung möglich ist. Bei Serienbrüchen der Mittelhandknochen Stabilisierung der Kantenknochen (Metacarpale II und V). Weitergehende Stabilisierung nur bei wesentlicher Verkürzung oder Drehfehlern erforderlich. Köpfchennahe Frakturen der Mittelhand (Boxerfraktur) lassen sich durch Drahtzuggurtung fixieren.
Bei konservativer Behandlung und Kirschnerdrahtstabilisierung äußere Fixation mit dorsaler Gipsschiene, welche möglichst nur den betroffenen Fingerstrahl ruhigstellen sollte. Übungsbehandlung der unverletzten Finger. Zweifingergipsschiene bei Gefahr der Rotation. Ruhigstellung in Funktionsstellung. Dauer der Ruhigstellung: 3–5 Wochen (Basisfrakturen), 4–6 Wochen (Schaftfrakturen). Nach stabiler AO-Kleinfragmentenosteosynthese oder Zuggurtung gipsfreie funktionelle Nachbehandlung.
Bei Quetschverletzungen und stärkerer Weichteilschädigung Stabilisierung durch das einfachste Osteosyntheseverfahren (Kirschnerdrähte).

Fraktur der Fingerglieder

Ursache: Stauchung, Drehung oder direkte Gewalteinwirkung.
Bruchformen: Frakturen der Basis, köpfchennahe Brüche und intraartikuläre Frakturen.
Diagnose: falsche Beweglichkeit, Fehlstellung mit zur Streckseite offenem Winkel, tastbare Stufenbildung, Röntgenbild.
Therapie: konservative Einrichtung und Ruhigstellung in Rechtwinkelbeugung des Grundgelenkes und mittlerer Beugung der übrigen Fingergelenke mit Einschluß des Nachbarfingers für 3–6 Wochen. Operative Versorgung nur bei mißlungener Einrichtung oder sekundärer Fragmentverschiebung. Fixation mit 2 Kirschnerdrähten, bei Grundgliedfrakturen ausnahmsweise Stabilisierung mit Zugschrauben oder Kleinfragmentplatte.

Infektionen

1. Akute Paronychie
Auftreten nach banalen Verletzungen des Nagelwalles (Maniküre). Patient kommt meist erst nach Abgrenzung des Infektes nach 2–10 Tagen zur Behandlung.
Zeichen: subkutane Eiterbildung, einseitig oder rund um die Nagelbasis.
Ursache : Staphylokokken und Mischinfektionen.
Therapie: Eröffnung des einseitigen subkutanen Infektes, Abtragen des nekrotischen Gewebes, Drainieren der Höhle. Halbmondförmige Inzision quer zur Nagelbasis, evtl. zusätzlich seitlicher Entlastungsschnitt. Bei hufeisenförmiger Infektion: Exzision der Nagelbasis, seitliche ovaläre Exzision.

2. Chronische Paronychie
Häufig berufsbedingtes Krankheitsbild bei Arbeiten im Wasser oder mit Gärstoffen, Befall von mehreren Nagelwällen oder beider Hände, geringe Sekretion, selten freie Eiteransammlung.
Therapie: Trockenhalten der Hände, Schutzhandschuhe, Lokalbehandlung mit Solutio Castellani über mindestens 6 Wochen.

3. Weichteilinfekte
a) Fingerendglied: Entstehung meist durch banale Stichwunden, Patienten kommen erst nach Abgrenzung des Infektes zur Behandlung, in der Regel am 5. Tag nach der Verletzung. Zeichen einer lokalen Entzündung (Rötung, Schwellung, Funktionseinbuße, Druckschmerzhaftigkeit), Behinderung der aktiven Funktion der Finger durch die Schwellung, weniger durch den Schmerz.
Therapie: Abtragen der nekrotischen Haut über dem subkutanen Eiterherd, halbmondförmige Exzision, Austasten zur Erkennung eines Kragenknopfabszesses, Ruhigstellung mit volarer Schiene, keine Laschendrainage zur Gegenseite.
Komplikationen: Übergreifen der Infektion auf den Knochen (Panaritium ossale), Haut- und Weichteilnekrosen am Fingerendglied.

b) Weichteilinfekte der Mittel- und Grundglieder:
Krankheitsbild: seltener als Infekte der Fingerendglieder, deutliche Schwellung auch auf der Streckseite. Finger steht in leichter Beugestellung, Streckung schmerzhaft, jedoch möglich, Druckschmerzhaftigkeit im infizierten Bereich.
Differentialdiagnose: Sehnenscheidenentzündung, Panaritium articulare.
Therapie: operative Behandlung in Allgemeinnarkose, halbmondförmige Exzision, Eröffnung keinesfalls durch beugeseitige Längsinzision über der

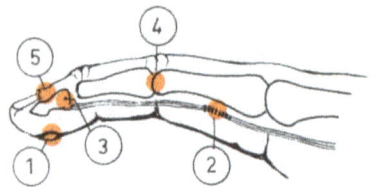

Abb. 152. Lokalisation von Panaritien (s. Text)
1. Kutane Eiterung
2. Sehnenscheide
3. Knochen
4. Gelenk
5. Nagelwall (Paronychie)

Sehnenscheide (Kontrakturneigung), trockener Verband, volare Fingerschiene.

c) Osteitis nach Weichteilinfektion der Fingerendglieder:
Krankheitsbild: Diagnose zunächst nur klinisch, röntgenologische Veränderungen bleiben 1–14 Tage hinter dem klinischen Bild zurück.
Therapie: Freilegung und Abtragung der subepidermalen Abszeßhöhle, Austasten mit der Sonde zur Feststellung, wie weit der Knochen deperiostiert ist, Entfernung eines Knochensequesters im Spätstadium (nach 4–5 Wochen). Trockener Verband, Fingerschiene, Antibiotikum (Lincomycin 500 mg 3 × tägl. für 5–10 Tage).

4. Akute Streptokokkeninfektion des Fingers
Krankheitsbild: außerordentlich akutes Auftreten von Schwellung, Rötung und pochendem Schmerz, Fieber und Lymphangitis. Beeinträchtigung des Allgemeinzustandes. Auftreten einer großen Blutblase am Fingerendglied binnen 48 Stunden.
Differentialdiagnose: frischer Fingerkuppeninfekt, akute Sehnenscheidenentzündung, allergische Reaktion auf Insektenstich.
Therapie: Inzision nur selten erforderlich, 1 Mill. I. E. Penizillin pro Tag in 6stündlichen Abständen, keine Tetrazykline, da 40% der hämolytischen Streptokokken gegen Tetrazykline resistent sind.

Verlauf: bei korrekter Behandlung Abheilung nach 1 Woche, sonst Gefahr der allgemeinen Sepsis.

5. Akute Sehnenscheidenentzündung
Krankheitsbild: Verursacht durch Splitterverletzungen auf der Beugeseite des Fingers, Lokalisation meist Mittel- und Endgelenk, pochende Schmerzen und Weichteilschwellung, gleichmäßige Rötung, Überwärmung und Schwellung des in leichter Beugestellung gehaltenen Fingers. Stets Schwellung auch auf der Fingerstreckseite, Fingerstreckung ist extrem schmerzhaft.
Differentialdiagnose: akute phlegmonöse Entzündung, beginnende Fingerkuppeninfektion.

6. Furunkel und Karbunkel

Krankheitsbild: Lokalisation auf dem Handrücken, Erreger Staphylokokken. Phlegmonöse Entzündung mit Ausbreitung über den gesamten Handrücken. Stärkste entzündliche Reaktion in der Umgebung der Eintrittsstelle der Staphylokokken. Handrückenödem mit Dellenbildung, leichtes Fieber und entzündliche Beteiligung der Lymphknoten. Abgrenzung des Infektes nach 7–10 Tagen, evtl. mit zentraler Nekrose. Bei großen Karbunkeln immer nach Grundkrankheiten suchen (Diabetes, Störungen der Blutzusammensetzung, andere Staphylokokkeninfektionen, Steroidbehandlung wegen anderer Grundkrankheit).

Therapie: selten Inzision erforderlich, 1 Mill. E Penicillin täglich in 6stündlichen Abständen für mindestens 1 Woche, Ruhigstellung in Funktionsstellung mit Unterarmgipsschiene, bei schweren Befunden Bettruhe und stationäre Aufnahme. Rückgang der Druckschmerzhaftigkeit binnen 24 Stunden bei korrekter Behandlung.

Frühbehandlung: Bettruhe und Oberarmschiene, Antibiotikum der Wahl ist Oxytetrazyklin, trockene Verbände oder verbandfreie Behandlung. Örtliche Anwendung von Fucidinesalbe nur nach bereits erfolgter Drainierung des Herdes.

Spätbehandlung: Keine Inzision, Belassen des Schorfes über dem zentralen Herd, bis dieser sich leicht mit der Klemme ablösen läßt.

7. Hohlhandinfektion

Krankheitsbild: meist Splitterverletzung, Erreger Staphylokokken, Ausbildung von Phlegmone und Ödem akut und auffällig. Behandlung mit Antibiotika innerhalb der ersten 48 Stunden, später verabreichte Antibiotika haben keinen Einfluß auf den Heilungsablauf. Abgrenzung des Infektes nach 5–6 Tagen, nach dieser Zeit Inzision und Drainage.

Merke: Keine Drainage zum Handrücken (Verschleppungsgefahr).

Therapie: Frühbehandlung: Oberarmschiene, Antibiotika.
Spätbehandlung: nach lokaler Inzision und Drainage des Kragenknopfabszesses in Allgemeinnarkose, Fremdkörpersuche, frühzeitig Aufnahme von aktiven Bewegungsübungen.

8. Infektion der Zwischenfingerfalten

Krankheitsbild: meist Folge einer entzündeten Schwiele oder einer penetrierenden Verletzung. Erreger Staphylokokken. Entzündung kann mehrere Zwischenfingerfalten erfassen. Schnelle Entwicklung von Schwellung und Schmerz. Ausbildung von Phlegmone und Ödem, vor allem auf dem Handrücken. Abspreizstellung und leichte Beugestellung in den Fingergrundgelenken.

Therapie: Frühbehandlung: Bettruhe, Ruhigstellung in Oberarmschiene, Oxytetrazyklin. Inzision ist nur in der Hälfte der Fälle erforderlich. Abgrenzung der Infektion in der Regel nach 5 Tagen. Eröffnung und Drainage grundsätzlich in Allgemeinnarkose, vorsichtiges Austasten der Höhlenbildung wegen Verletzungsgefahr der darunterliegenden Sehnenscheide. Zusätzliche Inzision in der Hohlhand nur bei subkutaner Eiteransammlung. Hochlagerung des Armes und frühzeitiger Beginn aktiver Bewegungsübungen.

9. Gelenkinfektionen (Panaritium articulare)
Krankheitsbild: meist Folge einer sekundär infizierten Wunde über der Streckseite eines Fingergelenkes. Früherkennung meist schwierig. Heilverlauf meist verzögert, häufig Gelenkschäden und Funktionseinbußen. Vorbestehende degenerative Veränderungen der kleinen Gelenke begünstigen die Gelenkinfektion. Allgemeinsymptome und wesentliche Schmerzen fehlen häufig. Beweglichkeit oft nicht wesentlich beeinträchtigt.
Differentialdiagnose: infizierte Riß- oder Schürfwunde über einem Gelenk, Osteitis des Endgliedes, verschleppte akute Paronychie, infiziertes Hämatom, Strecksehnenausriß am Fingerendglied.
Therapie: Alle infizierten Rißwunden über Gelenken müssen als potentielle Gelenkinfektionen angesehen werden, bakteriologischer Wundabstrich, 500 mg Lincomycin 3 × tägl. für 5–8 Tage, Gipsruhigstellung für 2 Wochen, bei voll ausgeprägtem klinischen Bild stationäre Behandlung. Evtl. Gelenkresektion im Spätstadium.

Thermische, chemische und elektrische Verletzungen

Falls es sich nicht um eine isolierte Verbrennung der Hände handelt, steht die Allgemeinbehandlung im Vordergrund (s. Kap. 3. Thermische Gewebeschäden). Unterscheidung zwischen:
– partieller Hautschädigung (Verbrennung 1. und 2. Grades),
– totaler Hautschädigung (Verbrennung 3. Grades).

Merke: In der Praxis sind die tief 2.-gradigen Verbrennungen zu behandeln wie 3.-gradige Verbrennungen.

Partielle Hautschädigungen nach kurzzeitiger explosionsartiger Hitzeentwicklung, bei Berührung mit heißen Flüssigkeiten und heißen Gegenständen.
Zunächst konservative Behandlung. Plastisch-chirurgische Maßnahmen bei Narbenbildungen. Entweder offene und trockene Behandlung unter

täglich mehrfacher Desinfektion mit Mercurochrom oder offene Behandlung unter zusätzlicher Anwendung einer Polyvinylpyrolidon-Jod-Salbe (Betaisodona-Salbe).
Auf sofortige aktive Bewegungsübungen ist Wert zu legen. Geschlossene Behandlung: Nach Säuberung und Abtragung der Blasen Bedecken mit nichthaftender Gaze und Anlegen eines Faustverbandes (Rechtwinkelbeugung und Abspreizung der Finger-Grundgelenke) für eine Woche, dann offene Weiterbehandlung (Abb. 153).

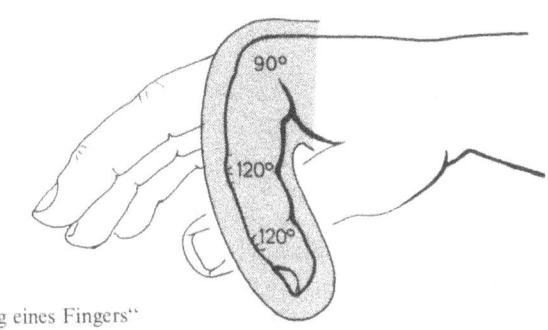

Abb. 153. „Funktionstellung eines Fingers"

Totale Hautschädigung durch flüssige Metalle oder Flammeneinwirkungen, heiße, ätzende Flüssigkeiten, Verbrennungen durch elektrischen Strom sowie nach chemischen Substanzen, welche Kolliquationsnekrosen machen. Totale Hautschäden erfordern immer die frühestmögliche Exzision der Nekrosen und plastisch-chirurgischen Hautersatz.

Vorgehen: zunächst offene, desinfizierende Behandlung (Mercurochrom), entsprechend der „Dringlichkeit mit aufgeschobener Operation" großzügige Exzision am 3.–4. Tag. Anschließend Defektdeckung mit Spalthaut (Streckseite) oder Vollhaut (Beugeseite) und Anlegen eines komprimierenden Faustverbandes. Nach 10 Tagen offene Weiterbehandlung und aktive krankengymnastische Übungsbehandlung. Bei Ödembildung und Verdacht auf 3.-gradige Nekrosen rechtzeitige Entlastungsinzisionen auf dem Handrücken und seitliche Längsinzisionen an den Fingern.

9 Replantation von Extremitätenteilen

Die Verfeinerung von operativer Technik, Instrumentarium und Optik ermöglicht es heute, abgetrennte Extremitätenteile (Finger, Hände, Arme, evtl. Füße) zu replantieren.

Indikation:
- glatte Durchtrennung,
- guter Erhaltungszustand des Amputates,
- Bereitschaft zu aktiver Mitarbeit in der Rehabilitation seitens des Patienten,
- Amputation besonders funktionswichtiger Teile, z. B. Verlust von:

Daumen } Wiederherstellung einer Greifzange,
mehrere Langfinger
ganze Hand,
Unterarm.

Oberarmreplantationen sind prognostisch ungünstig; wegen langdauernder Reinnervationszeiten (Nervenwachstum 1 mm/Tag) ist in der Zwischenzeit eine irreversible Atrophie der Muskulatur zu erwarten. Replantationen an der unteren Extremität sind äußerst problematisch und funktionell oft unbefriedigend; eine gut sitzende Prothese ist meist besser als eine insuffiziente Replantation mit trophischen Ulzera und Gefühlsverlust.

Technik:
- Kürzung und stabile Osteosynthese des Knochens,
- Mikrochirurgische Naht von Arterien, Nerven und Venen,
- Vereinigung von Sehnen und Muskeln,
- lockere Hautnaht,
- Gerinnungshemmende Medikamente p. op.

Defekte in Gefäßen und Nerven können durch Interponate überbrückt werden (Venentransplantat, N. suralis).

Da es sich um technisch aufwendige und zeitraubende Operationen handelt, sollten hierzu eigens eingerichtete Replantationszentren herangezogen werden.

Vorbereitung zur Replantation:
- Blutstillung (Druckverband, Abbinden),
- Volumersatz,
- rascher Transport in ein Zentrum nach Voranmeldung,
- trockene Kühlung des Amputates (Abb. 154).

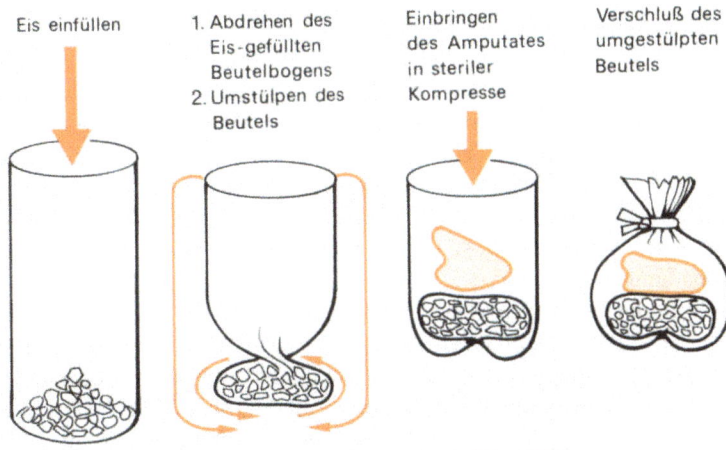

Abb. 154. Behandlung von Amputaten für den Transport

Trockene Kühlung: Das Amputat wird in sterile Kompressen gepackt und in einen Plastikbeutel gesteckt, welcher wasserdicht verschlossen wird. Dieser Beutel wird in einem zweiten Plastikbeutel auf Eiswürfel gelagert. Auf diese Weise wird eine Temperatur von ca. 4°C erreicht. Die Anoxämiezeit verlängert sich hierdurch von 6–8 Stunden auf 16–24 Stunden.

Kritik des Verfahrens: Bei allen Replantationsversuchen ist zu berücksichtigen, daß eine vollständige Wiederherstellung des abgetrennten Gliedes niemals möglich ist. Es bleiben stets mehr oder weniger starke Bewegungseinschränkungen, Sensibilitätsdefekte und Störungen des Blut- und Lymphrücklaufes zurück. Die Heilungsdauer ist wesentlich länger als bei der Amputation mit guter Stumpfbildung. Eine sorgfältige präoperative Aufklärung des Patienten ist daher unerläßlich.

Als Grundprinzip sollte gelten: Funktion geht vor Kosmetik.

10 Chirurgie der Sehnen

Allgemeines

Die Sehnen gehören, wie z. B. Cornea, Faszie, Meniskus, zum bradytrophen Bindegewebe. Funktionell dienen sie der Übertragung der Zugwirkung des Muskels auf den Knochen. Die Zugfestigkeit ist groß und beträgt etwa 5 kp/mm^2 Sehnenquerschnitt. Sehnen bestehen aus parallel verlaufenden kollagenen Fasern und werden zu je 1/3 aus dem zugehörigen Muskel, aus dem Periost an der Insertionsstelle und durch Diffusion aus der Umgebung ernährt.
Gesundes Sehnengewebe hält plötzlichen starken Muskelkontraktionen stand, allenfalls entstehen knöcherne Ausrisse (Ausriß der Tuberositas tibiae, Entenschnabelfraktur des Calcaneus). Stoffwechselstörungen (z. B. bei chronischer Überbeanspruchung, Entzündung, Alter, Fraktur benachbarter Knochen) führen zur Degeneration und begünstigen eine subkutane Ruptur. Ein adäquates Trauma kann dabei fehlen (Spontanruptur); häufig sind es Gelegenheitstraumen des täglichen Lebens (ungewohnte sportliche Betätigung, plötzliches Abrutschen über eine Treppenstufe), welche die degenerierte Sehne zerreißen (Histologie).

Verletzungen: Offen durch Schnitt, Stich, Quetschung, Verbrennung (s. auch Kap. 8. Chirurgie der Hand); geschlossen durch Quetschung und subkutane Ruptur.

Allgemeine Behandlungsmöglichkeiten:
- Primär- oder Sekundärnaht,
- Reinsertion,
- Sehnentransposition,
- Sehnentransplantation (s. auch Kap. 8. Chirurgie der Hand).

Ruptur der Achillessehne

Ursachen:
- direkte Verletzung (Schnitt oder stumpfes Trauma),
- plötzliche Maximalbelastung (Start zum Sprint und Hochsprung, Skiabfahrt),
- Gelegenheitstrauma (Tritt über den Bordstein beim alten Menschen).

Symptome:
- Gefühl des plötzlichen Reißens;
- schmerzhafte Belastungsunfähigkeit;
- Delle über der Rißstelle (die Delle verschwindet nach kurzer Zeit durch das Auftreten eines Hämatoms, erscheint jedoch nach dessen Resorption wieder (Abb. 155). Teilrupturen sind selten, meist tastet man die stehen gebliebene lange Plantarissehne);
- kraftlose Plantarbeugung des Fußes (Fehldiagnosen sind möglich, da die erhaltene Plantarsehne und die tiefen Unterschenkelbeuger eine Senkung des Fußes ermöglichen. Beweisend ist die Unmöglichkeit des Einbein-Zehenballenstandes);
- Fehlen des Achillessehnenreflexes.

5–10% der Achillessehnenrisse werden trotz der eindeutigen Symptomatik übersehen!

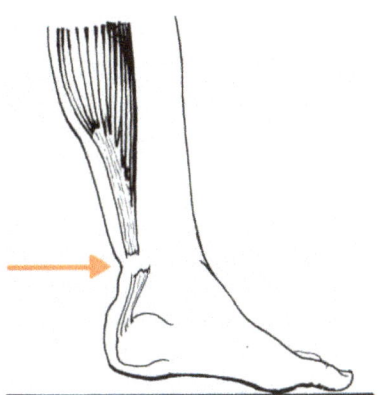

Abb. 155. Dellenbildung bei Achillessehnenruptur

Rupturstellen:
- Ausriß einer feinen Knochenlamelle aus dem Tuber calcanei,
- Übergang von der Sehne in den Muskel,
- Ruptur im sehnigen Anteil.

Therapie: stets operativ. Bei konservativer Behandlung Heilung mit Verlängerung, dadurch Höhertreten und Atrophie der Wade, Kraftlosigkeit des Zehenstandes.
Operative Möglichkeiten:
- direkte Naht (bei Schnittverletzung und glatter Ruptur, Gefahr der Fadenfistel),
- ausziehbare Drahtnaht (Bunnell),

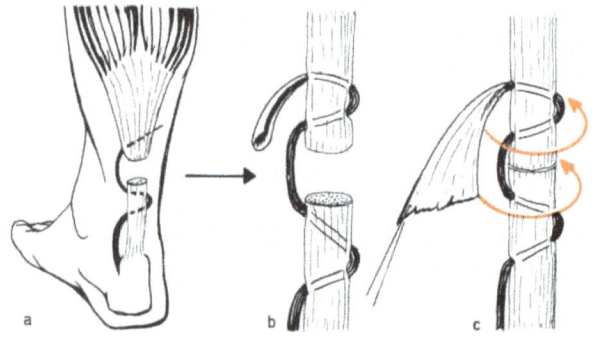

Abb. 156 a-c. Durchflechtung einer Achillessehnenruptur (**a, b**) mit der Sehne des M. plantaris long. und Überdeckung der dorsalen Fläche mit der ausgebreiteten Sehne (**c**)

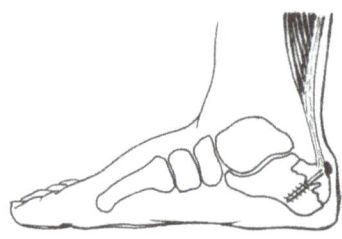

Abb. 157. Verschraubung eines ausgerissenen Fersenbeinfragmentes

– Einflechten der autologen, distal gestielten Plantarissehne (Abb. 156),
– Umkehrplastik bei veralteten Fällen oder starker Degeneration.
 Bei knöchernem Ausriß (Abb. 157):
– Spongiosaschraube, bei kleinen Fragmenten Zuggurtung;
– möglichst frühzeitige Rekonstruktion; Rezidive sind auch bei starker Degeneration selten.

Weiterbehandlung: Gipsfixation in Spitzfußstellung für 3 Wochen, dann Gehgips in Neutralstellung für weitere 3 Wochen. Anschließend Bewegungstherapie. Sportverbot für 3 Monate.

Ruptur der Quadrizepssehne und Patellarsehne

Ursachen: typische Verletzung der zweiten Lebenshälfte: plötzliche passive Beugung des Kniegelenkes bei Sehnendegeneration. Traumatisch mit Abriß des Patellarrandes oder der Tuberositas tibiae.

Symptome:
– Unfähigkeit der aktiven Kniestreckung,

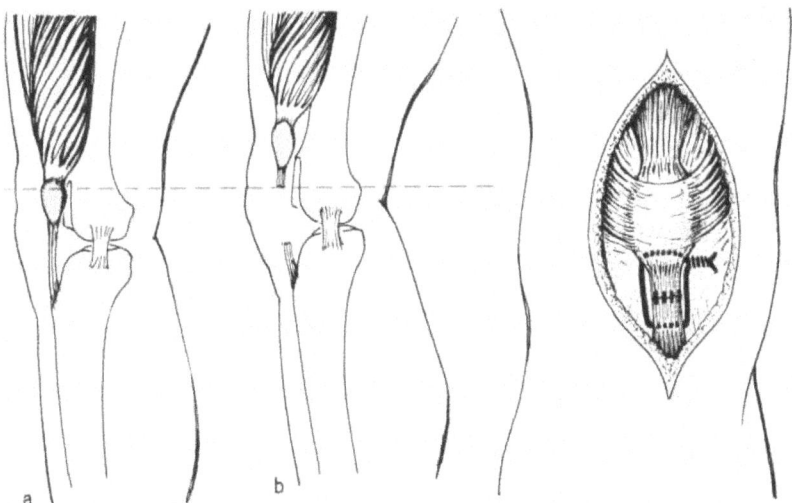

Abb. 158 a, b. Hochstand der Kniescheibe bei Patellarsehnenruptur

Abb. 159. Naht und Drahtsicherung des Lig. patellae

- Delle oberhalb der Kniescheibe und Patellatiefstand bei der Quadrizepssehnenruptur,
- Delle distal der Patella, Kniescheibenhochstand bei Patellarsehnenriß (Abb. 158),
- Hämarthros.

Therapie: stets operativ, möglichst Frühoperation.

Quadrizepssehne:
- durchgreifende Naht unter zusätzlicher Vernähung des Vastus lat. und med.,
- Interposition von Faszie oder Kutis.

Patellarsehne:
- Sehnennaht und Entlastung der Nahtstelle durch eine Drahtschlinge durch unteren Patellapol und Tuberositas tibiae (McLaughlin); (Abb. 159);
- bei Abrißfrakturen Osteosynthese durch Zuggurtung oder Spongiosaschraube;
- bei verspäteten Fällen plastischer Ersatz.

Weiterbehandlung: Ruhigstellung in einer Gipshülse für 6 Wochen, dann funktionelle Nachbehandlung.

Ruptur der Bizepssehne

Rupturstellen: Sehne des Caput longum und Bizepsendsehne.

Caput longum-Ruptur

Ursachen:
- Degeneration der langen Bizepssehne,
- chronisch entzündliche Veränderungen im Sulcus intertubercularis am Oberarmkopf,
- Ruptur durch Bagatelltrauma (Kegelschieben älterer Herren),
- manchmal Folge einer Humeruskopffraktur.

Symptome:
- plötzlicher Schmerz bei kraftvoller Unterarmbeugung, Gefühl des Reißens, Blutergußfärbung der Haut über und distal der Rupturstelle;
- Retraktion des Muskelbauches nach distal, Verstärkung bei Beugung;
- verminderte Beugekraft im Ellbogengelenk gegen Widerstand.

Therapie: Häufig keine Behandlung nötig, da der Kraftverlust nur gering ist (die Ellenbeugung wird durch das Caput breve und den M. coracobrachialis weiterhin ermöglicht). Bei jüngeren Sportlern Einflechten der gerissenen langen Sehne in die kurze innerhalb der ersten zwei Wochen.

Bizepsendsehnenruptur

Ursachen: degenerativ, traumatisch durch gewaltsame Streckung des Ellenbogens bei angespannter Muskulatur, direktes Trauma.

Symptome: Retraktion des Bizeps nach proximal, erhebliche Schwächung der Beugekraft des Ellenbogens, Beeinträchtigung der Supinationsbewegung des Unterarmes (M. biceps ist auch Supinationsmuskel).

Therapie: Operation innerhalb der ersten zwei Wochen, Refixation der Sehne an der Tuberositas radii durch transossäre ausziehbare Drahtnaht.

Weiterbehandlung: Ruhigstellung im Oberarmgips für 4 Wochen in Supinationsstellung des Unterarmes.

Erkrankungen der Supraspinatussehne

Anatomie

Die Supraspinatussehne liegt im Gleitgewebe zwischen Humeruskopf und Acromion. Der Gleitraum wird zwischen einem Abduktionswinkel von 60 und 100° durch den Humeruskopf eingeengt und verbreitert sich bei weiterer Abduktion wieder.

Ursachen: degenerativ durch Störung der Sehnendurchblutung im engen Gleitkanal. Dadurch Ausbildung:
- einer akuten Tendinitis;
- eines chronischen Entzündungsvorganges, der die ganze Rotatorenmanschette einschließt (Periarthritis humeroscapularis);
- bei zunehmender Degeneration Ruptur ca. 1 cm proximal vom Sehnenansatz.

Symptome:
Akute Tendinitis: Druck- und Bewegungsschmerz der ganzen Schulter, Schmerzverstärkung zwischen 60 und 100°, bei weiterer Ab- bzw. Adduktion Nachlassen der Beschwerden, schmerzhafte Schultersteife, im Spätstadium Verkalkung am Sehnenansatz oder in der Bursa subacromialis.

Periarthritis humeroscapularis (frozen shoulder): langsamer Beginn oft nach indirekten oder direkten Schultertraumen, schleichender Verlauf bis zur völligen Schulterversteifung. Manchmal Immobilisationsschaden, z. B. nach Fingerverletzung, Radiusfraktur usw.

Sehnenruptur: Ausfall der Abduktion über 90°, da die Sehne den Humeruskopf nicht in der Pfanne halten kann.

Therapie:
Tendinitis: Ruhigstellung für wenige Tage, Analgetika, dann vorsichtige Mobilisation bis zur Schmerzgrenze, Kälteapplikation.

Periarthritis: vorsichtige Krankengymnastik, psychische Führung, Eispackung, Analgetika, evtl. Narkosemobilisation, anschließend Abduktionsschiene.

Ruptur: Reinsertion am Oberarmkopf, Verschraubung einer ausgerissenen Knochenlamelle.

Weiterbehandlung: Abduktionsverband für 4 Wochen.

Ruptur der Daumenstrecksehne

Ursachen: Degeneration bei Dauerbeanspruchung, z. B. „Trommlerlähmung", Durchblutungsstörung nach Radiusfraktur.

Symptome: plötzlicher Streckausfall, Beugehaltung des Daumenendgliedes, fehlendes Anspannen der Sehne über der Tabatiere.

Therapie: direkte Naht (erschwert durch die Auffaserung bei Degeneration und durch Retraktion), „Indicis-Plastik": Anastomose des peripheren Stumpfes der Sehne des M. extensor pollicis longus mit der Sehne des M. extensor indicis proprius (Abb. 160).

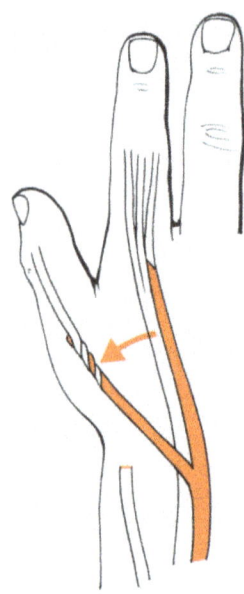

Abb. 160. Indicisplastik

Erkrankungen des Sehnengleitgewebes

Vorbemerkungen

Durch Überbelastung: Auftreten einer abakteriellen Entzündung mit Ödem und Fibrinauflagerungen. Narbige Veränderungen der Sehnenscheiden mit Bewegungsbehinderung und Schmerzen.

Paratenonitis (fälschlich Tendovaginitis) crepitans

Ursachen: abakterielle Entzündung scheidenloser Sehnen (z. B. Achillessehne, Sehnen am Handgelenk) meist mit Fibrinauflagerung.
Symptome: tastbare Reibegeräusche bei Bewegung und „Schneeballknirschen" bei Betastung.
Therapie: Ruhigstellung, antiphlogistische Verbände, bei chronischer Paratenonitis Exzision des Paratenons.

Tendovaginitis stenosans (de Quervain)

Ursache: chronische Entzündung im ersten Strecksehnenfach am Handgelenk (M. extensor pollicis brevis, M. abductor poll. long.).
Symptome: Verdickung auf der Radialseite des Handgelenkes, Schmerzen bei Bewegungen des Daumens.

Differentialdiagnose: Styloiditis radii.
Therapie: Schlitzung des ersten Sehnenscheidenfaches.

Erkrankungen der Sehnenursprünge und -ansätze
(Periostitis, Periostose, Tendopathie)

Ursachen: Überlastungsschaden, Elastizitätsverlust der breitflächigen Sehnenverankerung, chronische Entzündung, später evtl. Verkalkungen.

Lokalisation: Styloiditis radii et ulnae, Epicondylitits humeri radialis et ulnaris (Tennisellenbogen); Adduktorenansatz (Gracilissyndrom).

Symptome: lokaler Druckschmerz, Funktionsschmerz, Ausstrahlung in die Umgebung.

Therapie: Vermeidung von Überbeanspruchung, Ruhigstellung, lokale Wärmebehandlung, Cortisoninjektion. Bei Rezidiven Operation (Denervation, Desinsertion des Sehnenansatzes).

11 Traumatologie der peripheren Nerven

Allgemeines

Häufigkeit peripherer Nervenläsionen

Nach neueren Statistiken kommt es in ca. 4,5% aller Verletzungen zu einer Mitbeteiligung peripherer Nerven, davon 70% im Bereich der oberen Extremität: N. radialis 25%, N. ulnaris 21%, N. medianus 19%.

Aufbau des peripheren Nerven (Abb. 161): Die einzelnen Nervenfasern im peripheren Nerven sind zu Faserbündeln (Faszikeln) zusammengefaßt, die vom Perineurium umgeben sind und untereinander anastomosieren (innere Plexusbildung).
Die Zahl der Faszikel im Nerven nimmt nach peripher hin ab, Fingernerven z. B. sind monofasciculär. Die äußere Nervenscheide heißt Epineurium, sie hüllt mit kräftigen, längsgerichteten Fasern alle Faszikel ein und reagiert bei Verletzung mit starker Bindegewebsbildung.
Dreifache Nervenfunktion des peripheren Nerven:
Motorik, Sensibilität, und Trophik.
Ausfall der Sensibilität bedingt z. B. an der Hand auch bei erhaltener Motorik einen nahezu vollständigen Funktionsverlust.

Ursachen der Nervenschädigung: mechanisch, elektrisch, thermisch und chemisch. Ausfall der Nervenfunktion durch Mangeldurchblutung.

Formen der Nervenschädigung:
a) *Neurapraxie:* lokale Entmyelinisierung, Stützgewebe und Axone intakt. Spontane Erholung nach 6–12 Wochen (z. B. nach Hakendruck bei Operationen).

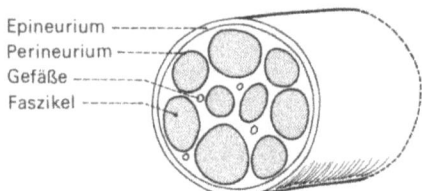

Abb. 161. Aufbau des peripheren Nerven

b) Axonotmesis: Kontinuitätsunterbrechung der Axone bei erhaltenem Stützgewebe. Wallersche Degeneration (s. u.). Regenerationszeit 1 mm pro Tag (häufigste Nervenverletzung bei Frakturen).
c) Neurotmesis: vollständige Nervendurchtrennung. Wallersche Degeneration (s. u.), keine Spontanregeneration, Regeneration nach Nervennaht nur unvollständig.

Degeneration:
1. Primäre Degeneration: keulenförmiges Anschwellen der Achsenzylinder beidseits der Verletzungsstellen.
2. Sekundäre Degeneration (Wallersche Degeneration): Aufsplitterung der Neurofibrillen, Färbbarkeitsverlust des Axonoplasmas, Fragmentation der Markscheide. Auftreten von Makrophagen. Proliferation der Schwannschen Zellen zu Büngnerschen Bändern. Fortschreiten der Degeneration von der Verletzungsstelle bis in die Peripherie, nach proximal bis zum nächsten Schnürring.

Regeneration: Aussprossen der Axone von proximal her. Die Wachstumsrichtung wird von der Ordnung des umgebenden Gewebes induziert. Der periphere Nervenstumpf dient als Leitgebilde für die verwachsenden Axone, ebenso ein interponiertes Nerventransplantat. Wachstumsgeschwindigkeit nach Überwindung der Verletzungsstelle 1 mm/Tag. Myelinisierung der neuen Fasern, Anreihung von Hüllzellen, Schnürringbildung. Stillstand des Wachstums, wenn eine Bindegewebsbarriere (z. B. Nahtstelle) weiteres Aussprossen blockiert. Vollständige Restitution bei Neurotmesis auch unter optimalen Bedingungen nicht zu erwarten, jedoch ist die Wiederkehr einer Schutzsensibilität ein Erfolg. Sie bewahrt den Patienten vor unbemerkten Schädigungen (z. B. Verbrennung). Bei Fehlen eines Leitstranges ungeregeltes Auswachsen der Axone ins umgebende Bindegewebe und Bildung von keulenförmigen Tumoren (Neurom) am proximalen Nervenstumpf. Degenerative und regenerative Strukturumwandlungen sind posttraumatisch schon nach wenigen Stunden nebeneinander nachweisbar.

Therapie: Bei geschlossenen Nervenverletzungen ist Spontanheilung möglich. Unter regelmäßigen neurologischen Kontrollen kann man 4–6 Monate abwarten, in der Zwischenzeit muß man die betroffene Muskulatur elektrisch behandeln (Galvanotherapie) und so vor Atrophie bewahren. Bei Ausbleiben einer Regeneration Vornahme einer Neurolyse: Ablösen der Bindegewebsnarbe, Spaltung des Epineurium und Befreiung der Faszikel, Resektion eines intraneuralen Neuroms.
Eine Spontanheilung offener Nervenverletzungen ist kaum je möglich. Kleine sensible Hautnerven werden nur im Bereich der Hand operiert, an anderen Körperstellen kehrt eine ausreichende Sensibilität im Laufe der

Zeit von den Randgebieten her zurück. Alle anderen durchtrennten peripheren Nerven sollten genäht werden.

Zeitpunkt

1. Primärnaht in frischer Wunde ist nur bei absolut sauberen Wundverhältnissen indiziert, wenn die Vereinigung der Stümpfe spannungslos möglich ist.
2. Frühe Sekundärnaht: anläßlich der Wundversorgung keine Nervennaht, sondern lediglich Markierung oder lockere Adaptation der Nervenstümpfe durch eine epineurale Naht. Nach gesicherter Wundheilung (3–6 Wochen) Sekundärnaht oder Transplantation durch einen geübten Chirurgen.

Vorteile dieser für die Praxis empfehlenswerten Methode:
a) Ausdehnung der Nervenschädigung ist unter dem Mikroskop wegen der inzwischen einsetzenden Degeneration besser erkennbar.
b) Hilfsschnitte zur besseren Übersicht und Mobilisation der Stümpfe können ohne Gefahr der Infektausbreitung unter sterilen Bedingungen und in Blutsperre vorgenommen werden.
c) Durch Einbettung der Nahtstelle in gut durchblutetes Gewebe wird die Einmauerung in Narbengewebe vermindert.
d) Die Faszikel zeigen nach 4–6 Wochen eine gewisse Schwellung, welche die perineurale Naht erleichtert.
e) Ein neurochirurgisch Erfahrener kann die Operation ohne Zeitdruck unter optimalen Bedingungen vornehmen.
3. Ist die frische Sekundärnaht nicht möglich (ausgedehnte Haut-Weichteildefekte, Infekt, Instabilität des Knochengerüstes), sollte man eine späte Sekundärnaht vornehmen.

Die Heilungsaussichten nehmen mit der Zeit ab:

a) Die distalen Nervenscheiden verfallen völliger Atrophie.
b) Die Muskelendplatten atrophieren und die Muskulatur degeneriert fibrös. Die Atrophie ist nach 6 Monaten meist irreversibel.
c) Auch die sensiblen Endorgane werden atrophisch. Die Wiederkehr einer Schutzsensibilität durch Naht ist jedoch noch 2 Jahre nach der Verletzung beschrieben.

Nervenschädigungen als Folge einer Fraktur (z. B. Radialislähmung bei Oberarmbruch) erfordern eine primäre Ostesynthese mit gleichzeitiger Revision des Nerven. Meist handelt es sich nicht um eine Zerreißung, sondern nur um eine Überdehnung (Axonotmesis).

Therapie der Nervenläsionen

Vorbedingung für erfolgreiche Anastomosen peripherer Nerven:

- Allgemeinnarkose oder Leitungsanästhesie,
- Blutleere,
- Operationsmikroskop,
- atraumatische Operationstechnik.

Die exakte Schmerzausschaltung ermöglicht eine Operation ohne Zeitdruck. Eine Lokalanästhesie verwischt durch Infiltration der anatomischen Strukturen den Operationssitus und macht eine Blutleere unmöglich. Diese sollte stets in Oberarm- oder Oberschenkelmitte angelegt sein, der pneumatische Manschettendruck darf am Oberarm 300 mm Hg, am Oberschenkel 600 mm Hg nicht überschreiten.

Eine eindeutige Präparation und eine Zuordnung der korrespondierenden Faszikel ist nur in blutleerem oder blutarmem Gebiet möglich, eine zusätzliche Traumatisierung des empfindlichen Nervengewebes durch Tupfen und Saugen entfällt. Nach einer Operationszeit von 1 1/2 bis 2 Stunden muß die Blutleere-Manschette geöffnet und später evtl. nochmals eine Blutsperre angelegt werden.

Das Operationsmikroskop dient nicht nur der Erkennung der Feinstrukturen des Nerven, sondern auch der Beurteilung der posttraumatischen Fibrose. Präoperativ läßt sich das Ausmaß der Nervenschädigung meist nicht sicher feststellen. Ob eine Neurolyse, eine endoneurale Narbenresektion, eine Nervennaht oder Transplantation notwendig sind, entscheidet der Operationssitus. Unter dem Operationsmikroskop lassen sich Nervenfaszikel gut vom Bindegewebe unterscheiden.

Nervennaht (Abb. 162): Die atraumatische Technik folgt dem Grundsatz, daß die Nervenfaser selbst nie mit einem Instrument angefaßt und gequetscht werden darf. Zur Präparation und zum Halten dirigiert man den Nerv mit stumpfen Haken. Anfeuchtung mit Ringerlösung schützt

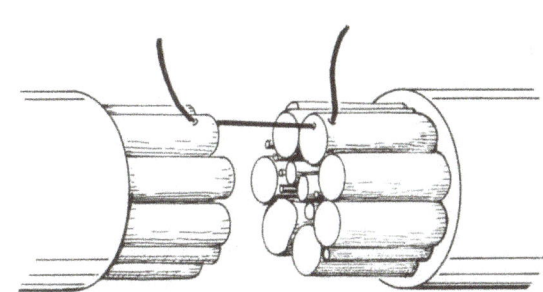

Abb. 162. Perineurale interfaszikuläre Nervennaht

vor Austrocknung. Das Epineurium wird gespalten, die Faszikel werden proximal und distal vom Gesunden her bis zur Verletzungsstelle verfolgt und am Ort der beginnenden Vernarbung mit einer Rasierklinge oder scharfen Schere quer durchtrennt. Mißerfolge einer Nervennaht sind außer auf mangelhafte Technik auf epineurale Bindegewebswucherungen im Bereich der Naht bei unzureichender Resektion zurückzuführen. Das Epineurium wird daher proximal und distal über eine Länge von 1 cm reseziert, um eine überschießende Bindegewebsreaktion zu vermeiden. Bei kleinen Nerven (z. B. Fingernerv) genügen zwei epineurale Nähte, eine Resektion der Nervenscheide ist nicht nötig.

Die Fixation darf nur an den Hüllstrukturen (Perineurium) erfolgen. Die Naht wird mit feinstem (9–0) Nahtmaterial durchgeführt. Jede Spannung ist zu vermeiden. Die spannungsfreie, achsengerechte Naht exakt plangeschnittener Stümpfe korrespondierender Faszikel mit morphologisch unverändertem Faszikelmuster hat die beste Aussicht auf Erfolg. Sie ist meist nur bei der Primärversorgung frischer Durchtrennungen möglich. Häufig aber resultiert ein Defekt, welcher eine spannungslose Naht unmöglich macht und durch ein Transplantat überbrückt werden muß.

Defektüberbrückung: Eine spannungslose End-zu-End-Vereinigung kann durch folgende Methoden erreicht werden:
1. Mobilisation der Nervenstümpfe nach proximal und distal (Gefahr der Ischämie);
2. Verlagerung in Entspannungsgebiete (z. B. N. ulnaris aus dem Sulcus n. ulnaris in die Ellenbeuge);
3. Verkürzung des Knochens.

Diese Methoden sind nur bedingt und in Ausnahmefällen brauchbar, extreme Gelenkstellungen (z. B. starke Beugung im Handgelenk) sind unter allen Umständen zu vermeiden.

> Ist eine spannungslose Naht unmöglich, müssen Transplantate eingesetzt werden. Aussicht auf Erfolg bieten nur autologe Transplantate. Hierzu kann man den N. suralis sowie die Nervi cutanei antebrachii radiales et ulnares verwenden.

Versuche mit homoioplastischen und heteroplastischen Transplantaten sind bisher gescheitert, auch lyophilisierte homologe Transplantate haben sich nicht als brauchbar erwiesen. Die Naht verbindet einzelne Faszikel oder Faszikelgruppen mit dem Transplantat. Die Anastomosen sollten in verschiedenen Höhen angelegt werden, um Vernarbungen zu vermeiden.

Man unterscheidet:
1. Volltransplantation: Das eingesetzte Transplantat entspricht im Durchmesser dem defekten Nerv. Einheilchancen sind ab einer kritischen Dicke

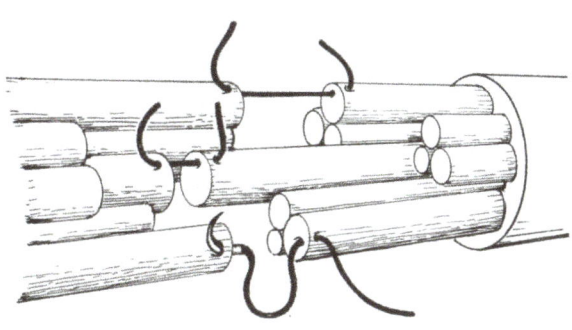

Abb. 163. Perineurale interfaszikuläre Nervennaht

(2–3 mm) gering, da das Transplantat nur durch die umströmende Gewebsflüssigkeit ernährt wird.

2. Kabeltransplantate: Es werden mehrere dünne Transplantate, die zusammen etwa dem Durchmesser des zu transplantierenden Nerven entsprechen, eingesetzt. Die Heilchancen sind wesentlich größer, da die Einzelfasern besser von Lymphe umspült werden können und damit eine bessere Ernährung erhalten (Abb. 163).

In der Verwendbarkeit von sensiblen oder motorischen Nerven bestehen keine Unterschiede.

Neurolyse: Zunehmende neurologische Ausfälle nach örtlichem Trauma (Frakturen, Luxationen, stumpfe Gewalteinwirkung) zwingen zur Freilegung. Vorwiegend betroffen sind:
N. peronaeus nach Tibiakopf- und Fibulaköpfchenfrakturen, aber auch durch Druck (Schiene, Gips), N. medianus im Carpaltunnel nach Radiusfraktur oder Lunatumluxation, N. ulnaris am Ellenbogen.
Die baldige Befreiung von chronischer Druckwirkung und spannungsfreie Verlagerung führt meist zur Restitutio ad integrum. Die Prognose der Peronaeusschädigung ist allerdings ungünstig.
Häufig ist der Nerv deutlich sichtbar von Hämatom oder Bindegewebe eingeengt. Manchmal findet man jedoch auch feinste Bindegewebsnarben im Nervenverlauf selbst. Die Entfernung dieser Narben ist unter dem Operationsmikroskop möglich.

Nachbehandlung: Nach einer Nervenoperation mit spannungsloser Anastomose ist eine Ruhigstellung nur bis zum Abschluß der Wundheilung nötig. Danach muß die betroffene Muskulatur elektrisch gereizt werden, um eine Atrophie bis zum Zeitpunkt der Reinnervation zu verhindern. Bei Stillstand der Regeneration (neurologische Kontrollen) ist eine Neurolyse oder bei Transplantaten eine Resektion der peripheren Nahtstelle und neuerliche Anastomose zu erwägen.

Ergebnisse: Die Ergebnisse sind weitgehend von der Subtilität der Nahttechnik abhängig. Eine Restitutio ad integrum nach Naht oder Transplantation ist nur bei Kindern zu erwarten. Bei Erwachsenen kehrt meist nur ein Teil der Motorik und eine Schutzsensibilität wieder.

12 Untersuchung bei Verletzungen des Bewegungsapparates

Aufgaben der Untersuchung

> Genaue Protokolle über den örtlichen Befund sind sowohl bei frischen Verletzungen als auch bei Unfallfolgezuständen unerläßlich.

Der Lokalbefund bei der Frischverletzung bestimmt Diagnose und weitere Therapie und rechtfertigt im Streitfall das therapeutische Vorgehen des Arztes (z. B. Aufschub einer Osteosynthese oder Anlegen äußerer Spanner bei extrem schlechten Weichteilverhältnissen).
Die Beschreibung von Unfallfolgen bildet die Grundlage für die Entschädigung im Versicherungswesen (Gutachten). Durch den Vergleich von Befunden lassen sich Besserung oder Verschlimmerung objektivieren.

Allgemeines

Den Untersuchungsgang beim Unfallverletzten kann man gliedern in:

- Beurteilung von Allgemeinstörungen,
- Anamnese,
- Inspektion,
- Palpation,
- Funktionsprüfungen,
- Längen- und Umfangsmessung,
- Röntgendiagnostik,
- spezielle Untersuchungen.

Es empfiehlt sich, ein gewisses Schema einzuhalten, um nichts Wesentliches zu übersehen, aber auch um nicht an Einzelheiten hängenzubleiben. Zunächst sollen hier allgemeine diagnostische Maßnahmen erörtert und dann spezielle Untersuchungstechniken einzelner Abschnitte des Bewegungsapparates angeführt werden.

Beurteilung von Allgemeinstörungen

Der Patient gerät nicht durch die Verletzungen des Bewegungsapparates in akute Gefahr, sondern ausschließlich durch Störung der vitalen Funktionen von:
- Atmung,
- Kreislauf,
- Bewußtsein.

Allen diagnostischen Maßnahmen am Bewegungsapparat muß also eine sorgfältige Untersuchung und ggf. Therapie dieser Störungen vorausgehen.

Bei tiefer Bewußtlosigkeit und bei Insuffizienz der Atmung ist die Intubation, bei Verdacht auf innere Blutung ist die Peritoneallavage obligatorisch, ehe eine genauere Untersuchung der Extremitäten erfolgen darf.

Äußere Blutungen sind zu stillen; Blutungen aus verhältnismäßig harmlosen Wunden in gut vaskularisiertem Gebiet, z. B. am Kopf, können zu akutem Volummangel führen und bedürfen vorrangiger Behandlung (z. B. Druckverband).

Anamnese

Die Erhebung der Anamnese dient nicht nur der ersten Kontaktaufnahme mit dem Patienten, sie weist auch hin auf:

- Vorschäden,
- Systemerkrankungen,
- Unfallmechanismus,
- Unfallort (Arbeitsunfall, Schulunfall),
- Erinnerungslücke,
- Schmerzen und Funktionsausfälle seit dem Unfall (Progredienz, Art der Ersten Hilfe),
- Infektionsgefährdung (Verletzungen bei Metzgern, Gärtnern),
- Impfstatus (Tetanus).

Die Ergebnisse der Befragung sollten schriftlich niedergelegt werden; auffällig ist oft, daß aus der Sicht des Patienten das Unfallereignis im Laufe der Zeit an Größe und Gewicht zunimmt (Rentenwunsch?). In Streitfällen zwischen Patient und Versicherung sind genaue Aufzeichnungen mittelbar posttraumatisch von größtem Wert (Begutachtung).

Inspektion

Die Inspektion ist am entkleideten Patienten vorzunehmen. Jede „Gucklloch-Diagnostik" ist zu vermeiden (Beispiel: Der Patient krempelt die Hose hoch und rollt die Socke herunter, um eine Sprunggelenksverletzung zu zeigen). Erst der Seitenvergleich ermöglicht zuverlässige Aussagen.

1. Hautveränderungen stellen sich dar als:
   - Wunde (Wundarten),
   - Schürfung,
   - Blutergußfärbung,
   - Schwellung,
   - Rötung,
   - Fistel,
   - Narbe.
2. Morphologische Abweichungen fallen auf als:
   - Deformität (Fraktur),
   - Längenänderung (Verkürzung),
   - Gelenkschwellung (Erguß),
   - pathologische Gelenkstellung (Luxation),
   - Muskelatrophie (chronischer Schaden, Inaktivität).
3. Spontanbewegungen des Patienten lassen erkennen:
   - Bewegungsverlust (z. B. motorische Lähmung),
   - extreme Gelenkstellung (z. B. Streckung der Finger bei Beugesehnenverletzung infolge Überwiegens der Antagonisten),
   - Beckenschiefstand im Stehen,
   - Hinken beim Gehen,
   - Haltungsschaden der Wirbelsäule.

Palpation

Jedes Berühren einer frisch verletzten Extremität führt zu Schmerzen, also *vorsichtige* Palpation. Untersuchung von Wunden nur mit sterilen Handschuhen (Hospitalismus).

Durch Betastung lassen sich ermitteln:
- Schmerzpunkte (z. B. Bandverletzungen),
- Krepitation (Fraktur),
- leere Gelenkpfanne (Luxation),
- Dellen (Ödem, Achillessehnenruptur),
- Gelenkerguß (z. B. Tanzen der Patella),
- Fluktuation (Hämatom, Abszeß),
- Hautwärme (Entzündung),

- Durchblutung (Gefäßverletzung),
- Sensibilität (Nervenschädigung).

Merke: Die Untersuchung einer Extremitätenverletzung ohne Prüfung von Durchblutung, Sensibilität und Motorik ist ein schwerer diagnostischer Fehler!

Funktionsprüfungen

Sie umfassen:
- Gelenkbeweglichkeit,
- Sensibilität,
- Motorik.

Beweglichkeitsprüfungen geben die aktiven Bewegungsausschläge wieder. Die Feststellung passiver Beweglichkeit ist nur beim Bewußtlosen oder Gelähmten sinnvoll; beim Frischverletzten sind passive Bewegungsversuche schmerzhaft und stören das Vertrauen zum Arzt. Eine reproduzierbare Dokumentation ermöglicht die Neutral-Null-Methode:
Alle Gelenkstellungen, welche ein gesunder Mensch im aufrechten Stand mit herabhängenden Armen einnimmt, werden mit Null (0) bezeichnet. Die Bewegungsausschläge um diese Null-Lage herum werden in Winkelgraden gemessen und in ein Dreierschema eingetragen. Erreicht der Patient die Null-Lage oder durchläuft er sie, so steht die 0 in der Mitte zwischen den beiden erreichten Winkelstellungen (s. Beispiel, Abb. 164). Kann das Gelenk nicht in die Null-Lage gebracht werden, z. B. bei Kontrakturen, so steht die 0 in der Position vor oder hinter den Meßwerten, welche die Mittellage nicht erreicht (s. Beispiel, Abb. 165). Bei Versteifungen gibt die Methode nicht nur die Winkelstellung, sondern auch die Position der Versteifung an (s. Beispiel, Abb. 166).
Funktionsmessungen sind nur im Seitenvergleich verwertbar, also sind stets korrespondierende Gelenke zu messen und Bewegungsdefizite auszurechnen.

Durchschnittswerte beim Unverletzten:

Hüfte	Streckung/Beugung	10/0/130
	Ab- Adduktion	40/0/ 30
	Innen-/Außenrotation	40/0/ 50
Knie	Streckung/Beugung	5/0/140
OSG	Hebung/Senkung	20/0/ 50
USG	Außenrand Hebung/Senkung	in Bruchteilen der Gegenseite

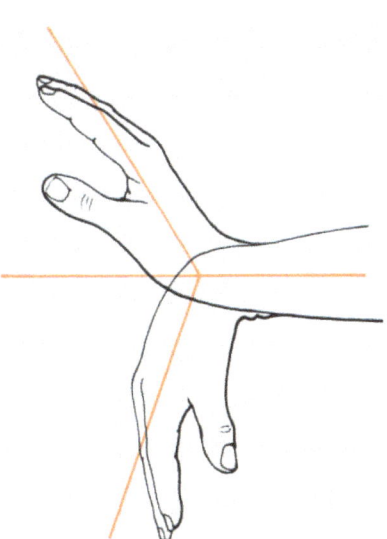
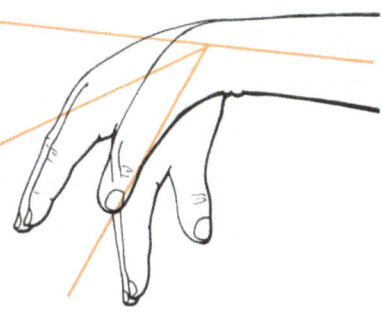

Abb. 165. Handgelenk: Hebung/Senkung 0/30/60

Abb. 164. Handgelenk: Hebung/Senkung 50/0/60

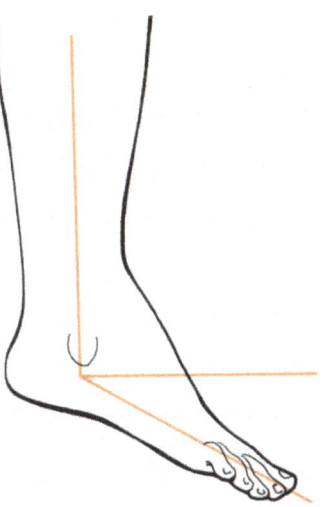

Abb. 166. Sprunggelenk: Hebung/Senkung 0/30/30

Schulter	Abduktion/Adduktion	180/0/ 30
	Ante-/Retroversion (sagittal)	160/0/ 40
	Innen-/Außenrotation	60/0/ 90
Ellenbogen	Streckung/Beugung	10/0/150
Unterarm	Pronation/Supination	90/0/ 90
Handgelenk	Hebung/Senkung	50/0/ 60
	Ulnar-/Radialabduktion	40/0/ 20.

An der Hand können einzelne Fingergelenke nach der Neutral-Null-Methode gemessen und dokumentiert werden (s. Beispiel, Abb. 167).

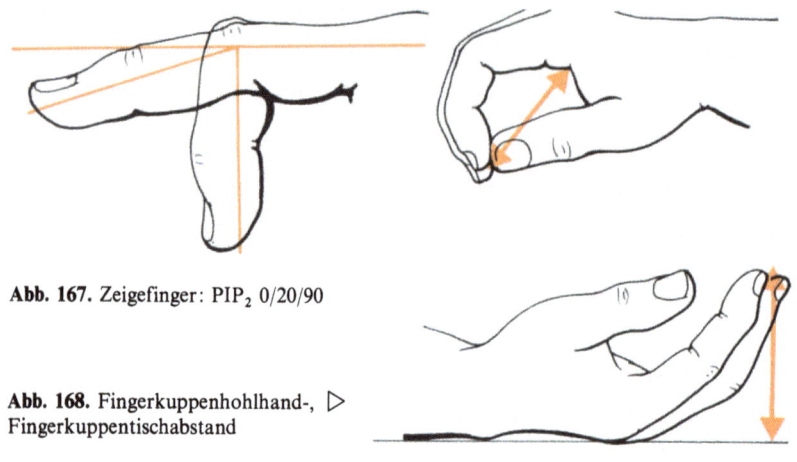

Abb. 167. Zeigefinger: PIP$_2$ 0/20/90

Abb. 168. Fingerkuppenhohlhand-, ▷
Fingerkuppentischabstand

Dabei bedeutet:
D1: Daumen, D2: Zeigefinger usw.,
MP: Metacarpophalangealgelenk: Grundgelenk,
PIP: proximales Interphalangealgelenk: Mittelgelenk,
DIP: distales Interphalangealgelenk: Endgelenk.

Einfacher ist die Messung des Abstandes der Fingerkuppen von der queren Hohlhandbeugefurche für die Beugung (Fingerkuppen-Hohlhand-Abstand FHA) oder der Fingerspitzen-Tischabstand für die Strekkung (Abb. 168).

Sensibilitätsstörungen treten bei Verletzungen peripherer Nerven auf. Sie folgen dem Ausbreitungsgebiet des entsprechenden Nerven (Abb. 169). Mischinnervationen sind möglich; an den in der Abbildung bezeichneten Punkten ist jedoch bei intaktem Nerv stets Sensibilität nachweisbar.

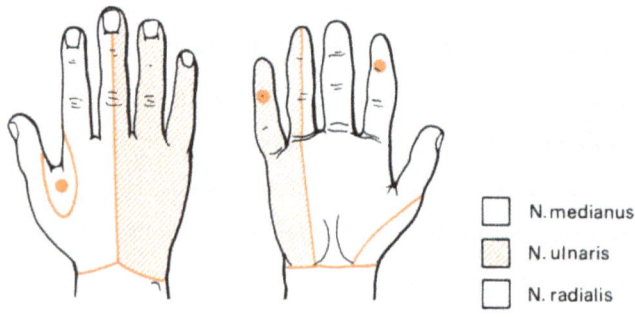

Abb. 169. Sensible Innervation der Hand

Motorische Störungen können ebenfalls auf periphere Nervenletzungen hinweisen, z. B.:
Fallhand: N. radialis,
Krallenhand: N. ulnaris,
Schwurhand: N. medianus,
Steppergang: N. fibularis.

Längen- und Umfangsmessung

Längenmessungen an den Extremitäten kann man zwischen gut tastbaren Knochenvorsprüngen vornehmen, z. B.
- zwischen Acromionspitze und Proc. styl. radii,
- zwischen Spina ilica ant. sup. und Innenknöchelspitze.

Vergleichende Umfangsmaße gewinnt man (Abb. 170):
1. 15 cm oberhalb Olecranonspitze,
2. Ellenbogenumfang,
3. 10 cm unterhalb Olecranonspitze,
4. Handgelenkstaille,
5. Mittelhand ohne Daumen,
6. 20 cm oberhalb innerem Kniegelenkspalt,
7. 10 cm oberhalb innerem Kniegelenkspalt,
8. Kniescheibenmitte,
9. 15 cm unterhalb innerem Kniegelenkspalt,
10. Unterschenkel kleinster Umfang,
11. Knöchelumfang,
12. Mittelfußumfang.

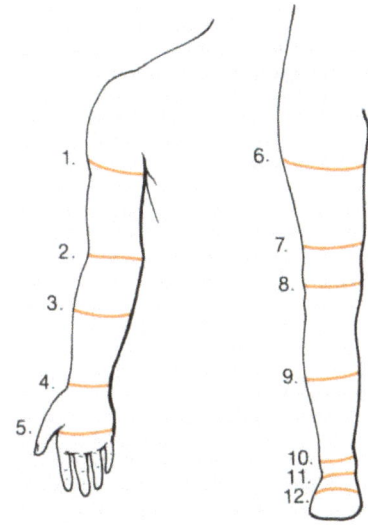

Abb. 170. Definierte Stellen für die Umfangsmessung (s. Text)

Auch hier geben nur die Differenzen Aufschluß über Verkürzungen, Verlängerungen, Muskelatrophien, Gelenkergüsse und Ödeme.

Röntgendiagnostik

Röntgenaufnahmen in zwei Ebenen sind obligatorisch, dabei sind die Strahlenschutzbestimmungen zu beachten und unnötige Aufnahmen zu vermeiden. Besonders gefährdet sind Schwangere in der Frühphase sowie Kinder und Jugendliche (Bleiabdeckung der Gonaden).
Am wachsenden Skelett sind Vergleichsaufnahmen äußerst nützlich.
Spezielle Aufnahmetechniken können weiteren Aufschluß geben:
- Schrägaufnahmen (Wirbelsäule, Kahnbein),
- gehaltene Aufnahmen (Knie, OSG),
- Funktionsaufnahmen (Wirbelsäule),
- Schichtaufnahmen (Computer-Tomogramm),
- Kontrastdarstellungen (Arthrographie, Angiographie, Myelographie).

Spezielle Untersuchungen

Sie führen in manchen Fällen auch die unfallchirurgische Diagnostik weiter:
- Labordiagnostik,
- neurologischer Status,
- Gelenkpunktion mit serologischer Abklärung,
- Szintigraphie (Ausschluß von Knochentumoren),
- Arthroskopie.

Letztere ermöglicht wesentliche Aussagen über den Funktionszustand des Gelenkknorpels. Sie wird fast ausschließlich am Knie angewendet, liefert jedoch auch Einblick ins Sprung- und Ellenbogengelenk.

Spezielle Untersuchungstechniken am Bewegungsapparat

Obere Extremitäten

Schulter

Inspektion:
- Schonhaltung,
- Deformierung (Luxation),
- Stufe im Eckgelenk (Luxation),
- Muskelatrophie (Lähmung).

Palpation:
- Krepitation (Fraktur),
- Druckpunkt am Tub. majus (Rotatorenverletzung),
- leere Gelenkpfanne (Luxation),
- Klaviertastenphänomen (Luxation im Schultereckgelenk).

Funktionsprüfung:
- falsche Beweglichkeit (Fraktur),
- federnde Fixation (Luxation),
- Prüfung von Nacken- und Schürzengriff,
- Abduktionsschmerz zwischen 60° und 100° (Ruptur der Supraspinatussehne).

Ellenbogen

Inspektion:
- Fehlstellung (Fraktur, Luxation),
- Cubitus valgus (bei Frauen bis 20° physiologisch),
  Hoch- oder Tiefstand des Bizeps (Sehnenruptur).

Palpation:
- Verschiebung des Olecranons (Luxationsfraktur),
- Druckschmerz an den Epicondylen (Epicondylitis),
- Gelenkreiben (Osteochondrosis dissecans).

Funktionsprüfung:
- Streckbehinderung,
- Einschränkung der Umwendbewegung (Radiusköpfchenverletzung),
- Beugebehinderung (Bizepsriß).

Handgelenk

Inspektion:
- Vorstehen des Ulnaköpfchens (Luxation des distalen Radioulnargelenkes),
- Bajonettstellung (Fraktur, Ellenvorschub),
- Gabelrückenstellung (Fraktur).

Palpation:
- Druckschmerz in der Tabatiere (Kahnbeinfraktur),
- Parästhesien bei Beklopfen der Volarseite (Carpaltunnelsyndrom),
- federnde Elle (Luxation s. o.)

Röntgen: Kahnbeinserie (Luxation, Kahnbeinfraktur).

Untere Extremitäten

Hüftgelenk

Inspektion:
- Deformität (Luxation, Schenkelhalsfraktur),
- Beckenkippung nach vorn,
- Trendelenburgsches Zeichen (Abb. 171).

Palpation: Trochanter, Stauchungsschmerz.

Funktionsprüfung:
- Hinken: Verkürzungshinken (Frakturfolge),
          Schonhinken (Schmerzen),
          Versteifungshinken,
          Trendelenburgsches Hinken (muskuläre Insuffizienz).
- Beugekontraktur:
- Ab- Adduktion bei Fixierung des Beckens,
- Innen-, Außenrotation bei rechtwinkeliger Beugung von Hüfte und Knie.

Kniegelenk

Anamnese:
- Vorschaden (Arbeit im Knien, Arthrosezeichen, Einklemmungserscheinungen),

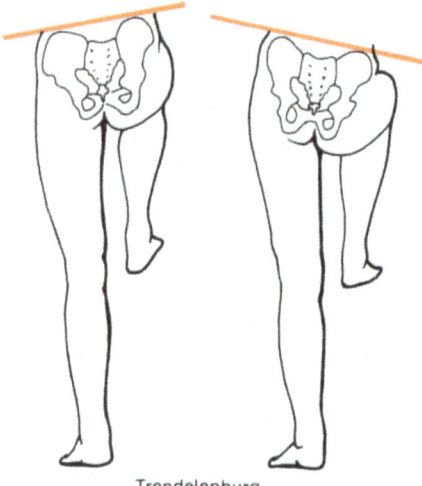

Abb. 171. Trendelenburg-Zeichen

- direkter Anprall von vorn (Condropathia patellae),
- seitlicher Anprall (Seitenbandverletzung),
- Drehmechanismus bei Beugung (Meniskusverletzung).

Inspektion:
- Schwellung (intra-, extraartikulär),
- Achsenfehler (O-/X-Bein, Re-/Antekurvation),
- äußere Verletzungszeichen (Narben, Schürfungen, Prellmarken),
- Stellung der Kniescheibe (Hoch-Tiefstand, Luxation),
- Muskelatrophie,
- Schonhaltung (Beugestellung).

Palpation:
- Überwärmung (entzündlicher Erguß),
- Fluktuation (Präpatellares Hämatom, Bursitis praepatellaris),
- tanzende Patella (intraartikulärer Erguß),
- Patellaverschieblichkeit (Retropatellararthrose),
- Reibegeräusche (Arthrose),
- Druckschmerz (Bänderzerrung, Meniskusschaden),
- Schwellung des Hoffaschen Körpers.

Prüfung der Bandstabilität:
- Schmerzen bei Ab-/Adduktion,
- Aufklappbarkeit nach innen oder außen (Seitenbandruptur),
- Prüfung der Seitenbänder bei Streck- und 20–30° Beugestellung (Entspannung der hinteren Kapsel und der Kreuzbänder),
- Schubladenphänomen,
- Rotationsschublade bei 30° Innen- und 15° Außenrotation (anteromediale – laterale, posteromediale – laterale Bandinstabilität).

Funktionsprüfung:
- Einklemmungen (Meniskusabriß),
- Streckhemmung,
- Streckung gegen Widerstand (Insuffizienz des Streckapparates).

Spezielle Knietests:
- Steinmann I (Rotationsschmerz bei gebeugtem Knie),
- Steinmann II (wandernder Druckschmerz),
- Payrsches Zeichen (Türkensitz unmöglich),
- Zohlensches Zeichen (Schmerz bei Quadrizeps-Anspannung bei ventralem Druck auf die Patella spricht für Chondropathie),
- Arthroskopie.

Röntgendiagnostik:
- a. p. – seitliche Aufnahmen,
- Defiléeaufnahmen der Patella unter 30, 60 und 90°,

- Aufnahmen nach Frick (unter 45° von vorn),
- gehaltene Aufnahmen,
- Vergrößerungsaufnahmen,
- Tomogramm (Schichtaufnahmen),
- Arthrographie (Kontrastdarstellung).

Sprunggelenk

Inspektion:
- Schwellung,
- Fehlstellung des Fußes (Knick-, Platt-, Hohl-, Spitzfuß).

Palpation:
- Druckpunkte,
- Dellen (Achillessehnenruptur),
- Instabilität.

Röntgendiagnostik:
- Aufnahmen in 30° Innendrehung des Unterschenkels (Einsicht in die Knöchelgabel),
- gehaltene und gedrückte Aufnahmen (Bandstabilität).

Wirbelsäule

Inspektion:
- Abweichungen von den physiologischen Krümmungen (frontal und sagittal),
- Thoraxkonfiguration (Rippenbuckel),
- Wirbelbuckelbildung (winkel-, bogenförmig),
- Taillendreieck.

Palpation:
- Druckpunkte,
- Muskelverspannungen,
- Myogelosen,
- Stauchungsschmerz,
- neurologische Prüfung.

Funktionsprüfung:
- Fingerspitzenbodenabstand (FBA) (Abb. 172),
- Finger-/Knieabstand (Seitbiegung),
- Schobersches Zeichen (Abb. 172),
- HWS-Prüfung (Kinn-Brustbeinabstand, Winkelmessung der Kopfdrehung)
- Rumpfdrehung mit festgestellten Füßen.

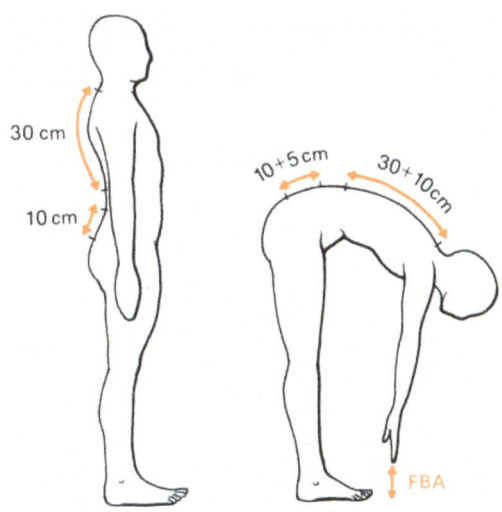

Abb. 172. Finger-Boden-Abstand (FAB). Schobersches Zeichen (der Abstand von 2 Markierungen im Stehen vergrößert sich bei der Rumpfbeugung nach vorn)

Röntgendiagnostik:
- Schrägaufnahmen,
- Funktionsaufnahmen,
- Tomographie,
- Computertomographie.

13 Verletzungen der Gefäße und des Herzens

Allgemeines

Druckverband zur Blutstillung wurde erstmals von Hippokrates beschrieben (300-400 v. Chr.).

Gefäßligatur zur Blutstillung gab ebenfalls zuerst Hippokrates an, später erneut Galen, Paul von Aegina und endgültig im 16. Jahrhundert Ambrosius Paré. Druckverband und Ligatur wurden bis zum 2. Weltkrieg fast ausschließlich zur Blutstillung benutzt.

Gefäßrekonstruktion erstmals 1759 durch Hallowel in England durchgeführt, in größerem Ausmaß erst seit dem Koreakrieg.

Pathologie: Der Begriff der Schlagaderverletzung umfaßt jede Form der anatomischen *und* funktionellen Schädigungen der Arterie durch äußere Gewalt. Demnach werden Gefäßverletzungen wie folgt eingeteilt:

Schema 8. Einteilung der Gefäßverletzungen

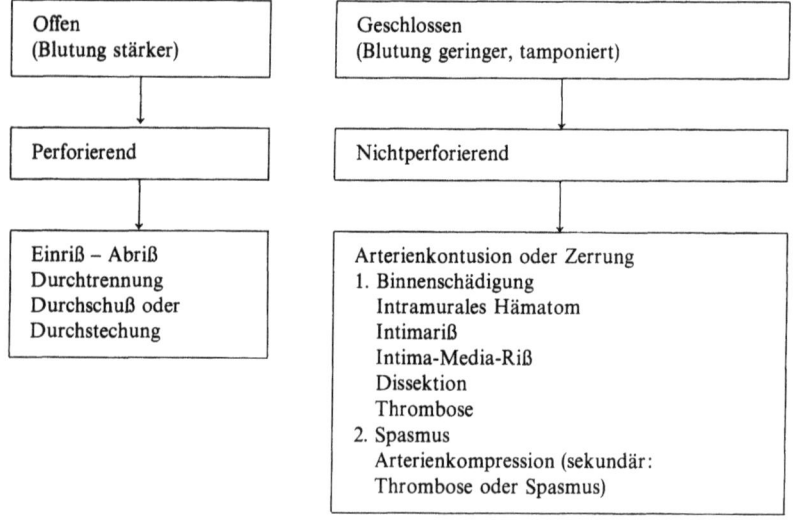

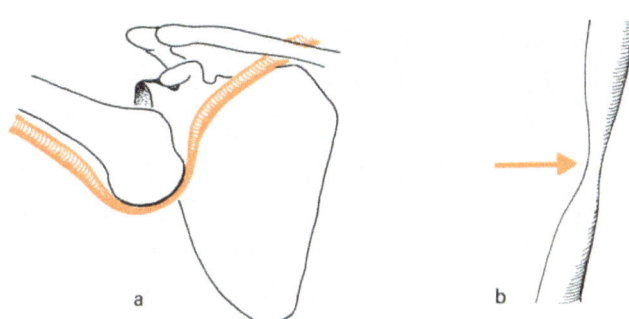

Abb. 173a, b. Überdehnung eines Gefäßes. **a** Überdehnung der Ateria axillaris bei vorderer Schulterluxation; **b** partielle Unterbrechung des Gefäßes durch Überdehnung

Ätiologie: früher vorwiegend durch Kriegseinflüsse, heute überwiegend durch Unfälle, Verbrechen.
Die Einteilung kann auch in *direkte* und *indirekte* Verletzungen sowie deren chronische Folgezustände *Arterienthrombose, arterielles Aneurysma* und *AV-Fistel* erfolgen.
Die *perforierende* Verletzung durch Schuß, Stich, Schnitt, durchspießende Fremdkörper und Knochenfragmente oder durch Überdehnungsriß (Abb. 173) führt zur partiellen oder kompletten Unterbrechung der Gefäßkontinuität, hinzu gehören auch iatrogen gesetzte Verletzungen (Angiographie, Operation, i. a. Injektion).
Das *Ausmaß* der Wandschädigung nimmt mit Ausnahme glatter Schnittwunden *von außen nach innen* zu. Die Zerreißung der Media, intramurale Blutungen, Einrisse mit Ablösung und Einrollen der Intima können beträchtlich über den äußerlich erkennbaren Defekt hinausreichen.
Nichtperforierende Arterienverletzungen entstehen überwiegend durch *stumpfes Trauma* (Kontusion oder Kompression), seltener durch Überdehnung oder gar Dezeleration (Aorta thoracalis).
Beim *stumpfen Gefäßtrauma* (äußere Gewalt, Knochendislokation bei Frakturen und Luxationen) kommt es zur *Binnenschädigung* mit oder ohne begleitenden Spasmus. Die Intensität der Gefäßwandschädigung nimmt von der Intima zur Adventitia, oder von innen nach außen, kontinuierlich ab. Im leichteren Fall entstehen Quetschungen oder Einrisse der Intima ohne Folgen für die periphere arterielle Durchblutung. Ist die *Media* mitbetroffen, kommt es auch zu Blutungen in die Gefäßwand, die in der Folge zum *thrombotischen Verschluß,* zur *traumatischen Dissektion* oder zur Bildung eines *falschen Aneurysmas* führen (Abb. 174).
Der reine *traumatische Arterienspasmus* ohne faßbare morphologische Gefäßwandschädigung ist sehr selten.

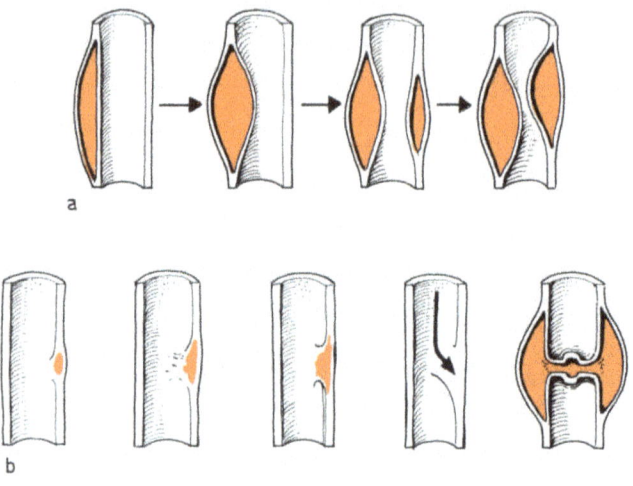

Abb. 174 a, b. Entstehung eines traumatischen Aneurysmas (s. Text)

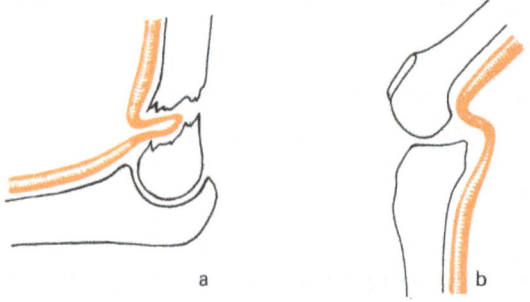

Abb. 175 a, b. Gefäßverletzung bei Dislokation von Knochen oder Gelenken. **a** A. brachialis bei suprakondylärer Humerusfraktur; **b** A. poplitea bei Dislokation des Kniegelenkes

Ursachen für *Arterienkompressionen* sind: subfasziales Hämatom oder Ödem (z. B. Tibialis-anterior-Syndrom), schlecht sitzende, insbesondere zirkuläre Gipsverbände und dislozierte Knochenfragmente (Abb. 175). Die Kompression führt zu Gefäßwandischämie, sekundärer Thrombose, Spasmus mit peripherer Mangeldurchblutung.

Gleichzeitige Verletzung von Venen und Arterien: Sie sind aus anatomisch-topographischen Gründen häufig. Hughes und Cohen beobachteten in 60% der arteriellen Kriegstraumen gleichzeitige Verletzungen der Begleitvenen. Dabei können arterio-venöse Fisteln entstehen, die meist nur wenig nach außen bluten.

Folgen der Arterienverletzung: Die vollständige plötzliche Verlegung einer Hauptschlagader, gleich welcher Ursache, führt zu einer *akuten Ischämie* im abhängigen Organabschnitt. Die Folgen sind von der Größe der Restdurchblutung und der Empfindlichkeit des betroffenen Gewebes abhängig. Sie bestimmen das *klinische Bild* ungeachtet der Ursache der Strömungsunterbrechung.

Diagnostik

Folgende Punkte sind in ihrer Reihenfolge zu klären:

1. Anamnese	penetrierende Fremdkörper? stumpfe Gewalt?
2. Blutung	arteriell? venös? (Hochheben der Extremität: Blutung steht. Farbe des Blutes!)
3. Ischämie	Hautfarbe? (blaß), Hauttemperatur? (kühl), Venenfüllung? (keine), peripherer Puls? (nicht tastbar). *Cave:* Bei schwerem Schock gleiche Symptome, jedoch an allen Extremitäten.
4. Arteriographie	bei unklarer Lokalisation bei stumpfem Trauma und anhaltender Ischämie.
5. Probefreilegung	Laparotomie, Thorakotomie.

Die Diagnose ist einfacher bei offener, schwieriger bei *geschlossener Verletzung*. Verdacht erweckt ein rasch zunehmendes Hämatom, das aber nicht pulsieren muß. Klärung durch Arteriographie.
An den *Extremitäten* ist die Diagnose am einfachsten.
Merkregel 5 P:

Pulseless:	Distal des Verschlusses verschwindet der Puls.
Pale:	Die Haut wird blaß.
Paraesthesia:	Die Sensibilität wird gestört und verschwindet.
Pain:	Schmerzen in Ruhe treten auf.
Paralysis:	Die ischämischen Muskeln stellen ihre Funktion ein.

Wie kann man den Ablauf dieses ischämischen Geschehens an sich selbst prüfen? Indem man eine Blutdruckmanschette an seinen Oberarm legt und auf 300 mm Hg aufbläst.

Gehirn: Bei Verletzungen der A. carotis communis oder interna treten plötzlich unterschiedlich ausgeprägte, häufig irreversible Funktionsausfälle auf: Hemiplegie, Aphasie, Schluckstörung, Faszialislähmung etc., gelegentlich mit Bewußtlosigkeit.

Abdomen: Abriß großer Viszeralarterien und schwere Parenchymverletzungen führen zur intraabdominellen Blutung. Zeichen sind: diffuser oder lokaler Druckschmerz, Abwehrspannung, Schock, Leibesumfang nimmt zu (kein sicheres Zeichen!), Flankendämpfung.

Niere: Unterbrechung einer *Nierenarterie* kann symptomlos verlaufen und zunächst bis zum Auftreten eines renalen Hochdruckes übersehen werden. Ein Schmerz in der Nierengegend ist oft das einzige Symptom. Daher stets i. v. Pyelogramm anfertigen lassen (Arteriographie).

Darm: Abriß oder Verschluß einer *Mesenterialarterie* führt zum Darminfarkt. Die Symptome sind zunächst Koliken durch Spasmus der glatten Darmmuskulatur bei unauffälligem Abdomen. Es folgen die Paralyse der Darmmuskulatur (paralytischer Ileus), Peritonitis und blutige Durchfälle.

Therapie

Grundsätze

- Durch die Blutung besteht Lebensgefahr. Nach wie vor ist daher die *provisorische Blutstillung* als erstes vorzunehmen.
- Durch die *Ischämie* ist der entsprechende Organabschnitt bedroht. Zur Vermeidung irreversibler Schäden muß daher die Durchblutung rasch *wiederhergestellt* werden.

Demnach ist die erste ärztliche Maßnahme die vorläufige *Blutstillung* und *Schockbekämpfung* (Volumenersatz).

Die Blutstillung erfolgt bei arteriellen Blutungen:
1. durch digitale Gefäßkompression. Das Gefäß wird immer proximal oder unmittelbar über der Blutungsquelle komprimiert;
2. durch Esmarchsche Blutsperre proximal von der Blutungsquelle:
   - mittels pneumatischer Binde,
   - mittels Esmarch-Binde (dicke Gummibinde, möglichst unterpolstert zur Vermeidung von Druckschäden). Provisorische Fixation mittels perkutaner Nadel (Hautspieß), falls erforderlich;
   - mittels Dreieckstuch und Knebel;
   - durch kräftige und massive Drucktamponade am Ort der Verletzung und zusätzlichen Kompressionsverband (Dreieckstuch, Binde).

Jede provisorische Blutstillung sollte nicht länger als 2 Stunden dauern.

Durchführung der digitalen Gefäßkompression: Eine sichere Arterienkompression ist an all den Stellen möglich, an denen das zu komprimierende Gefäß von nur wenig Weichteilen bedeckt ist und gegen ein knöchernes Widerlager gepreßt werden kann (Abb. 176).

1. A. temporalis: Druck gegen das Os temporale.
2. A. facialis: gegen den Ramus mandibulae.
3. A. carotis: Daumendruck auf das Gefäß im Trigonum caroticum gegen die Halswirbelsäule.
4. A. subclavia: mit 4 Fingern Druck auf das Gefäß hinter der Mitte der Klavikula gegen die 1. Rippe.
5. A. axillaris: durch Druck in der Axilla mit den Fingerspitzen beider Hände.
6. A. brachialis: Druck mit 4 Fingern zwischen M. biceps und M. triceps an der Innenseite des Oberarmes gegen den Unteram.
7. A. femoralis: mit beiden Daumen das Gefäß in Höhe des Leistenbandes gegen das Os pubicum drücken.
8. A. femoralis superficialis: Druck mit beiden Daumen in Höhe des Adduktorenkanals gegen das Femur.
9. A. poplitea: Umgreifen der Kniekehle mit beiden Händen und Druck mit den Fingerspitzen.

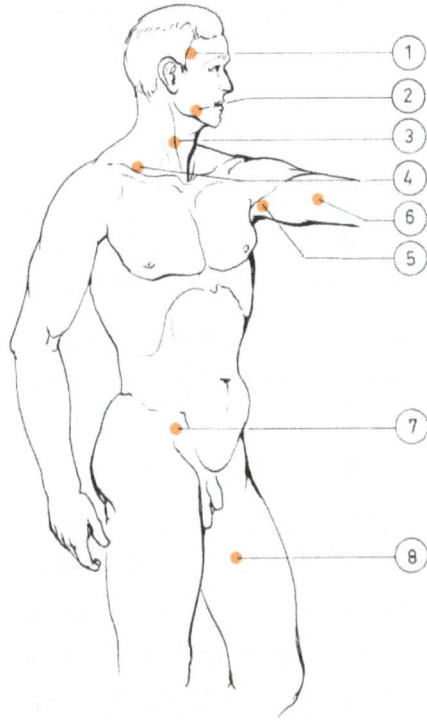

Abb. 176. Digitale Gefäßkompression
(Erläuterung s. Text)

Durchführung der Arterienkompression durch Anlegen einer pneumatischen Binde (Oberarm, Oberschenkel): Binde muß proximal der Blutungsquelle liegen. Druck soll so leicht sein, daß gerade die Blutung zum Stoppen kommt (etwas über dem syst. Blutdruck). Dauer nicht länger als 2 Stunden.

Durchführung der Arterienkompression mit Dreieckstuch oder Binde (vor allem bei Ober-, Unterarm- sowie Unterschenkelblutungen): Mittels eines Knebels läßt sich die notwendige Kompression erreichen. Dauer wie oben. Gleiches gilt für den Kompressionsverband mit lokaler Kompression.

Die Kompression der Aorta abdominalis (z. B. mittels des sogenannten Aortenhebels oder der pneumatischen Manschette nach Momberg oder Druck mit beiden Fäusten in Höhe des Nabels gegen die Wirbelsäule) ist nur im *äußersten Notfall* anzuwenden, wegen der Gefahr von schwerwiegenden intraabdominellen Weichteilverletzungen.

Direkte Blutstillung durch Abklemmen: Sie ist nur erlaubt, wenn 1. das spritzende Gefäß ohne Zerstörung von Begleitvenen oder Nerven sicher gefaßt werden kann und 2. eine *atraumatische Gefäßklemme* benutzt wird. Jede normale Klemme (Pean, Kocher) schädigt die Arterie derart, daß hierdurch eine direkte Gefäßnaht unmöglich würde.
Hochlagern oder extreme Beugung der Extremitäten sind kaum wirkungsvoll zur Stillung arterieller Blutungen.

Definitive operative Versorgung der Arterienverletzungen

Arterienligatur: Sie ist erlaubt:
- bei kleineren peripheren Arterien, z. B. A. profunda femoris oder brachii;
- bei Gefäßen am Unterarm und Unterschenkel, sofern wenigstens *noch eine Arterie durchgängig ist;*
- wenn der Allgemeinzustand keine längere Operationsdauer erlaubt;
- bei Massenkatastrophen, wo die Erhaltung des Lebens vor der zeitraubenden Erhaltung einer Gliedmaße Vorrang haben muß.

Bei Ligatur zentraler Arterien proximal des Knie- und Ellbogengelenkes muß in einem hohen Prozentsatz mit einer Gangrän gerechnet werden (Ausnahme A. subclavia proximal des Abganges der Aa. vertebralia).

Wiederherstellungsverfahren der arteriellen Strombahn: Folgende Methoden kommen heute je nach Verletzungstyp in Frage:

laterale Naht (Abb. 177), End-zu-End-Naht (Abb. 178), oder Überbrückung mit Hilfe eines Transplantates.

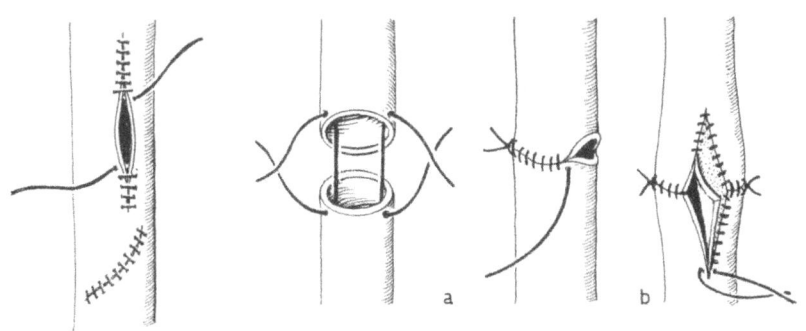

Abb. 177 *(links)*. „Laterale" Gefäßnaht

Abb. 178 *(rechts)*. a End-zu-End-Naht, b Erweiterung der Nahtstelle durch „Patch"

Bei Arterien von mehr als 8 mm Durchmesser mit Längs- oder Quereinrissen (-schnitten, -stichen) genügt meist die direkte fortlaufende atraumatische Naht.

Bei Arterien mit kleinerem Durchmesser ist es meist erforderlich, einer Lumeneinengung durch Verwendung eines Streifentransplantates (Erweiterungspatch) aus Vene (V. saphena) oder Kunststoff (Dacron) vorzubeugen (Abb. 178). Auch hier fortlaufende atraumatische Naht.

Bei glatter teilweiser oder vollständiger Arteriendurchtrennung ist meist nach Glättung der Wundränder (Gefäßinnenwand inspizieren!) die direkte Vereinigung mit atraumatischer fortlaufender Naht möglich. Bei kleineren Substanzverlusten oder kurzstreckigen Wandschädigungen (maximal 2–4 cm) gelingt nach Resektion der geschädigten Wandanteile und Mobilisation des Gefäßes die End-zu-End-Vereinigung. Hierbei muß die Arterie *spannungsfrei* bleiben, sonst besteht Gefahr der Thrombosierung! Bei kleineren Arterien empfiehlt sich die Anschrägung beider Arterienstümpfe zur Vermeidung von Einengungen.

Bei langstreckiger Wandschädigung (Quetschung mit Thrombose, großer Substanzverlust) gelingt die Wiederherstellung der Strombahn nur mit Hilfe eines Transplantates (Abb. 179).

Bei *großen* Arterien (weites Lumen) wird die Kunststoffprothese aus Dacron bevorzugt (End-zu-End-Naht oder Bypass-Prinzip).

Bei kleineren Arterien (Ober- und Unterarm, Ober- und Unterschenkel, A. carotis) wird ein Venentransplantat (V. saphena magna) verwendet. Das Transplantat ist in kürzester Zeit durch Wandhyperplasie von einer Arterie makroskopisch und histologisch kaum noch zu unterscheiden.

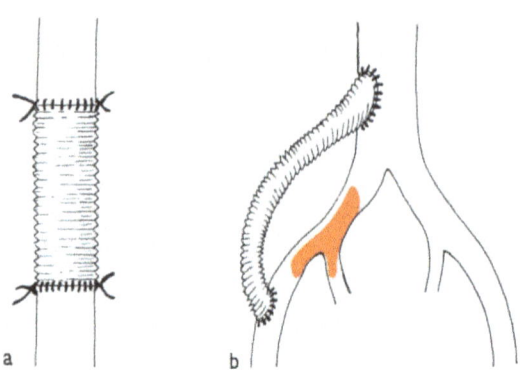

Abb. 179 a, b. Wiederherstellung der Strombahn durch ein Transplantat. **a** End-zu-End, **b** Bypass-Prinzip

Gliedmaßenreplantation: Sie ist nur relativ selten möglich. Sie geschieht in folgenden Etappen:
1. Osteosynthese unter Verkürzung von 2–3 cm,
2. End-zu-End-Naht von:
 - Arterie ⎫   – Venen
 - Venen   ⎬ oder   – Arterie
 - Nerven ⎭   – Nerven
3. Muskel-, Faszien- und Hautnähte.

> Voraussetzungen für einen Replantationsversuch:
> Keine zu ausgedehnten Gewebezertrümmerungen, Kontusionen, Verschmutzungen, keine zu langen Ischämiezeiten (die amputierte Extremität sollte möglichst an der Unfallstelle trocken in Eis gepackt werden!).

Behandlung von *Folgezuständen der Arterienverletzungen:*

1. Chronischer Arterienverschluß als Resultat einer primären Ligatur mit folgender Claudicatio intermittens oder gar Ruheschmerz und distaler Nekrose.
Therapie der Wahl ist die Interposition eines Venentransplantates nach dem Bypass-Prinzip.

2. Traumatisches Aneurysma (meist Aneurysma spurium): Exstirpation und End-zu-End-Naht sind nur selten möglich. Meist wird ein Transplantat benötigt.

3. Traumatische arterio-venöse Fistel (selten): Infolge des Kurzschlusses kommt es zur Vermehrung des Herzzeitvolumens mit nachfolgender kardialer und vaskulärer Dekompensation. Durch seitliche Naht werden die Fistelöffnungen nach Resektion der Fistel verschlossen. Gelegentlich ist ein Transplantat erforderlich.

Behandlung kombinierter Gefäßverletzungen: Bei Verletzungen einer *Hauptvene zentral* des Knie- und Ellbogengelenkes sollen Vene und Arterie versorgt werden. Die *Ligatur* einer derartigen Vene kann zur *venösen Dekompensation* der Extremität führen. Hingegen kann am Unterarm und Unterschenkel die Begleitvene ohne Folgen ligiert werden.
Technik: Das direkte Nahtverfahren ist vorzuziehen. Wegen der hohen Thromboseneigung ist eine Transplantatinterposition zu vermeiden. Ist sie bei langstreckigen Defekten nicht zu umgehen, kann die Thrombosegefahr durch eine temporäre arterio-venöse Fistel beträchtlich gesenkt werden.
Inneneinengungen bis zur Hälfte des ursprünglichen Kalibers sind in den Vv. cavae bedeutungslos. Große seitliche Defekte dieser Venen können mit einem Venenpatch (aus V. saphena) versorgt werden.
Am *Unterschenkel* kommt es häufig zu starken *Varizenblutungen,* die oft als arterielle Blutungen verkannt werden. Sie stehen sofort nach Elevation des Beines. Ein leichter Druckverband genügt, um die Blutung zu beherrschen.

Das Vorgehen bei Gefäßverletzungen sei zusammenfassend wiederholt:
1. *Diagnose stellen:* (Hautfarbe? -temperatur? Pulse? Blutdruck? Schockindex?).
2. *Provisorische Blutstillung:* (digitale oder mechanische Kompression, bei Verdacht auf innere Blutung → Laparotomie bzw. Thorakotomie).
3. *Schockbekämpfung:* (Plasmaexpander, Humanalbumin, Elektrolytlösungen, Blut, sobald vorhanden).
4. *Endgültige operative Versorgung:* hierzu schnellster Transport in die nächstgelegene Klinik.

Verletzungen des Herzens und der thorakalen Aorta

Geschlossen: stumpfes Thoraxtrauma: direkte Gewalt (Stoß) und indirekte Gewalt (Dezelerationstrauma).
Offen: Einstich, Einschuß.

Stumpfe Herzverletzungen

Ursachen:
– Schlag-, Stoßwirkung.

- *Hydrodynamische Sprengwirkung:* Druckausgleich zwischen inkompressiblem Blut in den Vorhöfen und Kammern und der Umgebung → Zerreißung von Herzwänden, Sprengung der Klappen.
- *Druck-Stoß-Verletzungen bei Explosionen:* neben hydrodynamischer Sprengwirkung Luftembolien in den Koronararterien möglich durch Ruptur der Lungengefäße.
- *Dezelerationstrauma:* stumpfe Herzverletzung durch contre-coup-Wirkung. Häufige Zerreißung der großen intrathorakalen Gefäße (s. u.).

Verletzungen des Herzens
- *Perikardriß* (Einstich, Anspießen durch Rippenfragmente): Perikardtamponade mit anfangs symptomfreiem Intervall. Bei großen Rissen Möglichkeit der Luxation des Herzens (teilweise oder vollständig, evtl. mit Strangulation).
- *Myokardriß* (Einstich, Einschuß): Perikardtamponade. Nach Ausheilung mit Narbenbildung Herzwandaneurysma möglich.
- *Endokardeinriß* mit Blutung: Rhythmusstörungen möglich.
- Zerreißung der Septen, Shuntbildung möglich: Insuffizienz.
- Ab- oder Einriß der Herzkranzgefäße.
- Herzklappenausriß: meist Aorten- oder Mitralklappe.

Commotio cordis: reine Funktionsstörung des Herzens
Ursache: Koronarspasmen.
Symptome:
- EKG: ventrikuläre Extrasystolen, Brady- oder Tachykardien: totaler Block oder Kammerflimmern.
- Einflußstauung, Herzvergrößerung (ZVD).
- Mangeldurchblutung des Gehirns: Kopfschmerzen, Schwindel, Amnesie, Bewußtlosigkeit, Atemstörungen.

Contusio cordis: organische Verletzungen des Herzens unterschiedlichster Form: Rhythmusstörungen, *Herzbeuteltamponade* oder *Hämatothorax*.

Herztamponade

Ursache: stumpfes oder perforierendes Thoraxtrauma.

Symptome:
- *Äquivalentes Thoraxtrauma:* Prellmarke? Stich? Schuß? Dezelerationstrauma?
- *Einflußstauung:* (gestaute Jugularvenen) durch Kompression des rechten Vorhofes und der Vv. cavae vom Perikard her.

Damit:
- *Anstieg des zentralen Venendruckes (ZVD):* Einflußstauung.

- *Blutdruckabfall:* mechanische Behinderung der diastolischen Füllung = Verringerung des Schlagvolumens.
- *Zyanose.*
- *Perkussion und Auskultation:* Vergrößerung der absoluten Herzdämpfung, Abschwächung der Herztöne.
- *Röntgen Thoraxorgane:* Herzsilhouette dreieckförmig.
- *EKG:* low voltage.

Sofortmaßnahmen: Bei jedem Thoraxtrauma an eine Contusio cordis und Perikardtamponade denken! Anhand der Leitsymptome Diagnose stellen!

Perikardpunktion zur Druckentlastung als allererste Maßnahme!
- Ist wegen starker Blutung keine anhaltende Entlastung möglich oder tritt gar Herzstillstand ein, muß *sofort* die *Thorakotomie* durchgeführt werden.
- Bei Kreislaufnormalisation nach erfolgreicher Aspiration kommt der Patient zur weiteren Überwachung auf die Intensivpflegestation. Regelmäßig durchzuführende Kontrollen: RR, Puls, ZVD, Atemfrequenz, EKG (Monitor), Röntgen.

Technik der Perikardpunktion:
- Patient ist in halbaufrechter Position,
- lokale Desinfektion im Bereich des Xiphoides,
- wenn kein Zeitdruck: Lokalanaesthesie, sonst sofort:
- Punktion mit dicker Punktionsnadel.
Einstich links paraxiphoidal im Bereich des Angulus epigastricus. Unter Knochenkontakt wird die Nadel unter Sog an der Spritze durch die Larreysche Lücke ins Perikard vorgeschoben.

Behandlung bei starker Blutung und/oder Herzstillstand

Thorakotomie: linksseitige anterolaterale Inzision vom Sternum aus zwischen der 4. und 5. Rippe. Die Inzision kann bei Bedarf durch Querspaltung des Sternums nach rechts in den 4. Interkostalraum verlängert werden. *Cave:* Aa. mammariae internae!

Eröffnung des Perikards, Aufsuchen der Rupturstelle. Primäre Blutungskontrolle durch Fingerdruck! Kleinere Wunden werden mit einzelnen kräftigen Kunstoffnähten adaptiert und zur Blutstillung mit einer feineren fortlaufenden Naht versorgt. Bei größeren Wunden hat sich die Verwendung kleiner Dacronstreifen an der Ein- und Ausstichstelle bewährt, um ein Einschneiden des Fadens in das Myokard zu verhindern.
Cave: Auch auf kleine Herzkranzgefäße achten und sie nicht mit umstechen!

Defibrillator bereithalten!

Hämatothorax, mediastinale Blutung

Ursache: Bei jedem Thoraxtrauma oder Dezelerationstrauma kann es neben Verletzungen des Herzens zu Verletzungen der Aorta thoracica, der Aortenbogenäste und der Pulmonalgefäße kommen, mit der Folge eines Hämatothorax.

Aorta: 3% aller Verkehrstoten sterben infolge einer Aortenruptur.

Unfallmechanismen:
- *Kombiniertes Kompressions-Dezelerationstrauma* (Frontalaufprall, z. B. Steuersäule, Abb. 180): Überbiegung des Aortenbogens durch abrupte Verkürzung des sagittalen Thoraxdurchmessers und Zerrung des distalen Bogenanteils durch Massenbeharrung.
- *Rückwärtsdezeleration* (Sturz auf den Rücken, z. B. Leiter; direkter Anprall von hinten): reine Überbiegungsruptur des Aortenbogens durch Massenbeharrung des Herzens.
- *Reine Thorax-Kompression oder -Kontusion* (Verschüttung, Quetschung, Explosion o. ä.): reine Überbiegungsruptur durch Verkürzung des sagittalen Thoraxdurchmessers.
- *Vertikale Dezeleration* (Liftabsturz, Baugerüst usw., Höhe mehr als 10–15 m): kombinierte Überbiegungs-Zerrungsruptur durch vertikale Massenbeharrung des Herzens.

Prognose: in jedem Fall ungünstig.

Leitsymptome:
- Adäquates Throaxtrauma.
- Brustschmerzen (paravertebral, retrosternal, basal), jedoch oft von meist vorhandenen Begleitverletzungen überlagert.
- *Klinische Untersuchung:* Kontusionsmarken? Rippenfrakturen? Perkutorische Dämpfung? Herztöne nach rechts verlagert? Veränderte Atmung? Einflußstauung der Jugularvenen?
- *Röntgen-Thorax:* in 2 Ebenen Mediastinalverbreiterung, Doppelkontur des Aortenbogens, Verdickung der Trachea und Verdrängung der Bifurkation nach rechts, der Oesophagus wird nach hinten abgedrängt und komprimiert: *Dysphagie, Dyspnoe.* Evtl. linksseitiger Hämatothorax (Abb. 181).
- *Labor:* LDH-Herztyp-Isoenzyme (Typ 1 und 2) sind immer über lange Zeit erhöht (LPG, SGOT sind nicht spezifisch!).
- *Aufsteigende Lähmung* bei protrahiertem Verlauf (Ischämie des Rückenmarks).

Angiographie: im akuten Stadium aus Zeitmangel nicht durchführbar.

Klinischer Verlauf: Überlebenschance bei vollständiger Aortenruptur mit Blutung in die linke Pleurahöhle nur wenn:

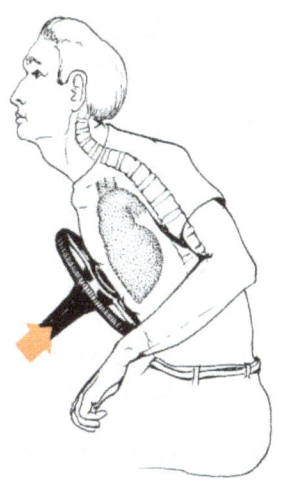 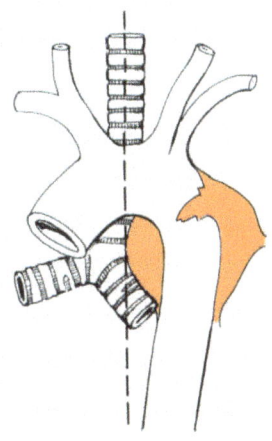

Abb. 180. Kombiniertes Kompressions-Dezelerationstrauma

Abb. 181. Traumatische Aortenruptur

- Gegendruck des entstehenden Hämatothorax,
- sinkender Blutdruck,
- thrombotischer Verschluß der Pleuraruptur
  zur provisorischen Blutstillung führt.

Bleibt die Adventitia teilweise erhalten oder bietet die mediastinale Pleura ausreichenden Widerstand, entsteht zunächst lediglich ein subadventielles oder periaortales Hämatom. Dies führt
- durch Thrombosierung und Organisation der äußeren Schichten zu einem *traumatischen* Aneurysma (günstiger Fall);
- nach *stummem Intervall* (4–6 Wochen) zur sekundären Ruptur in die linke Pleurahöhle: Hämatothorax = Tod. Dies kann Minuten bis Stunden dauern, so daß ein chirurgischer Eingriff noch möglich ist.

Behandlung:
- *Volumensubstitution* mit Plasmaexpander, Humanalbumin und vor allem Blut (mehrere Venenkatheter legen!). Weitere 5–10 Liter Blut schnellstens besorgen.
- Bei bereits bestehendem Hämatothorax und ausreichendem Verdacht auf eine Aortenruptur linksseitige *Thorakotomie* als Noteingriff noch während der Volumensubstitution. Bei *Herzstillstand* Thorakotomie nicht durch Wiederbelebungsversuche hinauszögern, da die Thorakotomie integrierender Bestandteil der Reanimation ist. Aufsuchen der Rupturstelle und Kompression mit der Hand, dann Anlegen von Gefäßklemmen proximal und distal der Ruptur (Abb. 182).

Bei *Herzstillstand:* jetzt Herzmassage bzw. Defibrillation.

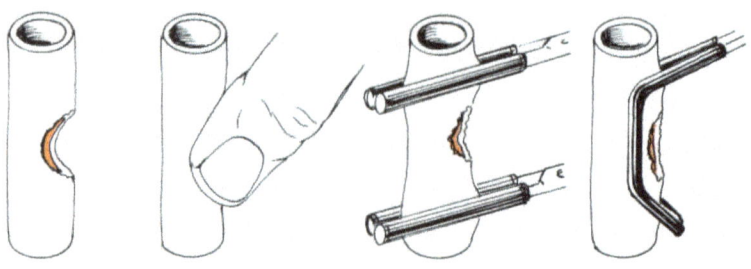

Abb. 182. Provisorische Blutstillung (s. Text)

Wenn der Defekt nicht zu groß ist, die beiden Klemmen durch eine seitliche teilverschließende Gefäßklemme ersetzen, so daß ein Teildurchfluß gewährleistet wird. Erforderlichenfalls ist ein intraluminaler Shunt (Plastikschlauch) zu verwenden. Dann Verschluß der Rupturstelle mit fortlaufender atraumatischer Gefäßnaht. Bei größeren Defekten kann ein Dacronstreifen (Patch) erforderlich sein.

Wichtig: Nach Begleitverletzungen suchen (sehr häufig!).

Verletzungen der intrathorakalen Aortenbogenäste (Truncus brachiocephalicus, li. A. subclavia, A. carotis):

Unfallmechanismen: meist direkte Perforation durch Stich oder Schuß. Selten Abriß bei Thoraxkompression.

Leitsymptome:
- Adäquates Trauma.
- Klinische Untersuchung: Äußere Verletzung? Perkutorische Dämpfung? Veränderte Atmung? Dysphagie? Dyspnoe? Einflußstauung? Pulse? Blutdruck rechts – links?
- ZVD (meist erhöht).
- Röntgen-Thorax (in 2 Ebenen):
  Mediastinalverbreiterung. Pleuraerguß rechts oder/und links.
- Kann der Kreislauf stabil gehalten werden und bestehen diagnostische Zweifel: angiographische Aortenbogendarstellung.

Klinischer Verlauf: Blutung ins Mediastinum kann zur Bildung eines *traumatischen Aneurysmas* führen. Bei freier Blutung in die Pleura ist höchste Eile geboten. Sofort Thorakotomie!

Behandlung:
1. Volumensubstitution.
2. Thorakotomie, am besten durch mediane Sternotomie.

Je nach Art der Verletzung:
- seitliche Naht,
- End-zu-End-Anastomose,
- Streifentransplantat (Vene, Dacron),
- Interposition (V. saphena, Dacronprothese).

Bei Verletzungen des Truncus brachiocephalicus oder der A. carotis sollte zur Vermeidung von Hirnkomplikationen ein intraluminaler Shunt verwendet werden. Die A. subclavia kann notfalls ligiert werden. Gegebenenfalls Rekonstruktion oder Bypass in zweiter Sitzung.

Verletzungen der A. pulmonalis: Selten!

Verlauf: Spontanheilungen sind möglich wegen Niederdruck. Bei gleichzeitiger Bronchusverletzung wird die Prognose ungünstig (Blutaspiration: Erstickung). Diagnose ist endgültig nur durch Angiographie zu stellen. Notfalls jedoch sofort Thorakotomie.

Operative Versorgung: Kleine Pulmonalarterien (Lappenarterien) können notfalls ligiert werden. Bei Hauptästen wie unter vorangehendem Kapitel. Eventuell extrakorporalen Kreislauf anwenden.

14 Thoraxverletzungen

Allgemeines

Verletzungen des Brustkorbes und der in der Brusthöhle liegenden Organe reichen von der banalen Thoraxprellung bis zu den akut lebensbedrohlichen Zustandsbildern nach Abriß großer intrathorakaler Gefäße und perforierender Herzverletzungen.
Die knöchernen Verletzungen des Brustkorbes zählen mit 5 bis 8% aller Frakturen zu den häufigsten Knochenbrüchen. Wegen der Auswirkung auf die Atmung und die Funktion der übrigen Thoraxorgane kommt ihnen eine besondere Bedeutung zu.

Einteilung

Geschlossene Thoraxverletzungen:
– Commotio thoracis,
– Contusio thoracis,
– Compressio thoracis,
– Verletzungen des knöchernen Thorax:
    Rippenfraktur,
    Rippenserienfrakturen,
    Sternumfraktur,
    Instabile Thoraxwand;
– Komplikationen stumpfer Thoraxverletzungen:
    Hämatothorax,
    Pneumothorax,
    Hautemphysem,
    Mediastinalemphysem.

Offene Thoraxverletzungen:
– perforierende Thoraxverletzungen,
– penetrierende Thoraxverletzungen.

Verletzungen der Thoraxorgane:
- Lunge,
- Bronchus,
- Herz,
- Große intrathorakale Gefäße,
- Ösophagus,
- Ductus thoracicus.

Untersuchungsmethode: Eine eingehende und sorgfältige Untersuchung Thoraxverletzter sollte folgende Punkte umfassen:

1. Anamnese,
2. genaue Inspektion (Anämie, Zyanose, venöse Stauung der Halsvenen, subkutanes Emphysem), Atemexkursionen der Thoraxwand, äußere Verletzungszeichen,
3. Auskultation und Perkussion (Atemgeräusche, Ergußbildung, Pneumothorax),
4. Palpation mit vorsichtiger sagittaler und frontaler Thoraxkompression,
5. Kreislaufverhältnisse (Puls, Blutdruck, SI, ZVD, EKG),
6. Röntgenbild a.-p. und seitlich.

Geschlossene Thoraxverletzungen

Commotio thoracis: Brustkorberschütterung durch stumpfe, meist schlagartige Gewalteinwirkung ohne anatomische Veränderungen. Sie kann eine sekundenanhaltende Apnoe mit reflektorischer Störung im Vagus-sympathicus-Bereich sowie Kreislaufreaktionsveränderungen mit reversiblen Schocksymptomen hervorrufen. Im allgemeinen klingen die vegetativen Begleitsymptome rasch ab. Der weitere Krankheitsverlauf zeigt, ob es sich nur um eine einfache Prellung des Brustkorbes gehandelt hat. Die Behandlung ist symptomatisch: Vorübergehende Ruhe, evtl. Analgetika.

Contusio thoracis: Die Symptome der Contusio thoracis sind denen der Commotio thoracis sehr ähnlich, der Verlauf jedoch langwieriger. Es kommt zu innerer Quetschung der Lunge mit Parenchymzerreißungen und intrapulmonalen subpleuralen Blutungen, gefolgt evtl. von Gasaustauschstörungen.
Klinisch stehen im Vordergrund: Schmerzen, Dyspnoe, Bluthusten, evtl. Dämpfung; im Röntgenbild früh auftretende, breitflächige Verschattungen. Als Folge der Kontusion können sich Komplikationen im bronchopulmonalen System entwickeln.

Lungenkontusionsherde runden sich im späteren Verlauf ab und stellen sich röntgenologisch als Rundherde dar. Sie werden manchmal mit Rundherden anderer Ursache (Bronchialkarzinom) verwechselt. Umgekehrt kann sich hinter einem Kontusionsrundherd einmal ein Bronchialkarzinom verstecken.

Die *Behandlung* der Lungenkontusion besteht in der Pneumonieprophylaxe. Atemgymnastik, Abhusten, Analgetika, evtl. Antibiotika. Sauerstoff. Kreislaufunterstützung bei Kontusionspneumonie.

Compressio thoracis: Durch langsames konstantes Zusammenpressen des Brustkorbes (Verschüttetwerden usw.) entsteht eine intrathorakale Druckerhöhung mit Erhöhung des zentralen Venendruckes. Da die Hals- und Kopfvenen klappenlos sind, wird das venöse Blut in die Kopf- und Halsregion zurückgepreßt, seltener auch in die obere Körperhälfte. Es entsteht das Bild der traumatischen Asphyxie mit aufgedunsenem blauroten Gesicht, Blaufärbung des Halses, des oberen Thorax, Stauung der Halsvenen, petechiale Blutungen der Schleimhäute des Mundes, der Nase sowie der Bindehäute. Evtl. Sehstörungen, basierend auf Blutungen in den Glaskörper, in den Sehnerven, Netzhautablösungen. Das gleichzeitig mit dem Schock kombinierte Krankheitsbild ist in der Regel reversibel, sofern die Kompression nicht zu lange bestanden hat.
Compressio thoracis: Perthes-Syndrom.
Behandlung: Übliche Schockbehandlung, Sauerstoff.

Verletzungen des knöchernen Thorax

Rippenfraktur

Entstehung: vorwiegend durch direkte Gewalteinwirkung bei Stoß oder Schlag, als Biegungs- oder Berstungsbruch, vor allem beim Erwachsenen im mittleren bis höheren Lebensalter aufgrund des Elastizitätsverlustes des Knochens. (Bei Kindern sind Rippenfrakturen äußerst selten.)
Frakturen der Rippen können in jedem ihrer Abschnitte von dorsal bis zum ventralen Ansatz erfolgen. Die 3 ersten Rippen sind nur selten frakturiert, die mittleren Rippen (5 bis 10) sind am häufigsten betroffen. Bei Rippenfrakturen der unteren Thoraxhälfte ist vor allem auf Mitverletzung von Leber, Milz oder Nieren zu achten.
Symptome: sofortiger posttraumatischer Atemschmerz. Crepitatio, örtlicher Druckschmerz, frontaler und sagittaler Kompressionsschmerz.
Therapie: Im allgemeinen kann die Behandlung ambulant durchgeführt werden. Wichtig ist eine ungestörte Atmung. Besonders bei alten Menschen und bei Verletzten mit pulmonalen Vorerkrankungen kann sich

durch die Schonatmung rasch eine Bronchopneumonie entwickeln. Durch bewußtes Atemtraining und Abhusten können die Atemwege freigehalten werden. Durch Analgetika oder besser durch eine paravertebrale interkostale Leitungsanaesthesie wird eine schmerzfreie Atemexkursion ermöglicht. Dauernde starke Schmerzen können auch durch einen Dachziegel-Heftpflasterverband gelindert werden. Der Verband reicht dorsal über die Wirbelsäule und ventral über das Sternum auf die gesunde Seite.

Rippenserienfrakturen (Abb. 183)

Entstehung: breitflächige Gewalteinwirkung mit Bruch mehrerer Rippen auf einer Seite, nicht selten beidseitig (Steuerradverletzung!).
Symptome: atemabhängiger Schmerz, Crepitatio, Kompressionsschmerz, unter Umständen früh einsetzende Ateminsuffizienz.
Therapie: Beim Vorliegen von Rippenserienfrakturen ist immer Krankenhausbehandlung erforderlich, da Komplikationen wie Hämatothorax,

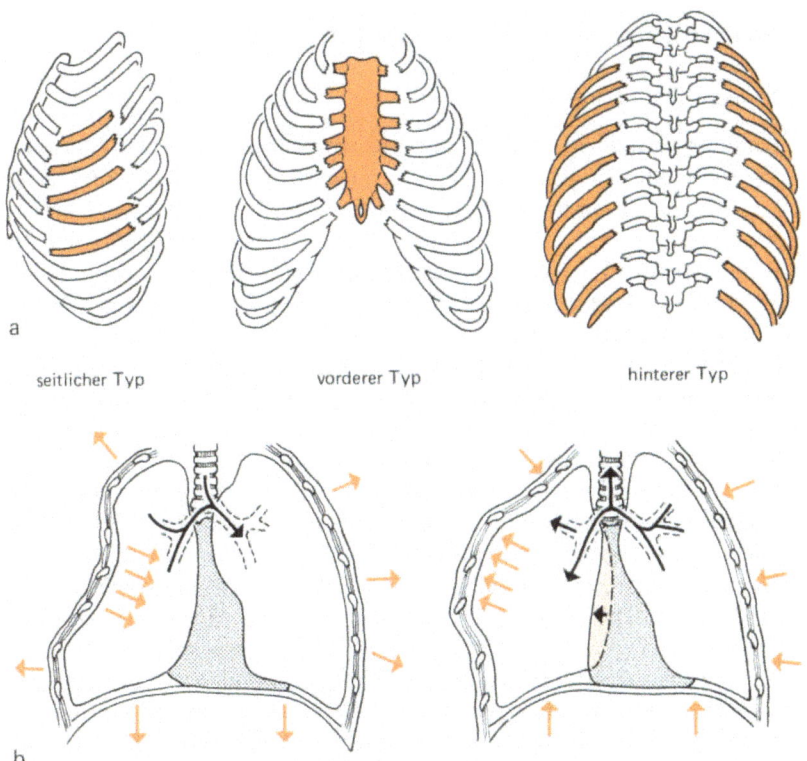

Abb. 183 a, b. Instabile Thoraxwand. **a** Verschiedene Typen, **b** Ballotement

Pneumothorax, Lungenatelektase, Kontusionspneumonie möglich sind. Bei ausreichender Atemfunktion ist die Schmerzausschaltung mit paravertebraler Leistungsanaesthesie bzw. Dachziegelverband in Exspirationsstellung möglich. Bei sehr alten Menschen, beim Vorliegen eines Emphysems, bei Raucherbronchitis ist gezielte Atemgymnastik und häufiges Abhusten unter manueller Schienung der verletzten Thoraxseite durch eine Pflegeperson dringend erforderlich, evtl. Antibiotika.

Sternumfraktur

Entstehung: direkte Gewalteinwirkung auf die vordere Thoraxwand (Frontalzusammenstoß) oder seltener als Taschenmesserflexionsmechanismus zusammen mit einer Wirbelfraktur.
Diagnose: Lokale Schmerzhaftigkeit, evtl. Palpation einer Knochenstufe. Seitliche Thoraxaufnahme!
Therapie: Sternumfrakturen ohne vollständige Trennung der Fragmente verursachen im allgemeinen wenig Beschwerden sowie nur eine geringe Behinderung der Atemfunktion, sofern nicht eine Instabilität der Thoraxwand in Verbindung mit Rippenfrakturen vorliegt.

Instabile Thoraxwand

Bei einem instabilen Thorax aufgrund von Rippenserien- und Sternumfrakturen oder aufgrund von Rippenstückbrüchen kommt es infolge des Soges bei der Inspiration zum Kollaps der instabilen Thoraxwand, bei der Exspiration zu einem entgegengesetzten Verhalten (Abb. 182). Ist die Rippenserienfraktur einseitig, beschränkt sich die paradoxe Atmung auf die befallene Seite, bei doppelseitigen Frakturen ist sie symmetrisch; bei Rippenstückbrüchen segmentäre paradoxe Atmung.
Rippenserienfrakturen im ventralen bis axillären Bereich verursachen im allgemeinen eine Instabilität der Thoraxwand. Bei Serienfrakturen im dorsalen Verlauf bleibt die Thoraxwand durch die kräftige muskuläre Schienung nahezu stabil.
Das Krankheitsbild ist beherrscht von der Hypoxie, vor allem bei zusätzlicher Lungenkontusion. Bei schwerer Instabilität kommt es zu einem eindrucksvollen „nach Luftringen".
Therapie: Als Notfallbehandlung am Unfallort kann ein fester Druckverband zur Stabilisierung der Thoraxwand die akute Atemnot lindern. Im Krankenhaus wird der Verletzte beatmet. Durch die Beatmung wird eine innere pneumatische Schienung der Thoraxwand erzielt. Vor allem bei isolierten Thoraxtraumen kann durch eine operative Stabilisierung der Rippenfrakturen eine mehrwöchige Beatmung vermieden werden. Zur Stabilisierung eignen sich besonders Ribstruts, die die verletzte Zone überbrücken und leicht einzubringen sind.

Komplikationen geschlossener Thoraxverletzungen

Hämatothorax

Entstehung: Einriß von Interkostalarterien, der A. mammaria, der großen Thoraxgefäße oder intrathorakaler Organe nach geschlossenem Thoraxkompressionstrauma mit oder ohne Rippenfrakturen.

Symptome: Blässe der Haut, Schockzustand, Dyspnoe, normaler oder erhöhter ZVD, Schockindex, Mediastinalverdrängung. Die klinische Symptomatik wird bestimmt von dem Ausmaß der Hypovolämie, der Lungen- und Mediastinalverdrängung sowie der Schwere der Begleitverletzungen. Auskultatorisch abgeschwächtes Atemgeräusch. Perkutorisch basale Dämpfung. Röntgenologisch bei erheblicher Blutung (800 bis 1500 ml) diffuse Trübung der verletzten Thoraxhälfte im Liegen, bei Aufrichtung des Oberkörpers basale Verschattung. Basale Spiegelbildung nur beim Vorliegen eines Hämatopneumothorax.

Probepunktion: Eine Probepunktion kann zur Sicherung der Diagnose beitragen.

Therapie: Ziel der Behandlung ist die sofortige und vollständige Entleerung des Pleuraraumes, solange das Blut noch flüssig ist. Ist das Blut einmal geronnen, so erschwert dies die Punktions- und Drainagebehandlung. Große, zurückgebliebene Blutmengen können zum organisierten Hämatothorax, zum Fibrothorax und zur Pleuraschwarte führen, die dann eine operative Dekortikation erforderlich machen.

Die Entleerung des Pleuraraumes erfolgt zunächst durch Punktion. Mit wiederholten Punktionen sollte man sich nicht begnügen, sondern den Hämatothorax baldmöglichst mittels einer geschlossenen Pleuradrainage im 2. bis 3. ICR der vorderen Medioklavikularlinie behandeln. Ist keine Saugvorrichtung vorhanden und muß die Drainage unter Wasser abgeleitet werden, sollte beim Hämatothorax die Drainage im 5. ICR der mittleren Axillarlinie eingelegt werden, da die Flüssigkeit sonst nicht abläuft. Wenn vorhanden, sollte immer eine Saugpumpe an das Drainagesystem angeschlossen werden. Die stetig abgesaugte Drainage hat gegenüber mehrfachen Punktionen vor allem den Vorteil, daß durch eine genaue Messung des Blutverlustes das Ausmaß der Blutung exakt überwacht werden kann.

Die Indikation zur Thorakotomie ist gegeben, wenn es nach Absaugen des Thoraxinhaltes massiv weiterblutet bzw. die weiteren Stundenportionen der Drainage mehr als 200 ml betragen und zunehmen. Parenchymblutungen aus dem Niederdrucksystem des kleinen Kreislaufs sistieren meist nach Ausdehnung der Lunge, Blutungen aus Interkostalarterien oder der A. mammaria erfordern häufiger eine Thorakotomie.

Technik der geschlossenen Pleuradrainage: Nach Lokalanaesthesie und Stichinzision wird im 2. bis 3. ICR in der vorderen Medioklavikularlinie

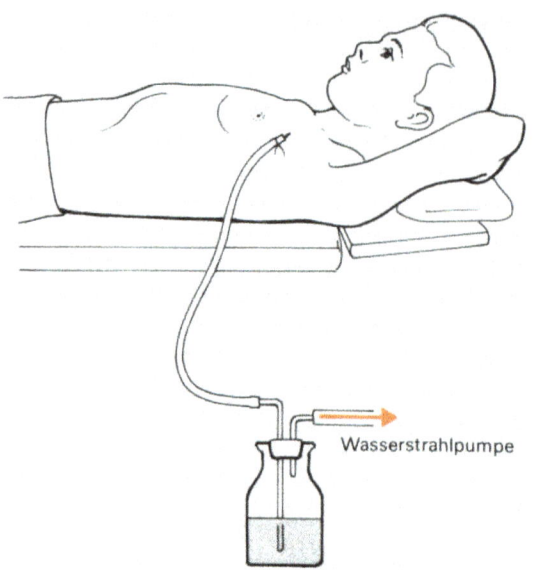

Abb. 184. Thoraxdrainage bei Hämatothorax

ein flexibler Thorax-Trokarkatheter aus Plastikmaterial (von der Industrie steril und sofort gebrauchsfähig angeboten) so in den Pleuraraum eingelegt, daß 8 bis 10 cm des Drainagerohres in die Thoraxhöhle hineinragen. Wird die Trokarspitze beim Zurückziehen sichtbar, kann der Schlauch abgeklemmt und mit dem Drainagegefäß verbunden werden. Die sich atemsynchron im Drainageschlauch bewegende Blutsäule informiert beim Hämatothorax über die richtige Lage der Drainage. Die Drainage wird mit einer Naht an der Haut befestigt (Abb. 184).
Für die Drainage werden im einzelnen benötigt:

1. flexibler Thorax-Trokarkatheter aus Plastikmaterial,
2. Plastikschlauch zum Anschluß an die Saugpumpe,
3. Klemme,
4. Nadelhalter,
5. atraumatische Naht,
6. Pinzette und Schere,
7. Skalpell für Stichinzision,
8. Einmalkanüle und Einmalspritze zur Lokalanaesthesie.

Pneumothorax

Durch Eindringen von Luft aus dem Lungenparenchym, durch Verletzung der Pleura visceralis aus dem Tracheobronchialsystem oder durch penetrierende Brustkorbverletzung mit Druckausgleich zwischen Atmosphäre und Pleuraraum kommt es zum Pneumothorax. (Spontanpneumothorax bei Emphysem.) Der Druckausgleich führt zum partiellen oder totalen Kollaps der Lunge.

Symptome: Die klinische Symptomatik kann mit Dyspnoe, Zyanose und Tachykardie einhergehen. Auf der betroffenen Seite besteht fast immer ein Pleuraschmerz. Auskultatorisch fehlendes Atemgeräusch, perkutorisch hypersonorer Klopfschall. Auf der Thoraxübersichtsaufnahme erkennt man eine homogene Luftaufhellung ohne Lungenzeichnung zwischen Thoraxwand und der kollabierten Lunge. Die Pleura visceralis zeigt sich als dünne Schattenlinie. Die Gewebedichte in der kollabierten Lunge ist vermehrt.

Therapie: Je nach Schwere des zugrundeliegenden Krankheitsbildes erfolgt die Therapie des geschlossenen Pneumothorax konservativ, d. h. durch Abwarten der Spontanresorption, wenn nicht mehr als 20% der Lunge kollabiert sind (Mantelpneumothorax). Ist die Lunge total kollabiert, erfolgt Punktions- und Drainagebehandlung. Die Lage der Drainage ist der 2. bis 3. ICR in der Medioklavikularlinie. Das Einlegen der Drainage erfolgt wie beim Hämatothorax beschrieben. Nur selten ist eine Thorakotomie mit Verschluß der inneren Lungenfistel (meist bei Spontanpneumothorax) erforderlich (Abb. 185).

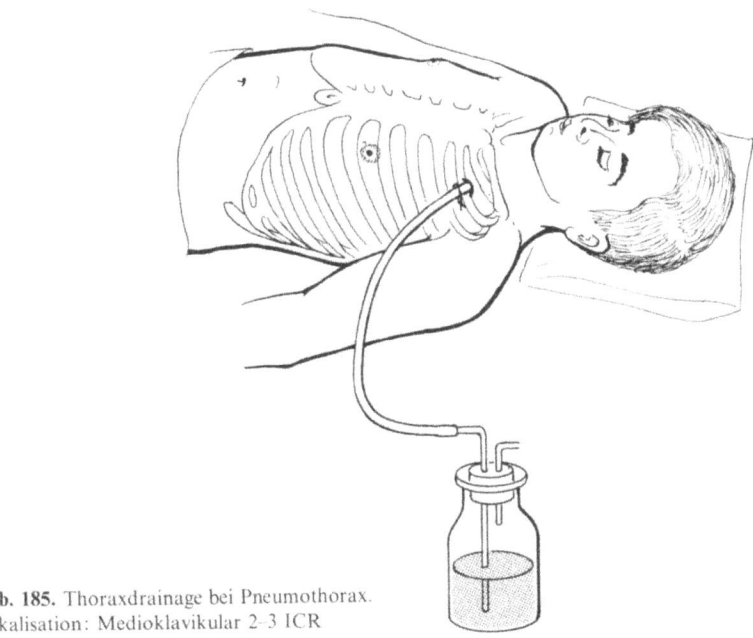

Abb. 185. Thoraxdrainage bei Pneumothorax.
Lokalisation: Medioklavikular 2-3 ICR

Spannungs- oder Ventilpneumothorax: Er basiert auf einem respiratorischen Ventilmechanismus im Bereich der Lufteintrittsstelle. Die Luft strömt bei der Inspiration in den Pleuraraum und kann durch Verlegung der Eintrittsstelle bei der Exspiration nicht mehr entweichen. Es kommt zu einer relativ rasch einsetzenden Verdrängung des Mediastinums zur kontralateralen Seite mit Kompression der gesunden Lunge. Lungenkollaps, Kompression der gesunden Lunge und Behinderung des Blutrückstromes durch den Überdruck mit Abnahme des Herzminutenvolumens führen rasch zu einem lebensbedrohlichen Zustand.

Die *Symptome* sind Dyspnoe, Zyanose, Einflußstauung, Tachykardie, Blutdruckabfall, hypersonorer Klopfschall und aufgehobenes Atemgeräusch der befallenen Seite. Röntgenologisch Verdrängung des Mediastinums zur gesunden Seite bei total kollabierter Lunge. Zwerchfell abgeflacht.

Diagnose und *Therapie* müssen Hand in Hand gehen und sofort einsetzen: Als Notmaßnahme Punktion mit einer möglichst großkalibrigen Kanüle im 2. oder 3. ICR in der Medioklavikularlinie. Beim Einstechen der Kanüle in den Pleuraraum entleert sich sofort die Luft unter zischendem Geräusch. Armierung der Kanüle mit einem eingeschnittenen Fingerling nach Art der Tiegelschen Ventilkanüle ist zweckmäßig (Abb. 186). So versorgt, kann der Patient in das nächstgelegene Krankenhaus gebracht werden. Endgültige Versorgung durch Thoraxdrainage im 2. ICR in der Medioklavikularlinie.

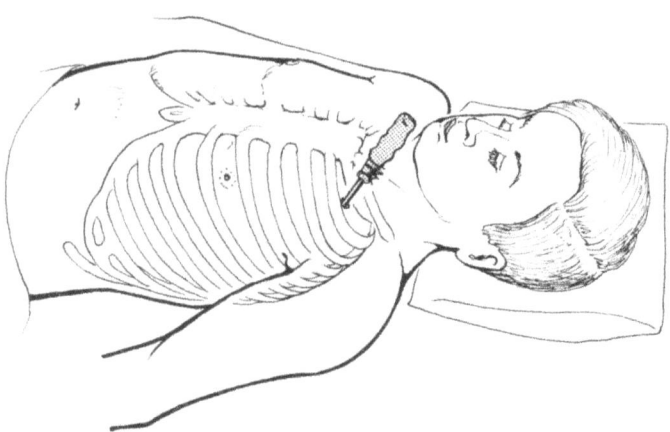

Abb. 186. Punktion bei Spannungspneumothorax

Perforierende Thoraxverletzungen

Meist handelt es sich um Stich-, Schnitt-, Schuß-, Perforations- und Pfählungsverletzungen sowie perforierende Anprallverletzungen. Die Symptomatik wird oft bestimmt durch Mitverletzung innerer Organe. Durch Brustwandperforation entsteht der offene Pneumothorax.

Offener Pneumothorax (Abb. 187)

Wie beim geschlossenen Pneumothorax kann auch beim offenen Pneumothorax ein Ventilmechanismus mit der Entwicklung eines Spannungspneumothorax resultieren. Bleibt die Verbindung zur Außenwelt offen, so entsteht das *Mediastinalflattern*.
Dabei kommt es zur Verschiebung des Mediastinums bei Inspiration zur gesunden Seite hin. Bei der Exspiration wird das Mediastinum zur kranken Seite verlagert. Durch das ständige respiratorische Hin und Her enstehen schwerwiegende Folgen für Atmung und Kreislauf. Der venöse Rückfluß zum Herzen wird behindert. Gleichzeitig kommt es zum Übertritt von Exspirationsluft aus der unverletzten Lunge in die teilkollabierte Lunge der Verletzungsseite, das *sog. Pendelvolumen,* das die bereits bestehende Hypoxie verstärkt. *Symptome* des offenen Pneumothorax: zunehmende Zyanose, Tachypnoe, auskultatorisch fehlendes Atemgeräusch, perkutorisch hypersonorer Klopfschall, bei der Durchleuchtung atemsynchrone Verschiebung des Mediastinums zur gesunden Seite.
Therapie: Die respiratorische Funktion muß beim offenen Pneumothorax unverzüglich wiederhergestellt werden, im Notfall durch einen luftabdich-

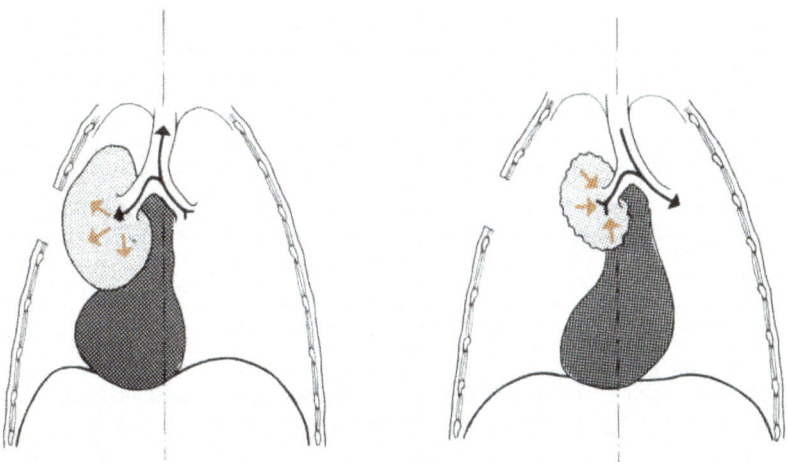

Abb. 187. Offener Pneumothorax: Pendelvolumen

tenden Verband, d. h. Umwandlung eines offenen in einen geschlossenen Pneumothorax. Für den Transport in das nächstgelegene Krankenhaus ist Intubation und assistierte Beatmung erforderlich. Die endgültige Versorgung besteht in einem operativen Verschluß der Thoraxwunde und Drainage der Pleurahöhle.

Hautemphysem

Nach Zerreißung der parietalen Pleura kann bei stumpfen und offenen Thoraxverletzungen ein Hautemphysem auftreten durch Eindringen von Luft in den Subkutanraum. Es entsteht eine Anschwellung des Gesichtes, der Augenlieder, des gesamten Rumpfes, des Skrotums. Palpatorisch hört man das sog. Schneeballknirschen. Röntgenologisch tritt das Hautemphysem durch streifige Luftaufhellungen in Erscheinung.
Therapie: konservativ, abgesehen von der Beseitigung des kausalen Geschehens. Stark entstellende, subkutane Luftkissen können durch Einstechen steriler Injektionsnadeln angegangen werden.

Mediastinalemphysem

Das Mediastinalemphysem entsteht durch Eintritt von größeren Luftmengen in das interstitielle Bindegewebe des Mediastinums. Dies geschieht über das Tracheobronchialsystem, über eine offene Thoraxverletzung, über die Speiseröhre sowie über eine Verbindung mit einem Bauchhohlorgan aufgrund einer traumatischen Zwerchfellruptur. Dem Entstehungsmechanismus gehen stumpfe penetrierende Traumen, Perforationen des Oesophagus, Abrisse und Einrisse von Trachea und Hauptbronchus voraus. Auch bei Lungenkontusionen und bei der Beatmung kann sich durch Ruptur von Alveolen ein Mediastinalemphysem bilden. Die Luft gelangt entlang der Gefäßstrukturen von Lunge und Hilus ins Mediastinum. Nicht selten ist auch ein Spannungspneumothorax die Ursache des Mediastinalemphysems.
Bei fortgeschrittenem Mediastinalemphysem tritt ein Hautemphysem oberhalb des Jugulums im Bereich des Halses und des Kopfes auf. Die Patienten klagen über retrosternale Schmerzen, Einflußstauung der Halsvenen. Bei mediastinaler Druckerhöhung kommt es zum Pulsanstieg, Blutdruckabfall, Dyspnoe und Hypoxie, bis hin zur „extraperikardialen Herztamponade". Auf der Thoraxübersichtsaufnahme Vergrößerung des Mittelschattens; als sicheres Zeichen feiner Doppelschatten entlang der li. Herzkontur.
Therapie: Die lebensbedrohlichen Ursachen müssen zunächst behandelt werden: Ein Spannungspneumothorax wird drainiert, Trachea-, Bronchus- oder Oesophagusverletzungen werden nach exakter Abklärung operativ versorgt. Kommt es durch das Mediastinalemphysem zu einem

bedrohlichen Druckanstieg mit Atemnot und Einflußstauung, ist als symptomatische Nottherapie eine kollare Mediastinotomie erforderlich: Über einen Querschnitt in der Fossa jugularis wird die Trachea freipräpariert und eine Drainage tief in den prätrachealen Raum eingelegt.

Wichtig ist, daß bei einem Mediastinalemphysem an eine Verletzung der Trachea, an einem Bronchusab- bzw. -einriß oder an eine Verletzung der Speiseröhre gedacht wird!

Verletzungen der Thoraxorgane

Lunge

Entstehung: Thoraxkontusion, perforierende Thoraxverletzungen.
Symptome: bei Mitverletzung der Pleura visceralis: wie Pneumothorax bzw. Spannungspneumothorax. Bei Lungenblutung: Schock mit blutungsbedingter Kreislaufstörung.
Therapie: s. Pneumothorax.
Bei erheblicher Lungenblutung operative Revision mit Lungenteilresektion.

Bronchus

Entstehung: erhebliches Thoraxtrauma mit Ab- oder Einrissen am Bronchus.
Symptome: Dyspnoe, Tachypnoe, Mediastinalemphysem, zunehmende Atelektase (s. auch Spannungspneumothorax).
Therapie: frühzeitige operative Rekonstruktion.

Herz (s. Kap. 13. Verletzungen der Gefäße und des Herzens)

Contusio cordis
Entstehung: breitflächige Anprallverletzung (stumpf).
Symptome: Klinische Symptome treten oft erst Tage nach dem Unfall auf. Sie können auch bei massiver Kontusion sehr gering sein. Am häufigsten werden präkardiale Schmerzen und Herzinsuffizienz beobachtet.
Im Röntgenbild des Thorax kann eine Herzdilatation sichtbar werden, ist jedoch bei den meist durchgeführten Liegendaufnahmen nicht exakt zu beurteilen.
Im EKG werden vor allem Herzrhythmus-, Reizleitungs- und Repolarisationsstörungen beobachtet. Ein normales EKG schließt jedoch eine Herzkontusion nicht aus.
Enzymbestimmungen: Die MB-Isoenzyme der Kreatininphosphokinase (CPK) steigen bei Herzverletzungen regelmäßig an. Eine Anteil der CPK-

MB von über 8% der Gesamt-CPK unterstützt erheblich den Verdacht auf eine Herzkontusion.
Therapie: Bei jedem Verdacht EKG-Überwachung am Monitor. Allgemeine Behandlung von Hypoxie und Hypovolämie, Antiarrhythmika, je nach Arrhythmieform, Digitalis bei Herzinsuffizienz. Bei dem seltenen Perikardempyem: Perikardpunktion.

Große intrathorakale Gefäße

Entstehung: Besonders vertikale Deceleration und Thoraxkompression führen zu Aorteneinrissen. In über 90% liegt der Einriß im Isthmusbereich. Totale Abrisse führen im allgemeinen zum sofortigen Exitus letalis, partielle Einrisse können die Klinik lebend erreichen, wenn die Adventitia erhalten ist und sich ein falsches Aneurysma ausbildet.
Symptome: bei der seltenen Ruptur der Aorta ascendens – Herztamponade mit oberer Einflußstauung.
Bei Rupturen der Aorta descendens – Rückenschmerzen, Schock durch das allgemein schwere Trauma, evtl. RR-Unterschied zwischen oberer und unterer Extremität (Pseudokoarktationssyndrom) und linksseitiger Hämatothorax.
Röntgenbefund: verbreitertes Mediastinum, Verlagerung des li. Hauptbronchus nach unten (der Röntgenbefund ist das konstanteste Zeichen). Bei Verdacht auf eine Aortenruptur wird die Diagnose durch eine Aortographie gesichert.
Therapie: Rupturen der Aorta ascendens können nur mit Herz-Lungen-Maschine versorgt werden. Eine Ruptur der Aorta descendes kann auch ohne Herz-Lungen-Maschine operativ verschlossen werden.

Oesophagus

Entstehung:
von außen: Schuß, Stich- und Pfählungsverletzungen;
von innen: verschluckte Fremdkörper; Verätzungen führen zu Mediastinitis.
Symptome: Schocksymptomatik, retrosternaler Schmerz, Temperatursteigerung.
Röntgenologisch: Kontrastmittelübertritt bei Darstellung des Oesophagus mit Gastrografin.
Therapie: operativer Verschluß der Perforationsstelle, Drainage des Mediastinums, Antibiotika. Parenterale Ernährung.

Ductus thoracicus

Entstehung durch Hyperextension der Wirbelsäule bei Sturz oder stumpfes, seltener penetrierendes Thoraxtrauma. Häufigste Ursache: intraoperative Verletzung.

Symptome: Ernährungsstörung mit Kachexie, bei Punktion findet man milchig-weiße oder durch Blutbeimengungen kakaofarbene Flüssigkeit. Es stellt sich häufig die Differentialdiagnose zum Empyem. Die Diagnose wird durch Einnahme lipophiler Farbstoffe gesichert.

Therapie: Thoraxdrainage und parenterale Ernährung. Falls die konservative Therapie über mehrere Wochen erfolglos ist: operative Ligatur des Ductus thoracicus.

15 Bauchverletzungen

Allgemeines

Stumpfe oder gedeckte Bauchverletzungen sind von offenen oder perforierenden zu unterscheiden, weil sie wenigstens teilweise einer unterschiedlich angesetzten Diagnostik bedürfen und auch die Dringlichkeit, d. h. die Zeitspanne zwischen dem Trauma und einem notwendig werdenden Eingriff unterschiedlich lang sein kann. Während bei den perforierenden Bauchtraumata sofort operativ gehandelt werden muß, bleibt bei den stumpfen Verletzungen – von den massiven Blutungen aus großen Gefäßen und parenchymatösen Organen abgesehen – meist die Zeit zur Klärung der Diagnose bei stationärer Überwachung und für die Entscheidung einer konservativen oder operativen Therapie.

Das stumpfe Bauchtrauma

Ätiologie: Plötzliche stumpfe Gewalteinwirkungen auf den Bauchraum entstehen durch Verkehrsunfälle (Lenkradanprall), Unglücksfälle am Arbeitsplatz, tätliche Auseinandersetzungen und vor allem durch Unglücksfälle beim Sport (verdrehter Radlenker beim Sturz mit dem Fahrrad, Eishockey, Fußball, Wintersport). 80% der Patienten mit stumpfen Bauchtraumen sind unter 40 Jahre alt, die Letalität liegt bei 20–30%.

Häufige Begleitverletzungen: vor allem Rippenbrüche, seltener Becken- und Extremitätenfrakturen. Eine besonders gefährliche Kombination wegen der hierdurch beeinträchtigten diagnostischen Möglichkeiten ist speziell das Schädel-Hirn-Trauma.

Symptomatik: Das klinische Bild wird geprägt von Bauchdeckenhämatomen, die sich durch Prellmarken und Blutergußverfärbungen kennzeichnen und solchen in der Rektusloge mit oder ohne Quetschung der Muskulatur, sowie – besonders gravierend – durch Verletzungen innerer Organe mit intraabdominalem Austritt von Blut- und Darminhalt.

Folgende Symptome können nach stumpfen Bauchtraumata auftreten:

- Schockzeichen: Blässe, kalter Schweiß, absinkender Blutdruck bei relativer Bradykardie.
- Hinweise auf eine beginnende oder floride Peritonitis: Bauchdeckenspannung lokal oder diffus im Sinne von rigider Resistenz bis zur Bretthärte, aufgehobener Bauchatmung, fehlender oder bei laufender Kontrolle sistierender Darmgeräusche und einer Zunahme des Bauchumfanges (nur begrenzt verwertbar).

Peritoneallavage

Das Verfahren wurde von Root (1965) in der heute vorliegenden Form ausgearbeitet, geht aber auf Vorschläge von Saloman (1906) zurück. Es entwickelte sich aus der Bauchpunktion und hat bis heute als sicheres Verfahren (Trefferquote über 95%, Komplikationsrate 1%) eine weite Verbreitung gefunden.

Methodik der Peritoneallavage: Den Hinweis auf die Notwendigkeit der diagnostisch weiterführenden Methode geben Schmerzangabe der Verletzten, die Inspektion von Wunden, Prellmarken, Hämatomen, dann abdominelle Abwehrspannungen, auch Frakturen des Beckens und der untersten Rippen beiderseits beim bewußtlosen Polytraumatisierten.

Kontraindikationen: freie Luft in der Bauchhöhle, Verdacht auf Verwachsungen.

In diesen Fällen wird primär laparotomiert.

Vorgehen:
- Patient in Rückenlage,
- Blasenentleerung (Katheter), wenn nötig,
- Desinfektion (Asepsis),
- Lokalanaesthesie,
- Punktion in der Mittellinie 2–3 QF unterhalb Nabel (Abb. 188) mit Stilett-Troikart, Einführung des Katheters.

Bei Austritt von Blut, Darminhalt, galliger oder trüber Flüssigkeit während der Punktion: sofort Laparotomie.

- Spülung mit körperwarmer isotoner Ringerlactat-Lösung (Erwachsene 1000 ml, Kinder 500 ml),
- Lagewechsel des Patienten und Senken der Infusionsflasche zum Zurückgewinnen des Instillates.

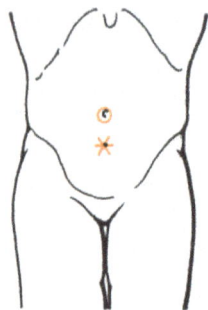

Abb. 188. Punktionsstelle für die Peritoneallavage

Ergebnis und Konsequenzen:

Deutlich positiv ist der Test, wenn die Flüssigkeit erkennbar blutig getrübt oder gallig aussieht. Der Trübungsgrad läßt sich dadurch bestimmen, daß bei starker Trübung die Flüssigkeit undurchsichtig ist und bei schwächerer Trübung eine Schrift hinter dem Plastikschlauch nicht mehr oder nur verschwommen lesbar ist. *Konsequenz:* Laparatomie.

Schwach positiv ist das Ergebnis, wenn die Rücklaufflüssigkeit leicht sanguinolent oder leicht getrübt ist (Schrift hinter dem Schlauch lesbar).

Ein *negatives Resultat* ist dann zu konstatieren, wenn die Spülflüssigkeit klar zurückkommt.

Im Falle eines schwach positiven Ergebnisses sind unter Umständen Laboruntersuchungen anzuschließen.

Pathognomonisch für eine intraabdominelle Verletzung sind:
- mehr als 100 000 Erythrozyten/mm^3 Spülflüssigkeit (begründeter Verdacht auf Ruptur eines parenchymatösen Organs oder eines Gefäßes des peritonealen Überzuges);
- mehr als 500 Leukozyten/mm^3 Spülflüssigkeit (begründeter Verdacht auf eine Darmverletzung);
- Amylasewert in der Spülflüssigkeit > als der normale Serumwert (begründeter Verdacht auf Pankreasverletzung mehr als 2700 U/l);
- Nachweis von Coli-Bakterien in der Spülflüssigkeit (begründeter Verdacht auf Ruptur intestinaler Organe);
- Fasern im Sediment.

Bei Nachweis dieser Befunde ist unter kritischer Würdigung des Gesamtzustandes des Verletzten auch eine Indikation zur Laparotomie gegeben. Gegenüber dem heute überall gleich sicher auszuführenden Verfahren der peritonealen Spülung treten selektive Angiographien, Laparoskopien, Leber- und Milzszintigraphien und Ultraschalltomographien, die nur an ganz wenigen Zentren möglich sind, in ihrer Bedeutung für die Indikationsstellung zurück.

Zusätzliche Laboruntersuchungen:
- Kontrolle der Leukozytenwerte im Serum,
- Glutamat-Pyruvat-Transaminase (Leber),
- Amylasewerte im Harn,
- Amylase- und Lipasewerte im Serum (Pankreas).

Verletzungsformen:
- Bauchprellungen und Bauchdeckenkontusionen,
- isolierte intraabdominelle Organverletzungen,
- kombinierte intraabdominelle Organverletzungen (Ruptur mehrerer Organe),
- komplizierte Organverletzungen, d. h., intraabdominelle Verletzungen in Kombination mit einem Schädelhirntrauma, Thoraxtrauma und/oder Extremitätenfrakturen.

Nicht selten wird die Indikation zum Eingriff wegen erheblicher diagnostischer Schwierigkeiten verzögert oder überhaupt nicht gestellt. Wenn sich bei Verletzungen parenchymatöser Organe eine stärkere Blutung in die freie Bauchhöhle oder bei Verletzungen der Intestinalorgane eine Peritonitis entwickelt hat, dann sinken die Aussichten auf eine erfolgreiche Kausalbehandlung erheblich und die Prognose ist ernst. Die Letalität nach einer schweren stumpfen Bauchverletzung erreicht bei sofortiger Versorgung Werte von 10%, sie steigt mit jeder Stunde nach dem Trauma an und liegt nach der 12. Stunde bei 80–100%. Daraus ergibt sich die Forderung, auch bei Verdacht auf eine intraabdominelle Organverletzung bei adäquatem Trauma „lieber einmal mehr", *d. h. lieber rechtzeitig,* als bei fortgeschrittener Symptomatik zu laparotomieren.

Allgemeine Sofortmaßnahmen nach Klinikaufnahme

- Venenpunktion zur Blutentnahme für Blutgruppenbestimmung und zur Kreuzungsreaktion, Anlegen einer leistungsfähigen Infusion durch V. cava-Katheter (Schockprophylaxe, Schocktherapie).
- Überprüfen der aktuellen Kreislaufsituation (Puls, Blutdruck, zentraler Venendruck) und der Atmung (fehlende Bauchatmung, Tachypnoe).
- Dauerkatheterisierung der Harnblase (Kontrolle der Ausscheidung und Harnmenge, makroskopische Blutbeimengungen, Harnstatus, Mikroerythrozyturie).
- Erhebung des genauen Hergangs der Verletzung und der Uhrzeit des Traumas, klinische Untersuchung des Bauchbefundes (stumpfes oder perforiertes Bauchtrauma, lokale oder diffuse Abwehrspannung, Darmgeräusche).
- Diagnostik (Abdomenleeraufnahme, fortlaufende Überprüfung des Lokalbefundes und der Kreislaufverhältnisse, bei klinischem Hinweis Peritoneallavage). Die Überwachung der Patienten erfolgt zweckmäßig

auf der Intensivstation. Bei Verdacht auf zweizeitige Rupturen parenchymatöser Organe und negativem Lavage-Befund sollten unbedingt Zöliakographien durchgeführt werden.
- *Zurückhaltung mit analgetischen Medikamenten* insbesondere Opiaten oder ihnen in der Wirkung nahestehenden Pharmaka (Verschleierung des klinischen Bildes kann zu verspäteten Eingriffen oder zur verspäteten Lavage und damit zur Verschlechterung der Prognose wegen des konsekutiv verspäteten Eingriffes führen).
- Bei Ateminsuffizienz (z. B. bei traumatischen Zwerchfellhernien) und bei Aspirationsgefahr (Schädelhirntrauma) muß intubiert werden.

Spezielle Organverletzungen

Milzverletzungen

Bei den parenchymatösen Organen steht die Milzruptur an erster Stelle (ca. 40%).

Ursachen und Formen: Gewalteinwirkungen, die den Oberbauch oder die unteren Thoraxbereiche von links oder von vorn treffen. Einzeitige oder seltener zweizeitige Rupturen. Riß der Konvexität oder auch als intraabdominelle Massenblutung bei Rupturen des Milzstieles (Abb. 189).

> *Merke:* In mehr als 50% der Fälle Kombination von Frakturen der linken unteren Rippen mit Milztrauma.

Röntgen: Übersicht untere Thoraxapertur.
Bei der sog. zweizeitigen Milzruptur (Häufigkeit etwa 1 : 6) entsteht primär eine zentrale Parenchymverletzung. Erst nach einem freien Intervall von mehreren Tagen bis zu wenigen Wochen tritt durch das Ansteigen des intrasplenalen Druckes ein Kapselriß mit anschließender massiver Blutung in die Bauchhöhle ein.

Symptomatik:
- Blutungsschock,
- peritoneale Reizung vor allem im linken Oberbauch,
- Leukozytose.

Vor der zweizeitigen Ruptur Druckgefühl im linken Oberbauch von unterschiedlicher Stärke bis zur Beschwerdefreiheit (Angiographie bei Restbeschwerden!).

Therapie: unverzügliche Laparotomie:
- beim Erwachsenen: Splenektomie (Abb. 189, 190),
- beim Kind: Erhaltungsversuch (Naht, Klebung).

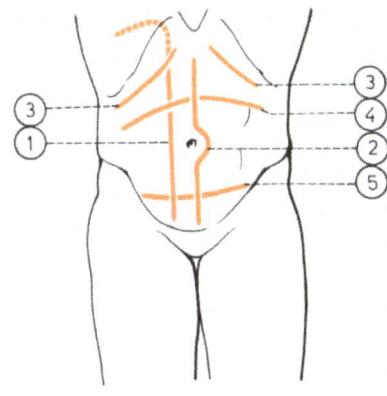

Abb. 189. Schnittführungen zur Versorgung von Abdominalverletzungen
1. Para- oder Transrektalschnitt
2. Mediale Laparotomie
3. Rippenbogenrandschnitt
4. Quere Oberbauchlaparotomie
5. Quere Unterbauchlaparotomie (Pfannenstiel)

Abb. 190. Situs bei der Splenektomie, Darstellung des Milzstiels
▽

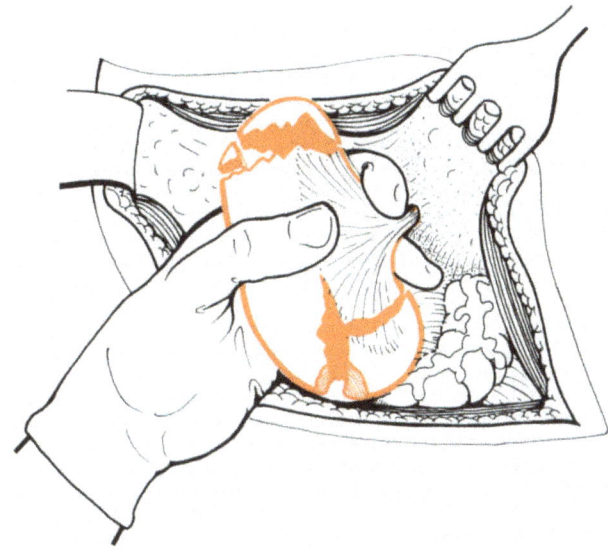

Komplikationen:
- zentralisierter Schock,
- Nierenversagen,
- selten Nachblutung oder subphrenischer Abszeß.

Leberverletzungen

Leberrupturen kommen in etwa 1/4 aller intraabdominalen Verletzungen teils solitär, teils kombiniert vor. Sie treffen den rechten und linken Leberlappen, den rechten jedoch häufiger.

Ursachen: Gewalteinwirkung von vorn und von rechts, Sturz aus größerer Höhe und Quetschungen (Überfahrenwerden).

Formen:
- subkapsuläre Risse mit kleineren Hämatomen,
- Rupturen von Parenchym und Kapsel am Leberrand,
- zentrale Parenchymrupturen bei zunächst intakt bleibender Kapsel,
- zweizeitige Ruptur (ähnlich wie bei den Milzverletzungen), die zur Hämobilie und damit zur hepatointestinalen Blutung führen.

Erfolgt der Kapselriß primär, so treten Blut und Gallenflüssigkeit unmittelbar in die freie Bauchhöhle über. Kennzeichnend für eine zweizeitige Ruptur ist, ähnlich wie bei Milzverletzungen, ein relativ schmerzfreies Intervall.

Symptomatik:
- Blutungsschock,
- Phrenikusschmerz der rechten Schulter,
- örtlicher Druckschmerz,
- örtliche oder ausgedehnte Abwehrspannung – hauptsächlich rechts,
- Bradykardie durch Übertritt von Galle und Gallensäure ins Blut,
- Leukozytose,
- Peritoneallavage massiv positiv,
- Anstieg der Glutamat-Pyruvat-Transaminase innerhalb der ersten 12 Stunden (korreliert mit der Ausdehnung der Leberzerstörung).

Später: Singultus, Erbrechen, Ikterus und paralytischer Ileus.

Bei der zweizeitigen Ruptur entsteht nach einem schmerzfreien Intervall von 2 bis 3 Wochen die Symptomentrias: Oberbauchkoliken rechts, Hepatointestinalblutung und Ikterus.

Therapie: sofortige Laparotomie (Rippenbogenrandschnitt): Freilegen der Verletzungsstellen. Bei einfachen Rupturen: Naht. Ausgedehnte Leberverletzungen sind wegen der starken Blutungen oft unübersichtlich. In einigen Fällen muß deshalb die A. hepatica communis, notfalls auch, und dann mit deutlich erhöhtem Risiko, die A. hepatica propria unterbunden werden (Abb. 191).

> *Merke:* Eine Unterbindung der V. portae ist nicht mit dem Leben vereinbar. Die Vene muß deshalb genäht oder plastisch ersetzt werden.

Wichtig ist nach der Versorgung der Leberwunde die genaue Inspektion der Gallenblase und Gallenwege. Eine verletzte Gallenblase muß entfernt, ein rupturierter Hepatikus oder Choledochus über einem Drainagerohr (T-Drain) wiederhergestellt werden. Nekrosehöhlen der Leber, wie sie bei den zentralen Rupturen vorkommen, können nach Ausräumung und

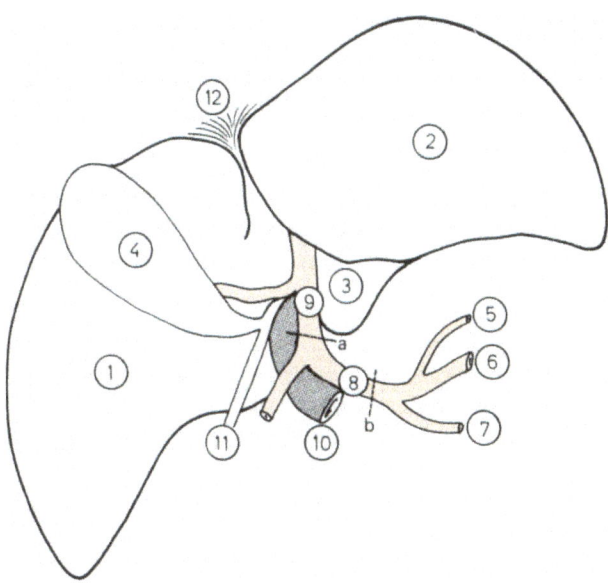

Abb. 191. Lebersitus
1. Rechter Leberlappen
2. Linker Leberlappen
3. Lobus caudatus
4. Gallenblase
5. A. gastrica sinistra
6. Truncus coeliacus
7. A. lienalis
8. A. hepatica communis
9. A. hepatic propria mit Unterbindungsstellen
10. V. portae
11. Ductus choledochus
12. Lig. teres hepatis
a = Unterbindungsstelle im Bereich der A. hepatica propria
b = Unterbindungsstelle an der A. hepatica communis

Umstechung der in sie hineinführenden Blutgefäße und Gallengänge durch Netz austamponiert werden, neben einer ausgiebigen Oberbauchdrainage.

Komplikationen:
– gallige Peritonitis,
– Nachblutung,
– subphrenischer Abszeß,
– Hämobilie.

Die Letalität der Leberverletzung liegt bei isoliertem Organbefall bei etwa 25%.

Pankreasverletzungen

Das Pankreas wird isoliert äußerst selten von Unfallfolgen betroffen; 2–5% aller Bauchtraumen), häufiger in Kombination mit anderen Organverletzungen.

Ursachen: Gewalteinwirkungen von vorn treffen fast ausschließlich den Korpusteil des Pankreas, der der Wirbelsäule vorn anliegt. Häufigste Ursache bei Kindern: Sturz über den herumgeschlagenen Rad- oder Rollerlenker.

Verletzungsformen:
- Commotio pancreatis mit peripankreatischem Hämatom ohne eigentliche Organverletzungen;
- Contusio pancreatis mit intrapankreatischen Haematomen, Zelluntergängen und Ödem;
- subkapsuläre Parenchymruptur, wobei Ausführungsgänge und Kapsel erhalten bleiben;
- unvollständige Ruptur unter Erhaltung des Ausführungsganges;
- Totalruptur.

Symptome:
- meist mehrstündiges beschwerdearmes Intervall (retroperitoneales Organ), dann anfangs lokalisierter Druckschmerz, später generalisierte Abwehrspannung,
- zunehmende Beschwerden im Epigastrium,
- Schulterschmerz links,
- Erbrechen,
- Amylaseerhöhung in der Lavageflüssigkeit, im Serum und im Harn,
- Erhöhung der Lipase im Serum,
- rascher Verfall bei klinisch deutlich erkennbarer Pankreatitis.

Therapie: Duodenalsonde, Schockbekämpfung (V. cava-Katheter), Laparotomie: Die chirurgische Versorgung des Organs wird durch die Lokalisation und das Ausmaß der Verletzung bestimmt. Sie richtet sich wesentlich danach, ob der Ductus Wirsungianus mitverletzt ist und ausgedehnte und tiefe Parenchymschäden vorliegen.

- Bei Kontusion und Parenchymeinrissen: äußere Drainage und Kapselnaht;
- bei weitergehenden Traumatisierungen des prävertebralen Drüsenkörpers: Erhaltung des Pankreaskopfes und -schwanzes mit Hilfe einer Y-Anastomose nach Roux (Abb. 192);
- in allen anderen Fällen: kaudale 2/3-Resektionen unter gleichzeitiger Entfernung der Milz oder Duodenopankreatektomie;

Abb. 192. Resezierter mittlerer Anteil des Pankreas, Y-Anastomose nach Roux

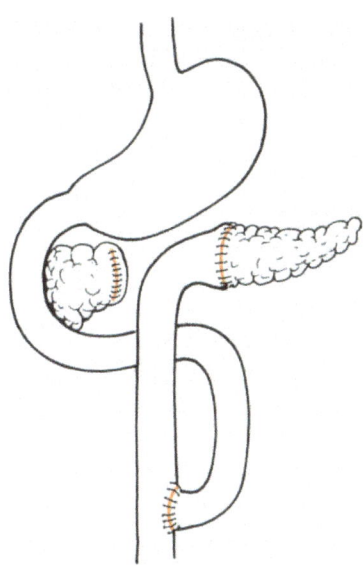

- *bei chronischen Unfallfolgen:* Pseudozysten mit Pankreasnekrosen: Zystoanastomosen.

Proteinaseinhibitor, Atropin (Ruhigstellung der exkretorischen Funktion der Drüse), Antibiotika. Bei Nierenversagen frühzeitige Hämodialyse.

Komplikationen:
- Schock mit Nierenversagen,
- Pankreasnekrosen,
- Pankreaspseudozysten.

Prognose: Die Prognose ist ernst: in etwa 1/3 der Fälle postoperative Störungen. Diese Rate erhöht sich mit zunehmender Zeit.
Verletzungen der Urogenitalorgane s. Kap. 16.

Magen- und Darmverletzungen

Bei etwa jedem 10. stumpfen Bauchtrauma entstehen Läsionen und Rupturen enteraler Abschnitte. Im Gegensatz zu den Massenblutungen aus parenchymatösen Organen zeichnen sich diese Verletzungen durch eine langsamer fortschreitende Symptomatik aus. Nach Austreten von Magen-Darm-Inhalt in den Peritonealraum entwickelt sich eine Peritonitis, die wegen der Kontamination mit einschlägigen Keimen um so schneller fortschreitet, je aboraler die Verletzungsstelle liegt. Die bei unverzüglicher Laparotomie nicht ungünstigen Überlebenschancen sin-

ken mit ungenutzt fortschreitender Zeit und erreichen nach Ablauf von 24 Stunden Werte von mehr als 50%.
Prädilektionsstelle der Verletzungen ist der Dünndarm mit deutlicher Bevorzugung des oberen Jejunums und unteren Ileums. Seltene Duodenalverletzungen sind wegen ihrer retroperitonealen Lage nicht immer leicht zu erkennen. Sie können sich erfahrungsgemäß auch leicht mit einer Pankreasverletzung kombinieren und machen etwa 10% aller Darmverletzungen aus.

Verletzungsformen:
- Quetschungen gegen die Wirbelsäule (Lenkrad-Stanzeffekt),
- Rupturen von flüssigkeits- oder gasgefüllten, durch Abknickung im Moment des Unfalls verschlossenen Darmschlingen (Explosionseffekt),
- Darmrupturen nach Absturz aus großer Höhe (Abrisse an physiologischen Fixpunkten).

Außer den totalen gibt es auch unvollständige Rupturen, wobei die Serosa- und Muskelschicht der Darmwand primär verletzt werden. Durch die entstehenden Nekrosen in der dann nicht mehr ernährten Mukosa kann es schließlich sekundär zur vollständigen Ruptur (zweizeitige Darmruptur) kommen.
Als weitere Folgen eines stumpfen Bauchtraumas sind Mesenterialabrisse mit Blutung in die freie Bauchhöhle zu nennen. Diese Verletzungen sind vor allem an den Fixpunkten (z. B. Flexura duodenuojejunalis) zu erwarten.

Diagnose: Alle Symptome, die zur Feststellung einer Peritonitis gehören und beim Duodenum wegen seiner retroperitonealen Lage später als in den übrigen Darmabschnitten auftreten.

Verletzungen des Dickdarms sind seltener. Nur in etwa 3% aller stumpfen Bauchtraumen treten isolierte Kolonrupturen auf. Neben Berstungskommen Quetschmechanismen in Frage. Infolge der retroperitonealen Lage des Kolons in seinem aufsteigenden und auch in Teilen seines absteigenden Schenkels entsteht neben der Peritonitis eine retroperitoneale Eiterung (Kotphlegmone).

Therapie:
- Schockbekämpfung,
- D-Sonde, Darmrohr,
- sofortige Laparotomie mit systematischer Suche nach Verletzungsstellen des Darmes (Zeichen der entweichenden Luft nach Eröffnung des Peritonealraumes),

- Überernährung oder Resektion des betroffenen enteralen Abschnittes, ggf. auch Peritonealdialyse,
- sorgfältige Überwachung.

Komplikationen:
- Wundheilungsstörungen (Bauchwandruptur und oberflächliche Sekundärheilung),
- Nahtinsuffizienz,
- subphrenischer oder Douglas-Abszeß,
- postoperativer Ileus (paralytisch oder okklusiv durch Narbenstränge),
- Nierenversagen.

Zwerchfellverletzungen

Die Zwerchfellruptur ist eine Zweihöhlenverletzung mit oder ohne Rippenfraktur, die durch Kompression von Thorax und Abdomen entstehen kann, also einem Berstungsmechanismus des Diaphragmas bei intraabdominellen Drucksteigerungen und Verformungen der Thoraxapertur im Biegungssinne entspricht.

Sie tritt vorwiegend links auf und wird häufig nicht sofort erkannt. Dauerhafte Verschattungen der Lungenuntergeschosse, die nach Bauch- und Thoraxtraumen auftreten, sind auf eine Zwerchfellruptur und anschließende traumatische Zwerchfellhernie verdächtig. Die Abbildung von luftgefüllten Darmschlingen im Brustkorb, einer Magenbreipassage oder eines Kolonkontrasteinlaufs oder schließlich auf der rechten Seite – wenn die Leber in den Brustkorb hineinverlagert ist – eine Röntgenaufnahme nach präliminärer Anlegung eines Pneumoperitoneums klären die Situation.

Manche traumatische Hernien werden Jahre später als Zufallsbefunde entdeckt. Sie sollten aber auch dann, wenn wenig Beschwerden vorhanden sind, wegen der stets drohenden Inkarzerationsgefahr möglichst rasch operativ beseitigt werden.

Letalität um 10%.

Diagnose:
- drohende Atmungsinsuffizienz durch Eingeweideprolaps in den Brustkorb,
- Inkarzerations- und Ileuserscheinungen.

Bei chronischem Verlauf ähnelt die Symptomatik den Beschwerden beim gastrokardialen Symptomenkomplex.
- Röntgen (Verschattung im Thorax),

– Kontrastdarstellungen der Intestinalorgane, ggf. auch durch ein Pneumoperitoneum mit nachfolgender Röntgenkontrolle. Verdächtig sind Darmgeräusche im Brustkorb.

Therapie: Operativer Verschluß des Zwerchfellrisses so schnell wie möglich von transthorakal oder transabdominal aus. Gelegentlich erweist sich auch ein kombiniertes Vorgehen als notwendig.
Bei akutem Verlauf bringt weiteres Abwarten wegen der rasch zunehmenden Atmungsinsuffizienz Lebensgefahr.

Die perforierte Bauchverletzung

Perforierte Bauchverletzungen sind Indikationen zum sofortigen Eingreifen und bieten, weil der Bauchraum ohnehin übersichtlich freigelegt werden muß, selten diagnostische Schwierigkeiten. Eine genaue Inspektion der Intestinal- und parenchymatösen Organe ist ebenso notwendig, wie die anschließende Versorgung der Bauchwunde, sofern sie nicht in dem jeweils typisch angelegten Operationsschnitt unterzubringen ist.

16 Verletzungen der Urogenitalorgane

Allgemeines

Der retroperitoneale Raum: Die Urogenitalorgane liegen im retroperitonealen Raum, was bei Verletzungen dieser Gebilde zu besonderen diagnostischen und therapeutischen Schwierigkeiten führt. Da sich die posttraumatischen Symptome in die Bauchhöhle projizieren, entstehen Überlagerungen, die eine genaue differentialdiagnostische Analyse verlangen. Dabei besteht im anatomischen Sinne gar kein retroperitonealer Raum. Er entsteht vielmehr erst dadurch, daß eindringendes Blut, Luft oder Flüssigkeit die lockeren Schichten auseinanderdrängen und an den Muskelplatten des Rückens, der Bauchwand, des Beckens und des Zwerchfells ihre Grenzen finden. Durch die Reizung des Peritoneums entstehen dann die Symptome eines akuten Abdomens, ein Befund, der erst nach einem Intervall von Stunden nachweisbar wird. Falls nicht aufgrund einer schweren Blutung ein sofortiges operatives Eingreifen veranlaßt wird, wird das Schicksal des Verletzten mit dadurch beeinflußt, daß infolge einer primär unklaren und nur langsam anlaufenden Symptomatik die Diagnostik Verzögerungen erleidet.

Ursachen und Häufigkeit von Verletzungen der verschiedenen Organe

Ursächlich stehen stumpfe Gewalteinwirkungen im Vordergrund, die Zahl der penetrierenden Traumen ist geringer.

Tabelle 11. Ursachen und Häufigkeit von Verletzungen

Verletzte abdominelle Organe	Häufigkeit in %
Nieren	27
Milz	30
Darm	16
Leber	16
Andere	11

Verletzungen von Niere und Milz stehen mit 57% im Vordergrund.

Das retroperitoneale Hämatom entsteht am häufigsten durch Verletzungen der Nieren, Beckenfrakturen sowie Brüche der Lendenwirbelsäule. Patienten mit ausgedehnten Beckenfrakturen erleiden einen erheblichen Blutverlust (s. unter Traumatischer Schock, Kap. 1!).
Diagnostische Hilfsmittel: Als diagnostische Maßnahmen stehen Anamnese und klinischer Befund im Vordergrund (Abb. 193).

Röntgenaufnahmen: Abdomen leer, Becken, Wirbelsäule.
i. v. Pyelogramm, Ausscheidungsurogramm.
Angiographie der Nieren und Szintigraphie.
Labor: Urin (Ery), Hb, Hkt.
Kreislaufparameter: RR, Puls, Schockindex, ZVD.

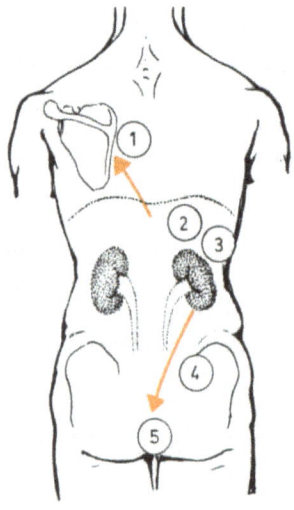

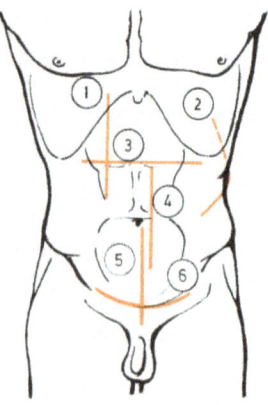

Abb. 193. Symptome des retroperitonealen Hämatoms
1. Schulterschmerz
2. Druckschmerz und Abwehrspannung
3. Flankendämpfung
4. Sichtbares Hämatom in den Bauchdecken
5. Hodenschmerz

Abb. 194. Operativer Zugang zu den retroperitonealen Organen
1. Paramedianschnitt (Duodenum)
2. Flankenschnitt (Niere und Ureter)
3. Querschnitt (Pankreas)
4. Paramedianschnitt (Ureter)
5. Suprapubischer Längsschnitt (Blase)
6. Pfannenstielschnitt (Blase)

Systematik

Verletzungen von Niere und Ureter

Entstehungsmechanismus: Verkehrsunfälle, Pufferquetschungen, Sturz aus größerer Höhe, direkter Schlag (Fußtritt, Hufschlag, Boxhieb). Penetrierende Verletzungen durch Schuß und Stich. Weiterhin Anspießung durch Knochenfragmente und Beteiligung an Pfählungsverletzungen. Eine Beteiligung der Nieren findet sich bei ca. 1% aller Unfälle. Männer sind dabei viermal häufiger betroffen als Frauen, 50% aller Verletzten sind jünger als 30 Jahre.

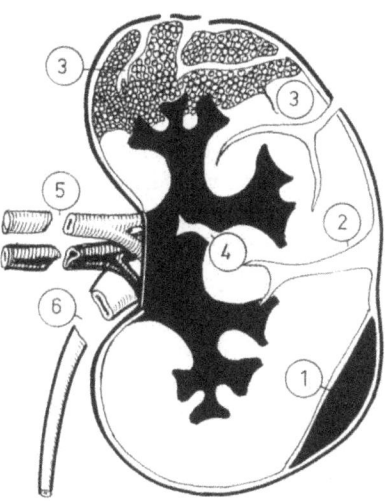

Abb. 195. Lokalisationen der Nierenverletzung
1. Subkapsuläres Hämatom
2. Subkapsuläre Ruptur
3. Kontusion mit Ruptur der Kapsel
4. Zentrale Ruptur mit Eröffnung des Nierenbeckens
5. Abriß des Gefäßstiels
6. Abriß des Ureters (selten!)

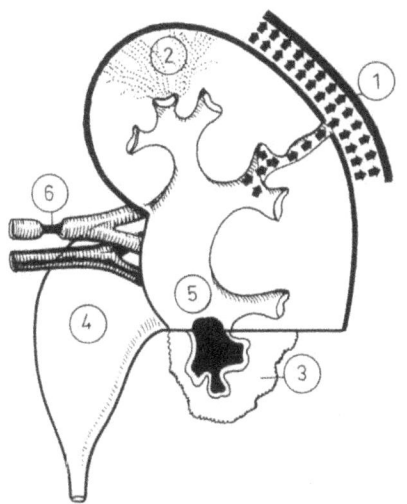

Abb. 196. Posttraumatische Komplikationen der Nierenverletzungen
1. Harnphlegmone
2. Infektion
3. Parenchymschwund (Atrophie)
4. Harnstauung
5. Konkrementbildung
6. Drosselungshochdruck
7. Seltener: Aneurysmen, Fisteln, perirenale Verkalkungen etc.

Symptome:

- Hämaturie (kann fehlen!),
- Schmerzen im Lendenbereich oder Abdomen,
- Abwehrspannung der Bauchdecken,
- tastbare Schwellung im Bereich des Nierenlagers,
- Schock.

Diagnostik:
- Urinanalyse, Abdomenleeraufnahme im Liegen,
- i. v. Pyelogramm,
- retrogrades Pyelogramm,
- angiographische Darstellung (femorales Nierenarteriogramm).

Das i. v. Pyelogramm gibt gleichzeitig über das Vorhandensein sowie die Funktion der gegenseitigen Niere Aufschluß. Eine ungenügende Darstellung der betroffenen Niere sowie das Vorhandensein oder Zunehmen der Hämaturie sollte Anlaß zu einer angiographischen Darstellung geben (wichtige Hinweise in bezug auf das operative Vorgehen).

Begleitverletzungen: in 30% im Bereich des Thorax oder der Extremitäten, in 20% im Abdomen.

Therapie:
- *Operatives Vorgehen* ist in rund 15% der Fälle angezeigt (Gefäßverletzungen, Verletzungen des Hohlsystems, Nierenruptur): Hämatomausräumung, Nierenrekonstruktion, evtl. Teilresektion oder Nephrektomie.

  Offene Verletzungen der Niere durch Schuß, Stich oder Pfählung erzwingen eine operative Revision des Stichkanals sowie des Retroperitoneums und evtl. der Bauchhöhle.
- *Konservative Therapie* mit Bettruhe (Kontrolle der Hämaturie, der ausgeschiedenen Urinmenge pro Zeiteinheit, Volumenzufuhr, Schmerzmittel).

Prognose: günstig, Todesfälle relativ selten.

Bei einer Zerreißung des Harnleiters kann eine Hämaturie fehlen. Die Rekonstruktion des Ureters erfolgt über eine Leitschiene (Ureterkatheter) durch Naht, evtl. Reimplantation in Blase oder Nierenbecken.

Harnblasenverletzungen (Abb. 197)

Entstehung:
- Stumpf (Stoß, Schlag auf gefüllte Blase),
- perforierend: durch Knochensplitter bei Beckenfraktur und durch Verletzungen wie Schuß, Stich. Dabei häufig Mitverletzungen des Mastdarmes.

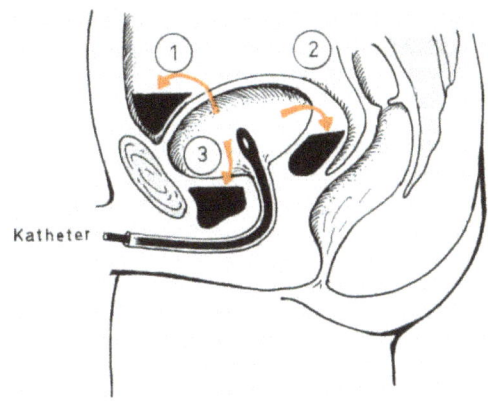

Abb. 197
1. Intraperitoneale Verletzung
2. und 3. Extraperitoneale Verletzung

Symptome:

Bei intraperitonealer Ruptur: Zeichen des akuten Abdomens, später auch die Zeichen einer Peritonitis (durch Urin in der Bauchhöhle).

Bei extraperitonealer Ruptur der Blase:
- Schmerzen im Bereich der Blasengegend,
- heftiger Harndrang und Unvermögen, urinieren zu können (blutige Anurie),
- Hämatom im Bereich des Perineums,
- Hodenschmerz,
- nach Stunden Zeichen einer peritonealen Reizung durch den Urin,
- in leichten Fällen Hämaturie,
- Schock

Röntgen: Zystogramm, i. v.-Pyelogramm (keine Infektionsgefahr!).

Therapie: sofortige Operation, doppelschichtige Naht der Blase, zuverlässige Urinableitung durch Dauerkatheter und evtl. Zystostomie. Ausgiebige Drainage (*Cave:* Urinphlegmone!) Versorgung von Begleitverletzungen (z. B. Verschluß des Peritoneums).
Bei Urinphlegmone: kein operativer Verschluß der Perforationsstelle, sondern breite Inzision und ausgiebige Drainage.

Prognose: bei frühzeitiger Operation gut, sonst ernst, bei Nebenverletzungen wie Darmruptur ungünstig.

Verletzungen der Harnröhre

Entstehung: stumpfe Traumen mit Quetschung der Harnröhre am Schambein, im Bereich der Pars pendulans oder Abriß von Diaphragma

urogenitale (Beckenbrüche, Sprengungen der Symphyse, Sturz mit Aufprallen auf die Dammregion, Fußtritte und Pfählungen).
Zu unterscheiden sind:
- Einriß,
- vollständige Durchtrennung,
- offene und geschlossene Verletzung,
- einfache und kombinierte Verletzung (Mitbeteiligung von Becken, Genitale, Oberschenkel).

Symptome:
- „Anurie" (miktionelle Erleichterung ohne Urinaustritt),
- Blutung aus der Urethra,
- perineales Hämatom.

Diagnostik:
- Rektalpalpation (abgerissene Prostata, hochstehend, frei beweglich, Begleitverletzung des Rektums, dislozierte Knochenfragmente),
- Röntgen: Urethrographie,
- wenn Urethrographie nicht möglich, Katheterversuch (nur durch einen Geübten).

Therapie:
- Notfallversorgung: suprapubische Urinableitung durch Punktion.
- definitive Versorgung: bei sofortiger Versorgung und „sauberen Verhältnissen" primäre Naht, sonst Operation erst nach Abheilung. Nur bei partieller Durchtrennung der Harnröhre ist eine Katheterbehandlung indiziert.

Folgen:
- häufig Strikturen (später sekundäre Harnröhrenplastik oder Bougierung),
- Inkontinenz bei Verletzungen im Bereich des Trigonum urogenitale,
- Impotentia coeundi bei Verletzung des Nervus pudendus.

Verletzungen der äußeren Genitalien

Verletzungen des Penis

Entstehung: stumpfe Gewalt, Schuß- Schnitt- und Bißverletzungen, Schindungsverletzungen mit partiellem oder totalem Abriß der Haut des Penis.
Diagnostik: Röntgen: Urethrographie

Therapie:
- Blutstillung,
- Hautnaht und bei Hautdefekten evtl. plastische Deckung durch gestielte Transplantate vom Bauch und Skrotum oder durch freie Transplantation; vorübergehend evtl. Zystostomie.

Folgen:
- Erektionsstörung (Deviation des erigierten Penis),
- Urethrastriktur.

Verletzungen des Skrotums und Hodens

Entstehung: wie bei Verletzung des Penis.

Verletzungsarten:
- *Kontusionen:* konservative Therapie mit Ruhigstellung. Kälteapplikation und Schmerzmittel, später, zur Resorptionsförderung bei Hämatomen, Wärme. Bei Ausbildung einer Hämatocele (Blutung innerhalb der Tunica vaginalis testis): operative Entleerung.
- *Hodenzertrümmerung:* Diese Verletzung ist äußerst schmerzhaft und kann zum Schock führen. Operative Revision und Naht der Tunica albuginea, evtl. Exstirpation.
- *Hodenluxation:* nach abdominal, perineal oder femoral: geschlossene Reposition, bei Nichtgelingen: Operation.
- *Offene Skrotalverletzungen* (meist in Kombination mit Beckenverletzungen oder Verletzung der anderen Harnorgane oder der Extremitäten): Naht der Skrotalhaut und, falls notwendig, plastischer Ersatz. Evtl. vorübergehende Verlagerung der Hoden.

17 Schädelhirnverletzungen

Allgemeines

Pathophysiologische Vorgänge, wie sie nach Schädelhirntraumen zur Beobachtung kommen können, erklären sich aus den besonderen anatomischen Verhältnissen des Schädelinnenraumes:

> Die knöcherne Schädelkapsel umschließt starr die verformbare Hirnmasse und den Liquor. Bei einer Raumforderung (z. B. Blutung oder Hirntumor) besteht nur geringer Spielraum zum Ausweichen.

Sind die geringen Raumreserven ausgeschöpft, kommt es zur zunehmenden Kompression des Mittelhirns im Tentoriumschlitz. Man beobachtet dabei neben einem Liquordruckanstieg eine zunehmende Bewußtseinseintrübung sowie durch gleichseitige Kompression des Nervus occulomotorius *eine* weite, lichtstarre Pupille. Bei progredientem Verlauf wird das Mittelhirn so geschädigt, daß der Patient in diesem Bereich dezerebriert ist. Die tiefer gelegenen Zentren (Pons, Medulla oblongata) arbeiten unabhängig vom Großhirn weiter. Jetzt wird auch die andere Pupille weit und lichtstarr, es treten Streckkrämpfe auf. Eine weitere Zunahme der Kompression führt zur Einklemmung von Hirnsubstanz im Foramen occipitale magnum in der Höhe der Medulla oblongata, mit deren klinischen Folgen der Atemlähmung, Zusammenbruch des Kreislaufs und Exitus (s. Abb. 198).

Hautverletzungen im Bereich des Kopfes

Ursache und Besonderheiten: Bei Hautverletzungen im Bereich des Kopfes finden sich im wesentlichen die gleichen Gesetzmäßigkeiten wie bei allen Hautverletzungen am menschlichen Körper. Die Wunden entstehen durch direkte Gewalteinwirkung als Platz-, Riß-, Quetsch- und Schnittwunden. Die schwerste Form ist die Skalpierungsverletzung.
Bei der Versorgung sind allerdings einige Besonderheiten zu beachten: Es handelt sich um ein sehr gut durchblutetes Gewebe mit dem Vorteil einer guten Heilungstendenz und nur seltener Infektion. Die Wundexzision

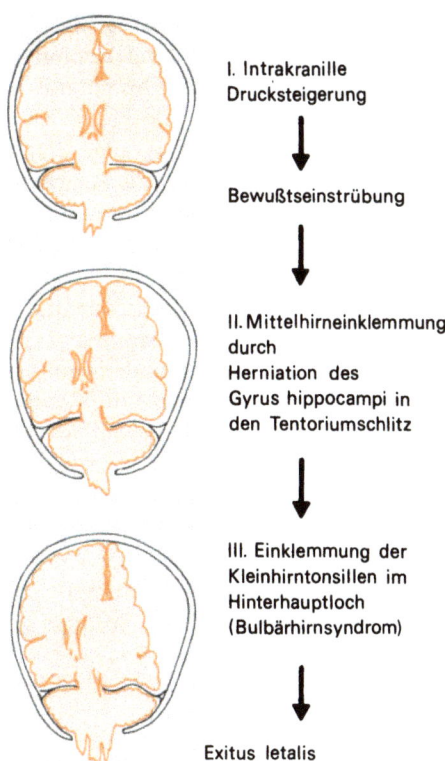

I. Intrakranille Drucksteigerung

↓

Bewußtseinstrübung

↓

II. Mittelhirneinklemmung durch Herniation des Gyrus hippocampi in den Tentoriumschlitz

↓

III. Einklemmung der Kleinhirntonsillen im Hinterhauptloch (Bulbärhirnsyndrom)

↓

Exitus letalis

Abb. 198. Schematische Darstellung der Auswirkung eines raumfordernden intrakraniellen Prozesses (hier Blutung). Bei zunehmender Hirndrucksteigerung kommt es zu Bewußtseinsstörung, Kompression des Mittelhirns (Mittelhirneinklemmung) und schließlich zur Kompression der Medulla oblongata (Bulbärhirnsyndrom)

kann deshalb sparsam bleiben. Nachteil der guten Durchblutung ist oft ein erheblicher Blutverlust, der bei größeren Wunden zum Schock führen kann.

> Eine Blutstillung durch Ligaturen der in der Haut gelegenen Gefäße ist kaum möglich. Diese läßt sich durch tief durchgreifende Naht und eine Kompression von außen erreichen.

Bei Eintritt einer lokalen Wundinfektion kann es zur Ausbildung einer Kopfschwartenphlegmone kommen, die die Gefahr einer Schädeldachosteitis und ein Übergreifen auf das Gehirn in sich birgt.

Therapie: Eine Kopfplatzwunde erfordert eine besonders gewissenhafte Überprüfung der Wundverhältnisse in der Tiefe. Sofern die Galea eröffnet

ist, muß unbedingt an die Möglichkeit des Vorliegens einer Fissur oder Fraktur gedacht werden. Eingeklemmte Fremdkörper z. B. Haare können zum Ausgangspunkt einer Meningitis werden. Da zusammen mit einer Fissur die Gefahr einer intrakraniellen Blutung besteht, soll der Patient stationär behandelt werden. Eine Platzwunde muß einschichtig genäht werden, und ihre Naht hat alle Schichten einschließlich der die Hauptgefäße führenden Galea zu erfassen. Gesichtswunden sollten immer unter funktionellen und kosmetischen Gesichtspunkten versorgt werden: sparsamste Exzision, atraumatisches Nahtmaterial, intrakutane Rückstichnähte. Im Bereich der Augenlider und Augenbrauen verbietet sich eine Exzision. Gleiche Gesichtspunkte treffen auch für Verletzungen im Bereich der Ohren zu. Wunden mit Verletzungen oder Freilegung des Ohrknorpels können leicht zu Knorpelnekrosen führen. Eine Allgemeinnarkose zur Versorgung ist deshalb häufig erforderlich, bei Anwendung einer Lokalanaesthesie darf kein Adrenalin verwendet werden.
Bei Wunden im Bereich der Lippen sollten ebenfalls kosmetische Gesichtspunkte berücksichtigt werden. Bei penetrierenden Verletzungen der Wangen muß die Wunde an der Außenhaut, die Muskulatur sowie die Wunde an der Schleimhaut getrennt versorgt werden. Falls nicht größere Gewebspartien zerfetzt sind, erübrigt sich im Mundschleimhautbereich eine Wundexzision.

Schädelfrakturen

Nach ihrer Lokalisation unterscheiden wir Frakturen des Gesichts- und des Gehirnschädels. Hier sollen nur die Frakturen des Gehirnschädels besprochen werden.

Frakturen der Schädelkalotte: Diese Frakturen sind an sich belanglos, jedoch verursachen Zusatzverletzungen Komplikationen und trüben häufig die Prognose. Durch die Gewalteinwirkung, die zur Fraktur führt, kann das Gehirn mitgeschädigt werden. Durch die Verletzung einer der Kalotten-Innenseite anliegenden Meningealarterie kann es zur Ausbildung eines epiduralen Hämatoms kommen (s. Abb. 200).
Sollten auch Knochensplitter in die Tiefe verlagert sein, so sprechen wir von einer *Impressionsfraktur,* bei der auch die Dura und das darunterliegende Hirngewebe geschädigt sein kann. Diese Fälle verlangen sofortiges operatives Eingreifen.

> Ist die Tabula interna mindestens um Kalottenstärke abgesenkt, so ist die Impressionsfraktur operativ zu heben, da hier mit einer Schädigung des darunterliegenden Hirngewebes gerechnet werden muß.

Die übrigen Kalottenfrakturen bedürfen keiner speziellen Behandlung, sollten jedoch stationär überwacht werden, um auftretende Komplikationen frühzeitig erkennen zu können. Eine *offene* Schädelhirnverletzung liegt dann vor, wenn im Bereich einer Kalottenfraktur eine Wunde besteht, durch welche direkter Kontakt zum Gehirn besteht. Aus ihr können sich Liquor und Hirnmasse (auch in den Rachenraum) nach außen entleeren. Als Ursache kommt ein stumpfer Schlag in Frage, der Haut, Knochen und Dura verletzt oder eine Stich- bzw. Schußverletzung. Da diese Fälle stets durch eine Infektion (Meningitis) stark bedroht sind, ist sofortige chirurgische Versorgung notwendig. Dabei sollte die Dura immer – notfalls mit Hilfe eines plastischen Verfahrens – verschlossen werden.

Schädelbasisfrakturen: Die Röntgenanatomie des Schädels, insbesondere der Schädelbasis, erschwert das Erkennen einer Frakturlinie bzw. einer Fissur, so daß das Röntgenbild wohl wertvoll ist, aber oft keineswegs entscheidend Aufschluß geben kann. Somit ist die Diagnose der Schädelbasisfraktur häufig nur durch indirekte Zeichen zu sichern und fällt oftmals erst mit der Therapie zusammen. Sichere diagnostische Hinweise für das Vorliegen eines Schädelbasisbruches sind: Liquor- und/oder Hirnbreiaustritt aus Ohr, Nase, Mund; Pneumocephalus traumaticus (Luft im Schädel); ein positives Röntgenbild und eine Verletzung von Hirnnerven (Nervus opticus, occulomotorius, abducens, facialis, acusticus). Blutungen aus Mund, Nase, Ohr, das Monokel- bzw. Brillenhämatom und auch Hirnnervenstörungen sind keine sicheren Hinweise für eine Schädelbasisfraktur, da sie auch bei Verletzungen ohne Basisfrakturen vorkommen können. Da fast immer eine Hirnbeteiligung vorliegt, ist die Prognose oft schlecht. Liquorfisteln beinhalten die Gefahr der aufsteigenden Infektion mit Ausbildung einer traumatisch bedingten Meningitis, und als Spätkomplikation können Hirnabszesse und Sinusthrombosen entstehen. Schädelbasisfrakturen ohne Komplikationen bedürfen außer strenger stationärer Überwachung keiner speziellen Therapie.

Die Liquorfistel erfordert sofort die prophylaktische Verabreichung von Antibiotika (eine der wenigen Ausnahmen der prophylaktischen Antibiotika-Gaben in der Chirurgie). Man verordnet auch heute noch Chloramphenicol wegen der sehr guten Liquorgängigkeit. Falls der Allgemeinzustand des Verletzten es zuläßt, sollte die Liquorfistel operativ verschlossen werden.

Das Schädelhirntrauma

Zusätzlich zu den oben beschriebenen Verletzungen kann ein auf den menschlichen Schädel einwirkendes Trauma zu einer funktionellen und morphologischen Schädigung des Gehirns führen. Bei gedecktem Schädelhirntrauma fehlen Haut- oder Knochenverletzungen. Bei einer offenen Fraktur spricht man von einem offenen Schädelhirntrauma.

Verletzungsformen: Man unterscheidet drei Formen der traumatischen Hirnschädigung: Commotio, Contusio und Compressio cerebri. Der Grad der Schädigung des Gehirns läßt sich aus den klinischen Symptomen und ihrer Dauer erkennen.In neuerer Zeit erscheint deshalb die Einteilung von Tönnis und Loew in drei Schädigungsgrade vorteilhaft, da sie in erster Linie die Dauer der Rückbildung des traumatischen Hirnschadens berücksichtigt. Art und Ausmaß der Verletzung werden an der Rückbildungsdauer der Ausfallserscheinungen abgelesen, so daß eine sichere Einordnung eines Schädelhirntraumas erst retrograd erfolgen kann.

Commotio cerebri (Hirnschädigung 1. Grades nach Tönnis): Es liegt dabei eine reversible Funktionsstörung des Hirns ohne grob anatomisch nachweisbare strukturelle Veränderungen vor. Die Symptomatik ist bis zum 4. Tag abgeklungen. Dauerfolgen sind nicht zu erwarten. Die Symptomatik setzt sofort mit dem Schädelunfall ein. Es findet sich eine Bewußtlosigkeit, deren Dauer einige Minuten bis zu $^1/_4$ Stunde anhält. Anschließend postkommotioneller Dämmerzustand für ca. 1 Stunde bis zum Erwachen. Erbrechen, Gedächtnislücken (Amnesie) und Kopfschmerzen sind weitere Symptome. Im Elektroenzephalogramm zeigen sich kurzfristig Veränderungen.
Da die Möglichkeit einer intrakraniellen Blutung nicht sicher ausgeschlossen werden kann, sollte eine Commotio cerebri stets stationär beobachtet werden. Bettruhe für 1–2 Tage, danach zunehmende Mobilisation bei Abnahme der Beschwerden genügen im allgemeinen. Entlassung nach etwa 1 Woche und Wiederaufnahme der Arbeit nach 2–3 Wochen ist ohne nachteilige Folgen für den Patienten möglich. Alkohol, Rauchen und Sonneneinstrahlung sollte für mindestens $^1/_4$ Jahr gemieden werden.

Contusio cerebri leichten Grades (Hirnschädigung 2. Grades nach Tönnis) und ***Contusio cerebri schweren Grades*** (Hirnschädigung 3. Grades nach Tönnis): Es kommt hierbei zu Substanzzerstörungen des Hirns, meist durch Prellherde an der Stelle des Traumas (coup) und der diesem Ort diametral entgegengesetzten Stelle (contre coup). Fast immer tritt eine Subarachnoidalblutung auf, die bei massiver Form zum akuten subduralen Hämatom führen kann (Compressio cerebri). Sämtliche Schädigungszeichen bilden sich **innerhalb von 21 Tagen zurück** (Contusio leichten Grades). Bei der Contusio cerebri schweren Grades dauern die Schädigungszeichen über 3 Wochen an.

Der durch die Kontusion zerstörte Hirngewebsbezirk regeneriert nicht, es bildet sich hier eine Narbe aus Gliagewebe (Glianarbe). Der durch die Kontusion entstandene Defekt ist endgültig.

Es finden sich die gleichen Symptome wie bei der Commotio cerebri, nur halten sie länger – vor allem die Bewußtlosigkeit – an. Hinzu kommen noch Herdsymptome, die auf den Ort der Hirnverletzung schließen lassen. Sofern die Schädigung in stummen Bezirken des Hirns lokalisiert ist, fehlen diese Merkmale. Sonst finden sich Reiz-, Krampf- und Lähmungserscheinungen, Pyramidenzeichen, Hirnnervenlähmungen, Pupillendifferenzen und zentrales Fieber.

Entscheidend für die Behandlung der Contusio cerebri ist die Überwachung des Bewußtseins, um ein sich entwickelndes intrakranielles Hämatom nicht zu übersehen. Bei andauernder Bewußtlosigkeit wird der Verletzte parenteral oder über Sonde ernährt, bei Auftreten von Krämpfen wird er medikamentös gedämpft, hohe Temperaturen werden mit Eisblasen und lytischem Cocktail behandelt.

Komplikationen des Schädelhirntraumas: Am häufigsten sind die intrakraniellen oder intrazerebralen Blutungen und das Hirnödem, die einen intrakraniellen raumfordernden Prozeß darstellen und zur Compressio cerebri führen. Folgende Allgemeinzeichen weisen auf einen **Hirndruck** hin: zunehmende **Kopfschmerzen**, **Unruhe**, **Schwindelgefühl**, **Verwirrung** und zunehmende Schläfrigkeit bis zur völligen Bewußtlosigkeit, Anstieg des Blutdrucks, **Verlangsamung des Pulses** und **Temperaturanstieg** bis 41 °C. Lokalisierte Symptome können sein: **Hemiparese der Gegenseite**, starr erweiterte Pupille **auf der Seite der Blutung**, Streckbewegungen und Streckkrämpfe auf der Gegenseite und im Endstadium Zusammenbruch von Kreislauf und Atmung (s. Abb. 199). Man unterscheidet die folgenden 3 wichtigen Blutungslokalisationen (Abb. 200).

Hämatome

Das epidurale Hämatom: Es entsteht meist durch eine Verletzung der Arteria meningica media in Verbindung mit einer entsprechenden Kalotten-Fraktur. Das Hämatom entwickelt sich zwischen Knochen und Dura. Da es sich um eine arterielle Blutung handelt, tritt die Symptomatik bald

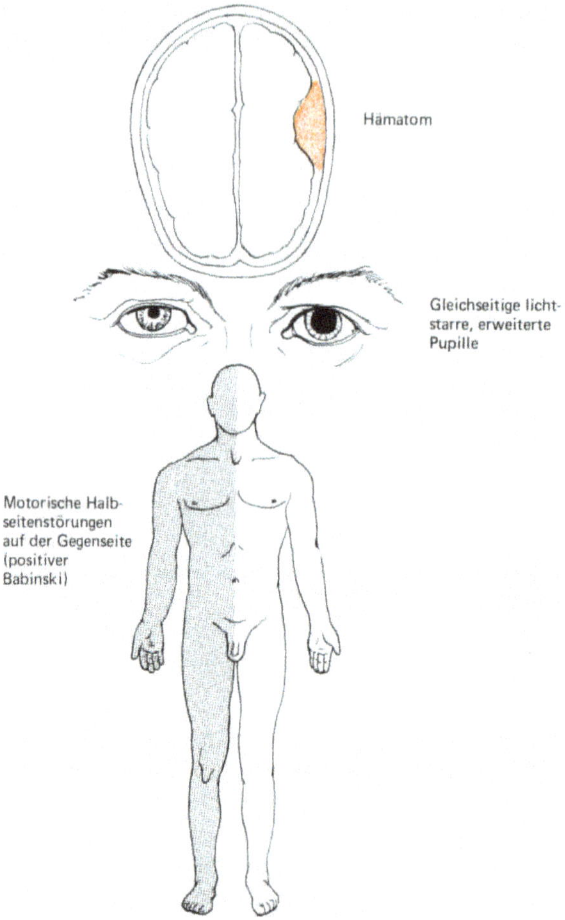

Hämatom

Gleichseitige lichtstarre, erweiterte Pupille

Motorische Halbseitenstörungen auf der Gegenseite (positiver Babinski)

Abb. 199. Compressio cerebri durch eine intrakranielle Blutung. (In Anlehnung an M. Saegesser: Spezielle chirurgische Therapie. Bern-Stuttgart-Wien: Huber 1972)

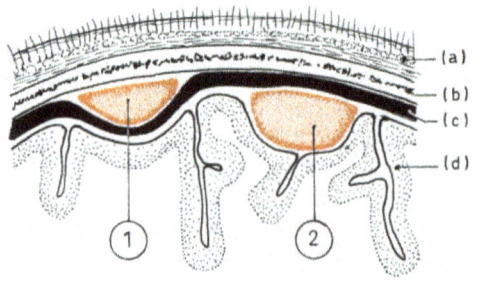

Abb. 200. Blutungslokalisationen
1. Epidurales Hämatom
2. Subdurales Hämatom
a = Kopfschwarte
b = Schädeldecke
c = Dura mater
d = Gehirn

nach dem Unfallereignis auf. Nach kurzer Besserung der Beschwerden kündigt sich die Blutung durch eine Verschlechterung des Allgemeinzustandes des Verunfallten an.

Das *freie Intervall* als Zeichen der traumatischen Blutung ist beim epiduralen Hämatom meist kurz, kann aber auch fehlen. Es findet sich die Symptomatik einer Compressio cerebri.

Das epidurale Hämatom gehört zu den dringlichen Notfällen in der Chirurgie, und die **sofortige operative Entfernung** kann nicht früh genug vorgenommen werden, da bei rechtzeitiger Behandlung eine gute Prognose besteht.

Das akute subdurale Hämatom: Dabei handelt es sich meist um eine venöse Blutung, die aus Rindenprellungsherden, Verletzungen venöser Gefäße der weichen Hirnhaut oder aus Verletzungen der venösen Sinus stammen kann. Das akute subdurale Hämatom ist Folge und Ausdruck einer massiven Gewalteinwirkung auf das Gehirn. Wegen den häufig vorhandenen ausgedehnten Kontusionsherden ist diese Blutung prognostisch weit ungünstiger als die epidurale.

Das freie Intervall kann (z. B. bei größeren Rindenprellungsherden, die schon über ein Hirnödem zu einer Compressio führen) fehlen, es kann aber auch länger sein und über Tage sich hinziehen. Man spricht dann von einer subakuten subduralen Blutung.

Als Spätkomplikation nach einem Schädelhirntrauma kann ein *chronisches subdurales Hämatom* innerhalb der ersten 6 Monate nach dem Unfall auftreten. Als Symptome finden sich Kopfschmerzen, zunehmende psychoorganische Veränderungen, die bis zum Koma und zum Tode führen können. Die Therapie ist die **Operation.** Die Prognose ist auch bei älteren Patienten günstig.

Das intrazerebrale Hämatom: Es entsteht beim Zerreißen eines intrazerebral gelegenen Gefäßes oder im Bereich einer kortikalen Kontusion, die zu einer Blutung in der Gehirnsubstanz geführt hat. Häufiger ist die Blutung arteriell, und die Zeichen einer Compressio cerebri treten rasch und deutlich in Erscheinung.

Die Computer-Tomographie ist entscheidend für die Diagnose. Therapeutisch kann in Abhängigkeit von Größe und Lokalisation das Hämatom operativ entleert werden. In der Akutphase ist die Mortalität hoch.

Spätkomplikationen beim Schädelhirntrauma

Liquorfistel: Eine Komplikation, vor allem bei Verletzungen in der vorderen und mittleren Schädelgrube und bei Eröffnung der Nasennebenhöhlen, ist die Liquorfistel. Sie tritt meist sofort auf. Schwierigkeiten entstehen aber diagnostisch durch Blutbeimengungen, und sie wird deshalb leicht übersehen (Tupferprobe). Der Liquorfluß kann auch vorübergehend zum Stillstand kommen. Operative Versorgung, insbesondere bei der nasalen Liquorfistel, ist erforderlich.

Traumatische Epilepsie: Sie tritt nach schweren Hirnkontusionen und penetrierenden offenen Schädelhirnverletzungen oder auch bei Impressionsfrakturen auf. Entsprechende fachneurologische Abklärung und Behandlung (medikamentös) sind erforderlich.

Spätschäden: Zu den Spätschäden nach Schädelhirntrauma rechnet man psychoorganische Veränderungen, eine zerebrale Leistungsminderung, Hemiparesen und Hirnnervenausfälle nach Basisfrakturen (z. B. Anosmie). Die zerebrale Leistungsminderung erfordert öfters eine Umschulung.

Allgemeine Sofortmaßnahmen beim Schädelhirntrauma: Die wichtigsten Faktoren, die bei Neuaufnahmen eines Verletzten mit Schädelhirntrauma beachtet werden müssen, sind Atmung, Kreislauf, neurologische Symptomatik, Infektionsverhütungen bei offenen Verletzungen sowie die Verlaufskontrollen zur Erkennung posttraumatischer Hämatome. Folgendes Schema hat sich bewährt.

1. Atmung: Freihalten der Atemwege (Gefahr der Aspiration von Blut, Gebiß usw.). Falls notwendig sofortige Intubation und Beatmung.
2. Kreislauf: Beurteilung des Kreislaufes (Schockindex) und – wenn notwendig – entsprechende Maßnahmen zur Beherrschung des Schocks (Venenkatheter, Volumenersatz).
3. Diagnostik: Erst nach Einleitung dieser Maßnahmen zur Erhaltung der vitalen Funktionen ist ein weiteres Vorgehen in diagnostischer und therapeutischer Hinsicht angezeigt:

a) weitere Untersuchung des Verunfallten, neurologischer Status;
b) Röntgenaufnahme des Schädels in drei Ebenen (anterior-posterior, seitlich, halbaxial);
c) Echoenzephalogramm zur Beurteilung evtl. intrakranieller Hämatome (Verschiebung der Mittellinie);
d) Computer Tomographie (Horizontalschnitt des Gehirns mit der Möglichkeit Verdichtungen (Blut, Tumoren) zu erkennen.
Die *Computer-Tomographie* ist ein computerunterstütztes Röntgen-Schichtverfahren, bei dem die Strukturen des knöchernen Schädels und des Gehirns durch ihre unterschiedliche Dichte differenziert werden. Bei der Untersuchung des Patienten werden

meist Horizontalschnitte vom Gehirn mit einer Schichtdicke von 1 cm angefertigt. Auf den zur Dokumentation benutzten Polaroidbildern oder Röntgenfilmen erscheinen: Luft, Liquor, Ventrikelsystem, Zisternen, Fett, Ödembereiche *schwarz;* koaguliertes Blut, Knochen, Verkalkungen, Fremdkörper *weiß* und die Hirnsubstanz *grau.* Eine feinere Differenzierung ist auf diesen Bildern nicht möglich, sondern nur direkt am Untersuchungsgerät. Eine Vielzahl traumatischer Veränderungen kann durch die Computer-Tomographie direkt sichtbar gemacht werden. Im akuten Stadium umfassen diese: Kopfschwartenhämatome, Schädelfrakturen, Schädelbasisverletzungen, alle Arten von intrakraniellen Blutungen, einschließlich intraventrikulärer Blutungen und Hämatome im Bereich der hinteren Schädelgrube. Spätkomplikationen schließen Ventrikelerweiterungen und Substanzdefekte ein.

Falls ein derartiges Gerät zur Verfügung steht, ist eine Angiographie nur noch in Ausnahmefällen notwendig, z. B. zum Nachweis einer traumatischen Gefäßschädigung oder zur Feststellung des Hirntodes.

e) Karotisangiographie (Abb. 201).

4. Therapie: Das Ergebnis der diagnostischen Maßnahmen bestimmt das therapeutische Vorgehen. Indikation zur sofortigen Operation ist gegeben bei offener Schädelhirnverletzung, bei Impressionsfraktur mit zunehmender Compressio cerebri und Herdsymptomen sowie bei einer intrakraniellen Blutung.

Ist ein sofortiger operativer Eingriff nicht angezeigt, erfolgt Beobachtung (Wachstation). Auf einem Notfallbogen werden neben Blutdruck und Puls die Pupillenreaktion und die Bewußtseinslage laufend registriert, um eine Veränderung sofort zu bemerken und eine intrakranielle Blutung rechtzeitig zu erkennen. Die regelmäßige Feststellung der Bewußtseinslage ist das „Lackmuspapier" des traumatischen Hirnschadens. Bei länger dauernder Bewußtlosigkeit muß eine genaue Überwachung gewährleistet sein. Tracheotomie zur Bronchialtoilette kann erforderlich werden. Dadurch ist auch die Möglichkeit der künstlichen Beatmung gegeben. Auftretende zentrale Krämpfe werden gedämpft, eine zentrale Hyperthermie muß gesenkt werden (Hibernation). Im übrigen sind alle Maßnahmen der Intensivpflege erforderlich.

Besondere Überwachung erfordert die Differenzierung zwischen den Folgen eines *Alkoholabusus* und den Folgen eines gedeckten Schädelhirntraumas. Die Symptomatik im psychischen Bereich (Bewußtseinsstörung,

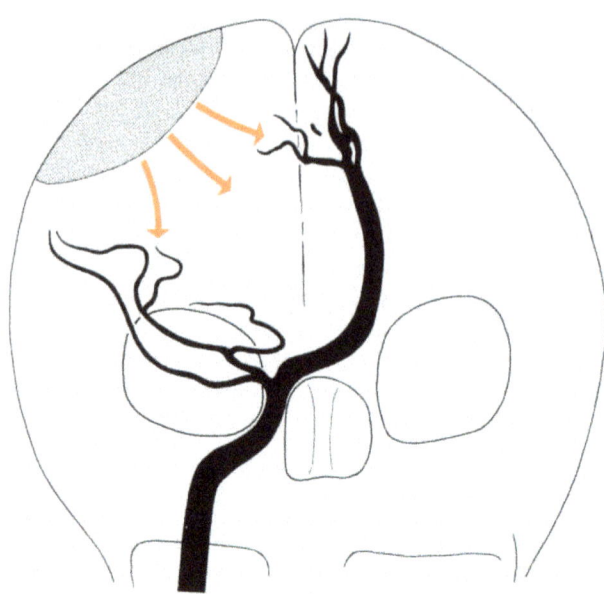

Abb. 201. Angiographie: deutliche Abdrängung der A. cerebri anterior durch ein intrakranielles Hämatom

Desorientierung, retrograde Amnesie) sowie im vegetativen Bereich (Kreislauflabilität, Störung der Wärmeregulation) können ebenso Folge des übermäßigen Alkoholgenusses sein. Eine Unterscheidung kann meist nur aus dem klinischen Verlauf gewonnen werden; deshalb sollten alle unter Alkoholeinfluß stehenden Patienten, bei denen ein Schädelhirntrauma nicht mit Sicherheit ausgeschlossen werden kann, stationär aufgenommen werden.

18 Mehrfachverletzungen

Allgemeines

Definition: Verletzungen von mindestens zwei Körperregionen, wovon jede Verletzung allein stationäre Behandlung erfordern würde (z. B. Schädel + Abdomen, Thorax + rechter Arm + linker Arm usw.).

Dagegen: Mehrfachfrakturen eines Knochens (z. B. Schenkelhalsbruch + Oberschenkelschaftfraktur, Tibiakopffraktur + Innenknöchelfraktur). Multiple Frakturen: mehrere Knochen sind gebrochen (z. B. Becken + Femur + Kalkaneus).

Ausnahme: Bei funktionell zusammengehörigen Knochen (z. B. Tibia + Fibula) spricht man vom Unterschenkelbruch und nicht von multiplen Frakturen.

Rund ein Fünftel der stationär aufgenommenen Unfallpatienten haben Verletzungen mehrerer Körperregionen. Die Letalität steigt mit der Zahl der Verletzungen stark an. Von Patienten mit mehr als fünf schweren Verletzungen überleben kaum die Hälfte.
Männer erleiden doppelt so häufig Mehrfachverletzungen als Frauen.
Die häufigste Verletzungskombination ist die von Schädel + Thorax (Verkehrsunfall, fehlender Sicherheitsgurt), etwas seltener ist ein Brustkorb-Bauchtrauma, welches allerdings die höchste Letalität aufweist (ca. 35%). Während die Letalität einer isolierten Leberruptur bei 30% liegt, versterben 60–75% der Patienten, welche einen Leberriß im Rahmen einer Mehrfachverletzung erleiden.

Therapeutische Richtlinien

Die *Behandlung* der einzelnen Verletzungen folgt auch beim Polytraumatisierten den in den einschlägigen Kapiteln wiedergegebenen Prinzipien. Besondere Probleme wirft jedoch die Diagnostik und die Reihenfolge der therapeutischen Maßnahmen auf:

Es gilt, sich bei einer Vielzahl von Verletzungen nicht in Einzelheiten zu verlieren, im weiteren Verlauf aber auch keine Einzelheit zu vergessen (Allgöwer).

Im Mittelpunkt von Diagnose und Therapie steht die *Abwendung akuter Lebensgefahr.*

Die Störungen vitaler Funktionen (Atmung, Kreislauf, ZNS) potenzieren sich. Z. B.:
- Verschlimmerung eines Hirnschadens durch pulmonal bedingte Hypoxie.
- Verstärkung einer Ventilationsstörung bei Rippenserienfrakturen, durch zentrale Atemdepression.
- Erhöhte Schockgefährdung bei Kombination von Bauchtrauma und Extremitätenfrakturen.
- Die Gefahr eines Fettemboliesyndroms und des posttraumatischen Streßulkus, sowie der posttraumatischen respiratorischen Insuffizienz steigt mit der Zahl der Verletzungen.

Sofortmaßnahmen: Untersuchung und fortlaufende Kontrolle von Atmung, Kreislauf und Bewußtseinslage (s. Kap. 1 und 2). Volumensubstitution, ggf. Intubation und operative Blutstillung. Alle weiteren Maßnahmen sind zweitrangig, wenn auch von verschiedener Dringlichkeit.

Die *Diagnose* beim Polytraumatisierten ist dann erschwert, wenn der Patient bei einem Schädelhirntrauma Schmerzen und Funktionsstörungen nicht lokalisieren kann:

- Prüfung von Atemgeräusch, Klopfschall, Bauchdeckenspannung, Flankendämpfung, Hämaturie usw.;
- Feststellung von Wunden und Formfehlern der Extremitäten am völlig entkleideten Patienten;
- Diagnose von Frakturen und Luxationen durch vorsichtiges passives Durchbewegen (Krepitation, abnorme Beweglichkeit oder federnde Fixation);
- Beobachtung extremer Gelenkstellungen (Überwiegen der Antagonisten bei Sehnendurchtrennungen).

Häufig lenken besonders schmerzhafte Verletzungen oder besonders augenfällige Veränderungen von schwerwiegenden Begleitverletzungen ab. Häufig ist es nötig, Vertreter anderer Fachdisziplinen (z. B. Augen- und HNO-Arzt, Neurologe, Internist, Gynäkologe usw.) hinzuzuziehen.

Röntgendiagnostik: Bei Verdacht auf Knochenverletzung oder Gelenkschaden sollten folgende Röntgenuntersuchungen durchgeführt werden:

- routinemäßige Aufnahmen von Thorax und Becken bei allen schweren Traumen;
- orientierende Untersuchung des ganzen Skelettes mit dem Bildwandler;
- Beurteilung von Einzelheiten auf Aufnahmen in mindestens 2 Ebenen,
- Röntgenaufnahmen der benachbarten Gelenke bei Schaftfrakturen;
- Aufnahmen von Prädilektionsstellen typischer Begleitbrüche (z. B. LWS-Aufnahmen beim Fersenbeinbruch, Beckenaufnahmen bei Aufprallverletzungen am Armaturenbrett wegen Hüftpfannen- und Schenkelhalsfrakturen).

Oft lassen sich Verletzungen erst im weitern *Verlauf* erkennen, z. B. Darmrupturen, Nierenverletzungen, Schäden an Gefäßen, Sehnen und Nerven. Daher:

- stationäre Aufnahme des Polytraumatisierten,
- laufende Überwachung,
- regelmäßige Untersuchung durch möglichst ein und denselben Arzt,
- Niederschrift jeder Veränderung,
- Überwachungsblatt.

Nur so gelingt es, bei plötzlich eintretender Verschlimmerung den Zeitpunkt zum Eingreifen nicht zu verpassen.

Die Therapie wird selbstverständlich von der *Dringlichkeit der Versorgung* der Einzelverletzung diktiert. Unterscheidung zwischen:
- lebensrettenden Sofortmaßnahmen (z. B. Operation einer Milzruptur),
- dringlichen Wahleingriffen (z. B. stabile Osteosynthese einer offenen Fraktur),
- Maßnahmen, die ohne Schaden auch noch nach Tagen bis Wochen durchgeführt werden können (z. B. Naht eines peripheren Nerven).

Vitale Indikationen an Schädel, Brust- und Bauchraum haben absoluten Vorrang vor wiederherstellenden Maßnahmen an den Extremitäten.
Ausnahme: Arterienverletzungen wegen Gefahr von Verblutung oder Verlust der Extremität.
Bei sehr schlechtem Allgemeinzustand evtl. „aufgeschobene Primärversorgung" von Wunden und Frakturen (Wundreinigung, täglich aseptischer Verbandwechsel): Aufschub von mehreren Tagen bis zur endgültigen Versorgung.

Bei Polytraumatisierten dringliche Forderung: *bewegungsstabile Osteosynthese* peripherer Frakturen: Erleichterung der Pflege. Stabile Fixation ist dringliche Indikation beim schwer Schädelhirnverletzten und beim Querschnittsgelähmten. Bei letzterem führt jede Gipsbehandlung in kurzer Zeit zu Druckgeschwüren; eine Extensionstherapie ist nicht möglich, da er im 3-Stunden-Rhythmus gedreht werden muß, um ein Durchliegen zu vermeiden.

Der *Zeitpunkt der Osteosynthese* ist abhängig vom Allgemeinzustand des Verletzten und von den Weichteilverhältnissen. Offene Frakturen haben Vorrang vor geschlossenen. Bis zur definitiven Versorgung einer Extremität steriler Verband und Ruhigstellung zur Vermeidung von Sekundärschäden.

Gelingt es nicht, am Unfalltag alle Frakturen in einer Sitzung zu stabilisieren, sollten weiter proximal gelegene Brüche zuerst operiert werden. Beim Kind und beim Bewußtlosen konsolidieren Frakturen verhältnismäßig schnell, daher evtl. Osteotomie bei verspätetem Eingreifen nötig.

Maßnahmen, die Letalität von Mehrfachverletzungen zu senken:

- gut organisierte Rettungskette mit unfallchirurgisch versiertem Personal,
- Erkennen lebensbedrohlicher Störungen,
- rasche interdisziplinäre Zusammenarbeit,
- Versorgung aller Verletzungen unter strikter Beobachtung der vitalen Rangstellung.

19 Unfallchirurgie im Kindesalter

Allgemeines

Unfallverletzungen im Kindesalter weisen in mehrerer Hinsicht Besonderheiten auf. Der Bewegungs- und Erforschungsdrang in diesem Lebensabschnitt steht in umgekehrtem Verhältnis zur Erfahrung und Vorsicht. Dies führt zu einer erheblichen Unfallgefährdung. So sind bis zum 15. Lebensjahr 30 bis 50% aller Todesfälle auf diese Ursache zurückzuführen, davon allein die Hälfte auf den Straßenverkehr, 1/5 bis 1/10 auf Ertrinken. Die absolute Zahl zum Tode führender Unfälle bei Kindern beträgt zur Zeit in der Bundesrepublik ca. 3600/Jahr, d. h. 10 Fälle täglich. Für die Gesamtzahl der Verletzungen in diesem Alter ergeben große Statistiken pro tödlichen Unfall noch:

- 2 Unfälle mit bleibenden Restschäden,
  40–50 Unfälle, die eine klinische Behandlung erfordern,
  100–200 Unfälle mit ambulanter Behandlung,
- 1000 „Bagatellverletzungen".

Dies bedeutet, daß rund 1 Million unfallverletzte Kinder pro Jahr in ärztliche Behandlung kommen. Hierbei betreffen isolierte Verletzungen zu rund 45% Schädel und Hirn, zu 10% die Extremitäten, zu 6% das Abdomen und zu 4% den Thorax. Etwa 1/3 dieser Kinder sind polytraumatisiert, überwiegend durch die Kombination von Schädel- und Extremitäten.

Diese Verletzungen treffen einen Organismus, der in anatomischer und funktioneller Hinsicht nicht mit dem des Erwachsenen gleichgesetzt werden kann. Einerseits ist die Gefährdung größer (geringes Blutvolumen, gesteigerte Ödemneigung, geringerer Schutz der Brustorgane durch den weichen knöchernen Thorax), andererseits hat der wachsende Organismus die Chance, umzulernen (ZNS), ausgefallene Organteile kompensatorisch zu ersetzen (innere Organe, Gefäße) und Restschäden innerhalb bestimmter Grenzen im Laufe des Wachstums auszugleichen (Skelettsystem).

Schädel- und Hirnverletzungen

Wohl infolge der „unfertigen" und weichen Schädelkalotte sind intrakranielle Blutungen durch Gefäßzerreißungen vor allem beim kleinen Kind häufiger als beim Erwachsenen. Wegen der in diesem Alter noch unzureichenden Kommunikationsmöglichkeiten und der fehlenden Mitarbeit des Patienten kann die Diagnose dieser Verletzungen sehr schwer sein, vor allem, da sie häufig zunächst klinisch wenig Symptome bieten. Hierzu kommt die gesteigerte Ödemneigung des wachsenden Gehirns sowie sein gesteigerter Stoffwechselbedarf, so daß solche Unfallfolgen nicht selten rasch unerwartet zur vitalen Gefährdung führen können. Auch leichtere Schädelhirntraumen müssen deshalb im Frühstadium, vor allem bei jüngeren Kindern, kontinuierlich stationär überwacht werden. Die unter zunehmendem Hirndruck einsetzende zentrale Dysregulation macht eine enge Zusammenarbeit des Chirurgen mit dem Anaesthesisten erforderlich. Ihr Ziel ist:

- Freihalten der Atemwege, evtl. künstliche Beatmung;
- Bekämpfung des Schocks;
- Dämpfung des Vegetativums, evtl. Hibernation;
- intrakranielle Drucksenkung (Humanalbumin, niedermolekulares Dextran, Kortikosteroide);
  Sorbit und Mannit nur bei äußerster vitaler Gefährdung, da Rebound-Effekt und Nachblutungen zu erwarten sind.

Impressionsfrakturen mit Verlagerung der Tabula interna, offene Schädelfrakturen (Infektionsgefahr) sowie epi- und subdurale Blutungen stellen eine absolute Indikation zum chirurgischen Eingreifen dar.

Thoraxverletzungen

Während des Wachstums macht der Brustkorb verschiedene Elastizitätsperioden durch. Im Säuglingsalter ist der Thorax insgesamt sehr elastisch, die Rippen aber wenig widerstandsfähig. Hierdurch finden sich in diesem Lebensabschnitt häufiger Rippenfrakturen. Da der Inhalt des Thorax aber noch sehr mobil ist, entstehen hierbei nur sehr selten Schäden an den Thoraxorganen die, häufig unerkannt, meist komplikations- und folgenlos abheilen.

In dem häufiger von Thoraxtraumen betroffenen Kleinkindes- und Schulalter besteht eine hohe Widerstandsfähigkeit des knöchernen Brustkorbs gegen äußere Krafteinwirkung. Die inneren Organe sind nun aber stärker fixiert und können der Gewalt nicht ausweichen. Dies bedingt, daß sich in diesem Lebensabschnitt eher schwerere Veränderungen der viszeralen Organe ohne Knochenverletzungen finden. So weist dieses Alter z. B. häufiger Lungenkontusionen als Rippenfrakturen auf. Diese besondere Konstellation erklärt auch, daß 50% aller Bronchusabrisse bei Kindern und Jugendlichen beobachtet werden.

Insgesamt sind bei Brustkorbverletzungen dieses Alters die inneren Thoraxorgane mit 20–30% beteiligt. Bei Rippenserienfrakturen muß jedoch in 2/3 der Fälle mit solchen Begleitverletzungen gerechnet werden. Da eine geringe Verminderung der Atmungsfläche wegen des ohnehin kleinen Lungenvolumens beim Kind ernste Störungen des Gasaustausches verursacht und das relativ enge Kaliber der Atemwege rasch durch Koagel oder Ödeme verlegt wird, machen Thoraxtraumen beim Kind, speziell bei Vorliegen einer Rippenserienfraktur nicht nur eine sorgfältige Primärdiagnostik, sondern auch eine engmaschige Kontrolle in den ersten Tagen notwendig:

- Ein kleiner Pneumothorax kann zunächst beobachtet oder abpunktiert werden. Bei größeren oder rezidivierenden Luftansammlungen ist eine Thoraxdrainage zu legen.
- Ein Spannungspneu führt im Kindesalter besonders rasch zu deletären Folgen. Bei dieser Verletzung muß immer an einen Bronchusabriß gedacht werden.
- Ein Hämatothorax ist Folge einer Verletzung der Brustwandgefäße, der Lunge oder seltener des Herzens und der großen Gefäße. Differentialdiagnostisch ist jedoch auch an eine Verletzung von Abdominalorganen bei gleichzeitiger Zwerchfellruptur zu denken. Die Behandlung besteht, nach Ausschluß schwererer Verletzungen, in möglichst frühzeitiger Punktion kleiner und Drainage größerer oder rezidivierender Hämatome. Kommt die Blutung nicht zum Stehen, muß thorakotomiert werden.
- Verletzungen der Speiseröhre entstehen vor allem durch das Verschlukken spitzer oder scharfer Gegenstände. Hierbei können trotz Verbleibens des Fremdkörpers die zunächst heftigen Schmerzen vollständig abklingen. Die anhaltende Irritation der Oesophaguswand führt dann zur posttraumatischen Stenose oder zur Perforation mit rasch hinzukommender Perioesophagitis und Abszeßbildung.
- Stumpfe und geschlossene Verletzungen des Herzens weisen gegenüber dem Erwachsenen keine Besonderheiten auf.
- Verletzungen der großen Gefäße sind außerordentlich selten (hohe Elastizität).

Gerade bei den Thoraxtraumen des Kindes geben die äußeren Verletzungszeichen nur wenig Hinweis auf die erlittenen intrathorakalen

Schäden. Begleitende intraabdominelle Verletzungen sind sorgfältig auszuschließen.

Abdominaltraumen

Bei 50% der Kinder mit Abdominaltraumen bestehen gleichzeitig Nebenverletzungen außerhalb der Bauchhöhle.
Das Ausmaß der erlittenen Gewalt sagt wenig über die Schwere der Verletzung aus.
Da das kindliche Gefäßsystem elastischer reagiert als das des Erwachsenen, kann ein Volumenmangel zunächst besser kompensiert werden. Der Kreislaufzusammenbruch erfolgt dann aber sehr rasch. Ein anscheinend stabiler Kreislauf oder eine vorübergehende Besserung verleiten leicht zu gefährlicher Verharmlosung. Dies gilt besonders bei dem oft zu beobachtenden freien Intervall bei Milz- und Leberrupturen sowie Gefäßabrissen. Von den intraabdominalen Organen ist am häufigsten die Milz mit über 50% betroffen. Ihr folgen Leber, Magen und Darmtrakt mit je 20%. Die Letalität bei Milzverletzungen liegt auch heute noch über 10%, diejenige bei Lebertraumen sogar um 30%. Jede Begleitverletzung verschlechtert die Prognose.
Die Diagnostik entspricht an sich derjenigen beim Erwachsenen.

Die Aussagekraft der körperlichen Untersuchung ist jedoch durch fehlende Mitarbeit, unsichere Schmerzangaben und eine häufig ängstlich gespannte Abwehrhaltung eingeschränkt.

Objektiven Aufschluß über intraperitoneale Unfallfolgen ergibt mit hoher Sicherheit die Peritoneallavage, die mit entsprechend verringerten Flüssigkeitsvolumina durchgeführt wird. Bleiben Unklarheiten bei sich verschlechternder Kreislaufsituation, ist die Indikation zur Probelaparotomie gegeben, deren Risiko wesentlich geringer ist als das einer übersehenen Verletzung.

Verletzungen der Urogenitalorgane

50% der stumpfen Bauchtraumen des Kindes gehen mit Verletzung der Niere einher. Diese hohe Zahl wird damit begründet, daß die kindliche Niere keine schützende Fettkapsel aufweist und tiefer steht als die des Erwachsenen, wodurch der Schutz des knöchernen Thorax herabgesetzt

wird. Die 12. Rippe kann durch ihre große Beweglichkeit geradezu „waffenartig" gegen den oberen Nierenpol prallen.
Verletzungen der Harnleiter sind äußerst selten.
Dagegen sind Blasenverletzungen relativ häufig. Dies hat seine Ursache darin, daß die Blasenwand in diesem Alter dünn und leicht verletzlich ist und die volle Blase weiter nach kranial reicht.
Verletzungen der Harnröhre finden sich fast ausschließlich bei Knaben.

Bei Verdacht auf traumatische Schädigung von Blase oder Harnröhre darf nicht katheterisiert werden (via falsa, Infektion). Die Diagnose erfolgt durch ein Urethrozystogramm.

Verbrennungen

Verbrennungen und Verbrühungen sind im Kindesalter relativ häufig. Bei ihrer Behandlung ist auf eine besonders sorgfältige Bilanzierung der Flüssigkeitssubstitution zu achten, da Kinder gegen Dosierungsfehler sehr empfindlich sind. Die notwendigen Infusionsmengen müssen exakt errechnet werden.

Diese Werte stellen aber nur Leitlinien dar, die nach dem klinischen Bild und den laufenden Laborkontrollen zu variieren sind.

Bei drittgradigen Verbrennungen sollte im Interesse einer gezielten Infektionsprophylaxe die Nekrosenabtragung so früh wie möglich erfolgen. Die Deckung der Defekte durch autologe Transplantate ist, vor allem bei kleineren Kindern, durch die Begrenztheit der Entnahmeflächen häufig problematisch. Es hat sich bewährt, nach dem Debridement zunächst durch Auflage von Kunsthaut die Entwicklung eines gut durchbluteten „Pflanzgrundes" abzuwarten und danach unter optimalen Bedingungen die rare Spalthaut zu verpflanzen. Netzförmige Zubereitungen des Transplantates als sog. „mesh craft" erlauben eine Flächenvergrößerung auf das Zwei- bis Dreifache, führen jedoch zu kosmetisch schlechteren Ergebnissen. Alternativ und bei größeren Effekten kann es notwendig werden schrittweise vorzugehen, d. h. die Reepithelialisierung der ersten Entnahmestelle abzuwarten, um hier später erneut Spalthaut zu gewinnen.

Frakturen

> Die knöcherne Durchbauung des Bruches selbst erfolgt in der überwiegenden Anzahl der Fälle rasch und problemlos. Nur gröbere Behandlungsfehler können diesen Verlauf stören.

Die Vorbehalte gegen eine konservative Behandlung von Extremitätenfrakturen des Erwachsenen beziehen sich nicht nur auf das Ausheilungsbild des Knochenbruches selbst, sondern nicht zuletzt auf die Folgen der sog. Frakturkrankheit, die ihre Ursachen in der lokalen oder allgemeinen Ruhigstellung in Gipsverband oder Extension findet. Neben der Gefahr einer Heilung des Knochens in nicht anatomischer Stellung sind dies die mit der Immobilisation einhergehende Abnahme der Gelenkbeweglichkeit, die Muskelverschmächtigung, mögliche neurologische und zirkulatorische Störungen durch Gips- oder Schienendruck sowie die allgemeine Gefährdung des Patienten durch Pneumonie, thrombembolische Komplikationen, Dekubitalgeschwüre etc. Da sich diese Schwierigkeiten durch eine übungsstabile Osteosynthese verringern lassen, wird die Indikation zur operativen Frakturbehandlung beim Erwachsenen weitgestellt.
Beim wachsenden Organismus liegen andere Verhältnisse vor, die besondere Behandlungsprinzipien bei Verletzungen des kindlichen Skelettes notwendig machen.

> Die Behandlung von Frakturen bei Kindern und Jugendlichen, d. h. am wachsenden Skelett erfordert wesentlich andere Überlegungen als diejenige nach Wachstumsabschluß.

Die nach Ruhigstellung in Gips oder Extension auch beim Kind zu beobachtende Teilversteifung der Gelenke bildet sich unter dem spielerischen Gebrauch der Extremität in wenigen Wochen vollständig zurück. In gleichem Maße wird die Muskulatur wieder trainiert. Dekubitalgeschwüre, Thrombosen und Pneumonien durch Bettruhe sind beim Kind fast unbekannt.
Diese Voraussetzungen (rasche Bruchheilung, keine Frakturkrankheit) führen jedoch zu der Gefahr, Frakturen am wachsenden Skelett generell als Bagatellverletzungen anzusehen. Wenn auch die knöcherne Ausheilung des Bruches selbst bei nur einigermaßen adäquater Therapie ohne Schwierigkeiten erfolgt, erfordert die Therapie dieser Verletzungen besondere Kenntnisse, um Spätfolgen – Gelenkinkongruenz, Achsenabweichungen, Minderwuchs, überschießendes Wachstum – zu vermeiden.
Das spätere Schicksal des verletzten Knochens wird von der Physiologie und Pathologie des Wachstums bestimmt, auf das daher im folgenden kurz eingegangen werden soll.

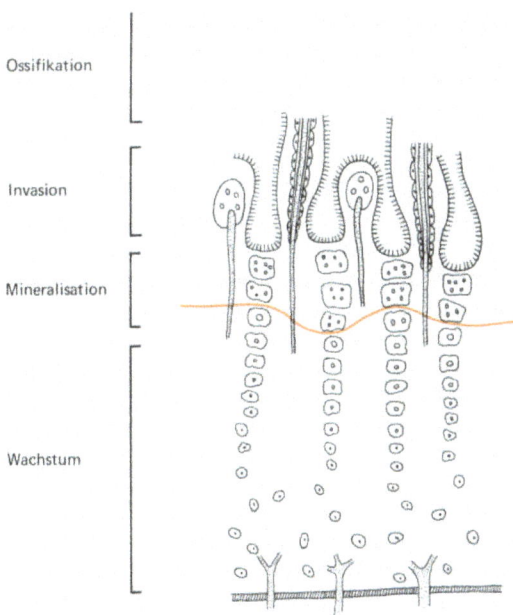

Abb. 202. Aufbau der Epiphysenfuge. Eine mögliche Lyse (rote Linie) findet im Bereich der Mineralisationszone, dem Locus minoris resistentiae statt

Das Längenwachstum des Knochens geht von den Epiphysenfugen aus. Diese Wachstumszonen werden in 4 Bereiche unterteilt (Abb. 202). Epiphysenwärts ist die Fuge von einer Abschlußplatte begrenzt, die von den Gefäßen durchbrochen wird, die die germinativen Zellen ernähren. Diese, an der Abschlußplatte liegenden Zellen, vermehren sich in Richtung des Druckes in Form von Knorpelsäulen, die stets parallel zu den einwirkenden Druckkräften ausgerichtet sind. Diese Säulen sind in Knorpelgrundsubstanz eingebettet. Die Schicht der germinativen Zellen und des Säulenknorpels wird zusammen als *Wachstumsbereich* der Epiphysenfuge bezeichnet.

Sobald die Knorpelzellen eine gewisse Größe erreicht haben, werden die in ihnen liegenden Vakuolen größer, man spricht nun von Blasenknorpel. Gleichzeitig beginnt in dieser Schicht die Grundsubstanz zu verkalken.

Dies führt dazu, daß in diesem sog. *Mineralisationsbereich* die mechanisch gesehen schwächste Stelle der Wachstumsfuge liegt, in der traumatische Lösungen der Fuge stattfinden können.

Zwischen die degenerierten Knorpelzellen dringen nun von metaphysär

Gefäßsprossen ein und resorbieren die Knorpelzellen. Dies ist die Zone der *Knorpelinvasion*.

Direkt danach sind die einsprossenden Gefäße von Osteoblasten umgeben, die die freiwerdenden Räume mit Osteoid auffüllen, das rasch mineralisiert. Dies ist der Bereich der *Ossifikation*.

Die Epiphysenfuge wird zirkulär durch den periepiphysären Ring begrenzt, der das Breitenwachstum der Fuge sicherstellt.

Das Dickenwachstum des Knochens geht vom Periostmantel mit seiner Kambiumschicht aus. Infolge dieser Aufgaben ist der Periostschlauch wesentlich kräftiger als beim Erwachsenen.

> Diese Physiologie des Knochenwachstums bildet den Hintergrund der Behandlung kindlicher Frakturen. Da sich die Knorpelsäulen der Epiphysenfugen stets senkrecht zum einwirkenden Druck stellen, können im Laufe des Wachstums posttraumatische Achsenfehlstellungen ausgeglichen werden. Der diese Korrektur stimulierende Druck ist die Resultierende aus Muskelzug und Körpergewicht. Dies bedingt, daß die Korrekturtendenz an der unteren Extremität wesentlich größer ist als an der oberen. Dieses Prinzip ermöglicht aber nicht, Drehfehler zu verändern. Dies bedeutet, *Fehlrotationen können durch das Wachstum nicht rückgängig gemacht werden.*

Bei Schaftfrakturen reißt der kräftige Periostmantel nur selten vollständig zirkulär durch. Häufig bleibt auf der Konkavseite eine Brücke stehen. Diese kann bei der Reposition als Scharnier benützt werden, nachdem zuvor die Fragmente durch eine Vermehrung der Fehlstellung entkeilt wurden. Vor allem am Unterarmschaft reißt gelegentlich nur die Kortikalis auf der Konvexseite des Bruches, diejenige auf der Konkavseite knickt ohne Unterbrechung der Kontinuität. In Anlehnung an die Bruchform bei einem jungen Ast sprechen wir dann von einer „Grünholzfraktur". Wird bei dieser die nur geknickte Kortikalis – wie oben für das Periost beschrieben – als Scharnier der Reposition benutzt, ist durch den Zug der intakten Strukturen mit einem Rezidiv der Fehlstellung zu rechnen. Daher wird es bei diesen Brüchen notwendig, auch die noch teilweise intakte Kortikalis durch Überkorrektur über einem gepolsterten Hypomochleon (Holzböckchen, Knie des Arztes) zu brechen und danach die achsengerechte Einrichtung vorzunehmen (Abb. 203). Besondere Probleme bieten die Verletzungen der Epiphysenfugen (Abb. 204).

Die einfache Lösung findet in der Mineralisationszone statt und kann mit der Aussperrung eines metaphysären Keils einhergehen. Diese Verletzung wird nach Aitken als Aitken I bezeichnet. Hierzu bleibt die Wachstumsschicht unverletzt, das Längenwachstum des Knochens wird nicht gestört, nach Überbrückung der Fraktur läuft die Ossifikation ungestört weiter.

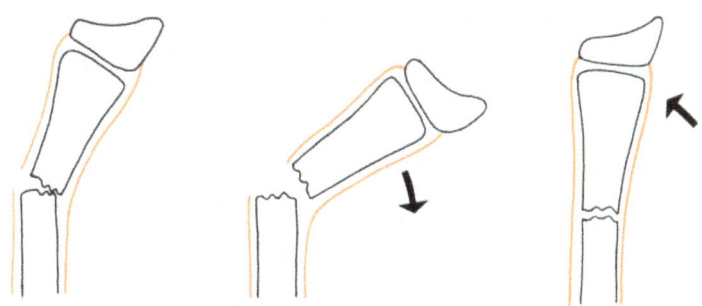

Abb. 203. Verhalten des kräftigen Periostschlauches. Dieser bleibt auf den Konkavseiten einer Dislokation meist erhalten. Verkeilte Frakturen lassen sich durch Vermehrung der Fehlstellung meist lösen. Bei der anschließenden Reposition dient der intakte Teil des Periostes als „Scharnier"

Anders sind die Verhältnisse, wenn die Frakturlinie die eigentliche Wachstumszone der Epiphysenfuge kreuzt. Verbleiben hier selbst kleinste Spalten zwischen den Fragmenten, werden diese durch knöcherne Brükken aufgefüllt, die zur Klammerbildung zwischen Metaphyse und Epiphyse führen. Dies verursacht einen umschriebenen Wachstumsstop an dieser Stelle mit Abweichung der Achse des benachbarten Gelenkes und Zurückbleiben des gesamten Längenwachstums des betroffenen Knochens. Je nach Verlauf der Bruchlinie unterscheidet man bei diesen sog. Epiphysenfrakturen, die von den oben erwähnten Epiphysenlösungen streng abzugrenzen sind, Formen mit rein epiphysärem Fragment (Aitken II) und die Verletzung mit epiphysär-metaphysärem Bruchverlauf (Aitken III).

Um ein sekundäres Fehlwachstum zu verhindern, kommt es bei der Behandlung dieser Verletzungen darauf an, die Fragmente „wasserdicht" zu adaptieren und in dieser Stellung sicher bis zum knöchernen Durchbau zu halten. Dies allein verhindert die Ausbildung einer Kallusbrücke mit ihren deletären Folgen für das weitere Knochenwachstum. Diese unabdingbare Reposition und Fixation ist konservativ nicht mit genügender Sicherheit zu erreichen. Daher stellen die Frakturen der Wachstumsfuge nach Aitken II und III eine Indikation zur operativen Versorgung dar (Abb. 204).

Neben den oben erwähnten Verletzungsformen gibt es noch die Schädigung des periepiphysären Ringes, vor allem durch Bandausrisse am Kniegelenk. Daneben kommen knöcherne Bandausrisse mit epi-metaphysärem Fragment vor, die einer Epiphysenfraktur Aitken III entsprechen. Beide Schäden können zu einer peripheren Klammerbildung über die

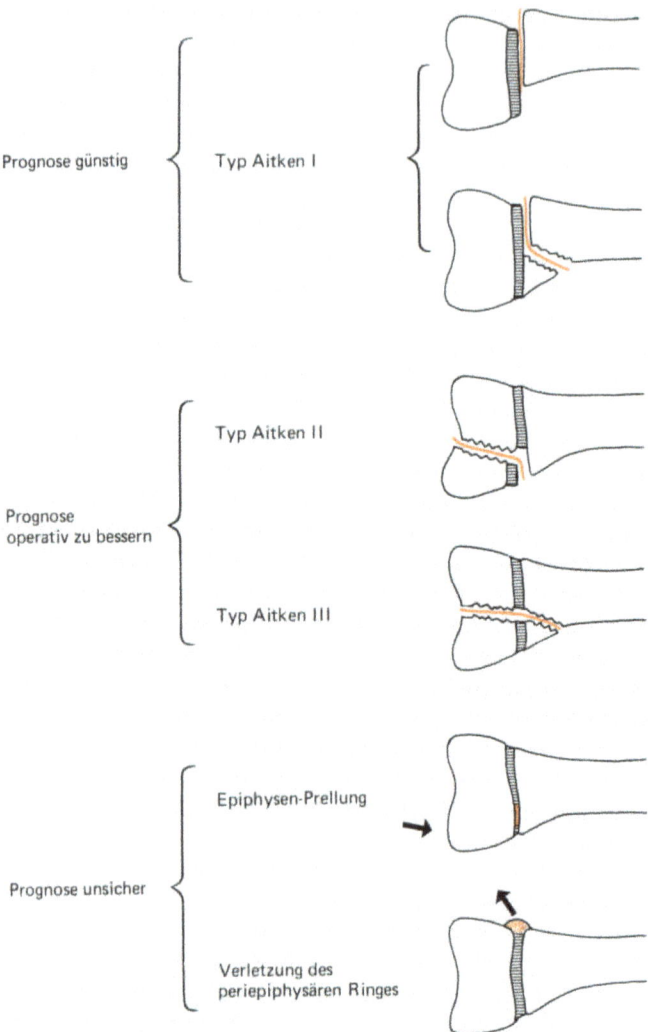

Abb. 204. Epiphysenverletzungen. Bei den Typen I nach Aitken ist die eigentliche Wachstumszone nicht verletzt, die Prognose daher günstig. Bei den Typen II und III ist die Wachstumszone unterbrochen. Durch eine operative „wasserdichte" Reposition und Stabilisation lassen sich Spätschäden aber verhindern. Bei Epiphysenprellungen und Verletzungen des periepiphysären Ringes kann die Prognose therapeutisch nicht beeinflußt werden. Falls diese Verletzungen zu einem Epiphysenverschluß führen, ist eine operative Entblockierung durch Entfernen der überbrückenden Kallusspange und Auffüllung des Defektes durch einen nicht-überbrückenden Platzhalter (Beckenapophyse, Fett, Zement etc.) gegeben. Führt dieses nicht zum Erfolg, werden später häufig Korrekturosteotomien notwendig

Wachstumsfuge hinweg führen. Während diese Entwicklung bei ossären Bandausrissen durch exakte Reposition und Retension der Knochenschuppe verhindert werden kann, läßt sich die Gefahr des Fehlwachstums durch reine Zerreißungen des periepiphysären Ringes nicht therapeutisch beeinflussen.

Daneben ist noch die reine Prellverletzung mit Impression und Zerstörung der germinativen Zellen beschrieben. Auch die Prognose dieser Schädigung läßt sich nicht beeinflussen.

Normalerweise werden die Epiphysen eines Knochens – und damit auch die Germinativzellen der Wachstumszone – von Gefäßen ernährt, die direkt von der Gelenkseite her in die Epiphyse eindringen.

Am Schenkelkopf und am Radiuskopf liegen jedoch andere Verhältnisse vor. Hier kommen diese Gefäße von der Metaphyse her, verlaufen außen über die Fuge und dringen danach in die Epiphyse ein. Durch diese anatomische Besonderheit können durch eine reine Epiphysenlösung diese Gefäße verlegt oder zerrissen werden, die Unterbrechung der Blutzufuhr führt zu Ernährungsstörungen des Epiphysenkernes und der Germinativzellen.

Aus den erwähnten Beonderheiten ergeben sich die Richtlinien zur Behandlung kindlicher Frakturen:

Brüche des wachsenden Skeletts werden bis auf wenige Ausnahmen konservativ behandelt.

Diese Ausnahmen sind:

- Frakturen in der Wachstumszone, die das Stratum germinativum kreuzen, also auf das Gelenk zu verlaufen (Typ Aitken II und III).
- Bandausrisse am periepiphysären Ring.
- Frakturen des Schenkelhalses und Lösungen der Femurkopfepiphyse.
- Frakturen, die konservativ nicht reponiert oder in Reposition gehalten werden können (Muskelzug, Interponate).
- Frakturen mit begleitenden Nerven- oder Gefäßverletzungen.
- Offene Frakturen, zumindest 2. und 3. Grades.
- Gelegentlich Frakturen im Rahmen eines Polytraumas, zur Verbesserung der Pflegemöglichkeit.

Jede operative Frakturenbehandlung muß auch beim Kind zu einer anatomischen Rekonstruktion des verletzten Knochens führen. Dagegen ist die beim Erwachsenen geforderte Übungsstabilität der Osteosynthese, vor allem bei kleineren Kindern nicht notwendig, häufig sogar kontraindiziert, da sich dieses Prinzip nur durch vergleichsweise große metallische

Implantate verwirklichen ließe. In diesen Altersstufen ist vielmehr eine sicher adaptierende Osteosynthese (Spickdrähte, isolierte Kleinfragmentschrauben, knapp dimensionierte Platten) mit zusätzlicher Ruhigstellung im Gipsverband bis zur rasch eintretenden Frakturheilung das Vorgehen der Wahl.

Jeder Knochenbruch im Wachstumsalter geht mit Veränderungen der Wachstumsgeschwindigkeit der benachbarten Epiphysen einher, wobei dieser Effekt umgekehrt proportional dem Alter des Kindes ist. Meist findet sich eine Wachstumsbeschleunigung, nur gelegentlich ein temporärer „Epiphysenstop". Dieses „posttraumatische Überwachstum" gewährleistet den späteren Längenausgleich verkürzt verheilter Extremitätenabschnitte. Da unter operativer Behandlung jede primäre Verkürzung beseitigt wird, dieses Vorgehen aber die Wachstumsbeschleunigung ungleich stärker anregt, ist das Problem des späteren Überwuchses, vor allem bei dem Entschluß zur operativen Versorgung von Oberschenkelfrakturen, in Rechnung zu stellen.

Entsprechend der noch verbleibenden physiologischen Wachstumszeit einer Fuge steht ihre Fähigkeit, Achsenfehler zu korrigieren in strenger Relation zum Lebensalter. Darüber hinaus wird dieser Prozeß von der die Korrektur induzierenden Belastung (untere Extremität mehr als obere) und der Lokalisation des Achsenfehlers (nahe rasch wachsender Fugen größer) beeinflußt. An der oberen Extremität sind dies die proximale Humerus- und die distale Radiusepiphyse (fern des Ellbogens), an der unteren Extremität die distale Femur- und proximale Tibiaepiphyse (nahe des Kniegelenks).

Die Diagnose der erlittenen Knochenverletzung im Röntgenbild ist dadurch erschwert, daß die Epiphysen noch weitgehend knorpelig sind und offene Epiphysen- und Apophysenfugen sowie die oft sichtbaren Gefäßkanäle zu Fehlinterpretationen Anlaß geben. Da die Verhältnisse der Ossifikation der Extremitäten weitgehend seitengleich sind, klärt meist eine Vergleichsaufnahme der Gegenseite die Situation.

Besonders die Diastase von Epiphysenfragmenten läßt sich oft erst auf Schrägaufnahmen sicher beurteilen.

Die folgende Systematik faßt die Besonderheiten und therapeutischen Richtlinien einzelner Verletzungen des wachsenden Skeletts zusammen.

Oberarm: Lösungen der proximalen Epiphyse mit oder ohne metaphysären Keil werden konservativ reponiert, der Arm anschließend für 2–3 Wochen im Desault ruhiggestellt. Gelingt die Reposition in Abduktion-Außenrotation, jedoch nicht die Retention im Desault-Verband, muß der Arm in Repositionshaltung bis zum ersten „Fassen" der Bruchstücke mittels Handgelenksschlinge und leichter Extension gelagert werden. Falls auch hierdurch die Einrichtung nicht gehalten werden kann,

Schrauben – oder Drahtextension am Olecranon in Salutierstellung. Gelingt bereits die Reposition nicht (Interponate, Durchspießung des Periostes), ist die Indikation zur offenen Reposition und Kirschnerdrahtosteosynthese gegeben.

Bei noch fehlendem Epiphysenkern sind diese Frakturen röntgenologisch nicht nachzuweisen. Sie müssen aus der klinischen Symptomatik und den indirekten Röntgenzeichen einer fehlerhaften Zentrierung der Oberarmachse auf die Schulterpfanne diagnostiziert werden.

Bei proximalen Oberarmfrakturen unterhalb der Wachstumsfuge, den sog. „infratuberkulären Brüchen" richtet sich die Retentionsstellung nach der Länge des proximalen Fragments. Ist dieses lang, dreht es sich durch den Zug der noch ansetzenden Muskulatur (Pektoralis major, Latissimus dorsi, Teres major) in Adduktion-Flexion- und Innenrotation. Die Stellung des über das Olecranon vertikal extendierten Oberarmes muß dies berücksichtigen, d. h. der horizontal hängende Unterarm steht rechtwinklig zur Körperlängsachse, der Daumen weist auf das gegenüberliegende Sternoklavikulargelenk. Bei kurzen proximalen Fragmenten entfällt dieser Rotationseffekt. Der Oberarm wird neutral eingestellt, der Daumen zeigt auf die Nase (Abb. 205).

Oberarmschaftbrüche ohne wesentliche Verschiebung werden für 2–3 Wochen im Desault ruhiggestellt. Grünholz-Frakturen sind vor Reposition vollständig zu brechen, um einer Redislokation vorzubeugen. Bei größeren Verschiebungen der Fragmente oder Trümmerzonen Vertikalextension des Oberarmes am Olecranon in neutraler Rotation (Daumen – Nase).

Nach Anfixierung der Fraktur (ca. 14 Tage) Übergang auf Desault.

Ellenbogen: Suprakondyläre Oberarmbrüche entstehen meist, als sog. Überstreckungsfrakturen, durch Sturz auf den gestreckten Ellenbogen. Der umgekehrte Mechanismus ist äußerst selten.

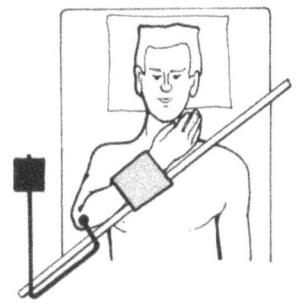 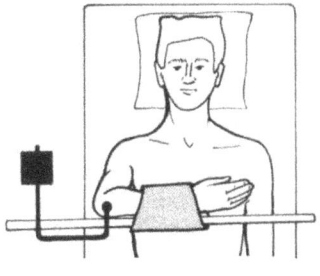

Abb. 205. Ruhigstellung von Oberarmbrüchen

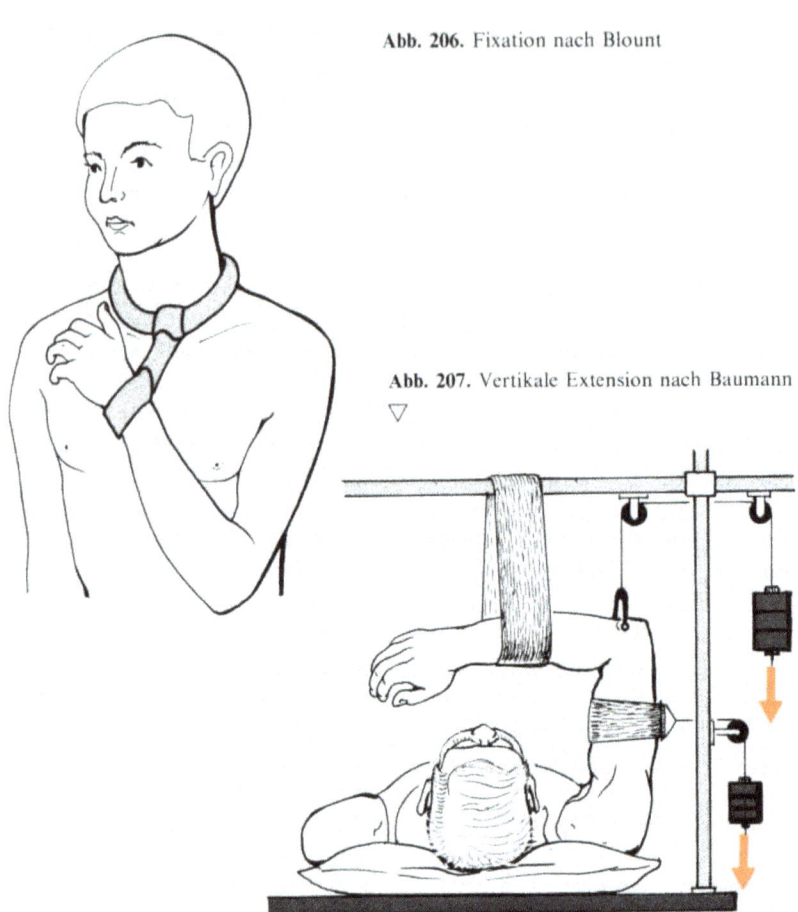

Abb. 206. Fixation nach Blount

Abb. 207. Vertikale Extension nach Baumann

Behandlung durch geschlossene Reposition mittels Längszug am gestreckten Gelenk. Hierbei sind überstreckende Manöver sorgfältig zu vermeiden, um nicht die auf der Beugeseite ziehenden Nerven und Gefäße durch die ventralen Fragmentkanten zu gefährden. Nach Ausgleich der Längen- und Seitenverschiebung erfolgt die Beugung des Ellbogens, die den dorsal stehengebliebenen Periostschlauch als Zuggurtung anspannt. Das weitere Vorgehen richtet sich nach der erreichten Stabilität:

- Ist die Fraktur in Rechtwinkelstellung des Ellbogen stabil und besteht keine wesentliche Schwellung, reicht die Ruhigstellung in einem Oberarmgipsverband für ca. 4 Wochen.
- Ist die Fraktur nur in spitzwinkliger Beugestellung stabil und besteht keine wesentliche Schwellung, Anlegen eines Cuff und Collar-Verban-

des, der das Handgelenk in Höhe des Jugulums hält und damit die Beugestellung im Ellbogen gewährleistet (Abb. 206).
- Läßt sich auch so die Reposition nicht halten, Vertikalextension des Ellbogens am Olecranon mittels Draht (besser Schraube) nach Baumann (Abb. 207). Nach etwa 2 Wochen Übergang auf Gipsschiene möglich.

Nur in wenigen Ausnahmefällen läßt sich auch hiermit bei diesen Frakturen keine ausreichende Reposition erzielen. Diese sog. „rebellischen" Frakturen sowie Brüche mit Nervenlähmungen und Gefäßverletzungen stellen eine absolute Indikation zur operativen Behandlung dar.

> Durch das nach vorne ausweichende proximale Fragment ist bei diesen Überstreckungsbrüchen die Verletzung der Kubitalgefäße nicht selten. Bei diesen Frakturen ist daher die Durchblutung des Unterarmes sorgfältigst zu kontrollieren. Der geringste Verdacht auf eine Gefäßverlegung macht die sofortige offene Reposition mit Hämatomentleerung und Fixierung der Fragmente durch Kirschnerdrähte notwendig.

Falls auch nach dieser Entlastung der geringste Verdacht auf eine Gefäßläsion bleibt, muß die Situation angiographisch geklärt werden. Die gefürchtete Volkmannsche Kontraktur des Unterarmes mit ausgedehnten hypoxischen Nervenschäden und weitgehender oder vollständiger Fibrosierung der Unterarmmuskulatur und damit vollständiger Gebrauchsunfähigkeit der Hand, die heute glücklicherweise nur noch selten beobachtet wird, war eine Folge von Zirkulationsstörungen im arteriellen oder venösen Gebiet durch übersehene Verletzungen bzw. Verlegungen der Kubitalgefäße oder durch zu enge Gipsverbände des Unterarmes.

Die seltenen Überbeugungsbrüche dieser Region sind einer konservativen Behandlung zugänglich, sofern sie in 90°-Beugung des Ellbogens retiniert werden können. Ist dies nicht möglich, ist eine operative Stabilisierung angezeigt, da sich eine Immobilisierung des Ellbogengelenkes in Streckstellung verbietet (Gefahr der Versteifung in ungünstigster Funktionsposition).

Gefürchtete Spätfolge der suprakondylären Überstreckungsbrüche ist die Entwicklung einer Varusfehlstellung des Ellbogens. Diese beruht in der überwiegenden Anzahl der Fälle auf einer Fehlstellung des distalen Fragmentes im Sinne der Innenrotation in der schrägen Frakturebene. Dieses Fehlwachstum wird jedoch vereinzelt auch nach exakt reponierten Frakturen beobachtet und kann dann nur mit asymmetrischen Wachstumsvorgängen erklärt werden.

Kondylenbrüche des Ellbogens: Diese Brüche können isoliert radial oder ulnar oder kombiniert durch Y-förmige Abscherung auftreten. Relativ häufig findet sich eine Abrißfraktur des Epicondylus ulnaris.

Alle Frakturformen überkreuzen den Wachstumsbereich der distalen Humerusfuge (Aitken II oder III). Ihre exakte Reposition und zuverlässige Fixierung ist also nicht nur aus Gründen der Gelenkkongruenz, sondern auch der Prophylaxe späterer Wachstumsstörungen unabdingbar.

Axiale Stauchungen des Armes führen zur Y- oder T-förmigen Aufsprengung der Kondylenrolle. Häufiger wirkt jedoch eine valgisierende Gewalt ein, die radial Scher-, ulnar Zugkräfte auslöst. Diese verursachen eine Abscherung des radialen Kondylus oder Abrisse des ulnaren Kondylus oder Epikondylus. Durch die Stauchung radial können Zusatzverletzungen am Radiusköpfchen (Knorpelabscherungen, Radiusköpfchenfrakturen) entstehen.

Die seltenen Abrißbrüche des radialen Kondylus entstehen unter Varusbelastung des Ellbogens.

Nach den suprakondylären Frakturen stellen die radialen Kondylenbrüche die zweithäufigste Läsion im Ellbogenbereich dar.

Die Röntgendiagnostik dieser Verletzungen ist häufig schwierig, da sich der Epicondylus medialis erst ab dem 5., der Trochleakern ab dem 7. und der Epicondylus lateralis ab dem 11. Lebensjahr darstellt. Vergleichsaufnahmen der Gegenseite sind daher meist unerläßlich. Verschiebungen und Verrenkungen geben sich auch bei fehlendem Knochenkern durch Veränderungen des Achsenschnittpunkts von Ober- und Unteram zu erkennen. Bei sichtbarem Knochenkern gilt als Leitlinie der Verschiebung und der Reposition die Epiphysenlinie des Condylus radialis, die unter 75° zur Längsachse des Humerusschaftes verläuft (Abb. 208).

Durch den Zug der radial ansetzenden Streck- und ulnar ansetzenden Beugemuskulatur gelingt eine ausreichend exakte konservative Behandlung dieser Verletzungen fast nie. Auch wenn eine stufenlose Reposition möglich war, kann diese nicht aufrechterhalten werden. Alle verschobenen Brüche stellen daher eine Indikation zum operativen Vorgehen dar. Die Fixierung der schonend reponierten Fragmente erfolgt durch Kirschnerdrähte, die die Wachstumsfuge möglichst senkrecht durchdringen. Bei bikondylären Brüchen muß die Kondylenrolle zunächst vereinigt werden. Hierfür hat sich eine parallel zur Fuge eingebrachte Kleinfragmentschraube bewährt (Abb. 209).

Auf die Besonderheiten der Ernährung des Radiusköpfchens wurde bereits hingewiesen. Die meist geschlossen mögliche Reposition der Fragmente hat daher dringlich zu erfolgen. Auch bei den äußerst seltenen Mehrfragmentbrüchen des Radiusköpfchens im Kindesalter darf das Radiusköpfchen wegen der folgenden Achsenabweichung im Ellbogengelenk nicht reseziert werden.

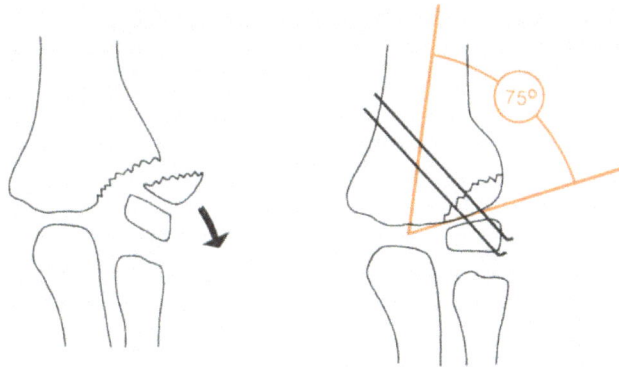

Abb. 208. Abrißfraktur des Condylus radialis. Dislokation unter dem Zug der Streckmuskulatur des Unterarmes. Als Leitlinie der Reposition dient die Epiphysenlinie des Condylus radialis, die unter 75° zur Längsachse des Humerusschaftes verläuft. Fixierung des reponierten Fragmentes durch 2 Kirschner-Drähte

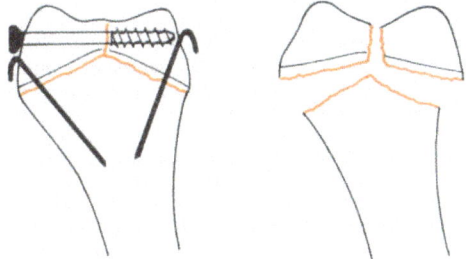

Abb. 209. Operative Stabilisierung der kindlichen Y-Fraktur

Eine spezielle Verletzung des Kleinkindes ist die Subluxation des Radiusköpfchens, die durch abrupten Zug am gestreckten Arm zustandekommt. Hierbei klemmt sich der proximale Anteil des Ringbandes zwischen Radiusköpfchen und Capitulum humeri ein (Ausrutschen des an der Hand gehenden Kindes). Die Kinder halten den Unterarm in Pronation fixiert, das Röntgenbild läßt keinerlei Verletzung erkennen.

Die Behandlung besteht in ruckartiger Supination und Beugung des Unterarmes, wobei sich das Radiusköpfchens unter hörbarem und fühlbarem Knacken reponiert. Eine anschließende Ruhigstellung des Armes ist nicht erforderlich.

Brüche des Olecranons und Radiusköpfchens: Wie erwähnt, können Valgusbelastungen des Ellbogens eine Stauchungs- oder Luxationsfraktur des Radiushalses auslösen. Entsprechend ist das Köpfchen immer nach lateral geknickt. Da das Köpfchen von distal ernährt wird, gefährdet jede Verschiebung die Zirkulation.

Kippungen bis etwa 20° können speziell bei jüngeren Kindern belassen werden. Ruhigstellung des Ellbogens für 2–3 Wochen durch zirkulären Oberarmgips. Stärkere Verschiebungen machen eine konservative Reposition notwendig. Bei vollständigem Kontaktverlust in der Fraktur ist die Indikation zur operativen Fixierung durch Kirschner-Draht gegeben. Nach konservativer und operativer Reposition äußere Fixierung für etwa 4 Wochen.

Die seltenen meißelförmigen Brüche müssen operativ wiederum durch Kirschner-Draht oder kleine Schrauben fixiert werden, da die Fraktur die Wachstumsfuge kreuzt und Fehlstellungen vor allem die Umwendbewegungen behindern.

> Olecranonbrüche stellen Abrißfrakturen dar. Die daher bei allen verschobenen Brüchen angezeigte operative Behandlung folgt dem Zuggurtungsprinzip wie beim Erwachsenen.

Unterarm: Die überwiegende Zahl der Verletzungen trifft das distale Drittel des Unterarmes. Hierbei können, abhängig vom Alter des Kindes, Achsenfehler bis zu 20° belassen werden, da das Wachstum einen entsprechenden Ausgleich ermöglicht.

> Die Korrekturmöglichkeit bei den selteneren Brüchen des proximalen und mittleren Drittels ist wesentlich geringer. Diese sind also primär exakt einzurichten.

Die häufig anzutreffenden Grünholz-Frakturen müssen auch in dieser Lokalisation zunächst durch Überkorrektur in vollständige Brüche überführt werden, um späteren Redislokationen vorzubeugen.

Bei stark verschobenen Brüchen und Mehrfragmentfrakturen, bei denen Repositionsschwierigkeiten zu erwarten sind, hat sich die vorherige kurzfristige Extension des Unterarmes am „Mädchenfänger" bewährt (Technik s. „distale Radiusfrakturen des Erwachsenen"). Die Ruhigstellung dieser Brüche erfolgt im Oberarmgipsverband für 4 Wochen.

Da die Spongiosa des Kindes hart ist, wird die typische distale Radiusfraktur des Erwachsenen mit Impression der Fragmente nie beobachtet. Vielmehr findet sich der sog. „Wulstbruch" etwa 2 Finger breit proximal vom Handgelenk mit einer umschriebenen Auftreibung der Radiuskontur. Eine Ruhigstellung mittels dorsaler Unterarmschiene ist allenfalls über wenige Tage zur Analgesie notwendig.

Becken und untere Extremität

Becken: Bei den knöchernen Verletzungen des Beckens unterscheiden wir:
- Randbrüche und Apophysenabrisse,
- Ringbrüche und Rupturen (Symphyse, Iliosakralgelenk),
- Azetabulumfrakturen.

Frakturen der Beckenschaufel werden fast ausnahmslos konservativ behandelt.

Abrißfrakturen der Apophysen entstehen durch unphysiologische Anspannung der hier entspringenden Muskulatur. Bei geringer Verschiebung reicht eine konservative Behandlung, in der das Bein der verletzten Seite so gelagert werden muß, daß die entsprechende Muskelgruppe entlastet ist. Stärkere Verschiebungen sollten operativ fixiert werden, da sonst häufig störende Pseudarthrosen oder überschießende Kallusbildungen zu beobachten sind.

Bei wenig dislozierten Ringbrüchen und Fugensprengungen reichen 3–5 Wochen Bettruhe. Stärker verschobene Verletzungen werden zunächst 3–4 Wochen in einer Beckenschlinge gelagert (Abb. 210).

Geht die Verletzung mit einer Verschiebung der gesamten Beckenhälfte einher, muß diese in Narkose reponiert werden. Danach wird am Oberschenkel der verletzten Seite eine Extension für 3–4 Wochen angelegt. Falls die primäre Reposition nicht gelingt, operative Einrichtung, Fixierung durch kräftige Kirschnerdrähte und Periostnähte.

Frakturen der Hüftpfanne sind in diesem Alter selten. Jeweils ist die Y-Fuge mitbeteiligt. Daher handelt es sich immer um Epiphysenfugen-

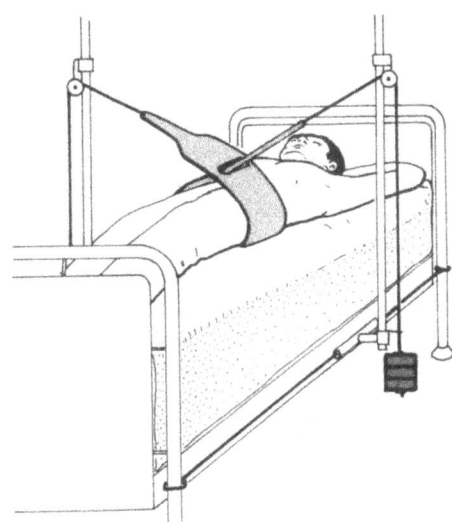

Abb. 210. Behandlung von dislozierten Beckenringbrüchen und Fugensprengungen beim Kind

frakturen. Die Brüche müssen daher primär möglichst exakt eingerichtet werden. Falls dies konservativ unter Extension nicht gelingt, ist die operative Intervention angezeigt. Kommt es in der Folge dennoch zur knöchernen Überbrückung der Fuge, ist die weitere Pfannenentwicklung gestört. Die Pfanne wird flach, der Kopf ist nicht ausreichend überdacht. Auch bei klinischer Beschwerdefreiheit sind daher Röntgenkontrollen der Hüftentwicklung bis zum Wachstumsabschluß notwendig, um gegebenenfalls durch Pfannendachplastik, Beckenosteotomie oder intertrochantere Osteotomie die Gelenkkongruenz zu verbessern.

Bei der traumatischen Hüftluxation, in der überwiegenden Anzahl der Fälle nach hinten, dringt der Kopf meist zwischen Limbus und Pfannenrand aus dem Azetabulum. Hierbei können knorpelige oder knöcherne Randstücke mit abgerissen werden, ebenso reißt das Ligamentum rotundum häufig mit einem Teil seines Ansatzes an der Fovea und nicht in der Mitte des Bandes aus. Die geschlossene Reposition der frischen Verletzung gelingt relativ leicht. Bei der anschließenden Röntgenkontrolle ist im Seitenvergleich sorgfältig auf die Gelenkkontur zu achten. Nicht selten bestehen knorpelige Interponate des hinteren Pfannenrandes oder des Ansatzes des Ligamentum rotundum, die sich bei freier Beweglichkeit des Gelenkes nur durch eine Verbreiterung des Gelenkspaltes zu erkennen geben. In diesen Fällen wird die operative Ausräumung des Interponates notwendig.

Die Prognose dieser Verletzung hängt wesentlich vom Zeitpunkt der Reposition ab, da durch die Luxation immer die Gefahr einer Läsion der kopfernährenden Gefäße besteht. Bei Reposition innerhalb der ersten 6 Stunden sind spätere Kopfnekrosen selten. Jenseits der 8-Stundengrenze treten sie bereits in 30–50% auf, nach 48 Stunden muß fast mit Sicherheit mit dieser Entwicklung gerechnet werden.

Femurfrakturen: Schenkelhalsfrakturen treten nur nach erheblicher Gewalteinwirkung auf. Am häufigsten finden sich laterale Frakturen. Eine Epiphysenlösung wird fast nur bei vorbestehenden Veränderungen der Wachtumsfuge beobachtet. Dem meist leichten Trauma kommt hierbei, wenn überhaupt, nur die Bedeutung einer Gelegenheitsursache zu. Anamnestisch werden in diesen Fällen häufig Hüft- oder Kniebeschwerden in den letzten Monaten angegeben.

> Jede Schenkelhalsfraktur birgt die Gefahr einer Ernährungsstörung des Kopfes auf dem Boden von Gefäßzerreißungen oder Gefäßverlegungen durch ein pralles intrakapsuläres Hämatom in sich. Die Reposition und Fixation der Fragmente unter druckentlastender Kapseleröffnung muß daher dringlich erfolgen.

Bei der harten Spongiosa des Kindes werden hierfür Schrauben verwendet. Das Einschlagen von Nägeln oder Winkelplatten ist kontraindiziert, da hierbei die Fragmente auseinandergetrieben werden können.
Posttraumatische Nekrosen können – je nach Lage der Fraktur und des Gefäßschadens – das gesamte proximale Fragment oder, nach lateralen Schenkelhalsfrakturen, gelegentlich nur den Schenkelhals bei vitaler Kopfkalotten umfassen.
Bei subtrochanteren Frakturen erscheint röntgenologisch das proximale Fragment, das unter dem Zug des Iliopsoas in Flexion steht, immer erheblich verkürzt. Bei der konservativen Behandlung muß das distale Fragment der Stellung des proximalen angepaßt werden, d. h. der Oberschenkel wird mittels einem Zug über einen Steinmann-Nagel in Flexion, Außenrotation und Abduktion gebracht. Häufig kann jedoch eine befriedigende Reposition nicht erzielt werden, so daß, vor allem bei älteren Kindern, ein großer Teil dieser Verletzungen mit einer Osteosynthese versorgt wird.
Femurschaftfrakturen werden konservativ behandelt. Eine Verkürzung der Fragmente um 1–2 cm ist erwünscht, um den posttraumatischen Wachstumsschub auszugleichen. Verschiebungen um Schaftbreite sind belanglos. Dagegen müssen Rotationsfehler sorgfältig vermieden werden. Bei Kindern bis zum 2. Lebensjahr finden sich vorwiegend wenig dislozierte Frakturen mit erhaltenem Periostschlauch, die mit einem Beckenbeingips über 5–6 Wochen ausreichend versorgt sind. Dislozierte Frakturen in diesem Alter werden durch Vertikalzug beider Beine (sog. Overhead-Methode) extendiert. Die Vermeidung von Drehfehlern mit dieser Methode ist problematisch. Nicht zuletzt aus diesen Gründen hat sich hierzu am besten die von Weber angegebene Lagerung mit rechtwinkelig gebeugten Knie und Hüftgelenk bei suprakondylärer Extension bewährt. Hierbei wird am verletzten Bein über einem Steinmann-Nagel, am unverletzten mittels eines Pflasterzuges gezogen (Abb. 211). Röntgenaufnahmen des Beckens zeigen über die Stellung der Schenkelhälse die Rotation des proximalen Fragmentes an, die Stellung des Unterschenkels gibt Auskunft über die Rotation des distalen Bruchstückes. Hierdurch lassen sich Drehfehler erkennen und korrigieren. Je nach Alter der Kinder sind die Frakturen nach 3–6 Wochen soweit fixiert, daß nun die Weiterbehandlung entweder nur durch Bettruhe oder im Becken-Beingipsverband erfolgen kann. Bei Jugendlichen vor Abschluß des Wachtums können Achsenfehler nur noch in geringem Maße spontan korrigiert werden, bis zur ausreichenden Konsolidierung der Fraktur vergehen 8–10 Wochen in Extension. Daher ist in diesem Alter meist die operative Versorgung der Fraktur mit einer Plattenosteosynthese angezeigt.
Bei Jüngeren ist die operative Versorgung von Oberschenkelfrakturen nur bei offenen Brüchen und gelegentlich bei Polytraumatisierten zur Pflegeer-

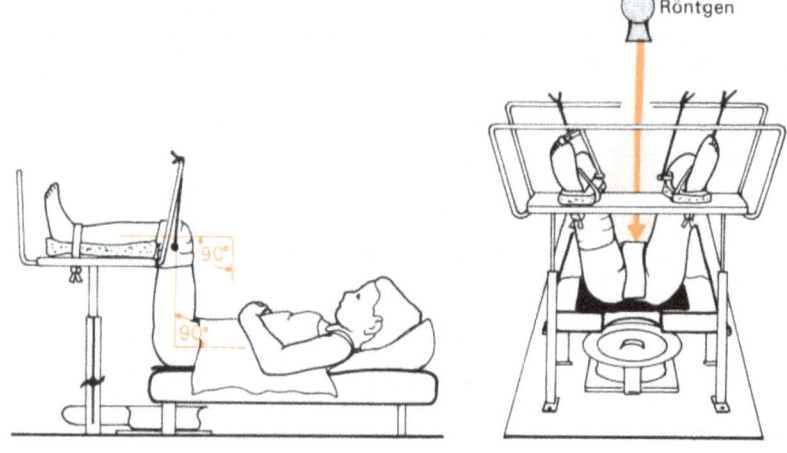

Abb. 211. Weber-Tisch zur Behandlung von kindlichen Oberschenkelschaftfrakturen

leichterung angezeigt. Dabei sind Marknagelungen mit „klassischer" Nagellage verboten, da hierbei die Epiphysenfuge des Trochanter major, die nahtlos in diejenige des Schenkelhalses übergeht, verletzt wird. Jede operative Behandlung ist mit dem Problem eines vermehrten Längenwachstums belastet, das nach Femurosteosynthese im Kleinkindesalter bis zu 6 cm betragen kann. Verhältnismäßig häufig finden sich Lösungen der distalen Femurfuge mit einem metaphysären Keil bei Hyperextension des Kniegelenkes. Das nach dorsal abweichend proximale Fragment gefährdet Nerven und Gefäße in der Kniekehle. Falls Periostlappen oder Muskulatur kein Repositionshindernis darstellen, erfolgt die Behandlung konservativ im Oberschenkelgipsverband für 6–8 Wochen.

Vereinzelt finden sich monokondyläre Abscherungen oder Y-Frakturen des distalen Femurs. Beide Verletzungen kreuzen die Germinativschicht der Fuge und machen daher eine „wasserdichte" Reposition und Retention notwendig. Eine distal der Fuge quer eingebrachte Schraube vereinigt den Kondylenblock. Eine zweite Schraube kann proximal der Fuge den metaphysären Keil fassen. Falls die Bruchform dies nicht erlaubt, wird die Kondylenrolle gegen den Schaft durch 2 Kirschnerdrähte stabilisiert, die die Fuge möglichst senkrecht durchdringen sollen.

Kniegelenk: Die Problematik der Seitenbandausrisse mit Verletzungen des periepiphysären Ringes wurde bereits besprochen.
Patellafrakturen sind selten. Bei Dehiszenz der Fragmente wird eine operative Versorgung der Verletzung mittels Zuggurtungsdraht notwendig.

Bei Verrenkungen der Kniescheibe findet sich meist eine Hypoplasie des lateralen Condylus femoris.
Die Luxation erfolgt immer nach lateral. Da nach konservativer Behandlung häufiger Rezidive beobachtet werden und nicht selten kleine Knorpel-Knochenfragmente vom medialen Rand der Patella gerissen wurden, sollten die zerrissenen medialen Strukturen revidiert und durch Naht vereinigt werden.
Ligamentäre Kreuzbandverletzungen im Kindesalter werden fast nie beobachtet. Gelegentlich finden sich Ausrisse der Eminentia intercondylica, die operativ reinseriert werden müssen, um einer späteren Insuffizienz des Kreuzbandes vorzubeugen.
Vor allem bei Jugendlichen kurz vor Wachstumsabschluß und Sportunfällen (Ski, Korbball) können rein chondrale und osteochondrale Abscherungen an der Kondylenrolle, seltener der Patellarückfläche auftreten.

> Nur osteochondrale Fragmente geben sich röntgenologisch durch die schmale anhaftende Knochenlamelle zu erkennen. Der Verdacht auf solche Verletzungen (blutiger Gelenkerguß ohne sonstige Erklärung nach entsprechender Gelenkbelastung) macht eine Revision, am besten in Form der Sofortarthroskopie erforderlich.

Die Fragmente sind mittels Fibrinklebung zu readaptieren.

Unterschenkel: Lösungen der proximalen Tibiaepiphyse sind selten und werden fast nur kurz vor Wachstumsabschluß beobachtet. Sie entstehen unter Hyperextension. Hierbei weicht das distale Fragment nach dorsal ab und kann Nerven- und Gefäßschäden verursachen. Bei den ebenfalls seltenen eigentlichen Tibiakopffrakturen mit Beeinträchtigung der Gelenkfläche kreuzen die Bruchspalten die Wachstumsfuge. Daher ist die Indikation zur operativen Behandlung gegeben.
Ausrisse des distalen Ansatzes des Ligamentum patellae sind differentialdiagnostisch von der Osteochondrose der Tuberositas tibiae (Osgood-Schlatter) zu unterscheiden.
Sie müssen wie alle verschobenen Abrißfrakturen operativ fixiert werden. Hohe quere Tibiafrakturen, knapp unterhalb der horizontalen Anteile der Wachstumsfuge, können den ventral schnabelartig nach distal reichenden Ausläufer der Fuge kreuzen und bei fehlender Reposition zu Wachstumsstörungen mit folgendem Genu recurvatum führen.
Ein besonderes Problem stellt die proximale metaphysäre Tibiafraktur, die durch einen Valgusknick entstanden ist, dar. Die konservative Behandlung dieses Bruches führt fast immer zu einem zunehmenden X-Bein. Die Ursache dieses Verlaufes ist nicht eindeutig geklärt. Von allen Deutungsversuchen (asymmetrische Stimulation bzw. Bremsung der Wachstumsfu-

ge, Zügelung der Fibula, Sprengwirkung des Kallus) scheint am ehesten noch die Theorie einer Störung der medialen Weichteilspannung durch Ruptur und Interposition des Pes anserinus zuzutreffen. Daher sollten diese Brüche, sofern sie medial klaffen oder einen Valgusknick aufweisen, operativ freigelegt werden, wobei das Interponat zu beseitigen und an anatomischer Stelle anzuheften ist. Anschließend Oberschenkelgips für 8–10 Wochen.

Querfrakturen des Tibiaschaftes können in Narkose eingerichtet und anschließend im Oberschenkelgipsverband ruhiggestellt werden. Die Brüche sind nach 6–8 Wochen meist ausreichend konsolidiert.

Bei Schräg- und Trümmerfrakturen ist die Extension am Kalkaneus angezeigt. Hierbei muß der Fuß in einer der Gegenseite entsprechenden Rotation gelagert werden, um Drehfehler zu vermeiden. Sobald das Kind beginnt, mit der Extension „zu spielen" (meist im Laufe der 3. Woche), ist die Fraktur soweit fixiert, daß die Weiterbehandlung im Oberschenkelgehgipsverband erfolgen kann. Da an der Tibia posttraumatische Wachstumsbeschleunigungen nicht regelmäßig und in weit geringerem Ausmaß als am Femur auftreten, dürfen sie in den Therapieplan bezüglich des Längenausgleichs nicht mit einbezogen werden.

Achsenfehler können entsprechend dem Lebensalter korrigiert werden. Hierbei ist das Korrekturpotential bei Varus- größer als bei Valgus- oder Re- und Antekurvaturfehlern.

Operative Behandlung nur bei offenen Verletzungen angezeigt.

Malleolarfrakturen: Pronationsverletzungen des Sprunggelenkes verursachen eher Scher- und Schubkräfte und führen zu Lösungen der distalen Tibiaepiphyse. Kurz vor Wachstumsabschluß wird hierbei der Ausriß des lateralen Fugenanteils mit der hier inserierenden Syndesmose (Aitken-II-Fraktur) beobachtet. Supinationstraumen gehen mit einer Fugenstauchung und Absprengung des Innenknöchels einher. Diese entspricht einer Aitken-III-Verletzung.

> Die reinen Epiphysiolysen, am OSG nach dem distalen Radius die zweithäufigste Lokalisation – werden konservativ behandelt, sofern eine Periostinterposition nicht die ausreichende Reposition verhindert (Abb. 212).
> Dagegen müssen Epiphysenfrakturen ohne vorherige Repositionsmanöver (Gefährdung der Epiphysnegefäße) operativ behandelt werden (Abb. 213).

Gelegentlich finden sich auch bei Kindern fibulo-talare Bandrupturen, die bei älteren Jugendlichen und entsprechender sportlicher Exposition gehäuft beobachtet werden. Der Verdacht auf diese Verletzung macht

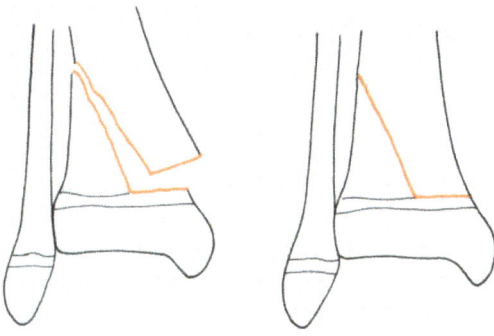

Abb. 212. Reposition einer Aitken-I-Fraktur an der distalen Tibia

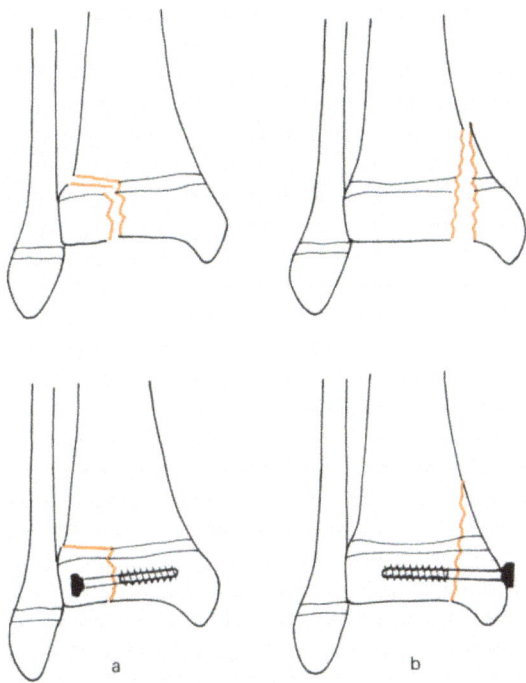

Abb. 213. a Verschraubung einer Aitken-II-Fraktur der distalen Tibia; **b** Verschraubung einer Aitken-III-Fraktur an der distalen Tibia

gehaltene Aufnahmen notwendig. Läßt sich hierbei der Talus um mehr als 10° kippen, ist auch in diesem Alter die Indikation zur Bandnaht gegeben. Ansonsten nach Abschwellung Ruhigstellung im Unterschenkelgehgips für 4 Wochen.

Bei allen Sprunggelenksfrakturen und fibulo-talaren Bandrupturen erfordert röntgenologisch und gegebenenfalls operativ die Beurteilung der Taluskanten besondere Sorgfalt. Hier liegen häufig chondrale und osteochondrale Abscherungen, die durch Fibrinklebung readaptiert werden müssen. Vergrößerungsaufnahmen des Spunggelenkes erhöhen die Sicherheit der Diagnostik.

Wirbelsäule

Wegen der größeren Elastizität von Knochen und Bändern sind Wirbelsäulenverletzungen zwar selten, jedoch schon bei 5jährigen beobachtet worden. Die Behandlung erfolgt wie beim Erwachsenen. Stabile Impressionsfrakturen werden konservativ-funktionell behandelt. Die instabilen Frakturen (Kompression mit Berstung oder erheblichem Achsenknick) müssen 6–8 Wochen in Liegeschalen ruhiggestellt werden. Alle Luxationen und Luxationsfrakturen sind zu reponieren. Wenn dies geschlossen nicht gelingt, muß das Ziel operativ erreicht werden.

Bei erhaltenen Fugen können mit fortschreitendem Wachstum traumatische Keilwirbel zum Teil korrigiert werden. Jede verbleibende Fehlstellung führt zu Überbelastung in kompensatorisch beanspruchten Segmenten und kann hier hartnäckige Beschwerden auslösen.

Die Prognose kindlicher Querschnittsschäden ist besonders schlecht, da die neurologischen Ausfälle durch die Entwicklung einer Lähmungsskoliose, die bis zur Sitzunfähigkeit führen kann, und Thoraxverformungen mit folgender Atembehinderung kompliziert werden. Die gelähmten Extremitäten wachsen nur noch verzögert und sind ständig frakturgefährdet.

> Die traumatische Paraplegie im Kindesalter rechtfertigt daher in jedem Fall die therapeutische Trias Dekompression-Reposition-Stabilisation, um jede mögliche Chance ausnützen.

Die Diagnostik von Wirbelverletzungen im Wachstumsalter erfordert besondere Sorgfalt. Die klinischen Symptome sind oft gering und kurzzeitig. Die röntgenologische Diagnose ist erschwert, da die Randleisten noch als isolierte Kerne vorhanden sind, geringe Stauchungsfrakturen nur als Verbreiterung der Deckplatten imponieren und an der Brustwirbelsäule immer eine Scheuermannsche Erkrankung in Erwägung gezogen werden muß.

Frakturen des Hand- und Fußskelettes

Frakturen an der kindlichen Hand entstehen fast ausschließlich durch Quetschtraumen. Sie gehen daher sehr häufig mit Weichteilproblemen einher. Gelenk- und Epiphysenfrakturen bedürfen auch hier der exakten Reposition und Fixierung mit kleinen Implantaten. Insgesamt müssen und dürfen die Brüche des Handskelettes nur 2–3 Wochen und nicht bis zur röntgenologisch sicheren Konsolidation ruhiggestellt werden. Zu diesem Zeitpunkt ist die Fixation für die nun dringend notwendige Übungsbehandlung ausreichend.

> Zentrale Talusfrakturen bieten bezüglich der Prognose dieselben Probleme wie beim Erwachsenen. Auch hier führt die gestörte Zirkulation, je nach Frakturtyp, in 20 bis 100% zur Nekrose.

Allerdings sind bei Kindern und Jugendlichen vollständige Revitalisierungen beobachtet worden, so daß in diesem Alter ein Entlastungsversuch bis zu 2 Jahren gerechtfertigt ist.

Auf „flake fractures" an den Taluskanten wurde im Rahmen der Malleolarfrakturen bereits hingewiesen.

Kalkaneusfrakturen sind bis auf wenige Ausnahmen nur ab dem 10. Lebensjahr beschrieben. Alle intraartikulären Stufen sollten operativ angehoben werden.

Auch die Brüche des Mittel- und Vorfußes entstehen meist durch direkte Quetschung und gehen ebenso wie die Verletzungen der Hand mit Weichteilschäden einher. Diagnostische Schwierigkeiten entstehen durch die Abgrenzung gegenüber akzessorischem Knochen und aseptischen Nekrosen. Beide sind meist symmetrisch beidseitig vorhanden. Vergleichsaufnahmen klären die Situation.

Zumindest die Brüche des 1. und 5. Mittelfußknochens (tragende Randstrahlen) müssen weitgehend stufenfrei reponiert werden. Falls dies geschlossen nicht gelingt, ist, ebenso wie bei offenen Verletzungen eine Kirschnerdrahtspickung indiziert. Dasselbe gilt für die konservativ schwer zu haltende subkapitalen Frakturen.

20 Unfallchirurgische Infektionen

Allgemeines

Primäre wie sekundäre Infekte stellen beim traumatisierten Patienten ernste Komplikationen dar.
Neben den mehr lokalisierten pyogenen und putriden Wundinfektionen sind die spezifischen Allgemeininfektionen wie Gasbrand und Tetanus besonders gefürchtet.
Infekte der Harnwege und Lunge bieten bei polytraumatisierten, meist bewußtlosen Patienten zusätzliche therapeutische Probleme.

Wunde: Der Körper besitzt in seiner Haut ein Schutzorgan gegen das Eindringen von ubiquitären Krankheitserregern.
Demzufolge kann jede Weichteilläsion, sei sie traumatisch oder operativ bedingt, zur Keimbesiedelung des Körperinneren führen. Ob daraus eine Wundinfektion entsteht, hängt ab von:

- Art,
- Anzahl der eingedrungenen Keime,
- Virulenz,
- Lokalisation,
- Art der Gewebsschädigung,
- Ausdehnung,
- der lokalen wie allgemeinen Widerstandsfähigkeit des Organismus (Durchblutung, Stoffwechselschäden, RES).

Als Infektquelle kommen in Frage:
- die Umwelt (Erde, Luft, Kleidung des Patienten, Krankenhaus),
- der Patient (Haut, bestehende Infektherde),
- das behandelnde Personal (Hände, Respirationstrakt),
- das Verbandsmaterial, Instrumente.

Der Infektmodus kann dabei
- ein endogener (selten) sein, d. h. die Wundinfektion entsteht auf hämatogenem Wege von einem anderweitig lokalisierten Keimherd aus, oder

– ein exogener, der entweder primär durch traumabedingte Keimbesiedelung ausgelöst wird oder aber sekundär durch zeitlich spätere Kontamination, z. B. bei Verbandswechsel.

Nach unterschiedlicher Inkubationszeit unter Vermehrung und Virulenzzunahme beginnt die Toxinbildung und Ausbreitung der Bakterien im Gewebe, während gleichzeitig die Abwehrmechanismen des Körpers (Hyperämie, Leukozytenansammlung, Antikörperbildung) neben lokalen Veränderungen (Exsudation, Ödem, lokale Azidose) einsetzen.

Hierdurch sind die klinischen lokalen wie allgemeinen Entzündungszeichen erklärt (Rötung, Schwellung, Schmerz, Überwärmung, Fieber, Blutsenkungsbeschleunigung, Leukozytose).

Durch Tier- oder Menschenpassagen können Keime Virulenzsteigerung erfahren. Die Folgen sind verkürzte Inkubationszeiten sowie bedrohlich verlaufende lokale Infekte, die sich in kürzester Zeit zur gefährlichen bakteriellen Allgemeininfektion (Sepsis) ausweiten können.

Die klinische Diagnose einer Sepsis (intermittierendes Fieber, Schüttelfrost, Milzvergrößerung, Nachweis des Sepsisausgangsherdes und septischer Metastasen) ist manchmal schwierig, da bei Abwehrschwächen oder bei Anbehandlung mit Antibiotika eindeutige Symptome fehlen können.

Jeder Verdacht auf eine septische Erkrankung muß durch bakteriologische Untersuchungen abgeklärt werden.

Organinfektionen: Prädilektionsstellen von Infektionen bei traumatisierten Patienten sind die Lunge sowie die Harnwege.

Bei oft ausgeprägter, schockbedingter Resistenzminderung, typischen Ventilationsstörungen und Atelektasenbildungen besteht neben einer bereits vorhandenen Keimbesiedelung die Gefahr einer zusätzlichen Kontamination mit Hospitalkeimen (Trachealtubus). Schwerste Pneumonien sind die Folge.

Unsachgemäßes sowie unnötig häufiges Katheterisieren muß vermieden werden, da jede Zystitis als Vorstufe einer für den Patienten folgenschweren Pyelonephritis anzusehen ist.

Typische chirurgische Infektionen

Pyogene (purulente, eitrige) Infektionen

Trotz überwiegender Mischbesiedelung infizierter Wunden wird letztlich der Entzündungsprozeß durch die banalen Eitererreger Staphylokokken bzw. Streptokokken bestimmt.

1. Staphylokokken: Sie kommen ubiquitär vor (Haut, Anhangsorgane, Respirationstrakt), sind kleine grampositive Kokken, wachsen traubenförmig in Kulturen und erzeugen gewöhnlich abgegrenzte Abszesse.
Neben der Fähigkeit zur Bildung von hämolytischen und dermatonekrotischen Toxinen ist die Pathogenität eines Stammes charakterisiert durch seine Koagulaseposivität. Die ausgeprägte chemotaktische Wirkung auf Leukozyten bedingt den unverwechselbaren gelbrahmigen Staphylokokkeneiter.

> Typische klinische Erscheinungsformen von Staphylokokkeninfekten sind: Pusteln, Furunkel, Karbunkel, Panaritien, Schweißdrüsenabszesse, abszedierende Mastitiden sowie Wundinfekte.

Ein Übergreifen der Abszedierung auf Nachbarstrukturen (z. B. eitrige Bursitis → Gelenksempyem) ist als lokale Komplikation zu werten, die begleitende Lymphangitis oder eine sich entwickelnde Sepsis als schwere Allgemeininfektion.

2. Streptokokken: Sie sind kleine, grampositive Kokken, die in der Kultur kettenförmig wachsen, teilweise fakultativ anaerob.

> Aufgrund spezifischer Enzymbildungen (Protease, Streptokinase, Hyaluronidase) verursachen sie mehr diffus ausgebreitete Entzündungen.

Klinisch imponiert bei intrakutaner Ausbreitung das Erysipel, bei subkutan-epifaszialer Invasion die Phlegmone, welche bei abwehrgeschwächten und unterernährten Patienten unaufhaltsam zur ausgedehnten Hautnekrotisierung fortschreitet.

3. Mischinfektion: Enterokokken, E. coli, Pyocyaneusbakterien, sowie Keime der Proteusgruppe vermögen ebenfalls pyogene Mischinfektionen auszulösen.
Colibakterien verursachen dabei ausgedehnte Nekrosen und Phlegmonen und sind durch ihren intensiven fäkulenten Gestank charakterisiert.
Sehr oft führen derartige Mischinfektionen durch Beteiligung von Fäulniskeimen zum Bild der putriden Infektion.

Therapie: Die beste Wundinfektprophylaxe stellt die exakte, unter streng aseptischen Bedingungen durchgeführte Wundexzision dar, gefolgt von einer korrekten postoperativen Wundbehandlung.

> Die generelle Verabreichung von Antibiotika nach aseptischen Operationen ist wegen der möglichen Selektion resistenter Keime aus individuellen und epidemiologischen Gründen abzulehnen.

Der eingetretene Infekt wird lokal durch Ruhigstellung, Hochlagerung, Eröffnung und Drainage, evtl. in Kombination mit einer Spülung, behandelt.
Bestehen Zeichen einer bakteriellen Allgemeininfektion, so hat die gezielte Chemotherapie (Resistenzbestimmung) einzusetzen.

Allgemeine Regeln für die Sepsisbehandlung:

> - Sanierung des bestehenden Sepsisherdes durch chirurgische Maßnahmen;
> - Antibiotikabehandlung (hohe Dosierung, über längere Zeit);
> - Wahl des Antibiotikums richtet sich nach Erregerart, klinischen Verlauf, sowie Antibiogramm;
> - zusätzliche Maßnahmen (Schockbehandlung, Bluttransfusion, Azidose-Behandlung, Flüssigkeitstherapie, Elektrolytausgleich).

Als Gründe für ein Therapieversagen kommen in Frage:
- unzureichende Antibiotikadosierung,
- Infektionswechsel,
- Resistenzzunahme der Erreger,
- rezidiv durch Persistenz,
- persistierender Sepsisherd,
- falsche Wahl des Antibiotikums.

Putride Infektionen

Im Gegensatz zur pyogenen Infektion, bei der die Abwehrmaßnahmen des Körpers intakt sind und im Vordergrund stehen, wird der putride Infekt durch nekrotisierenden, fauligen Zerfall des Gewebes mit Intoxikation bestimmt. Die Fäulnis ist erkennbar an schwärzlich-bräunlicher Verfärbung und zundriger, trockener Beschaffenheit der nekrotischen Gewebe, sowie an grau-brauner Farbe des spärlich darunter entstehenden Eiters. Nicht selten zeigt sich eine Gasentwicklung in Form feinster Bläschen. Dabei ist festzuhalten, daß bei der rein putriden Infektion die Verfärbung und die Gasentwicklung nicht in die Tiefe gehen. Der Wundgeruch ist ausgeprochen faulig (bei Pyocyaneusbeteiligung süßlich, bei Coli fäkal). Auf exakte chirurgische Behandlung (Inzision, Nekroseexzision), ausgiebige Drainage, sowie offene Wundbehandlung, kombiniert mit einer Antibiotikatherapie nach Resistenzbestimmung, geht die putride Infektion gewöhnlich schnell zurück, eine fortschreitende phlegmonöse Entwicklung ist sehr selten.

Spezifische Infektionen

Gasbrand (Gasödem)

Die Letalität dieser dramatischen Wundinfektion beträgt unbehandelt 100%.
Häufigster Erreger ist das Clostridium perfringens (Welchi). Jedoch kommen auch andere anaerobe Clostridienarten (Cl. Novyi, Cl. septicum, Cl. histolyticum) als Gasbranderreger vor.
Die Bakterien gelangen mit Schmutz oder Erde bei Verkehrsunfällen, Verletzungen in der Landwirtschaft oder im Kriege in tiefe Wunden. Besonders gefährdet sind Zertrümmerungswunden mit ausgedehnten Quetschungen und Nekrosen, Gefäßverletzungen und Muskelwunden, besonders wenn bei hochrasanten Geschossen die Faszienmäntel nur feine Öffnungen zeigen, die Muskulatur darunter aber zerstört ist, so daß bei der folgenden Quellung des traumatisierten Gewebes in den Faszienlogen ein Überdruck und Ischämie entstehen, mit anaeroben Bedingungen.

Die Inkubationszeit kann wenige Stunden bis zu 6 Tagen betragen (in der Regel weniger als 48 Stunden).

Der bedrohliche Infektionsverlauf wird dann durch die Ektotoxinbildung bestimmt, wobei bisher insgesamt 12 verschiedene Toxine nachgewiesen werden konnten. Besonders toxisch wirkt die vom Cl. perfringens gebildete Phospholipase, die über Zellwandnekrose zum Zelltod führt.
Bei der sich langsam entwickelnden Gasbrandphlegmone ist das Muskelgewebe nicht beteiligt. Diese Form verläuft meistens günstiger als die lebensbedrohliche Gasbrandmyositis, welche plötzlich auftritt, rasch fortschreitet und regelmäßig zu schweren allgemeinen Intoxikationen führt.
Die *Diagnose* des Gasbrandes wird klinisch gestellt und kann durch den mikroskopischen Nachweis der typischen grampositiven Stäbchen im Wundausstrich bestätigt werden.
Der histologische Befund mit völligem Zerfall der Myofibrillen ohne leukozytäre Reaktion ist beweisend, kommt jedoch für die notwendige

Therapie zu spät und dient lediglich der retrograden Beurteilung und Kontrolle über das Ausmaß der durchgeführten operativen Maßnahmen. Im klinischen Bild sind Gasbildung und Ödem von Fall zu Fall unterschiedlich ausgeprägt. Meist zeigt die Wundumgebung ein starkes Ödem oder teigige Schwellung mit gelblich-grünlichem, manchmal auch bronzefarbenem Kolorit oder livider Verfärbung. Die Gasbildung führt zum knisternden Hautemphysem, welches in der Anfangsphase durch ein starkes Ödem maskiert sein kann. Aus der schmierigen Wunde entleert sich wäßrig-bräunliches, fad süßlich riechendes, mit Bläschen vermischtes Sekret (nie Eiter).
Die Muskulatur ist lachsfarben, livid, ohne Blutung. Das Röntgenbild zeigt streifigen Gasgehalt längs der Muskelfasern.

Mit der schnellen Ausbreitung der lokalen Infektion verschlechtert sich der Allgemeinzustand. Unter dem Bild eines schweren septisch-toxischen Schocks kommt es zu Deliranz, toxinbedingter Hämolyse sowie Ikterus.

Die *Differentialdiagnose* des echten Gasödems richtet sich nach dem Leitsymptom einer Luftansammlung im Gewebe. Am schwierigsten ist die Abgrenzung gegnüber putriden und pyogenen gasbildenden Infektionen. Wenn sich der entzündliche Prozeß mit Eiter und den klassischen Entzündungszeichen mehr in der Subkutis und in den Logen zwischen den einzelnen Muskeln ausbreitet, so spricht dies eher für eine unspezifische Infektion. Auf dem Röntgenbild imponiert die Gasbildung als fleckförmige Einlagerung im Gewebe mit unregelmäßiger Begrenzung.
Findet man klinisch oder radiologisch Gas in der Umgebung sonst nicht auffälliger, nicht infizierter Wunden, muß man an die Möglichkeit denken, daß Luft bei der Verletzung eingedrungen sein kann (Hautemphysem nach Rippenverletzungen). Bei kleinen Wunden in der Nähe bewegter Gelenke kann sie über einen Ventilmechanismus einmassiert worden sein. Bauchdeckeninfekte nach Operationen am Gastrointestinaltrakt enthalten fast immer eine Mischflora aerober und anaerober Keime. Die Entscheidung ob und in welchem Ausmaß nachgewiesene Clostridien als Erreger der Infektion im Vordergrund stehen, ist sehr schwer. Immer ist eine offene Verbindung zum Darm auszuschließen, da Gas und Clostridien direkt aus dem Darmlumen stammen können.

Die Behandlung des Gasödems muß unverzüglich einsetzen, dabei ist der chirurgischen Intervention absolute Priorität einzuräumen; vor einer Überbewertung der Sauerstoff-Überdruckbehandlung ist zu warnen.

Allgemeinbehandlung: Im Vordergrund steht die Schockbekämpfung mit Infusionen, evtl. Blut- und Plasmatransfusionen, Flüssigkeitszufuhr, Elektrolytausgleich (Hyperkaliämie), sowie konsequente antibiotische Therapie mit hohen Penicillindosen (Penicillin G 20–40 Mill. pro die in 2 bis 3 i. v. Kurzinfusionen). Die Gabe von polyvalentem Gasbrandantitoxin ist umstritten, da ein Nutzen fraglich und die Gefahr anaphylaktischer Reaktionen groß ist.

Lokale Maßnahmen: Verdächtige Wunden sind von allen Verbänden oder Gipsen zu befreien und der Lokalbefund in kurzen Abständen vom gleichen Arzt zu kontrollieren. Frühzeitig sind die Wunden zu eröffnen, sowie ausgedehnte Faszienentlastungsschnitte anzulegen, damit eine Verbesserung der Durchblutung erreicht werden kann.

Erhärtet sich jedoch der Verdacht, so gilt auch heute noch als Therapieregel – wenn keine Möglichkeit einer hyperbaren Sauerstoffbehandlung besteht – die Amputation im sicher Gesunden, wenn:
– ein ganzer Gliedmaßenquerschnitt befallen ist,
– die Verletzung eines Hauptgefäßes vorliegt,
– der Prozeß nach radikaler lokaler Exzision und Ausräumung nicht in wenigen Stunden zu beherrschen ist.

Der Amputationsstumpf bleibt offen, die durchtrennte Muskulatur muß frisch bluten und auf Quetschen mit der Klemme mit Kontraktionen reagieren.

> Durch die Anwendung der hyperbaren Oxygenation alleine läßt sich, wie die Erfahrung zeigte, ein fortgeschrittenes Gasödem nicht beherrschen. In Kombination mit chirurgischen Maßnahmen, wobei man sich auf radikale lokale Inzisionen und Exzisionen beschränken kann, erscheint das Verfahren sinnvoll.

Die Theorie der hyperbaren Oxygenation geht davon aus, daß durch Atmung reinen Sauerstoffes unter erhöhtem Druck zusätzlich physikalisch Sauerstoff im Plasma gelöst, in die Peripherie transportiert, per Diffusion auch in das Ödem der vom Gasödem befallenen Gewebe gebracht wird und hier die Toxinproduktion der Erreger unterbrechen kann.

Die Applikation des Sauerstoffes erfolgt in Überdruckkammern, wobei drei Sitzungen von je 2 bis 2 1/2 Stunden einschließlich Kompression und Dekompression bei 3 bar in den ersten 24 Stunden vorgenommen werden und vier weitere Sitzungen im Abstand von je 12 Stunden.

Die hyperbare Oxygenation ist nicht ganz gefahrlos, da es während der Kompressionsphase vereinzelt zu zentralnervösen Störungen mit epileptiformen Krämpfen (Paulbert-Effekt) kommen kann.

Tetanus

Die Tetanusinfektion stellt eine der wichtigsten Wundinfektionen dar, ist jedoch wie kaum eine andere durch einfache, gefahrlose Prophylaxe vermeidbar. Jede Wunde ist tetanusgefährdet, vor allem erdverschmutzte Verletzungen und Stichwunden. In Deutschland kommen pro Jahr auf 1 Mill. Einwohner 15 Erkrankungsfälle mit einer Letalität von annähernd 50% vor. (Der Tetanus ist meldepflichtig.)

Der Erreger (Clostridium tetani) ist im Darm zahlreicher Tiere (Pferd, Rind, Schaf) gelegentlich auch im menschlichen Darm nachweisbar. Die 2–4 µm großen anaeroben schlanken Bakterien bilden endständige Sporen. Sie sind an ihrer typischen Trommelschlegel- bzw. Tennisschlägerform erkennbar und färben sich grampositiv.

Die Infektion erfolgt durch Sporen, die in Schmutz und Erde aber auch in vernarbten Wunden u. a. jahrelang überleben können. Sie sind äußerst widerstandsfähig gegen Hitze, Trockenheit und Desinfektionsmittel. In sauerstoffarmer Umgebung verwandeln sich die Sporen in ihre vegetativen Formen, wobei Toxine entstehen. Das klinisch wichtigste ist das neurotoxisch wirksame Tetanospasmin (500–1000mal stärker wirksam als die gleiche Menge Strychnin), unbedeutend sind das Neurotoxin sowie das Hämolysin und das kardiotoxisch wirksame Tetanolysin.

Pathogenese: Sporen und/oder Erreger dringen über eine Wunde der Haut oder Schleimhaut in den Organismus ein. Allerdings bleibt bei ca. einem Drittel der Erkrankungen die Eintrittspforte unbekannt.

Nicht jede Infektion führt zur Erkrankung, andererseits können eingedrungene Sporen monatelang im Ruhezustand bleiben. Begünstigt durch Wundnekrosen und bakterielle Mischflora, die zu anerobem Milieu führen, kommt es zur Auskeimung und Toxinbildung, deren zeitlicher Beginn und quantitatives Ausmaß klinisch unbekannt bleiben. Das Toxin wird vermutlich an der motorischen Endplatte aufgenommen und wandert von dort zentripedal an den motorischen Nerven entlang zum Zentralnervensystem (motorischen Ganglienzellen der Vorderhörner des Rückenmarks). Zusätzlich wird das Toxin direkt über das Lymphsystem auch in die Blutbahn aufgenommen und über den Organismus verteilt. Obwohl der eigentliche biochemische Wirkungsmechanismus des Toxins noch ungeklärt ist, scheint sicher, daß Tetanustoxin die Renshaw-Zellsynapsen beeinflußt und dadurch eine regellose Reizausbreitung im betroffenen neuralen System ermöglicht.

Krankheitsbild: Die Inkubationszeit dürfte 4–21 Tage betragen und ist abhängig von der Zeit, die das gebildete Toxin benötigt um in genügender Konzentration vom Infektionsort zum Erfolgsorgan zu gelangen.

Die Diagnose des Wundstarrkrampfes ist eine rein klinische; Bakteriologie, Toxinnachweis und Serologie spielen keine Rolle.

Die Erstsymptomatik des Wundstarrkrampfes ist uncharakteristisch. Abgeschlagenheit, Unruhe, Schreckhaftigkeit, Berührungs-, Licht- oder Lärmempfindlichkeit, unmotivierter Schweißausbruch, unklare Schmerzen im Kopf und Rachen oder Halsbereich, Schluckbeschwerden, auch gestörte Miktion sind erste Zeichen. Nicht selten werden ein Spannungsgefühl oder ziehende Schmerzen im Bereich der Eintrittspforte angegeben.

> Sichere Hinweise für die Erkrankung sind zunehmender Hypertonus der quergestreiften Muskulatur mit Spannung im Nacken und allgemeiner Hyperreflexie.

Das klinische Vollbild zeigt Kieferklemme (Trismus), Starre der Gesichtsmuskulatur mit maskenhaftem, grinsendem Ausdruck (Risus sardonicus), bretthartige Steifigkeit der Hals-, Rücken- und Bauchmuskulatur (Opisthotonus). Durch die starke Übererregbarkeit werden bei geringsten äußeren Reizen generalisierte Krämpfe ausgelöst. Das Bewußtsein ist erhalten. Anfänglich subfebrile Temperaturen steigen unbehandelt auf Werte bis über 41°. Die Starre der Bauchmuskulatur führt zur flachen Atmung, durch Krämpfe zusätzliche Atembeeinträchtigung führt zur schweren Hypoxie.

Zunehmende Azidose, intermittierender Sauerstoffmangel und ständige Überlastung des Herzens können zum plötzlichen Herzstillstand führen. Sekretverhaltung, Atelektasenbildung und Aspirationspneumonie durch Erbrechen im Anfall oder beim Trinkversuch sind schicksalsbestimmende Komplikationen. Die gewaltige Stoffwechselsteigerung bedingt eine extrem katabole Stoffwechsellage (der Tetanuskranke ist der Schwerstarbeiter unter den Schwerstarbeitern, K. H. Bauer), so daß zunehmende Entkräftung und Resistenzschwäche den Patienten weiter gefährden. Entsprechend dem Vorschlag Mayrhofers kann eine Einteilung nach Schweregraden unter Berücksichtigung der Therapie vorgenommen werden.

> *Schweregrad I. Leichter Tetanus:* Muskelrigidität, bes. Trismus, Opisthotonus, Schluckbeschwerden, keine Krämpfe (Therapie: Sedierung).
> *Schweregrad II. Mittelschwerer Tetanus:* erhebliche Muskelrigidität bis zur Grenze der Ateminsuffizienz, leichte Krampfneigung (Therapie: Langzeitintubation oder Tracheotomie, Sedierung).
> *Schweregrad III. Schwerer Tetanus:* starke Muskelrigidität, Ateminsuffizienz, generalisierte Krämpfe, Kreislauflabilität (Therapie: Langzeitintubation oder Tracheotomie, Sedierung, Relaxaion und Beatmung).

Die Diagnose des Wundstarrkrampfes ist bei vollausgebildeter Symptomatik leicht zu stellen, während der uncharakteristischen Prodromalerscheinungen dagegen oftmals sehr schwer. Differentialdiagnostisch sind vorwiegend neurologische Erkrankungen, entzündliche Erkrankungen des Mund- und Rachenraumes aber auch Medikamentenüberdosierung (Tranquilizer) zu berücksichtigen.

Prophylaxe und Therapie

> Der Wundstarrkrampf ist heutzutage eine vermeidbare Erkrankung. Voraussetzung ist die rechtzeitige, vor Eintritt einer Verletzung erfolgte aktive Immunisierung mit Tetanustoxoid (TETANOL).

Tetanustoxoid ist ein atoxisches Derivat des Tetanustoxins und vermag als Antigen Immunisationsvorgänge auszulösen und Antikörper zu bilden.
Nach der Empfehlung der Deutschen Gesellschaft für Chirurgie erfolgt die Grundimmunisierung gegen Tetanus heute mit drei Toxoidinjektionen im Abstand von je 4 Wochen. Verkürzung des Intervalls auf 2 Wochen oder Verlängerung bis zu jeweils 6 Wochen sind immunologisch ungünstiger, können klinisch aber noch toleriert werden. Eine erneute Toxoidinjektion nach 1 Jahr komplettiert den Impfschutz, Auffrisch (Booster)-Injektionen sind zunächst nach 5, später nach 10 Jahren zu empfehlen. Eine solche ideale Immunisierung ist wegen Unvernunft der Patienten, aber auch infolge Fehlens gesetzlicher Grundlage nur selten zu erzielen (in Deutschland etwa nur 50–60% der Bevölkerung komplett gegen Tetanus immunisiert).

Prophylaxe im Verletzungsfall: Eine aktive Immunisierung gegen Wundstarrkrampf schlägt fehl, wenn sie erst im Falle einer Verletzung begonnen wird, da der körpereigene Aufbau des Impfschutzes einige Wochen benötigt und frühestens nach der 2. Injektion, meist erst nach der 3. Injektion mit einem absoluten sicheren Schutz gerechnet werden kann. Diese Lücke im Impfschutz kann durch die passive Immunisierung mit Tetanus-Antitoxin (TETAGAM) weitgehend geschlossen werden.
Es wird im Verletzungsfall somit die Simultanimmunisierung empfohlen, also die Kombination der passiven mit der aktiven Immunisierung. Der Patient erhält 250 I.E. (humanes) Tetanus-Antitoxin intramuskulär (Tetagam), gleichzeitig an anderer Körperstelle Tetanustoxoid (0,5 ml Tetanol) intramuskulär. Die aktive Immunisierung wird in den folgenden Wochen wie oben beschrieben komplettiert.
Sehr häufig wird man in der Praxis mit Verletzten konfrontiert, die inkomplett vorimmunisiert sind. Folgendes Vorgehen ist zu empfehlen:

1. Bei bewußtlosen Patienten oder bei Unklarheiten, ob bzw. inwieweit eine Immunisierung vorliegt, ist der Patient grundsätzlich als nichtimmunisiert anzusehen und einer Simultanimmunisierung zu unterziehen.
2. Patienten, die früher gelegentlich 1 oder 2 Toxoidinjektionen erhalten hatten, sind ebenfalls als nichtimmunisiert anzusehen, sie erhalten eine Simultanimmunisierung.
3. Immunisierte Patienten mit 3 früheren Toxoidinjektionen erhalten 1 Toxoidauffrischinjektion, wenn mehr als 1 Jahr seit der letzten Injektion vergangen ist. Liegen mehr als 10 Jahre zwischen dem akuten Fall und der letzten Toxoidgabe, sollten Toxoid und zusätzlich 250 I. E. Antitoxin gegeben werden, obwohl mit Sicherheit mit einer körpereigenen Antikörperproduktion gerechnet werden kann.
4. Patienten mit mehr als 5 früheren Toxoidinjektionen (Tetanol) benötigen nur dann Toxoid, wenn seit der letzten Injektion mehr als 10 Jahre vergangen sind.
5. Eine überstandene Tetanuserkrankung hinterläßt keine Immunität. Solche Patienten sind wie nichtimmunisierte zu behandeln.

Therapie bei manifestem Tetanus: Eine sichere spezifische Tetanustherapie gibt es bis heute nicht. Diese müßte Toxin entweder auf dem Weg zu dem Erfolgsorgan abfangen und neutralisieren oder bereits fixiertes, also wirksames Toxin von den Rezeptoren wieder auslösen und inaktivieren können.

Auch wenn die Erfolgsaussichten gering sind, kann man versuchen durch hohe Antitoxingaben eine Reduktion der Krankheitsschwere zu erreichen. Empfohlen werden über die ersten Krankheitstage hinweg 10 000 I. E. Antitoxin pro die, dabei sollten 5000 I. E. Hyper-Immunglobulin (Tetagam) i. m., die restlichen 5000 I. E. in einer Infusionsflasche über mehrere Stunden i. v. gegeben werden. Weitere Gaben in gleicher Höhe – je nach dem Antitoxintiter im Blut – bis zum Ablauf einer Woche sind sinnvoll.

Simultan erfolgt die aktive Immunisierung mit Toxoidgaben unter der Vorstellung, daß Tetanustoxin und Toxoid um die spezifische Rezeptorenbindung konkurrieren.

Penicillingaben gegen die vegetativen Formen von Clostridien sind in ihrer Wirkung umstritten.

Die Wirkung des Tetanustoxins läßt in der Regel nach 2–3 Wochen nach. Überlebt der Patient diese Zeit, so besteht die Möglichkeit einer vollen Genesung. Therapeutische Hauptaufgabe ist es deshalb, mit allen Möglichkeiten der modernen Intensivpflege die muskuläre Hypertension und die Tetanuskrämpfe zu unterbinden, die katastrophal katabole Stoffwechsellage abzumildern und Komplikationen zu vermeiden:

- Komplikationen der Atemwege: Tracheobronchitis, Arrosionsblutung durch Trachealkanülen, Atelektasen, Pneumonie, Aspiration.
- Kardiale Komplikationen: Kreislaufinsuffizienz und Herzstillstand.
- Abdominelle Komplikationen: Streßulzera mit Blutung und Perforation, paralytischer Ileus.
- Augenkomplikationen: Lagophthalmus, Keratitis.
- Komplikationen vom Gefäßsystem: Thrombose, Embolie.
- Mechanische Komplikationen: Verrenkungen, Wirbelfrakturen, Schenkelhalsfrakturen, Kyphosen durch Muskelzug.

Virusbedingte Wundkrankheiten

Wegen der Verbreitung auch im mitteleuropäischen Raum soll hier die Tollwut kurz erwähnt werden.

Tollwut (Lyssa, Rabies): Die Krankheit wird übertragen durch den infektiösen Speichel tollwütiger Tiere. Nach einer Inkubationszeit von 12–60 Tagen führt das neurotrope Virus zu einer immer tödlich verlaufenden Enzephalitis. Die therapeutischen Konsequenzen müssen deshalb nach Beobachtung und Untersuchung des betreffenden Tieres (Nachweis von Negrischen Körperchen), oft jedoch allein auf den gegründeten Verdacht hin gezogen werden.

Therapie: Sorgfältige Wundexzision, Tollwutschutzimpfung nach Hempt.

Erysipeloid: Der Erreger des Schweinerotlaufs wird über kleine Hautverletzungen, bevorzugt der Hände, auf den Menschen übertragen (gefährdet Metzger, Tierärzte, Jäger usw.). Nach einer Inkubation von mehreren Tagen kommt es zu purpurfarbener Rötung, Schwellung und Schmerzen der erkrankten Hand mit regionärer Lymphangitis und Lymphadenitis bei geringem Fieber und wenig Allgemeinsymptomen.

Therapie: Ruhigstellung, feuchte Verbände, Penicillin.

Milzbrand (Anthrax): Chirurgisch wichtig ist der Hautmilzbrand. Die Infektion erfolgt über sporenhaltige Tierprodukte, seltener durch direkten Kontakt mit milzbrandkranken Tieren (Rinder, Schafe, Pferde) über kleine Hautwunden. Es kommt zur Ausbildung einer Hautmilzbrandpustel mit zentralen eintrocknenden Bläschen und massiver, karbunkelartiger umgebender Entzündung (Pustula maligna), sowie Ausbildung einer regionären Lymphadenitis. Die Pustel heilt in der Regel nach 14 Tagen ab.

Durchbrechen jedoch die Milzbrandbazillen den lymphatischen Sperrriegel (cave: Kratzen, Manipulationen, Inzisionen!), so führt die Milzbrandseptikämie zur Beteiligung der inneren Organe (bes. Leber, Milz) mit einer Letalität von 50–80%, entsprechend dem Lungen- und Darmmilzbrand, während der Hautmilzbrand nur mit einer Letalität von 4–7% behaftet ist.

Therapie: Absolute Ruhigstellung, schützende Salbenabdeckung, Penicillin in hohen Dosen oder Tetrazyklin.

Wichtig ist die prophylaktische Kadaverbeseitigung und Stalldesinfektion.

Auf weitere spezifische Wundinfektionen: Wunddiphterie, Tuberkulose, Rattenbißkrankheit (Spirillose) kann in diesem Rahmen nicht eingegangen werden.

21 Traumatologie in der ärztlichen Praxis

Allgemeines

Aufgabe des praktischen Arztes ist es:
- Verletzungen zu erkennen,
- zu entscheiden, ob er diese Verletzungen selbst versorgen kann oder den Patienten in die Klinik einweisen muß,
- ggf. die Versorgung durchzuführen,
- die Weiterbehandlung zu leiten.

Sofortmaßnahmen bei Beginn der Behandlung:

Der erste Blick gilt der Atmung, der erste Griff dem Puls.

- Befreiung der Atemwege von mechanischen Hindernissen,
- Beatmung bei fehlender Spontanatmung,
- Stillung äußerer Blutungen,
- Auffüllung des Kreislaufes mit Blutersatzmitteln,
- evtl. Herzmassage.

Dann erst weitere diagnostische und therapeutische Maßnahmen:

Fragen zur Anamnese:
- Unfallzeit und Ort (bei Bewußtlosigkeit Zeugenbefragung),
- Unfallmechanismus (z. B. stumpfes Oberbauchtrauma: Milz- Leberruptur?),
- Infektionsgefährdung (Metzger, Gärtner, Bißwunden),
- Art der Ersten Hilfe,
- Vorerkrankungen,
- Impfsituation (Tetanus, Tollwut),
- regelmäßige Medikamenteneinnahme (Antikoagulantien, Antidiabetika, Digitalis),
- frühere Schmerzen und Funktionsausfälle.

Die Ergebnisse der anamnestischen Befragung sollten schriftlich niedergelegt werden.

Die klinische Untersuchung stellt folgende Fragen:

- Bestehen Wunden?
- Sind Gelenke verletzt? (Schwellung, schmerzhafte Bewegungseinschränkung, federnde Fixation, Bandinstabilität, Erguß)
- Liegen Knochenbrüche vor? (Aufgehobene Belastbarkeit, Fehlstellung, abnorme Beweglichkeit)
- Sind Sehnen verletzt? (Funktionsausfälle)
- Liegen Gefäßverletzungen vor? (Fehlen peripherer Pulse, periphere Cyanose)
- Liegen Nervenverletzungen vor? (Motorische und sensible Ausfälle)
- Sind innere Organe verletzt? (Palpation, Perkussion, Auskultation)

Steht eine Röntgeneinrichtung zur Verfügung, sind stets Aufnahmen in zwei Ebenen nötig. Laboruntersuchungen beschränken sich meist auf Hb-Hk-Leukozytenbestimmung.

Alle Befunde sollten dokumentiert werden. Ist die Diagnose gestellt, muß sich der praktische Arzt entscheiden, ob er die Behandlung selbst übernehmen kann oder die Hilfe eines Facharztes oder eines Krankenhauses in Anspruch nehmen muß. Jeder Arbeitsunfall mit Arbeitsunfähigkeit über 3 Tage muß einem „Durchgangsarzt" vorgestellt werden. Manche leichteren Unfälle ziehen schwerwiegende Folgen nach sich (z. B. Schnitt- oder Stichverletzungen mit Nerven- und Sehnendurchtrennungen) und machen eine Spezialbehandlung erforderlich. Die Indikation zur Überweisung an den Spezialisten orientiert sich nicht nur am Können des praktischen Arztes, sondern auch an dessen instrumenteller und apparativer Ausrüstung und am erforderlichen Zeitaufwand. Häufig erfolgt die Erstversorgung in der Praxis, und der Patient wird zur weiteren Behandlung eingewiesen: Tiefgreifende Verletzungen (z. B. offene Frakturen) sollte man vor dem Transport nur steril abdecken, nicht aber nähen. Tiefsitzende Fremdkörper darf man erst in der Klinik unter Operationsbedingungen entfernen. Stich- und Schußverletzungen im Brust- und Bauchbereich bedürfen stets klinischer Behandlung.

Für manche Schwerverletzten ist nicht immer das nächstgelegene, sondern das geeignetste Krankenhaus (Neurochirurgie, Querschnittgelähmtenzentrum) zuständig. Telefonische Anmeldung setzt den Klinikapparat schon vor Ankunft des Patienten in Gang. Durch Einsatz geeigneter Transportmittel (Notarztwagen, Hubschrauber) unter liegender Infusion läßt sich das Risiko längerer Transportwege verringern. Analgetika sind kontraindiziert, solange nicht innere Verletzungen ausgeschlossen sind.

Versorgung des Unfallverletzten in der Praxis

Anaesthesie

Jeder chirurgische Eingriff setzte eine ausreichende Anaesthesie voraus. Vor einer Allgemeinanaesthesie muß der Patient mindestens 6 Stunden nüchtern sein, sie erfordert Erfahrung und Assistenz. Man wird also vornehmlich Lokalanaesthetika einsetzen.

Lokalanaesthesie

Sie umfaßt einen umschriebenen Gewebsbezirk durch direkte Applikation eines Lokalanaesthetikums, z. B. Scandicain.

a) Oberflächenanaesthesie: Die aufgetragene Lösung diffundiert zu den sensiblen Rezeptoren.
Anwendungsgebiet: Harnröhre, Mundschleimhaut, Kornea, Konjunktiva.
b) Infiltrationsanaesthesie: geeignet für oberfläche Operationen, z. B. Wundexzision, Entfernung kleinerer Lymphknoten. Die Maximaldosis des Anaesthetikums (z. B. 5 mg/kg Körpergewicht bei Scandicain) setzt der Infiltration Grenzen.
Technik: zunächst intrakutane Quaddel, dann möglichst rautenförmige Umspritzung des Operationsgebietes. Gelegentliche Aspiration, damit das Anaesthetikum nicht versehentlich intravasal injiziert wird und Intoxikationen hervorruft.
Ein Suprareninzusatz (1 : 100 000) bewirkt eine Vasokonstriktion, verlängert so die Wirkungsdauer und mindert die Blutung (z. B. bei Eingriffen im Gesicht).
Kontraindikation: Alterspatienten, Thyreotoxikose, Hypertonie, koronare Insuffizienz, Operationen an Fingern und Zehen (Endstromgebiet).
Eine Sonderform ist die intravenöse Regionalanaesthesie (Auffüllung des peripheren Venensystems einer Extremität mit niederprozentigem Lokalanaesthetikum).

Leitungsanaesthesie

Sie blockiert den afferenten und efferenten Nerven, führt also zur Analgesie und motorischen Lähmung distal der Injektionsstelle. Für die Praxis empfehlenswert sind:

a) Leitungsanaesthesie nach Oberst an Fingern und Zehen
Technik: 3–5 ml einer 1%igen Scandicain-Lösung ohne Suprareninzusatz werden subkutan an der Fingerbasis eingespritzt. Die Injektion erfolgt von dorsal her und muß die palmaren und dorsalen Nerven des betreffenden Fingers durch Diffusion ausschalten (Abb. 214).

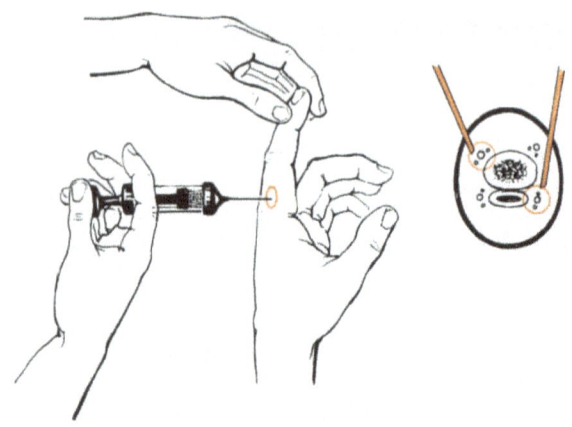

Abb. 214. Oberstsche Leitungsanaesthesie an den Fingern

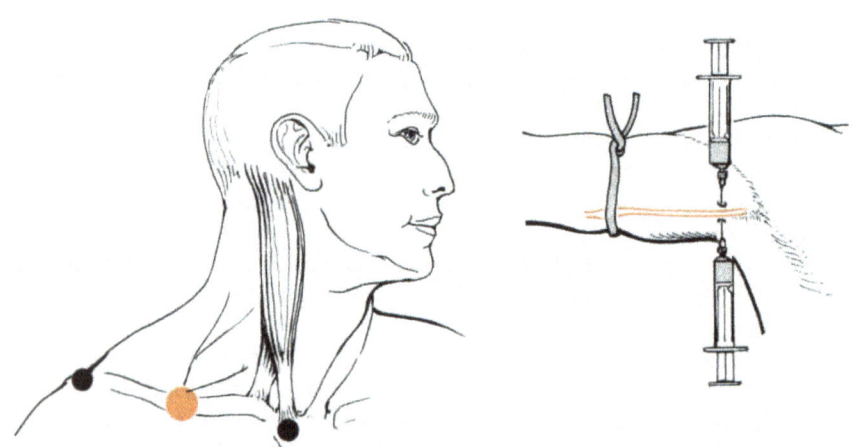

Abb. 215. Plexusanaesthesie   **Abb. 216.** Subaxilläre Leitungsanaesthesie

b) Plexusanaesthesie: Die Injektion erfolgt perivaskulär in oder neben den Plexus brachialis tangential zur A. axillaris in der Achselhöhle. Die richtige Nadellage wird vom Patienten durch Paraesthesien in Hand und Fingern angezeigt (Abb. 215). Die Injektion oberhalb der Schlüsselbeinmitte kann durch Verletzung der Pleurakuppel einen Pneumothorax hervorrufen und ist daher für die Praxis weniger geeignet (Abb. 216).

Allgemeinnarkose

Für die Praxis benötigt man Kurznarkosemittel (z. B. Epontol, Ketanest, Lachgas), die das ZNS reversibel ausschalten und so kleinere Eingriffe ermöglichen. Barbiturate (z. B. Evipan, Pentothal) stimulieren den Parasympathikus und können zu Spasmen im Respirationstrakt und Hypersalivation führen. Prämedikation: Atropin als Vagolytikum.

Unabdingbare Voraussetzung ist, daß der Patient in den letzten 6 Stunden vor der Narkose weder gegessen noch getrunken hat und an keinen ernsthaften Erkrankungen leidet. Die Möglichkeit zur Intubation muß gegeben sein. Nach der Narkose ist der Patient bis zur vollständigen Wiederkehr des Bewußtseins zu überwachen, er darf in den ersten 6 Stunden nicht selbst Auto fahren (Verkehrstüchtigkeit).

Wundbehandlung

Wundformen

Hautwunden können entstehen als:
1. Quetschwunde, Platzwunde (Abb. 217 a) (stumpfe Gewalt, Wundränder zerfetzt, unterminiert, ernährungsgestört).
2. Schnittwunde (Abb. 217 b) (scharfer Gegenstand, Wundränder glatt, Klaffen je nach Elastizität des Gewebes bzw. der Richtung der Hautspaltlinien. Starke Blutungsneigung).
3. Stichwunde, Pfählungsverletzung (spitzer oder stumpfer Gegenstand auf eng umschriebener Fläche, Wundränder meist nicht klaffend, verklebt. Blutung gering, Gefahr der Verletzung tiefliegender Gewebsschichten).

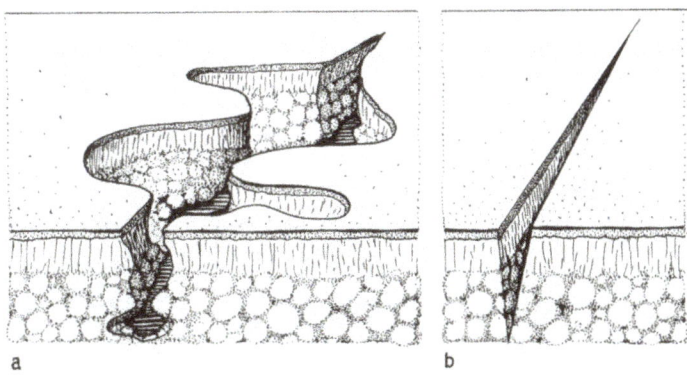

Abb. 217. a Riß-, Quetsch-, Platzwunde; b Schnittwunde

4. Rißwunde (Überbeanspruchung der Elastizität des Gewebes durch Dehnung oder Zerrung, Wundränder zerfetzt, unregelmäßig).
5. Schürfwunde (einfache Abtragung der Epidermis).
6. Decollement, Ablederung (abscherende Kräfte ohne Verletzung der Oberhaut. Haut ist breitflächig von den darunterliegenden Geweben getrennt, der Spalt mit Hämatom gefüllt. Gefahr der Hautnekrose).
7. Schußwunde (stumpfe Gewalt mit Tiefenwirkung, Einschuß klein, Pulverschmauch, Verbrennungen. Ausschuß groß, zerfetzt. Zerstörungen in der Tiefe, Verunreinigung durch mitgerissene Kleiderfetzen).
8. Bißwunde (Menschen- oder Tierbiß, meist Rißquetschwunden. Möglichkeit der Infektion durch Mundkeime, Gefahr der Infektion mit Tollwut, Malaria, Vergiftungen durch Schlangen, Insekten).
9. Chemische und thermische Wunden (flächige, mehr oder weniger tiefgreifende Hautnekrosen, Heilung durch Granulation und Epithelisation, Narbenbildung).

Therapie:
– Exzision der Wundränder,
– Wundreinigung und Exzision von nekrotischem Gewebe,
– Blutstillung,
– Spannungslose Hautnaht (Abb. 218),
– Wundverband.

Besonderheiten

Primärer Wundverschluß verboten bei:
– Wunden, die älter als 6 Stunden sind,
– Bißwunden,
– Verletzungen bei Sektionen, Fleischern, Kanalarbeitern wegen erhöhter Gefahr der posttraumatischen Wundinfektion. Sekundärnaht nach einigen Tagen möglich.

Nach Stich- und Schußverletzungen muß der Stichkanal operativ revidiert werden. Wunden im Bereich von Thorax und Abdomen sind in die Klinik einzuweisen.

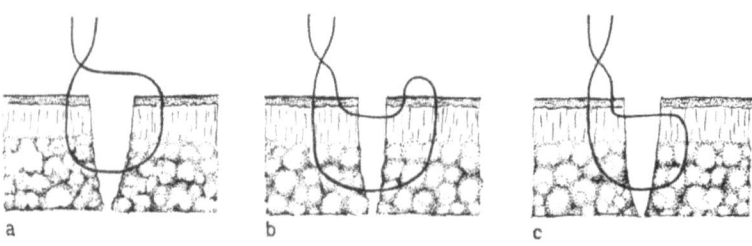

Abb. 218 a–c. Hautnähte. **a** Einfache Rückstichnaht, **b** Donati-Naht, **c** Allgöwer-Naht

Subkutannähte sind in der „kleinen Traumatologie" möglichst zu vermeiden (Einbringen von zusätzlichen Fremdkörpern in die Tiefe, Infektgefahr).
Verwendung von atraumatischem Nahtmaterial, besonders im Gesicht.
Unterlassung der Tetanusprophylaxe gilt heute als Kunstfehler (s. Kap. 20. Unfallchirurgische Infektionen).
Der Wundverband besteht aus steriler Auflage, Polsterung und Befestigung. Verbände sollten stets von distal nach proximal gewickelt werden. Die Extremität ist auch distal der Verletzungsstelle zu komprimieren (Stauungsödem).
„Flüssiger Verband" (Klebespray) bei kleineren Wunden. Glattrandige Gesichtswunden (keine Exzision!) heilen meist ohne sichtbare Narben unter einem „Butterfly-Verband" (elastische Klebestreifen zur Adaptation der Wundränder).

Knochenbrüche

Reposition durch Zug und Gegenzug, wobei der Frakturmechanismus in umgekehrter Weise nachgeahmt werden sollte.
Ruhigstellung unter Einschluß der benachbarten Gelenke bis zum knöchernen Durchbau.
Verwendung von gespaltenen Gipsverbänden oder Gipsschienen.

Zirkulärgips bei der frischen Fraktur führt zu Zirkulationsstörungen durch das Spätödem und ist verboten.

Regelmäßige Röntgenkontrollen lassen eine Redislokation nach Abklingen des Ödems rechtzeitig erkennen.
Dislozierte Frakturen der langen Röhrenknochen gehören ebenso wie Gelenkfrakturen und offene Frakturen in klinische Behandlung. Die Wundversorgung bei letzteren erfolgt stets in der Klinik.

Gelenkverletzungen

Bei Distorsionen Ruhigstellung bis zum Abklingen der Schwellung und Rückgang der Schmerzen, danach aktive Bewegungsübungen.
Bei Luxationen baldige Reposition in ausreichender Anaesthesie.
Röntgenkontrolle nach der Einrichtung.
Immobilisation in funktionsgünstiger Stellung bis zur Heilung des Kapselbandapparates.
Gelenkerguß: Punktion unter hochaseptischen Voraussetzungen (Lokal-

anaesthesie der Haut, Desinfektion, Abdeckung, Handschuhe, Mundschutz). Stichinzision, Punktion mit dicker Nadel, elastischer Kompressionsverband, Ruhigstellung für 8–14 Tage.
Jeder blutige Gelenkerguß weist auf eine schwerere Gelenkverletzung hin und erfordert weitere diagnostische Maßnahmen.
Bandrupturen erfordern Naht in der Klinik, wenn eine stärkere Aufklappbarkeit besteht (gehaltene Röntgenaufnahmen an Knie- und Sprunggelenken), sonst ruhigstellender Verband für 3–6 Wochen.
Luxationsfrakturen erfordern eine genaue Reposition und sind daher in die Klinik einzuweisen.

Nachbehandlung

Jede Verletzung bedarf zunächst der Ruhigstellung. Ihre Dauer richtet sich nach der Art der Verletzung und nach dem Alter des Patienten.
Grundregel: Je älter der Patient und je stärker ein evtl. Vorschaden (z. B. Arthrose), desto kürzer sollte die Ruhigstellung sein.

Beispiele:

Wunden, Prellungen, Distorsionen	8–10 Tage,
Luxationen	3 Wochen,
Schulterluxation im Senium	wenige Tage,
Frakturen: distaler Radius	4–5 Wochen,
Kahnbeinbruch	12 Wochen,
Band-, Sehnenverletzungen	3 Wochen.

Jede Ruhigstellung erfordert eine Kontrolluntersuchung am folgenden Tag. Bei Schwellungen oder Schmerzen im Gips sofortige Spaltung und evtl. Neuanlage des Verbandes.
Hochlagerung der verletzten Extremität.
Keine prophylaktischen Antibiotika.
Fädenentfernung nach 8 Tagen; bei stärkerer Spannung nach 2–3 Wochen. Im Gesicht bereits nach 5–6 Tagen (Kosmetik).
Nach Aufgabe der Ruhigstellung aktive Bewegungsübungen, möglichst unter krankengymnastischer Anleitung. Mobilisation z. B. im Hand- oder Fußbad, Schwimmen, Gebrauch im täglichen Leben.
Keine Massagen, Heißluftduschen und gewaltsamen passiven Mobilisationen in der akuten Traumatologie!

Lokale Wundinfektion

Symptome: Pulssyndrom, klopfender Schmerz, Überwärmung, Rötung, Schwellung der Wunde.

Lymphangitis: Rötung der Lymphbahnen, schmerzhafte Schwellung der regionären Lymphknoten, Fieber, Leukozytose.
Therapie: Entfernung aller evtl. vorhandenen Nähte, breite Eröffnung von Wundtaschen, Entfernung von nekrotischem Gewebe. Wundspülung, Einlegen von Drainagen, evtl. Gegeninzision am tiefsten Punkt der Wunde, Ruhigstellung, Antibiotika nur bei Allgemeininfektion nach vorherigem Antibiogramm. Bei Lymphangitis Einweisung in die Klinik (s. auch Handchirurgische Infektionen).

22 Verbandstechnik

Allgemeines

Während der letzten Jahre ist in der Verbandstechnik ein Wandel eingetreten. Neben den herkömmlichen Auflagen von Kompressen werden vermehrt spezialgewebte, nicht anklebende, das Wundsekret besser aufsaugende Stoffe und plastische Sprayverbände benutzt.
Statt Binden setzen sich Schlauch- oder Stülpverbände durch, der klassische Gipsverband wird teilweise durch Thermoplaste bzw. Polyurethane ersetzt.

Verbandsstoffe

Verbandsstoffe lassen sich einteilen in *Wundauflagen, Pflaster und Binden*.

Wundauflagen: Normalerweise wird jede durch Naht verschlossene Wunde mit einer sterilen Kompresse (Gewebe aus Baumwoll- und Zellstoffasern) abgedeckt.
Da es beim Entfernen derartiger Auflagen oft zu schmerzhaftem Abreißen von Granulationen kommt, bevorzugt man heute luftdurchlässige Kombinationsverbandsstoffe aus Kunststoffasern mit spezieller Oberflächenbeschichtung (Metalline) oder imprägnierte Verbandsstoffe, deren Grundstruktur aus einem grobmaschigen Gittertüll besteht, welches mit Peru-Balsam (Branolind), einem Antibiotikum (Fucidine) oder aber mit Fetten (Adaptic) getränkt wurde.
Zur Abdeckung kleiner Gelegenheitswunden eignen sich luftdurchlässige sterile Sprayverbände (Nobecutan).

Pflaster: Allgemeinhin bestehen Pflaster aus einem Zell- oder Baumwollgewebe, wobei eine Seite des Gewebes mit einer Schicht von Zinkoxyd-Kautschuk (Leukoplast) versehen ist. Wegen erhöhter Allergiegefahr dieser Kleber wurden Kunststoffkleber auf Acrylbasis entwickelt und auf PVC-Folien oder Acetat-Seiden (Leukosilk) aufgetragen.
Mit Heftpflastern lassen sich Wundauflagen problemlos auf der Haut fixieren.

Binden: Neben Mullbinden haben sich elastische Binden und Schlauchmull zur Fixation von Wundauflagen bewährt. Darüber hinaus gibt es für Stütz- und Schienenverbände Papier-, Stärke-, und Gipsbinden.
Eine Binde sollte stets so gefaßt werden, daß man in den Winkel zwischen Bindenkopf und Bindenende hineinsehen kann (Abb. 219). Die unterschiedlichen Verbände setzen sich dann aus drei Grundgängen zusammen:
- Kreisgang (Verbandsanfang und -ende),
- Schraubengang (an konischen Gelenksabschnitten),
- Kreuzgang (zur Gelenksüberbrückung).

Bei den Bindenverbänden beginnt man mit einem Schräggang, läßt das freie Bindenende seitlich vorstehen, schlägt es ein und überdeckt es mit der nächsten Kreistour (Abb. 220).
An konischen Gliedabschnitten (Vorderarm, Unterschenkel) ist ein gleichmäßig glattes Anwickeln der Binde nur mit Hilfe des Umschlages möglich. Dabei wird die obere Kante der Binde mit dem Daumen fixiert, dann der Bindenkopf um 180° gedreht und weiter gewickelt (Abb. 221).
Der Kreuz- oder Achtergang dient der Überbrückung von Gelenken (Abb. 222). Kommt es dabei in fortlaufender Reihe zu Überkreuzungen, so wird diese Form des Verbandes wiederum als Kornähre bezeichnet.
Beim Wickelvorgang ist der Bindenkopf nicht von der Unterlage abzuheben, sondern über dem betreffenden Körperabschnitt abzurollen. Dadurch verhindert man ein zu festes Anlegen des Verbandes (Durchblutungskontrolle!). Dies ist nur erwünscht bei Druckverbänden, um arterielle und venöse Blutungen zu stillen. Auf die Wundauflage wird zusätzlich ein Druckpolster gelegt, das im Verbund mit dem Verband die blutenden Gefäße komprimieren soll. Allerdings darf dieser Verband nicht zirkulär schnüren, da sonst durch die Störung des venösen Rückflusses die Blutung verstärkt werden könnte.
Neben den Wund- und Druckverbänden dient der Stütz- oder Schienenverband zur Ruhigstellung eines Körperabschnittes. Neben elastischen Binden kommen dabei festere Materialien, wie Stärke- und Gipsbinden sowie Schienen aus Plastik und Metall in Kombination mit Binden zur Anwendung.

Applikationsformen von Verbänden

Als Kopfverband ist die klassische *Mitra Hippokratis* gebräuchlich. Sie wird mit zwei Binden gleichzeitig gewickelt und beginnt in der Stirnmitte. Beide Bindenköpfe gehen über die Schläfe zum Hinterkopf und überkreuzen sich dort in der Weise, daß der eine seine Verlaufsrichtung als Kreisgang beibehält, während der andere über die Schädelkalotte hin- und

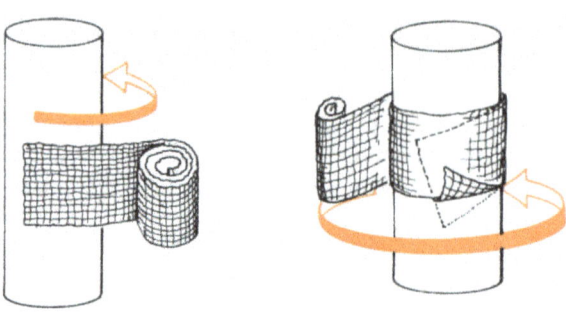

Abb. 219 *(links)*. Verband mit Mullbinde: richtiges Halten der Rolle

Abb. 220 *(rechts)*. Verband mit Mullbinde: das freie Ende steht seitlich vor

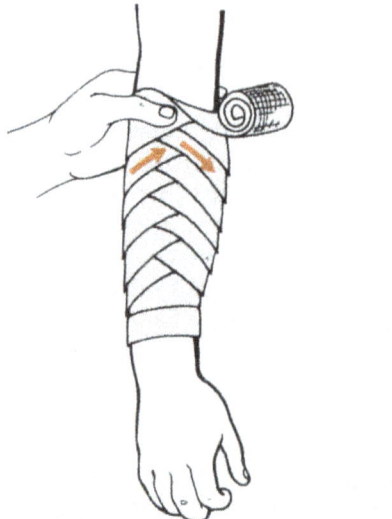 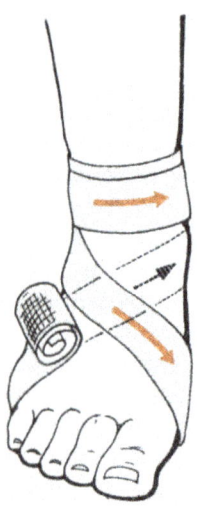

Abb. 221. Kornährenverband   **Abb. 222.** Gelenkverband in Achtertouren

zurückläuft (Abb. 223). Dabei halten die horizontalliegenden Bindentouren die Umschlagstellen der sagittalverlaufenden fest. Die einzelnen Längstouren decken sich dachziegelförmig von der Scheitelhöhe bis zum Ohransatz.

Der *Desaultsche Verband,* ursprünglich zur Behandlung von Schlüsselbeinfrakturen angegeben, findet heute als ruhigstellender Verband bei Verrenkungen und Knochenbrüchen im Schulterbereich Verwendung. Er besteht aus drei Teilen:

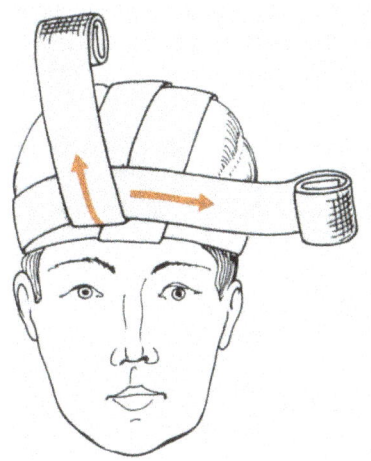
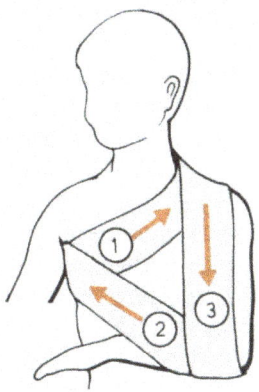

Abb. 223. Mitra Hippocratis

Abb. 224. Desault-Verband

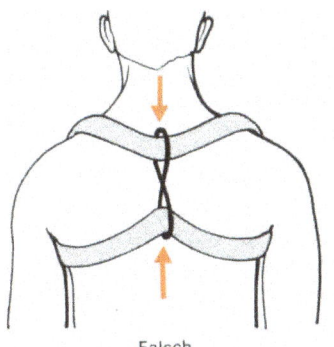
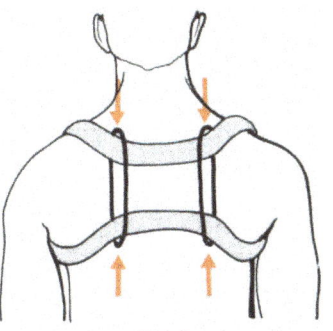

Abb. 225. Rucksackverband

- aus der Befestigung eines in die Achselhöhle der verletzten Seite geschobenen großen Wattepolsters,
- einigen Kreistouren um den Thorax und den rechtwinkelig angelegten verletzten Arm sowie
- mehreren Achtertouren, deren Schlingen stets von der Achselhöhle der gesunden Seite ihren Ausgang nehmen und abwechselnd von vorn und von rückwärts die Schulter und den rechtwinkelig gebeugten Vorderarm umfassen.

Als Gedächtnisstütze für die Reihenfolge der einzelnen Bindengänge hat sich das Kennwort „A-Sch-E" (Achsel – Schulter – Ellenbogen) bewährt (Abb. 224). Hand und Handgelenke werden am besten gesondert in eine um den Nacken geführte und mit Watte gefüllte Trikot-Schlauchschlinge gelegt. Eine zusätzliche Heftpflaster- oder Gipsbindenumwickelung gibt dem Verband weiteren Halt und verhindert das Abgleiten einzelner Bindentouren.

Der *Rucksackverband* dient zur Ruhigstellung von Klavikulafrakturen. Dabei ist darauf zu achten, daß durch einen möglichst weit lateral der Schulter ansetzenden dorsalen Zug eine Aufweitung des ventralseitigen Anteils des Schultergürtels erzeugt wird (Abb. 225). Als Material kommt ein mit Watte gefüllter Schlauchmull zur Anwendung. Der gepolsterte Schlauch wird über den Nacken gelegt und von vorn durch die Achsel geführt. Die freien Enden werden dann unter Anspannung mit Hohlkreuzbildung auf dem Rücken geknotet.

Um nunmehr einen möglichst peripheren Angriff der dorsalseitigen Zugwirkung zu gewährleisten, adaptiert man unter Spannung mit Hilfe zweier Mullbinden den oberen Ast des Schlauchverbandes über dem rechten wie linken Schultergelenk an den unteren.

Diese Art der dorsalseitigen Verknüpfung des Schlauchverbandes erscheint effektiver, da es so fast immer gelingt, die Schulter vom Brustkorb abzuheben und dadurch die Klavikulafraktur zu stellen. Bei alleiniger mittelständiger Verbindung der Schlauchanteile kommt es häufig durch Verrutschen des Verbandes zu einer Druckwirkung auf die Fraktur und zur weiteren Dislokation (Abb. 225 links).

Desweiteren können Verletzungen des Schultergürtels mit Stülp- oder Schlauchverbänden provisorisch ruhiggestellt werden *(Gilchrist-Verband)* (Abb. 226). Im Prinzip wird eine Schlauchbinde von 3- bis 4facher Armlänge nach etwa zwei Dritteln der Gesamtlänge zur Hälfte quer eingeschnitten und der Arm an diesem Einschnitt in den Stülpverband eingeführt.

Das verbleibende kürzere Schlauchende wird um den Hals gelegt und mit Hilfe einer Sicherheitsnadel eine Schlaufe für das Handgelenk gebildet. Das lange Schlauchende wird nach Rechtwinkelstellung des Armes im Ellengelenk dorsalseitig um den Körper des Patienten geführt und mit einer Schlaufe am distalen Oberarm fixiert. Ist eine freie Handgelenksbeweglichkeit erwünscht, so kann die Hand durch Quereinschnitt des Schlauches aus dem Verband genommen werden.

Eine weitere einfache Form der Schultergelenksruhigstellung ist mit Hilfe des Dreieckstuches (Mitella) möglich (Abb. 227).

Stützverbände haben die Aufgabe, durch gleichmäßige Kompression das Anschwellen von Gliedmaßen zu verhindern oder den Bandapparat geschädigter Gelenke zu entlasten. Als Material verwendet man Idealbinden, Poroplast oder Elastoplast. Letzteres eignet sich besonders zur Ruhigstellung gebrochener Rippen in Form des Dachziegelverbandes

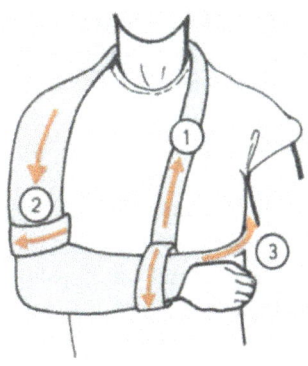
Abb. 226. Gilchrist-Verband

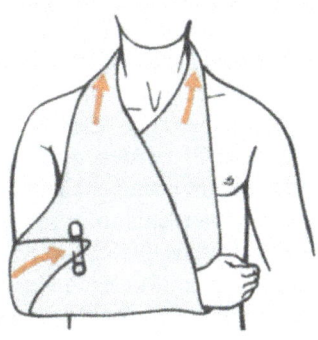
Abb. 227. Mitella

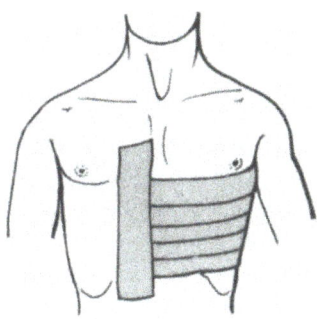
Abb. 228. Dachziegelverband

(Abb. 228) oder aber zur Ruhigstellung bei Zehenfrakturen bzw. nach Luxationen.

Den klassischen Stützverband für den Fuß und den Unterschenkel stellt der *Zinkleimverband* dar. Die handelsüblichen Zinkleimbinden werden nach Hochlagerung und Abschwellen des Beines direkt auf die Haut angewickelt (Schraubengänge).

Mit ruhigstellenden Verbänden muß es gelingen, Frakturen sowie akute und chronische entzündliche Erkrankungen am Knochen und den Gelenken oder ihrer näheren Umgebung über längere Zeit zu immobilisieren. Neben der Schienenanwickelung (Abduktionsschiene zur Ruhigstellung des Schultergelenkes, Braunsche bzw. Kirschnerschiene zur Lagerung der unteren Extremität) stellt der Gipsverband die am häufigsten angewandte Methode zur Ruhigstellung bei Verletzungen und Erkrankungen am Bewegungsapparat dar.

Es werden unterschieden: Gepolsterte und ungepolsterte Gipsverbände sowie zirkuläre Gipse und Gipslonguetten.

Der ungepolsterte, direkt der Haut anliegende Gipsverband darf in zirkulärer Form nur dann angewandt werden, wenn keine Schwellung der ruhigzustellenden Extremität mehr zu erwarten ist.

Besteht an einer unfallverletzten Extremität jedoch die Gefahr des Anschwellens, so dürfen nur Gipsschienen, die mit einer Mullbinde angewickelt werden, zur Anwendung kommen.

Selbst hierbei sind exakte Kontrollen zur Früherkennung von Drucknekrosen, Nervenlähmungen und Durchblutungsstörungen notwendig.

Besteht keine Gefahr des Anschwellens mehr, kann die Gipslonguette durch einen zirkulären Gips ersetzt werden.

Als Grundregel der Ruhigstellung einer Fraktur im Gipsverband gilt die Forderung, immer das proximale und distal angrenzende Gelenk in die Fixation mit einzubeziehen. Ausnahmen bilden die Radius- und Knöchelfrakturen, bei denen im allgemeinen ein Unterarm- bzw. Unterschenkelgips ausreicht.

Die *dorsale Unterarmgipsschiene* findet Anwendung bei größeren Weichteilverletzungen sowie bei reponierten verkeilten distalen Radiusfrakturen.

Nach Polsterung wird eine 10 cm breite Gipslonguette in 10- bis 12facher Lage über einem den Unterarm umwickelnden Kreppapier angelegt und mit einer elastischen Binde fixiert. Die Hand wird in leichter Dorsalflexion und Ulnarabduktion gehalten. Dabei ist darauf zu achten, daß die dorsalseitig liegende schmale Gipslonguette von den Fingergrundgelenken bis zum Ellenbogen reicht. Grundsätzlich wird beim Vorliegen von Frakturen nach dem Anlegen des Gipsverbandes eine Röntgenkontrolle angefertigt.

Die *Oberschenkelgipsschiene* findet Verwendung als „Abschwellgips" bei Verletzungen der Kniebänder, Meniskusläsionen oder unmittelbar postoperativ sowie primär bei konservativer Behandlung von Unterschenkelfrakturen.

Das gesamte Bein wird mit Ausnahme des Fußes und des oberen Sprunggelenkes mit synthetischer Watte gepolstert. Diese wird mit Kreppapier angewickelt. Medial und lateral wird dann vom oberen Sprunggelenk bis zum proximalen Oberschenkel hin je eine Gipslonguette angelegt und mit einer elastischen Binde fixiert. Die Kniestellung sollte dabei eine Flexion von 15–20° aufweisen.

Der zirkuläre *Oberschenkelliegegips* findet bei konservativer Behandlung von Unterschenkelfrakturen seine Anwendung. Nach Polsterung wird der Unterschenkel mit zwei oder drei 12 cm breiten Gipsbinden zirkulär fixiert, danach bei Rechtwinkelstellung im OSG der Fuß und das obere Sprunggelenk mit 1 bis 2 Gipsbinden umwickelt und zur Verstärkung dorsalseitig von den Zehenballen bis zur Mitte des Unterschenkels eine Gipslonguette angelegt. Unter leichter Flexion im Kniegelenk (20°)

erfolgt nun das zirkuläre Anwickeln von zwei Gipsbinden über das Knie bis zum proximalen Polsterende am Oberschenkel. Zusätzliches Verstärken des Gipses mit zwei Gipslonguetten medial- und lateralseitig am Kniegelenk.

Der *Unterschenkelgehgips* wird angelegt nach operierten Luxationsfrakturen des oberen Sprunggelenkes mit Bandnaht, nach Nähten am oberen Sprunggelenk oder der Versorgung einer Achillessehnenruptur. Desweiteren können nicht-dislozierte Frakturen des Außenknöchels vom Typ A oder schwere Kontusionen des Fußes ohne Bandrupturen damit versorgt werden.

Bei geringfügig flektiertem Knie und Rechtwinkelstellung im oberen Sprunggelenk wird ein Tube-Gazeschlauch über den Fuß und den Unterschenkel gezogen, anschließend die Ferse, Malleolen, der Vorfuß sowie das Fibulaköpfchen gepolstert. Mit zwei Gipsbinden wird dann von distal her der Fuß und der Unterschenkel umwickelt. Zur Verstärkung wird danach eine Gipslonguette dorsal von der Kniekehle bis zu den Zehengrundgelenken angelegt.

Abschließendes Umlegen der Tube-Gazeenden proximal und distal sowie Komplettierung des Gipses mit zwei weiteren zirkulär gewickelten Gipsbinden. Während des Aushärtens muß der Gips an der Fußsohle anmodelliert werden. Nach Aushärtung wird das Fußgewölbe mit einer Gipslonguette aufgefüllt und die Montage des Absatzes mit einer wasserfesten Gipsbinde vorgenommen. Dabei ist darauf zu achten, daß der Absatz genau in Verlängerung der Tibia angebracht wird.

Unterschenkelfrakturen, wenn sie keine Verkürzungstendenz aufweisen und nicht osteosynthetisiert werden müssen, können mit Hilfe des *Sarmiento-Gipses* behandelt werden. Das Prinzip dieses speziellen Gipses besteht darin, daß durch genaues Anmodellieren des Gipses an das Tibiaplateau und die Oberschenkelkondylen eine Belastung des Gipsstiefels gestattet werden kann, ohne daß dadurch gleichzeitig eine Belastung der diaphysär gelegenen Tibiafraktur gegeben ist.

Zugverbände

Extensionsverbände dienen zur Reposition und Ruhigstellung von Knochenbrüchen und werden am besten und schonendsten mit der Drahtextension nach Kirschner angelegt. Ein 2 mm dicker V-2-A-Stahldraht wird dabei durch den Knochen gebohrt und mittels Spannbügel fixiert.

Die gebräuchlichsten Angriffspunkte sind die Femurkondylen am Übergang zum Schaft, die Tuberositas tibiae, das Fersenbein und gelegentlich das Olecranon.

Der Heftpflasterzugverband wird bei Oberschenkelfrakturen von Kleinkindern (Femurschaftfrakturen bei Kindern bis zu 2 Jahren) benutzt, wobei beide Beine nach der Technik von Brian vertikal und leicht abgespreizt extendiert werden (Overhead-Extension).

Femurschaftfrakturen bei Kindern zwischen 2 und 12 Jahren werden am Extensionstisch nach Weber behandelt, wobei der frakturierte Femur über einen Draht, das andere Bein über einen Heftpflasterverband extendiert werden.

Zu den Zuggeräten ist weiterhin die Crutchfield-Klemme zu rechnen, welche bei Luxationen und Luxationsfrakturen der Halswirbelsäule angelegt wird.

Unter sterilen Operationsbedingungen wird in Lokalanaesthesie oberhalb der Ohrmuschel beidseits eine senkrecht verlaufende, ca. 2–3 cm lange Inzision angelegt; mit einem speziellen Bohransatz wird dann ein ca. 3 mm tiefes Loch gesetzt, welches nur die Lamina externa perforiert. Danach erfolgt das Einsetzen der Zangenspitzen in die beiden Bohrlöcher und das Festziehen der Spannschrauben. Zur Reposition von Luxationen und Luxationsfrakturen sind Gewichte um 7 kg notwendig, die Ruhigstellung erfolgt dann mit etwa 4 kg.

23 Versicherungswesen

Gesetzliche Unfallversicherung

Versichert sind alle aufgrund eines Arbeits-, Dienst- oder Lehrverhältnis beschäftigten Personen sowie Schüler und Studenten.
Träger der gesetzlichen Unfallversicherung sind die Berufsgenossenschaften, Ausführungsbehörden und Gemeindeunfallversicherungsverbände. Ihre Leistung beschränkt sich auf Arbeitsunfälle, wozu auch Unfälle auf dem Wege zum und vom Arbeitsplatz zählen. Auch Schüler und Studenten sind während ihrer Ausbildung und auf dem Schulweg versichert. Die Versicherung erstreckt sich auf Unfälle und Berufskrankheiten. Jede Berufsgenossenschaft ist für eine bestimmte Berufsgruppe zuständig (z. B. Bau-BG, Fleischerei-BG usw.) und arbeitet unter Selbstverwaltung. Sie ist eine Körperschaft des Öffentlichen Rechts; ihr gesetzlicher Auftrag beinhaltet:

- Unfallverhütung und Erste Hilfe,
- Unfallheilverfahren,
- Berufshilfe,
- Geldleistungen.

Begriff des Unfalls nach der Rechtsprechung: von außen kommendes, körperschädigendes, zeitlich begrenztes Ereignis.

Unfallverhütung und Erste Hilfe

Die ärztliche Mitwirkung bei der Unfallverhütung beschränkt sich auf die Beratung durch die Werksärzte am Arbeitsplatz, im übrigen sind hier technische Aufsichtsbeamte tätig. Arbeiter und Betriebssanitäter sollen regelmäßig in Erster Hilfe geschult werden.

Unfallheilverfahren

Ziel des Heilverfahrens ist es, unfallbedingte Gesundheitsstörungen mit allen geeigneten Mitteln zu bessern, eine Verschlimmerung zu verhüten und die durch den Unfall verursachte Erwerbsunfähigkeit zu beseitigen. Hierzu dienen:

Durchgangsarztverfahren: Die Berufsgenossenschaften bestellen Durchgangs(D)-Ärzte, die Fachärzte für Chirurgie oder Orthopädie sein und über besondere Erfahrungen in der Unfallheilkunde verfügen sollen. Alle Unfallverletzten, die länger als 3 Tage arbeitsunfähig sind, müssen dem D-Arzt sofort nach der Krankmeldung vorgestellt werden. Der D-Arzt stellt die Diagnose, erstattet einen D-Bericht an die Berufsgenossenschaft und an die Krankenkasse und entscheidet, ob eine Weiterbehandlung durch den Kassenarzt ausreichend oder ob berufsgenossenschaftliche Heilbehandlung durch einen Facharzt einzuleiten ist. Hierdurch soll gewährleistet werden, daß einem durch einen Arbeitsunfall Schwerverletzten optimale Behandlung zuteil wird, sei es durch Therapie von einem erfahrenen Unfallarzt oder durch die Verordnung besonders aufwendiger Medikamente oder Heilverfahren. Wenn die Verletzung dies erfordert, veranlaßt der D-Arzt, Fachärzte anderer Disziplinen (Neurologe, Augenarzt usw.) beizuziehen. Das Ausfüllen des D-Berichtes erfordert besondere Sorgfalt. Bereits der Hergang läßt erkennen, ob es sich um einen Unfall im Sinne des Gesetzes handelt. Zur Anerkennung eines Arbeitsunfalles muß dieses Ereignis auch noch mit einer versicherten Arbeit in direkter Beziehung stehen. Ein plötzlicher Kreuzschmerz (Lumbago) z. B. ist kein Unfall nach der Begriffsbestimmung, auch wenn er während der Arbeit aufgetreten ist, da ein von außen kommendes Ereignis fehlt.
Die Beschreibung der Verletzungen im Bericht soll genau und vollzählig sein, um so spätere Begutachtungen zu erleichtern. Röntgenaufnahmen vervollständigen den Befund.
Meist wird der D-Arzt den Verletzten nach der Erstversorgung zum Hausarzt zur Weiterbehandlung schicken; im Durchschnitt bleiben nur etwa 20% der Unfälle in berufsgenossenschaftlicher Behandlung. Allerdings setzt der D-Arzt einen Termin fest, nach welchem ihm der Verletzte wieder vorgestellt wird, wenn bis dahin nicht Arbeitsfähigkeit eingetreten ist. Der D-Arzt erstattet dann einen Nachschaubericht.
Der Wiedereintritt der Arbeitsfähigkeit wird der BG und der Krankenkasse bekanntgegeben, gleichzeitig wird festgestellt, ob ein Schaden zurückgeblieben ist, der die Zahlung einer Rente rechtfertigt. Ein Kranken- oder Überweisungsschein ist für das BG-liche Heilverfahren nicht erforderlich.

Verletzungsartenverfahren: Dieses sieht vor, daß eine Reihe von schweren Verletzungen, die in § 6 der Reichsversicherungsordnung von 1936 näher aufgeführt sind (z. B. ausgedehnte Weichteilverletzungen, Wirbelbrüche, offene Brüche, Brüche mit starker Verschiebung usw.) in die Behandlung von dafür eigens zugelassenen Krankenhäusern genommen wird. Auch hierdurch soll eine besondere wirkungsvolle Therapie der Arbeitsunfallverletzten gesichert sein. Die Zulassung erfolgt nach der unfallmedizinischen Eignung des verantwortlichen Arztes und der Einrichtung des Krankenhauses. Derzeit beträgt die Zahl der zugelassenen Krankenhäuser in der BRD und Westberlin ca. 1000.

Berufshilfe

Sie soll dem Verletzten zur Wiederaufnahme seines früheren Berufes verhelfen oder ihn, wenn dies nicht möglich ist, zur Aufnahme eines neuen Berufs befähigen und ihm eine entsprechende Arbeitsstelle vermitteln.
Hierzu ist es nötig, daß der Arzt die BG frühzeitig über etwaige Dauerschäden unterrichtet, welche die Berufstätigkeit voraussichtlich beeinträchtigen. Nur so läßt sich der Idealfall verwirklichen, daß mit dem Abschluß der medizinischen Rehabilitation nahtlos die berufliche Wiedereingliederung einsetzt.

Geldleistungen

Hierzu gehören die Gewährung von Krankengeld, von Hausgeld bei stationärer Behandlung und von einer Verletztenrente, wenn die Erwerbsfähigkeit des Versicherten über die 13. Woche nach dem Unfall hinaus gemindert ist.
Um die Höhe der Minderung der Erwerbsfähigkeit (MdE) einzuschätzen, wird der Arzt als Gutachter tätig. Die Angaben im Gutachten müssen präzise sein und den Allgemeinbefund sowie die unverletzte Extremität miteinschließen. Bewegungsausschläge und Umfangsmaße sollen nicht geschätzt, sondern exakt nach der Neutral-Null-Methode gemessen werden. Medizinische Fachausdrücke sind zu vermeiden, um die Arbeit von Sachbearbeitern und Richtern zu erleichtern. Die Zusammenfassung der Unfallfolgen muß kurz, vollständig und verständlich sein. Sie wird dem Versicherten im Rentenbescheid mitgeteilt und dient als Grundlage in einem eventuellen Sozialgerichtsverfahren.
Bei der Einschätzung wird die individuelle Erwerbsfähigkeit vor dem Unfall mit 100% angenommen. Im Versicherungsrecht hat man also davon auszugehen, daß die Erwerbsfähigkeit zum Beispiel eines Asthmatikers, der vor dem Unfall nur noch leichte Arbeit im Sitzen verrichten konnte, mit 100% anzusetzen ist. Der Gutachter hat dann festzustellen, um wieviel Prozent diese Erwerbsfähigkeit durch die Unfallfolgen gemindert ist. Die Einschätzung der MdE bezieht sich nicht auf den individuellen Beruf des Versicherten, sondern auf seine Fähigkeit, auf dem

allgemeinen Arbeitsmarkt Entgelt zu erarbeiten. Die eingeschätzten Prozentsätze sind daher Erfahrungswerte, zu denen Rententabellen grobe Anhaltspunkte geben können.

Der Verlust eines Armes in Oberarmmitte wird daher laut Tabelle am Arbeitsarm mit 70%, am Beiarm mit 60% bewertet. Voraussetzung ist allerdings, daß der Stumpf gut weichteilgepolstert, die Narben reizlos sind, und der Patient mit einem Kunstarm versorgt wurde. Der Verlust eines Auges bedingt laut Tabelle eine MdE von 25%, eine Knieversteifung in Streckstellung 30% usw.

Die Höhe der Rente richtet sich nach dem durchschnittlichen Verdienst im Jahre vor dem Unfall. Bei einer MdE unter 20% wird keine Rente gezahlt. Die erste Rente gewährt die BG nach dem Wiedereintritt der Arbeitsfähigkeit; durch Nachuntersuchungen nach Maßgabe des Arztes wird eine Besserung oder Verschlimmerung der Unfallfolgen geprüft.

Zwei Jahre nach dem Unfall wird die Dauerrente eingeschätzt. Hierbei ist der Gutachter von der Beurteilung in den Vorgutachten unabhängig. Die Dauerrente kann frühestens nach einem Jahr herabgestuft werden (Schutzjahr) und auch dann nur, wenn gegenüber der Voruntersuchung eine wesentliche Besserung nachweisbar ist.

Die Beurteilung des Gutachters dient den Berufsgenossenschaften lediglich als Anhaltspunkt, weder die BG noch ein Richter in einem Sozialgerichtsverfahren muß sich der ärztlichen Einschätzung anschließen. In aller Regel wird man jedoch den Vorschlägen des Arztes folgen. Sind Zusatzgutachten in anderen Fachdisziplinen erforderlich, so werden die Prozentsätze der einzelnen Gutachten meist nicht addiert, sondern der Hauptgutachter setzt die Gesamt-MdE nach der tatsächlichen Behinderung fest.

Gesetzliche Unfallversicherung in Österreich

Grundlage ist das Allgemeine Sozialversicherungsgesetz von 1956, Träger ist die Allgemeine Unfallversicherungsanstalt (AUVA) in Wien. Versichert sind selbständige und unselbständige Erwerbstätige, die im Inland arbeiten. Die Leistungspflicht entspricht im wesentlichen den Verhältnissen in Deutschland. Die Unfallheilbehandlung kann in eigens dafür errichteten Arbeitsunfallkrankenhäusern, Unfallstationen sowie Sonderstationen für berufliche Wiederherstellung und Berufsfürsorge erfolgen; ein dem deutschen D-Arztsystem ähnliches Verfahren existiert nicht. Das Rentenverfahren entspricht den deutschen Verhältnissen. Versehrtenrente wird bei Verminderung der Erwerbsfähigkeit um mindestens 20% über 3 Monate hinaus gezahlt. Die Bemessung der Versehrtenrente richtet sich nach der Höhe der im letzten Jahr vor dem Unfall geleisteten Beiträge, die sich wiederum nach dem Arbeitslohn staffeln.

Obligatorische Unfallversicherung in der Schweiz

Träger ist die Schweizerische Unfallversicherungsanstalt (SUVA) in Luzern. Der Unfallversicherung sind Handel, Banken, Landwirtschaften, Schulen und ein großer Teil des Gewerbes nicht unterstellt.
Die Versicherung erstreckt sich auf einen großen Teil der Nichtbetriebsunfälle. Die Leistung bezieht sich auf Krankenpflege, Krankengeld, Invaliden- und Hinterlassenenrente. Beim Krankengeld besteht ein Selbstbehalt. Die SUVA hat das Recht, die nötigen Anordnungen zur zweckmäßigen Behandlung der Versicherten zu treffen, sie entscheidet also u. a. über das Heilverfahren, die Unterbringung in einer Heilanstalt, über die Wiederaufnahme der Arbeit im Sinne von Arbeitstherapie usw. Unfallfolgen können durch Invalidenrente oder Abfindung entschädigt werden. Dabei werden bereits Renten von 10% ausbezahlt. Eine Abfindung wird gewährt, wenn die Annahme begründet ist, daß der Versicherte bei Wiederaufnahme der Arbeit oder nach Erledigung seiner Versicherungsansprüche die Erwerbsfähigkeit wieder erlangt.

Private Unfallversicherung

Der Versicherungsschutz ist hier nicht nur auf Arbeitsunfälle beschränkt. Im Vertrag ist eine feste Versicherungssumme vereinbart. Bruchteile hiervon werden entsprechend den Dauerfolgen eines Unfalles ausbezahlt. Hieraus erklärt sich die Frage im Gutachten der Privatversicherung, zu welchem Bruchteil die Gebrauchsfähigkeit einer Extremität für die Dauer herabgesetzt bleibt. Die Leistung besteht in einer einmaligen Abfindung und erstreckt sich nicht auf Heilbehandlung und Berufshilfe. Es kann auch ein Tagegeld versichert werden. Vorschäden können in der privaten Unfallversicherung ausgeschlossen werden (Ausschlußklausel).

Haftpflichtversicherung

Sie tritt bei Fremdverschulden ein und ist gehalten, für alle entstandenen Schäden aufzukommen. Ihre Leistung umfaßt also die Heilbehandlung und den tatsächlichen Vermögensschaden. Im Gutachten ist anzugeben, welche Tätigkeiten der Verletzte beruflich und privat nicht mehr ausführen kann und um wieviel Prozent er gegenüber einem gesunden Menschen gleichen Alters und Berufes benachteiligt ist.

Rentenversicherung

Während sich die gesetzliche Unfallversicherung mit Arbeitsunfällen befaßt, kann das Opfer eines Privatunfalles in Fällen schwerer Dauerschäden an die Rentenversicherung herantreten.
Aufgabe der Rentenversicherung der Arbeiter und Angestellten ist die Erhaltung, Besserung und Wiederherstellung der Erwerbsfähigkeit der Versicherten und deren wirtschaftliche Sicherung im Falle der Berufsunfähigkeit, der Erwerbsunfähigkeit und des Alters. Träger sind die Landesversicherungsanstalten (LVA). Der ärztliche Gutachter wird also festzustellen haben, ob Berufs- oder Erwerbsunfähigkeit besteht oder durch welche Rehabilitationsmaßnahmen diese beseitigt werden können.
Berufsunfähigkeit liegt dann vor, wenn die Erwerbsfähigkeit des Versicherten auf weniger als die Hälfte eines körperlich und geistig gesunden Versicherten mit ähnlicher Ausbildung und gleichwertigen Kenntnissen herabgesunken ist. Der Gutachter hat also zu entscheiden, ob und zu welchem Teil die Verletzungsfolgen den Einsatz an einem bestimmten Arbeitsplatz erlauben.
Erwerbsunfähig ist ein Versicherter, wenn er auf absehbare Zeit eine Erwerbstätigkeit irgendwelcher Art in gewisser Regelmäßigkeit nicht mehr ausüben kann. Dabei ist auf die persönlichen Verhältnisse des Patienten einzugehen.
Erwerbsfähigkeit deckt sich also hier nicht mit dem entsprechenden Begriff aus der gesetzlichen Unfallversicherung, welche die MdE abstrakt für den allgemeinen Arbeitsmarkt einschätzt.

24 Literatur

Ahnefeld FW (1967) Lebensrettende Sofortmaßnahmen. Springer, Berlin Heidelberg New York
Ahnefeld FW, Burri C, Halmagyi M (1972) Akute Volumen- und Substitutionstherapie. Lehmann, München
Ahnefeld FW, Burri C, Dick W, Halmagyi M (1973) Anaesthesie im Kindesalter. Lehmann, München
Ahnefeld FW, Bergmann H, Burri C, Dick W, Halmagyi M, Rügheimer E (1976) Notfallmedizin. Springer, Berlin Heidelberg New York
Allgöwer M (1973) Allgemeine und spezielle Chirurgie. Springer, Berlin Heidelberg New York
Baltensweiler J (1977) Fettemboliesyndrom. Huber, Berlin Stuttgart Wien
Baumgartl F (1964) Das Kniegelenk. Springer, Berlin Heidelberg New York
Baumann E (1965) Ellbogen. In: Nigst H (Hrsg) Spezielle Frakturen- und Luxationslehre, Bd II/1. Thieme, Stuttgart
Blount WP (1957) Knochenbrüche bei Kindern. Thieme, Stuttgart
Böhler L (1957) Technik der Knochenbruchbehandlung. Maudrich, Wien
Bunnell S (1970) Surgery of the hand. Lippincott, Philadelphia
Burri C (1980) Posttraumatische Osteitis, 2. Aufl. Huber, Bern Wien
Burri, C, Gasser D (1971) Der Vena-cava-Katheter. Springer, Berlin Heidelberg New York
Campbell WS (1971) Operative orthopedics. Mosby, St. Louis
Chapchal G (1971) Grundriß der orthopädischen Krankenuntersuchung. Enke, Stuttgart
Eckmann L (1967) Priciples on tetanus. Huber, Bern
Ehalt W (1960) Verletzungen bei Kindern und Jugendlichen. Enke, Stuttgart
Fischer AW (1966) Verletzungen des Magen-Darmkanals. In: Handbuch der gesamten Unfallheilkunde. Enke, Stuttgart
Gorgass B, Ahnefeld FW (1980) Der Rettungssanitäter. Springer, Berlin Heidelberg New York
Gruber UF (1968) Blutersatz. Springer, Berlin Heidelberg New York
Hartenbach W, Ahnefeld FW (1967) Verbrennungsfibel. Thieme, Stuttgart
Heberer G, Köhle W, Tscherne H (1980) Chirurgie. Springer, Berlin Heidelberg New York
Hierholzer G, Rehn J (1970) Die posttraumatische Osteomyelitis. Schattauer, Stuttgart
Irmer W, Baumgartl F, Grewe HE, Zindler M (1967) Dringliche Thoraxchirurgie. Springer. Berlin Heidelberg New York
Iselin M (1965) Chirurgie der Hand. Thieme, Stuttgart
Kessel FK, Guttmann L, Maurer G (1971) Neuro-Traumatologie. Urban & Schwarzenberg, München Berlin Wien
Klingler M (1968) Das Schädel-Hirntrauma. Thieme, Stuttgart
Koslowski L, Irmer W, Bushe KA (1978) Lehrbuch der Chirurgie. Schattauer, Stuttgart New York
Lawin P (1968) Praxis der Intensivbehandlung. Thieme, Stuttgart
Leape LL (1970) Intitial changes burns. J. Trauma 10:488
Lob A (1961) Handbuch der Unfallbegutachtung. Enke, Stuttgart

Marberger H (1968) Verletzungen des Harntraktes. Chirurg 39:548
Moberg E (1972) Dringliche Handchirurgie. Thieme, Stuttgart
Müller ME, Allgöwer M, Willenegger H (1963) Technik der operativen Frakturenbehandlung. Springer, Berlin Göttingen Heidelberg
Müller ME, Allgöwer M, Willenegger H (1969) Manual der Osteosynthese. Springer, Berlin Heidelberg New York
Nigst N (1965) Chirurgie in der täglichen Praxis. Hippokrates, Stuttgart
Orbach H (1971) Erstversorgung am Unfallort. Thieme, Stuttgart
Popkirov SG (1968) Chirurgie der eitrig-septischen Erkrankungen. Volk und Gesundheit, Berlin
Reifferscheid M (1977) Chirurgie. Thieme, Stuttgart
Rehn J (1974) Unfallverletzungen bei Kindern. Springer, Berlin Heidelberg New York
Schink W (1960) Handchirurgischer Ratgeber. Springer, Berlin Göttingen Heidelberg
Schlosser V, Kuner E (1980) Traumatologie. Thieme, Stuttgart
Sewitt F (1962) Fat embolism. Butterworths, London
Vollmar JF (1967) Rekonstruktive Chirurgie der Arterien. Thieme, Stuttgart
Weller S, Köhnlein E (1962) Die Traumatologie des Kniegelenkes. Thieme, Stuttgart
Zenker R, Deucher F, Schink W (1973) Chirurgie der Gegenwart. Urban & Schwarzenberg, München Berlin Wien
Zimmermann WE, Staib J (1970) Schock. Schattauer, Stuttgart

25 Sachverzeichnis

Abdomen 33
Abdominaltraumen 330
Abrißfrakturen 77
Abscherfrakturen 77
Achillessehne 234
Achsenfehlstellung 155
Aggregation 4
Aitken 335, 336
–, Fraktur 351
Akromioklavikulargelenk 176
Allgemeinnarkose 371
Amputationen 218
Anaesthesie 369
Anamnese 249, 250, 367
Aneurysma, traumatisches 270
Aortaverletzungen 271
Apley 195
Apnoe 28
Arterienkompressionen 264
Arterienverletzung 265
Arterienverschluß, chronischer 270
Arteriographie 265
arterio-venöse Fistel, traumatische 270
Arthrographie 195, 202
Arthroskopie 195, 202
Atemfunktion 23
Atemstörung 28
Aufklappbarkeit 207
Aufnahmen, gehaltene 207
Axonotmesis 243

Bänderriß 169, 170
Bandplastik 182
Bandschaden, Grade 169
Bauchtrauma 292
–, offen 33
–, Schock 293
–, Sofortmaßnahmen 295
–, Stumpf 33, 292
Becken 345
Beckenrandbrüche 111

Beckenringbrüche 112
Bennett-Fraktur 225
Berufshilfe 387
Beugesehnenverletzungen 219
Bewegungstherapie 162
Bewußtlosigkeit 28 ff.
Biegungsfrakturen 76
Binden 377
Bißwunde 64
Bizepsendsehne 238
Blutleere 214
Blutsperre 214
Blustillung 276
Blutungen, arterielle 32
–, schock 298
Blutvolumen, Messung 15 ff.
Böhler 195
Bragard 195
Bruchformen 223
Brustwirbelsäule 151
Bunnel 220

Carpaltunnel-Syndrom 222
chemische Gewebsverletzungen 49
chronischer Arterienverschluß 270
Commotio cerebri 316
Computertomographie 150
Contusio cerebri 316

Dachziegelverband 381
Darmruptur 302
Darmverletzungen 301
–, Komplikationen 303
Daumenstrecksehne 239
Defektpseudarthrose 157
Defektverschluß 57
Defektwunde 63
Defibrillation 275
Defiléeaufnahme 259
Desault 339
–, Verband 379

393

Diskusverletzung 174
Distorsion 168
–, Kniegelenk 197
Druck, zentralvenöser 43
Druckverband 262
Ductus thoracicus 291
Durchgangsarztverfahren 386

Ellenbogen 257, 339
–, Funktionsprüfung 257
Ellenbogengelenk 181
Epithelisierung 61
Erfrierung, lokale 48
–, –, Therapie 49
–, Pathophysiologie 46
–, Therapie 47, 49
Ermüdungsfraktur 72
Erste Hilfe 26 ff.
Erstversorgung 25
Erythrozytenvolumen (EV) 16
Extensionsbehandlung 87 ff., 134

Fasziotomie 164
Femurfrakturen, distale 124
–, –, Komplikationen 126
–, Kind 346
Fettembolie 51
Fettemboliesyndrom 51
–, Diagnose 54
–, Pathogenese 53
–, Therapie 55
Fingergelenke 184
Fissuren 69
Fixateur externe 137
Fluorwasserstoffsäure 49
Frakturen 33, 69 ff., 223
–, Acetabulum 114
–, –, Komplikationen 16
–, Art 69
–, Becken 111
–, Behandlung 85
–, –, Konservativ 86, 132
–, –, –, Komplikationen 137
–, –, operativ 89 ff., 135
–, Definition 69 ff.
–, Diagnose 84
–, distaler Radius 107
–, – –, Komplikationen 109
–, Einteilung 76
–, Femurschaft 123

–, –, Bruchformen 124
–, Fibula 138
–, Fußwurzel 145
–, Gesichtsschädel 146
–, Hand 111
–, Heilung 80
–, Kind 332
–, Klavikula 96
–, lokale Komplikationen 155
–, Malleolar, OSG 139
–, –, Komplikationen 142
–, Mittelfuß 146
–, Oberschenkel 116
–, offene 74, 114
–, Patella 126
–, –, Komplikationen 128
–, pertrochanter 121
–, –, Komplikationen 123
–, Radiusköpfchen 104
–, –, Komplikationen 105
–, Schädel 314
–, Skapula 97
–, Systematik 95
–, Tarsus 144
–, Thorax 154
–, –, Komplikationen 154
–, Unterarm 103
–, Unterschenkel 129
–, Ursachen 70
–, Wachstumsalter 338
–, Wirbelsäule 148
–, Zehen 146
Funktionsprüfung 249, 252
–, Hand 211
Furunkel 229

Galeazzi-Fraktur 110
Gasbrand 358
Gefäßkompression 267
Gefäßligatur 262
Gefäßtrauma, perforierendes 263
–, stumpfes 263
Gefäßverletzungen 262
–, kombinierte 271
–, Therapie 266
Gehgips 209
Gelenke 166
–, allgemeine 166
Gelenkfraktur 95
Gelenkinfektionen 230
Gelenkverband 378

Gelenkverletzungen 373
–, geschlossene 167
–, offene 167
Gelenkversteifung 155
Gerinnung 19
Gewebshypoxie 2
Gewebsverletzungen, chemische 49
Gilchrist-Verband 381
Gipsbehandlung 87 ff.
Granulation 58
Grinding 195
Grünholzfraktur 69
Grundimmunisierung 363

Hämatokritwert 18
Hämatom, akutes subdurales 319
–, epidurales 317
–, intrazerebrales 319
–, retroperitoneales 306
Hämatothorax 29, 274, 281, 283
Hämodynamik 4
Haftpflichtversicherung 389
Halswirbelsäule 150
Handchirurgie 211
Handgelenk 257
Handwurzel 184
Handwurzelverrenkung, perilunäre 224
–, –, Komplikationen 225
Hautemphysem 288
Herz-Kreislauf-Stillstand 29 ff.
Herzmassage 31, 275
Herzstillstand 273, 275
Herztamponade 272
Herzverletzungen 262, 271
Hirnschaden 29
Hirnverletzungen 328
Hoden 311
Hüftgelenk 185, 258
–, Funktionsprüfung 258
–, Luxationen 187
–, –, Komplikationen 189
Humerus 338
Humerusfraktur 98 ff.
Humeruskopfbrüche 99
Humerusschaftfrakturen 101
–, Komplikationen 101

Infektionen 354
–, putride 357
–, pyogene 356

Infektprophylaxe 159
Inspektion 249, 251
instabile Thoraxwand 282
Instabilität, chronische 201, 203

Kabeltransplantate 247
Kalkaneusfrakturen 144
–, Komplikationen 145
Karbunkel 229
Keloidbildung 68
Kettenfrakturen 70
Kirschner-Drähte 176, 178, 341
–, Komplikationen 176, 178
Kniegelenk 189, 258, 348
–, Bandstabilität 259
–, Funktionsprüfung 259
Knochenbrüche 373
Knorpelläsionen 204
Knorpelverletzungen 173
Koagulationsnekrose 50
Kolliquationsnekrose 50
Kombinationstraumen 164
Kompartment-Syndrom 163
Kompressionsfrakturen 77
Kontusion 167
Korbhenkel 194
Kornährenverband 378
Korrekturmöglichkeit 344

Längenmessung 249
Langersche Linien 60
Lappenwunde 63
Leberverletzungen 297
–, Komplikationen 299
Leitungsanaesthesie 369
–, Oberstsche 370
Lendenwirbelsäule 153
–, Komplikationen 153
Liquorfistel 315
Lokalanaesthesie 369
Luxationen 33, 171, 203, 223
–, Patella 205
–, –, Komplikationen 205
Luxationsfrakturen 74

Magenverletzungen 301
–, Komplikationen 303
Malleolarfrakturen, Kind 350
Marknagel 135, 136
–, Osteosynthese 90, 93

395

Mc Murray 195
Mediastinalemphysem 288
Mediastinalflattern 287
Mehrfachverletzungen 323
Menisken 191
Meniskusläsionen 194
Meniskusverletzung 174
Mesh-Transplantat 217
Mikrozirkulation 4, 7, 19
Milzbrand 365
Milzruptur, zweizeitige 296
Milzverletzungen 296
Mitella 381
Mitra Hippocratis 379
Mittelgesichtsfrakturen 147
Monteggia-Fraktur 110
Motorik 73, 182, 252
Muskelatrophie 155

Nachbehandlung 374
Nerven, periphere 242
Nervenläsion 242, 245
Nervennaht 245
Nervenverletzungen 222
Neurapraxie 242
Neurolyse 247
Neurotmesis 243
"Niemandsland" 220
Nierenverletzungen 307
–, Komplikationen 307

Oberstsche Leitungsanaesthesie 370
Oesophagus 290
Olecranon 343
Operationsmikroskop 245
Organinfektionen 355
Osteitis 185 ff.
–, posttraumatische 159
Osteomyelitis, hämatogene 158
Osteoporose 101
Osteosynthese 94
Osteosyntheseverfahren 90
Oxygenation, hyperbare 360

Palpation 249, 251
Panaritium 227
Pankreasverletzungen 300
Paratenonitis 240
Paronychie 227
Paulbert-Effekt 360

Pauwels 117
Payr 259
Penis 310
periphere Nerven 242
Peritoneallavage 293
Pfählungen 33
Pflaster 376
Pilonfraktur 138
–, Komplikationen 139
Pipkin 117
Plasmavolumen (PV) 16
Plattenosteosynthese 90, 91, 92, 113, 136, 143
Platzwunde 64, 371
Plexusanaesthesie 370
Pneu 29
Pneumothorax 32, 279, 284
Polytrauma 323, 326
–, Sofortmaßnahmen 324
p.-p.-Heilung 58
Pseudarthrose 156
–, avital 158
–, vital 156
p.-s.-Heilung 59
Pyarthros 159
Pyelogramm 309

Quadrizepssehne 236
Querfraktur 95
de Quervain 240
Quetschwunde 64, 371

Radioulnargelenk, distales 183
–, –, Komplikationen 183
Refraktur 156
Rentenversicherung 390
Replantation 232, 270
Reposition 85
Reverdin-Lappen 217
Rippenfraktur 280
Rippenserienfraktur 281
Rißquetsch(platz)wunde 64
Rißwunde 64, 372
Röntgenaufnahmen, gehaltene 171
Rolando-Fraktur 225
Rucksackverband 379

Sarmiento-Gips 135
Sauerstoff-Überdruckbehandlung 359
Schädelbasisfrakturen 315

Schädelhirntrauma 316
–, Komplikationen 317, 319
–, Sofortmaßnahmen 320
Schädelverletzungen 328
Schenkelhalsbrüche 116
–, Komplikationen 120
Schlottergelenk 171
Schnittwunde 63, 371
Schock 359
–, Bekämpfung 266
–, Darm 6
–, Definition 2
–, Diagnostik 9 ff.
–, Gerinnung 19
–, Index 12, 43
–, Klinik 9 ff.
–, Leber 6
–, Lunge 6
–, metabolische Veränderungen 7
–, Niere 5
–, Pathophysiologie 2 ff.
–, Therapie 20 ff.
–, Verbrennung 36
–, Viskosität 19
Schraubenosteosynthese 90, 136, 236
Schublade, hintere 199
–, vordere 199
Schürfwunde 65, 372
Schulter 256
Schultergelenk 178
Schultergürtel 95, 174
Schulterluxation 180
–, Komplikationen 181
Schußwunde 64, 372
Sehnenfunktion 213
Sehnenscheidenentzündung 28
Sehnenverletzungen 219, 234
Seitenlage, stabile 28
Sensibilität 73, 182, 252
Sensibilitätsstörungen 254
Skrotum 311
Sofortmaßnahmen 367
Spalthaut 217
Spannungspneu 29
Spannungspneumothorax 286
Spickdrähte 109
Spontanfraktur 69
Sprunggelenke 206, 260
–, Bandapparat 140
–, Komplikationen 209
Steinmann I 195, 259
–, II 195, 259

Stellungskorrekturen 134
Sternoklaviculargelenk 174
Sternumfraktur 282
Stichwunde 63, 371
Störungen, motorische 255
Strecksehnenverletzungen 221
Sudecksche Dystrophie 160
–, Krankheit 109
Supraspinatussehne 238
Syndesmosenband, hinteres 140
–, vorderes 140

Talusfrakturen 144
–, Komplikationen 144
Temperaturmessung 18
Tendovraginitis 240
TETAGAM 363
Tetanus 361
–, Komplikationen 365
Tetanusprophylaxe 68
Thierschlappen 217
Thoraxverletzungen 278, 328
–, geschlossene 278
–, –, Komplikationen 283
–, offene 278
Thoraxwand, instabil 282
Thrombose 164
Tibiakopfbrüche 130
–, Komplikationen 130
Tollwut 365
Torsionsfrakturen 76, 95
Trauma, allgemeine Wirkung 1
–, lokale Wirkung 1
Traumatologie der Gelenke, spezielle 174
Transport des Verletzten 25
Triage 27
Trümmerfraktur 95

Umfangsmessung 249
Unfallheilverfahren 385
Unfallort 25
Unfallversicherung, gesetzlich 385
–, private 389
Unterarmschaftfrakturen 106
–, Komplikationen 106
Unterschenkelfrakturen, Kind 349
Unterschenkelfrakturen 131
Untersuchungstechnik, allgemeine 249
–, spezielle 256

Ureterverletzungen 307
Urinausscheidung 17
Urogenitalorgane 30
—, Verletzungen 305

Venendruck, zentraler 13 ff.
Verätzung 49
Verbände 67
Verbandstechnik 376 ff.
Verbrennungen 331
—, Beurteilung 38
—, Definition 35 ff.
— mit Frakturen 45
—, Hand 230
—, mittelschwere 42
—, Pathophysiologie 35 ff.
—, Prognose 40
—, Schwere 42
—, Tiefe 38
—, Therapie, allgemeine 41
—, —, lokale 43
—, —, physikalische 45
Verbrennungskrankheit 36
Verbrühung 331
Verletzungen, Harnblase 308
Verletzungen, Harnröhre 309
—, —, Komplikationen 309
Verletzungen, Schädel-Hirn 312
—, —, Komplikationen 317, 319
Verletzungen, Zwerchfell 303
Verletzungsartenverfahren 386
Verrenkung, angeborene 172
—, habituelle 172
—, Hand 221
—, traumatische 172
Versicherungswesen 385

Vollhaut 217
Vollhautlappen 217
Volltransplantation 246
Volumenersatz 266
Volumensubstitution 275
Volumenverlust 37

Wintersteinfraktur 225
Wirbelfrakturen 149
Wirbelsäule 260
—, Kind 352
Wirbelsäulenverletzungen, Rückenmarkbeteiligung 153
Wundarten 63
Wundauflagen 376
Wundbehandlung 65, 371
—, allgemeine Maßnahmen 67
—, chirurgische 65
Wunde 57 ff.
—, infizierte 68
Wundheilung 57 ff.
—, Störungen 61
Wundkontraktion 58

Y-Fraktur 343

Zerrung 169
Zohlen 259
Zuggurtung 90, 94, 128, 143, 216
Zuggurtungsosteosynthese 104
Zugschraubenosteosynthese 143
Zugverbände 383
Zwerchfellverletzungen 303
Zystogramm 309

G. Heberer; W. Köle; H. Tscherne

Chirurgie

Lehrbuch für Studierende der Medizin und Ärzte

Mit erweitertem Hinweisindex zum neuen Gegenstandskatalog

5., neubearb. u. erw. Aufl. 1986.
XXXII, 886 S. 550 z. gr. Tl. farb. Abb.
120 Tab. sowie ein radiologischer
Abschnitt mit 114 Abb.
Geb. DM 68,–
ISBN 3-540-16831-1

Der „Heberer" – seit Jahren eines der meistbenutzten deutschsprachigen Lehrbücher der Chirurgie – wirkt trotz der 57 Beitragsautoren „wie aus einem Guß".

Sorgfältig ausgewähltes und reichhaltiges Bildmaterial erleichtert das Verständnis komplexer Zusammenhänge. Die Einteilung in kleine Kapitel sowie ein umfangreiches Register sind bei der Arbeit mit diesem Lehrbuch sehr hilfreich.

Springer-Verlag Berlin
Heidelberg New York
London Paris Tokyo
Hong Kong

Springer

J. Krämer,
Universität
Bochum

Orthopädie

Begleittext zum Gegenstandskatalog

Unter Mitwirkung von R. Schleberger, A. Hedtmann, A. Rößler

Mit 120 Prüfungsfragen und kommentierten Antworten

2., völlig überarb. Aufl. 1989. XVII, 430 S. 200 Abb. 19 Tab. (Springer-Lehrbuch). Brosch. DM 32,- ISBN 3-540-50425-7

Das vorliegende Taschenbuch enthält das im Gegenstandskatalog geforderte Wissen im Fach Orthopädie. Die typischen orthopädischen Krankheitsbilder werden systematisch nach Ätiologie, Pathogenese, Klinik und Therapie dargestellt. Zeichnungen und Tabellen heben die Besonderheiten der Form- und Funktionsstörungen des Bewegungsapparates hervor. Die Neuauflage enthält alle in den letzten Jahren entwickelten Standardverfahren über Diagnostik und Therapie von Erkrankungen am Bewegungsapparat. Neu aufgenommen sind jetzt auch die gängigen krankengymnastischen Maßnahmen bei den einzelnen orthopädischen Erkrankungen. Die kommentierte Fragensammlung ermöglicht dem Studierenden eine rasche Überprüfung des in der ärztlichen Prüfung geforderten Wissens im Fachgebiet Orthopädie.

Springer-Verlag
Berlin Heidelberg
New York London
Paris Tokyo
Hong Kong

Springer